H. Steiner und K.T.M. Schneider **Dopplersonographie in Geburtshilfe und Gynäkologie**

Springer
Berlin
Heidelberg
New York
Barcelona
Hongkong
London
Mailand
Paris
Singapur
Tokio

H. Steiner · K.T.M. Schneider
(Hrsg.)

Dopplersonographie in Geburtshilfe und Gynäkologie

Leitfaden für die Praxis

Mit 158 Abbildungen
in 250 Einzeldarstellungen,
davon 90 in Farbe
und 43 Tabellen

Springer

Univ.-Doz. Dr. H. Steiner
St. Johanns Spital, Landesklinik
Frauenheilkunde und Geburtshilfe
Müllner Hauptstraße 48
A-5020 Salzburg

Univ.-Prof. Dr. K. T. M. Schneider
Frauenklinik und Poliklinik
Technische Universität München
Klinikum rechts der Isar
Ismaninger Straße 22
D-81675 München

ISBN 3-540-65330-9
Springer-Verlag Berlin Heidelberg New York

Die Deutsche Bibliothek – CIP-Einheitsaufnahme
Dopplersonographie in Geburtshilfe und Gynäkologie: Leitfaden für die Praxis / Hrsg.: Horst Steiner; K. T. M. Schneider. – Berlin; Heidelberg; New York; Barcelona; Hongkong; London; Mailand; Paris; Singapur; Tokio: Springer, 2000
ISBN 3-540-65330-9

Satz: K+V Fotosatz GmbH, Beerfelden
Druck- und Bindearbeiten: Printer, Trento, Italien

SPIN 10574920 22/3135 – 5 4 3 2 1 0
Gedruckt auf säurefreiem Papier

Geleitwort

Der vorliegende Band ist das erste Originalbuch über Dopplersonographie in Geburtshilfe und Gynäkologie in deutscher Sprache. Vor mehr als 150 Jahren beschrieb Christian Doppler, der große Landsmann einer der Herausgeber, das physikalische Prinzip, welches heute seinen Namen trägt. Obwohl Doppler ein brillianter Wissenschaftler war, konnte er nicht voraussehen, welchen Einfluß der „Doppler-Effekt" bei seiner Anwendung im Bereich des diagnostischen Ultraschalls haben würde. Vor allem in der Geburtshilfe, wo der Einsatz von nicht-invasiven Methoden gefordert wird um die Gesundheit des Feten nicht zu gefährden, eröffnete die Einführung der Dopplersonographie neue Möglichkeiten um die fetoplazentare Zirkulation in utero zu untersuchen. Viele neue Daten über die Physiologie und Pathophysiologie der menschlichen fetalen Zirkulation wurden gesammelt, die unser Verständnis verschiedener pathologischer Prozesse in der Schwangerschaft gefördert haben. In vielen klinischen Studien wurde überzeugend dargelegt, daß die typischen Veränderungen der Blutflußkurven der Nabelarterie mit der Entwicklung einer intrauterinen Hypoxie assoziiert sind und daß die Methode zur Überwachung fetalen Wohlbefindens in Risikoschwangerschaften angewandt werden kann. In der Tat wurde die Dopplersonographie der Nabelarterie zu einem wertvollen und unentbehrlichen Instrument für das Management von Schwangerschaften mit intrauteriner Wachstumsrestriktion.

Die rapide technische Entwicklung der Ultraschallsysteme unter Einbau und Verwendung fortgeschrittener Computer-Technologie brachten für den Untersucher neue Doppler-Modes – Farb-Doppler- und Power-Doppler-Darstellung, beides sowohl zwei- als auch dreidimensional. Die modernen Techniken ermöglichen eine Darstellung und detaillierte Untersuchung komplexer Gefäßstrukturen des weiblichen Genitaltraktes. Weiter erleichtert es die Anwendung der Doppler-Ultraschallsysteme. Ein gutes Verständnis des Untersuchers für die physikalischen und technischen Grundlagen der Dopplersonographie ist jedoch Voraussetzung um mögliche Fehler zu vermeiden. Unter unglücklichen Umständen könnte eine falsche Interpretation von Signalen mit Artefakten gravierende negative Konsequenzen für den Patienten haben. Das vorliegende Buch wurde von Klinikern verfaßt, welche die Dopplersonographie aktiv in der geburtshilflichen und gynäkologischen Praxis anwenden; dies garantiert dem Leser, daß die relevante Information in verständlicher Weise präsentiert wird, auch wenn viele die Doppler-Physik und -Technik als schwierig zu meistern ansehen.

Das Buch präsentiert systematisch die verschiedenen Anwendungsgebiete der Dopplersonographie im Bereich der Geburtshilfe und Gynäkologie. Neben der fetalen Überwachung, wie schon oben erwähnt, wird eine weitere gut etablierte Applikation der Dopplersonographie in der Schwangerschaft beschrieben, die fetale Echokardiographie. Die Untersuchung der zentralen Hämodynamik kann dem Kliniker Wegweiser beim Management von Feten mit strukturellen und funktionellen Anomalien des Herzens sein. In der Gynäkologie kann die Information über die Gefäßversorgung der Gebärmutter und der Adnexen sowohl in der Reproduktionsmedizin als auch bei der Evaluierung von gynäkologischen Tumoren wertvoll sein. Die Untersuchung der weiblichen Brust ist ein anderes rasch expandierendes Feld der Anwendung der Dopplersonographie im diagnostischen Bereich.

Bei der Konzentration auf die praktische Anwendung der Dopplersonographie in Geburtshilfe und Gynäkologie hat das vorliegende Buch die besten Voraussetzungen eine wichtige Hilfe für alle Gynäkologen zu werden, die diagnostischen Ultraschall entweder im niedergelassenen Bereich oder in den Ultraschallabteilungen der Krankenhäuser anwenden. Ohne Zweifel wird ein besseres Wissen und Verständnis des Potentials und der Grenzen der Dopplersonographie die Qualität der Untersuchung verbessern, die diagnostischen Möglichkeiten vergrößern und so ein Vorteil für die Patienten sein. Dieses Ziel war der führende Stern der Herausgeber und der Autoren der Kapitel dieses Buches, wobei ich das Vergnügen habe es all jenen zu empfehlen, die in die Betreuung von geburtshilflichen und gynäkologischen Patienten involviert sind.

Prof. Dr. K. Marsal

Vorwort

Im Fachbereich der Geburtshilfe und Gynäkologie hat die Forschungstätigkeit auf dem Gebiet der Dopplersonographie in den 80er Jahren enorm zugenommen. Die Evaluierung dieser Methode wurde für den Bereich der pränatalen Überwachung, was die diagnostische und die klinische Wertigkeit anbelangt, weltweit in einem intensiven und qualitativen Ausmaß vorangetrieben, wie sie bislang bei keinem anderen Überwachungsverfahren, allen voran das Kardiotokogramm, erreicht wurde. Für wichtige Probleme der maternofetalen Medizin, wie die intrauterine Wachstumsretardierung oder die Präeklampsie, liegen ausreichende Daten vor, die im Risikokollektiv den Einsatz der Dopplersonographie nicht nur rechtfertigen, sondern erfordern. Diese Tatsache hat ihren Niederschlag auch in der Verankerung der Dopplersonographie in den Deutschen Mutterschaftsrichtlinien unter definierten Indikationen gefunden. Diese Indikationsliste ist mit jener von der Arbeitsgemeinschaft für Dopplersonographie und Maternofetale Medizin in der Deutschen Gesellschaft für Gynäkologie und Geburtshilfe erarbeiteten weitestgehend deckungsgleich. Darüber hinaus hat sich die Forschungstätigkeit auch auf das Gebiet der Gynäkologie ausgeweitet. Die Methode wurde auf ihre Wertigkeit bei Pathologien des Uterus und der Adnexe sowie der Brust untersucht. Hier hat der Stand der Forschung noch nicht jenen der geburtshilflichen Applikationen erreicht.

Die zunehmende Verbreitung der Dopplersonographie über die Pränatalzentren hinaus in die Krankenhäuser der Standardversorgung und in die Praxen erforderte theoretische und praktische Kurse für jene Kolleginnen und Kollegen, die nicht Gelegenheit hatten, im Rahmen ihrer Aus- und Weiterbildung in der Dopplersonographie unterwiesen zu werden. Die Zulassung zur Anwendung und Honorierung der Methode wurde durch die Richtlinien der Kassenärztlichen Vereinigung in Deutschland geregelt. Basierend auf der enormen Nachfrage halten die Arbeitsgruppen der Frauenkliniken im Klinikum Rechts der Isar der Technischen Universität München und der Landeskrankenanstalten Salzburg seit 1991 regelmäßig gemeinsame Ausbildungskurse ab. Diese Kurse wurden entsprechend den Richtlinien der KV Deutschlands ausgerichtet und von der Deutschen und Österreichischen Ultraschallgesellschaft DEGUM und ÖGUM anerkannt.

Aus der Abhaltung dieser Kurse hat sich die Notwendigkeit einer zusammenfassenden Darstellung der Dopplersonographie von den „basics to the state of the art" ergeben. Nicht zuletzt ist auch die Anzahl der Publikationen für nicht auf diesem Gebiet Forschende in der Zwischenzeit kaum mehr überschaubar. Das spärliche Buchangebot auf diesem Sektor nicht nur in deutscher sondern auch in englischer Sprache veranlaßte uns zur Weiterentwicklung unseres Kurssyllabus zu einem abgerundeten, praktisch orientierten Konzept, welches wir hiermit vorlegen. Wir verstehen das vorliegende Buch nicht als ausufernde Diskussionsvorlage, in der die einzelnen Fragestellungen in extenso mit allen möglichen Pro- und Kontrapositionen erörtert werden, sondern als Aus- und Weiterbildungsunterlage sowie als einfach zu handhabendes klinisches Nachschlagewerk mit der Möglichkeit einer weiteren Vertiefung anhand der Literaturangaben. Es beinhaltet für die gängigen Indikationen Grundlagen, physiologische und pathophysiologische Hintergründe. Praktische Hinweise und Richtlinien sollen helfen, die Dopplersonographie adäquat und effizient anzuwenden. Für die klinische Anwendung wurden dem Buch auch Normkurven und Dokumentationsblätter beigefügt. Für jene Leserinnen und Leser, die sich auf die Prüfung bei der KV vorbereiten, wurde das Buch durch einen Prüfungskatalog ergänzt.

Die Autoren der Beiträge setzen sich überwiegend aus den Referenten unserer gemeinsamen Kurse zusammen. Darüber hinaus haben weitere namhafte Experten auf dem Gebiet der Dopplersonographie Beiträge geliefert. Ihnen allen gilt der Dank der Herausgeber. Nicht unerwähnt sollen an dieser Stelle die Klinikvorstände und jene Mitarbeiter der Frauenkliniken in München und Salzburg bleiben, die die klinischen Forschungsprojekte und die Abhaltung der Kurse unterstützt haben.

Unser besonderer Dank gilt dem Verlag, vor allem Frau Dr. Carol Bacchus, die spontan an dem Projekt interessiert war und Frau Dr. Annette Zimpelmann, die die Fertigstellung des Bandes zügig vorangetrieben hat.

Die Herausgeber hoffen, daß das vorliegende Buch den Vorstellungen möglichst vieler Kolleginnen und Kollegen entsprechen und es dadurch reichlich Verwendung in Klinik und Praxis finden möge.

München und Salzburg, im September 1999

Univ.-Doz. Dr. H. Steiner
Univ.-Prof. Dr. K.T.M. Schneider

Inhaltsverzeichnis

1 Grundlagen

2 Diagnostischer und klinischer Einsatz der Dopplersonographie in der Geburtsmedizin

3 Dopplersonographie am fetalen Herzen

4 Dopplersonographie in der Gynäkologie

5 Dopplersonographie in der Reproduktionsmedizin

6 Dopplersonographie in der Mammadiagnostik

Anhang

Autorenverzeichnis

Bogner, Gerhard, Dr. med.
Frauenklinik Salzburg
Müllner Hauptstr. 48
A-5020 Salzburg

Chaoui, Rabih, Priv.-Doz. Dr. med.
Klinik und Poliklinik für Geburtshilfe
Universitäts-Spital Zürich
Frauenklinikstr. 10
CH-8091 Zürich

Deutinger, Josef, Prof. Dr. med.
Universitäts-Frauenklinik
Währinger Straße 18–20
A-1090 Wien

Gembruch, Ulrich, Prof. Dr. med.
Universitäts-Frauenklinik
Ratzeburger Allee 160
D-23538 Lübeck

Gnirs, Joachim, Priv.-Doz. Dr. med.
Frauenklinik und Poliklinik
Technische Universität München
Klinikum rechts der Isar
Ismaninger Straße 22
D-81675 München

Grab, Dieter, Priv.-Doz. Dr. med.
Universitäts-Frauenklinik
Prittwitzstraße 43
D-89075 Ulm

Graf, Anton-H., Dr. med.
Frauenklinik Salzburg
Müllner Hauptstraße 48
A-5020 Salzburg

Gruber, Robert, Dr. med.
Frauenklinik Salzburg
Müllner Hauptstraße 48
A-5020 Salzburg

Gudmundsson, Saemundur, MD, PhD
Lunds Universitet
Department of Obstetrics and Gynecology
S-214 01 Malmö, Sweden

Hecher, Kurt, Univ.-Doz. Dr. med.
Frauenklinik Barmbek-Finkenau
AK Barmbek
Rübenkamp 148
D-22291 Hamburg

Huhta, James C., MD
Professor of Pediatrics
Pediatric Cardiology
Tampa Medical Tower, STE 800
2727 W. Martin L. King, Jr BLVD
Tampa, Florida 33607, USA

Kilavuz, Ö., Dr. med.
Klinikum Neukölln
Mariendorfer Weg 28
D-12051 Berlin

Kolben, Martin, Priv.-Doz. Dr. med.
Frauenklinik und Poliklinik
Technische Universität München
Klinikum rechts der Isar
Ismaninger Straße 22
D-81675 München

Madjar, Helmut, Priv.-Doz. Dr. med.
Universitäts-Frauenklinik
Hugstetter Straße 55
D-79106 Freiburg

Maurer, Susanne, Dr. med.
Frauenklinik und Poliklinik
Technische Universität München
Klinikum rechts der Isar
Ismaninger Straße 22
D-81675 München

Schaffer, Heinz, Dr. med.
Frauenklinik Salzburg
Müllner Hauptstraße 48
A-5020 Salzburg

Schelling, M., Dr. med.
Frauenklinik und Poliklinik
Technische Universität München
Klinikum rechts der Isar
Ismaninger Straße 22
D-81675 München

Schneider, K.T.M., Prof. Dr. med.
Frauenklinik und Poliklinik
Technische Universität München
Klinikum rechts der Isar
Ismaninger Straße 22
D-81675 München

Steiner, Horst, Univ.-Doz. Dr. med.
Landeskrankenanstalt Salzburg
Frauenklinik
Müllner Hauptstraße 48
A-5020 Salzburg

Tulzer, Gerhard, Univ.-Doz. Dr. med.
Kinderklinik Linz
Krankenhausstraße 26
A-4020 Linz

Vetter, Klaus, Prof. Dr. med.
Klinikum Neukölln
Mariendorfer Weg 28
D-12051 Berlin

Wood, Dennis C., RDMS, RCPT
The Children's Hospital of Philadelphia
Division of Cardiology
34th & Civic Center Blvd
Philadelphia, PA 19104, USA

1 Grundlagen

Morphologie, Physiologie und Pathologie des maternoplazentaren, fetoplazentaren und fetalen Kreislaufs

A.-H. Graf

Einleitung

Die regelrechte Ausbildung und Entwicklung des maternoplazentaren und des fetoplazentaren Kreislaufs sind entscheidende Bedingungen für eine ausreichende Sauerstoff- und Nährstoffversorgung des Feten. Störungen der materno- und/oder der fetoplazentaren Durchblutung können zu intrauteriner Wachstumsretardierung, einer der wichtigsten Ursachen perinataler Morbidität und Mortalität, führen. Mit der Dopplersonographie steht nun eine effiziente Methode zur Erfassung der maternoplazentaren, fetoplazentaren und fetalen Durchblutung zur Verfügung. Für die gültige Erhebung und Interpretation dopplersonographischer Befunde stellt das Wissen um Morphologie, Physiologie und Pathologie des maternoplazentaren und des fetoplazentaren sowie des fetalen Kreislaufs eine wichtige Grundvoraussetzung dar.

Morphologie

Anatomie und Histologie der Plazenta

Die reife Plazenta entwickelt sich während des 3. bis 6. Schwangerschaftmonats. Sie dient dem Austausch von Blutgasen und Metaboliten zwischen dem embryonalen bzw. dem fetalen und dem maternalen Kreislauf. Die Plazenta ist aber auch ein endokrines Organ, das in Arbeitsteilung mit dem maternalen und dem fetalen Organismus als sog. maternofetoplazentare Einheit Steroidhormone (Östrogene und Progesteron) sowie Proteohormone (HCG, HPL und HCT) produziert.

Die reife Plazenta ist ein scheibenförmiges Organ mit einem Durchmesser von 15–20 cm, einer Dicke von 2–4 cm und einem Gewicht von ca. 500 g. Die Plazenta umfaßt 3 Hauptanteile: die fetale Chorionplatte (Chorion frondosum), das aus dem fetalen Zottenwerk (58%) und dem Zwischenzottenraum (42%) bestehende Plazentaparenchym, und die – überwiegend maternale – deziduale Basalplatte (Decidua basalis) mit den davon ausgehenden dezidualen Septen (Deziduasepten) (Abb. 1.1). Die Deziduasepten unterteilen den großen Zwischenzottenraum in 40–70 kleinere intervillöse Räume. In jeden dieser intervillösen Räume ragt ein von der Chorionplatte ausgehender Zottenbaum (fetaler Kotyledon), der jeweils aus einem Zottenstamm und zahlreichen Zotten (Chorionzotten) besteht. Die meisten Chorionzotten sind sog.

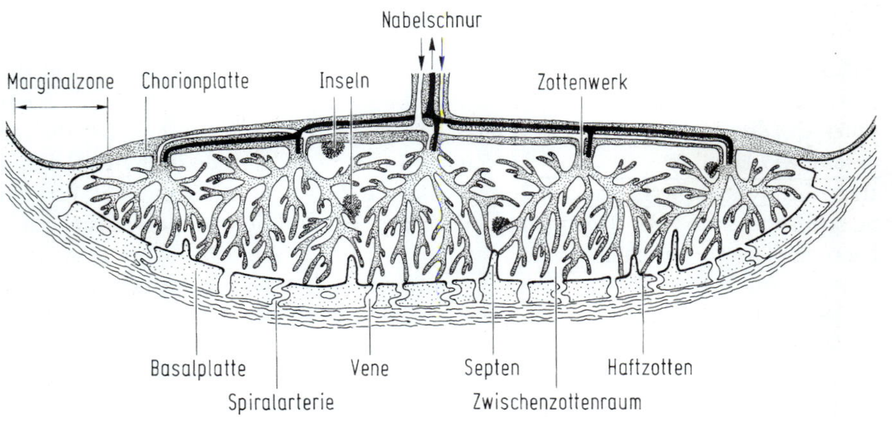

Abb. 1.1. Schematische Darstellung des Aufbaus der Plazenta. (Aus: Vogel 1992)

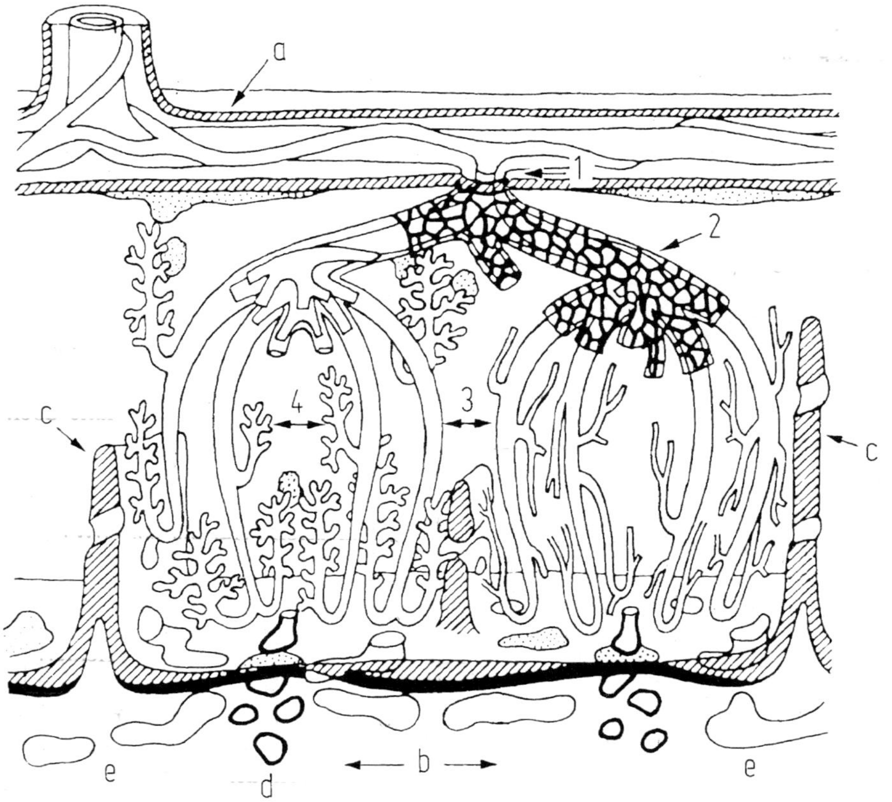

Abb. 1.2. Schematische Darstellung eines Kotyledon mit 2 Subkotyledonen (*a* Chorionplatte, *b* Basalplatte, *c* Deziduasepten, *d* Spiralarterien, *e* Venen. *1* Stammzotte I. Ordnung, *2* Stammzotte II. Ordnung mit paravaskulären Kapillaren, *3* Stammzotte III. Ordnung, *4* Zwischenzotten und Endzotten). (Aus: Vogel 1992)

Endzotten, die in die intervillösen Räume ragen und dort gleichsam schwebend im maternalen Blutstrom schwimmen. Zusätzlich gibt es aber auch sog. Haftzotten, die an der Decidua basalis bzw. an den davon ausgehenden Deziduasepten befestigt sind und so immer wieder Verbindungen der Chorionplatte mit der Basalplatte herstellen. Es können Stammzotten I., II. und III. Ordnung einschließlich Haftzotten, Zwischenzotten des zentralen (unreifen) Typs und Zwischenzotten des peripheren (reifen) Typs sowie Endzotten unterschieden werden (Abb. 1.2 u. 1.3). Durch diese korallenstockähnliche Struktur der Zottenbäume beträgt die Gesamtoberfläche der Zotten, also die Austauschfläche zwischen fetaler und maternaler Blutbahn am Termin zwischen 10 und 15 m^2.

Bis zum Ende des 4. Schwangerschaftmonats (SSM) sind die Chorionzotten von 2 einzelnen Schichten bedeckt. Die äußere Schicht heißt Synzytiotrophoblast, weil sie später zum Synzytium, einer kernreichen Zytoplasmamasse ohne Zellgrenzen, verschmilzt. Die innere Schicht ist der aus kubischen Zellen aufgebaute Zytotrophoblast (Langhans-Zellschicht).

Während der 2. Schwangerschaftshälfte entstehen in der Langhans-Zellschicht zahlreiche Lücken bzw. Spalten, wodurch es zu einer Verminderung der Diffusionsstrecke zwischen maternalem und fetalem Blut kommt. Der Kern der Chorionzotten ist aus Bindegewebe (extraembryonales Mesenchym) aufgebaut und wird von Kapillaren durchwachsen.

Das fetale Blut fließt über die beiden Umbilikalarterien in die Plazenta und zirkuliert dann durch die Kapillaren der Chorionzotten, um die Plazenta wieder über die Umbilikalvene zu verlassen. Das mütterliche Blut kommt über die relativ zentral mündenden Spiralarterien in die intervillösen Räume, umspült die Chorionzotten und fließt peripher über sinusartige Venen in den Deziduasepten sowie über die Randsinusoide im Bereich des Plazentarandes wieder ab.

Am Rand der Plazenta sind auch die Eihäute fixiert, die den Fruchtsack bilden und damit den Embryo bzw. den Fetus umgeben. Die Eihäute bestehen aus 2 Schichten, dem inneren Amnion und dem äußeren Chorion. Das zottenfreie Chorion laeve ist mit der Decidua capsularis und der – mit dieser im 3. SSM verschmolzenen – Decidua parietalis verwachsen. An der fetalen Seite der Plazenta bzw. an der

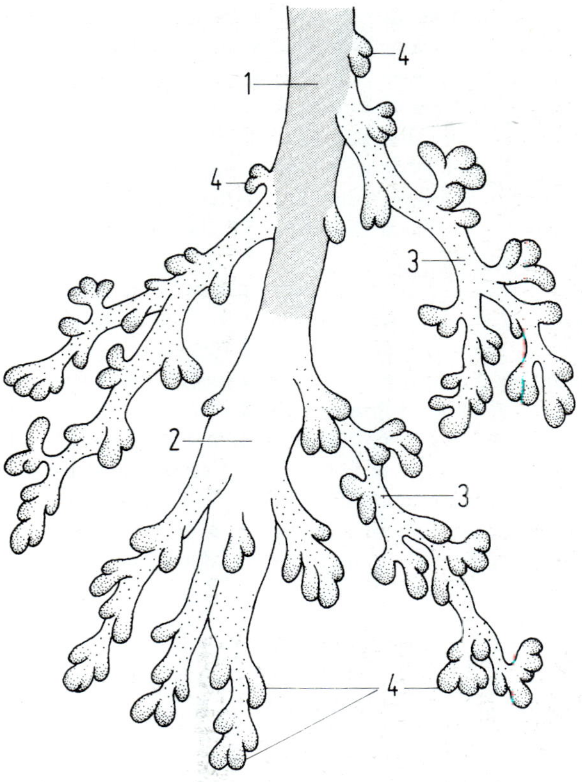

Abb. 1.3. Gliederung des peripheren Zottenbaums (*1* Stammzotte, *2* Zwischenzotte des zentralen (unreifen) Typs, *3* Zwischenzotte des peripheren (reifen) Typs, *4* Endzotte). (Aus: Vogel 1992)

von Amnionepithel bedeckten Chorionplatte entspringt die Nabelschnur, die am Termin zwischen 25 und 140 cm lang sein kann, meist aber 50–60 cm mißt. Die reife Nabelschnur ist ebenfalls von einschichtigem Amnionepithel bedeckt und enthält 2 muskelstarke Nabelarterien und eine dünnwandige, weite Nabelvene. Die Muskularis der Nabelschnurgefäße ist nicht weiter geschichtet, eine Elastika und auch Nerven fehlen. Die Nabelschnurgefäße sind in eine gelatinöse Substanz, die sog. Wharton-Sulze, ein primitives Bindegewebe, eingebettet.

Maternoplazentarer Kreislauf

Die Aa. uterinae entspringen den Aa. iliacae internae und teilen sich in Höhe des inneren Muttermundes jeweils in einen R. ascendens und einen R. descendens. Der R. ascendens zieht stark geschlängelt in Richtung des Tubenwinkels, wo er mit der A. ovarica anastomosiert.

Die entlang der Uterusseitenkante aus dem R. ascendens entspringenden ca. 8 Arkaden- oder Kranzarterien (Aa. arcuatae) bilden zwischen äußerem und mittlerem Drittel des Myometriums (Stratum vasculare) ein Gefäßnetz, das über Anastomosen mit den korrespondierenden Gefäßen der Gegenseite verbunden ist. Die aus dem Netzwerk der Aa. arcuatae hervorgehenden Radialarterien (Aa. radiales) durchqueren das Myometrium senkrecht in Richtung Endometrium und teilen sich am Übergang zu diesem bzw. zur Dezidua in Basalarterien und Spiralarterien. Die Basalarterien (Aa. basales) verlaufen horizontal in der innersten Schicht des Myometriums und in der basalen Schicht des Endometriums (Lamina basalis) bzw. der Dezidua. Die Spiralarterien (Aa. spirales) treten senkrecht vom Myometrium ins Endometrium bzw. in die deziduale Basalplatte über. Sie werden während der Implantation (7. bis 12. Tag p. c.) durch Zellen des Trophoblasten eröffnet, wobei diese die Endothelzellen teilweise ersetzen.

Während der „2. Invasion“ (14. bis 20. SSW) werden die Spiralarterien umgebaut, indem die elastische Media durch einwachsende Trophoblastenzellen zerstört und schließlich durch Fibrin ersetzt wird. Durch diese Umbauvorgänge kommt es zu einer trichterförmigen Dilatation des Lumens der Spiralarterien vor ihrer Einmündung in die intervillösen Räume. Auf diese Weise können relativ große Blutmengen ohne hohen Gefäßwiderstand von den mütterlichen Gefäßen in die Zwischenzottenräume gelangen. Störungen der beschriebenen Umbauvorgänge der Spiralarterien werden bei Präeklampsie („EPH-Gestose“) und intrauteriner Wachstumsretardierung gefunden (s. Kap. 2.1 u. 2.2).

Der maternoplazentare Kreislauf ist zur Sicherung der fetalen Versorgung durch zahlreiche Gefäßanastomosen besonders abgesichert. Bereits erwähnt wurden die Verbindungen zwischen R. ascendens der A. uterina und Ästen der gleichseitigen A. ovarica sowie die Kurzschlüsse im myometranen Gefäßnetz der Aa. arcuatae beider Seiten. Daneben gibt es aber auch Anastomosen zwischen dem uterinen und dem extragenitalen Kreislauf im Bereich der Aa. mesentericae inferiores, der Aa. epigastricae inferiores und der A. sacralis mediana. Außerdem existieren auch im venösen Schenkel des uteroplazentaren Kreislaufs Shunts, so z. B. zwischen den Vv. uterinae und den Vv. ovaricae.

Fetoplazentarer Kreislauf

In der Plazenta teilen sich die beiden Nabelarterien in Segment- und Subsegmentarterien, aus denen die Stammzottenarterien hervorgehen (Abb. 1.4). Die Stammzottenarterien teilen sich in Zottenarterien I., II. und III. Ordnung sowie in Zottenkapillaren (intravillöse Kapillaren).

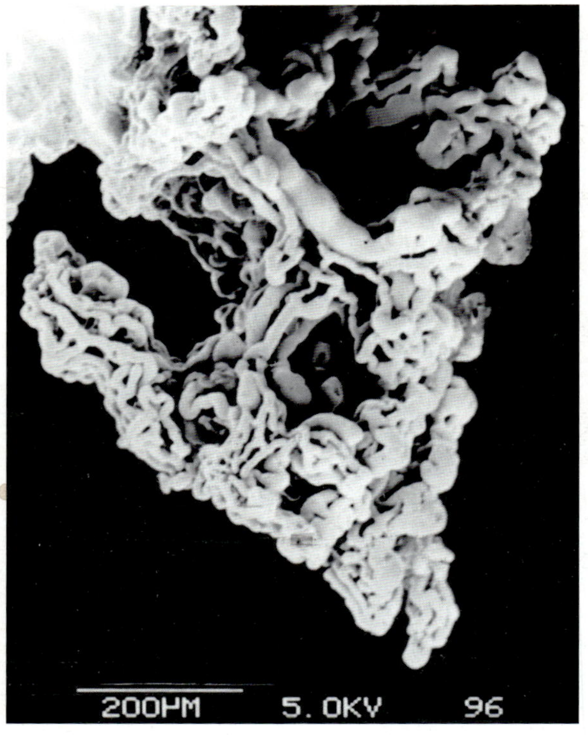

Abb. 1.4. Ausgußpräparat der Zottengefäße eines fetalen Kotyledons. Rasterelektronenmikroskopische Aufnahme nach Korrosionspräparation. (Nach: Aigner, Graf und Lametschwandtner, Salzburg)

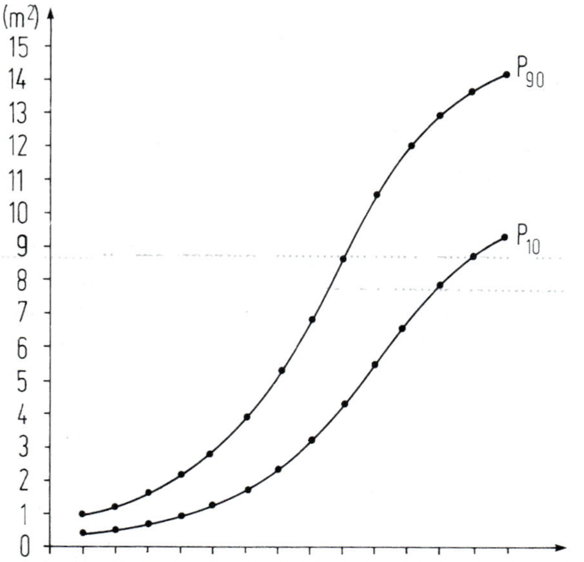

Abb. 1.5. Plazentare Austauschfläche (absolute Zottenoberfläche) in m² bei 735 eutrophen Feten und Neugeborenen der 15. bis 41. SSW (P_{10} 10. Perzentile, P_{90} 90. Perzentile). (Aus: Vogel 1992)

Die Summe der kapillären Räume zwischen den Zotten wird als Zwischenzottenraum (intervillöser Raum) bezeichnet. Er enthält ein Blutvolumen von 160–250 ml. Dabei bilden maternale und fetale Strömungsgebiete Funktionseinheiten, die sog. Plazentone. Einem fetalen Kotyledon entspricht jeweils das Versorgungsgebiet einer Spiralarterie, wobei die Spiralarterien zentral münden und die Venen peripher entspringen.

Im Laufe der Zottenreifung bzw. Plazentareifung kommt es zu einer Zunahme der Zottenzahl und zu einer Abnahme des Zottendurchmessers bei gleichzeitiger Zunahme der Zottenvaskularisation. Diese 3 Veränderungen führen insgesamt zu einer deutlichen Vergrößerung der plazentaren Austauschfläche (Abb. 1.5). Daneben kommt es zu einer Abnahme des Anteils an Zottenstroma und zu einer Abnahme der Breite des Trophoblastensaums; beide Veränderungen haben eine Verminderung der Diffusionsstrecke zur Folge.

Fetaler Kreislauf

Der fetale Kreislauf entspricht den funktionellen Anforderungen des intrauterinen Lebens und kann nach der Geburt rasch auf die des extrauterinen Lebens umgestellt werden. Intrauterin fließt das oxygenierte Blut von der Plazenta über die V. umbilicalis der Nabelschnur in den Körper des Feten (Abb. 1.6). An der Rückseite der Leber teilt sich die Nabelvene in den Sinus portae und den Ductus venosus. Dabei fließen ca. 50% des Blutes über den Sinus portae in die Pfortader und somit durch die Leber, die andere Hälfte fließt über den Ductus venosus Arantii (1. Kurzschluß) an der Leber vorbei in die V. cava inferior. Die Durchblutung des Ductus venosus wird durch einen muskulären Sphinkter reguliert. Dieser Sphinkter ist gleich nach dem Abgang des Ductus venosus gelegen und bewirkt je nach Kontraktionszustand, daß mehr oder weniger Blut an der Leber vorbei oder durch sie hindurch geleitet wird.

Während man früher annahm, daß es im proximalen Anteil der unteren Hohlvene zu einer Mischung des Blutes aus dem Ductus venosus mit dem Blut aus dem distalen Anteil der unteren Hohlvene käme, ergaben neuere Untersuchungen, daß sich die beiden Blutströme dort großteils kreuzen (Abb. 1.7). Demnach wird das gut oxygenierte Blut aus dem Ductus venosus in das linksseitig gelegene, weitere Kompartment der unteren Hohlvene und von dort direkt auf das Foramen ovale (2. Kurzschluß) zu und durch dieses hindurch in den linken Vorhof geleitet (Via sinistra). Das schlecht oxygenierte Blut aus der unteren Körperhälfte hingegen gelangt großteils in den rech-

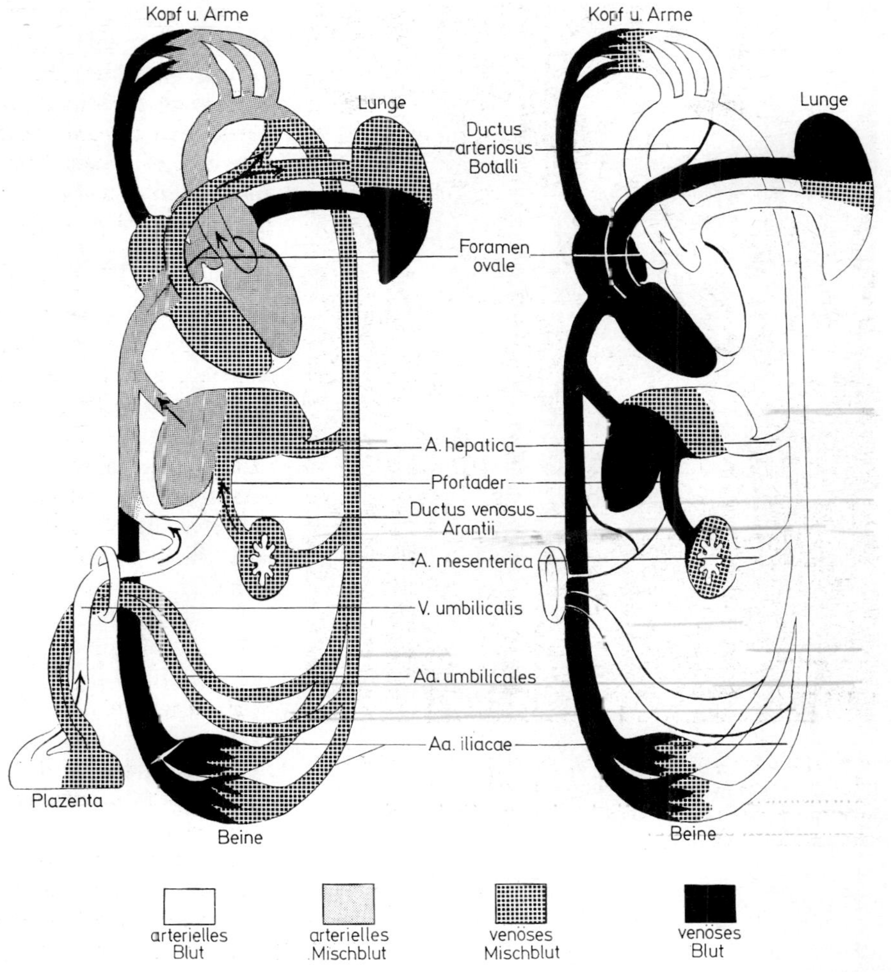

Abb. 1.6. Blutkreislauf des Feten (*links*) und des Erwachsenen (*rechts*). (Aus: Schröter 1984)

ten Vorhof (Via dextra), wo es sich mit dem Blut aus der oberen Körperhälfte mischt und dann in den rechten Ventrikel gepumpt wird. Durch diese Kreuzung der Blutströme gelangt das gut oxygenierte Blut aus der Plazenta über den Ductus venosus auf kürzestem Weg in die wichtigen Koronar- und Zerbralarterien.

Das Blut aus dem rechten Ventrikel fließt zunächst in den Truncus pulmonalis, von wo jedoch nur ca. 10% auch wirklich über die Pulmonalarterien in die Lungen gelangen. Hingegen fließen ungefähr 90% des Blutes über den Ductus arteriosus Botalli (3. Kurzschluß), eine Verbindung zwischen Truncus pulmonalis und Aortenbogen, unter Umgehung der Lungen direkt in die Aorta. Schließlich strömt das Blut über die beiden Aa. umbilicales, Äste der Aa. iliacae internae, wieder vom Fetus in die Plazenta.

Physiologie und Pathologie

Maternoplazentare, fetoplazentare und fetale Durchblutung

Die uterine Durchblutung beträgt am Beginn der Schwangerschaft ca. 50 ml/min. Um den Termin fließen 10–15% des maternalen Herzminutenvolumens (HMV), das sind ca. 500–750 ml/min, in die Aa. uterinae. Im intervillösen Raum beträgt die Durchblutung ca. 375–550 ml/min – diesen Anteil des maternalen HMV bezeichnet man als maternales Plazentaminutenvolumen (PMV). Der Rest von ca. 25% fließt durch maternale (uterine) Shunts am intervillösen Raum vorbei.

Die treibende Kraft der maternoplazentaren Durchblutung ist der maternale Blutdruck. Er beträgt in den Aa. uterinae ca. 110/65 mmHg, in den Aa. basales ca. 70–80 mmHg, in den Aa. spirales ca. 10–30 mmHg und im intervillösen Raum nur mehr ca. 6–10 mmHg.

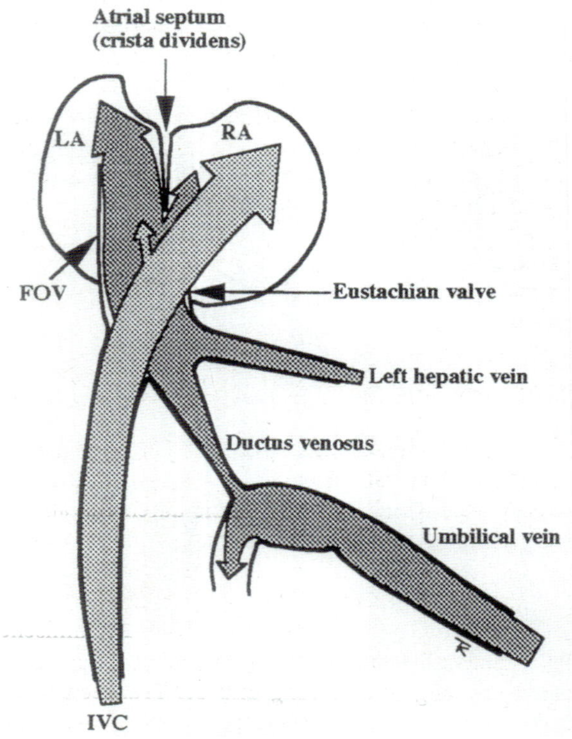

Abb. 1.7. Kreuzung und Mischung der Blutströme im proximalen Anteil der unteren Hohlvene (Ansicht von dorsal), (*IVC* V. cava inferior, *RA* rechtes Atrium, *LA* linkes Atrium, *FOV* Valvula des Foramen ovale). (Aus: Kiserud u. Eik-Nes 1997)

50–60% des fetalen Herzminutenvolumens (HMV), das sind ca. 250–400 ml/min, fließen in die Aa. umbilicales. In den intravillösen Kapillaren beträgt die Durchblutung ca. 200–300 ml/min – diesen Anteil des fetalen HMV bezeichnet man als fetales Plazentaminutenvolumen (PMV). Der Rest von ca. 25% fließt durch paravaskuläre Kapillaren, die fetale (plazentare) Shunts darstellen, an den intravillösen Kapillaren vorbei. Die treibende Kraft der fetoplazentaren Durchblutung ist der fetale Blutdruck. Er beträgt in der fetalen Aorta ca. 65 mmHg, in den Aa. umbilicales ca. 53 mmHg, in den intravillösen Kapillaren ca. 35 mmHg und in der V. umbilicalis noch ca. 20 mmHg.

Die uterinen Gefäße sind grundsätzlich maximal dilatiert, d. h. eine Steigerung der uterinen Durchblutung durch weitere Vasodilatation ist nicht mehr möglich. Andererseits reagieren die uterinen Gefäße bei maternaler Zentralisation wie die übrige maternale Peripherie, so daß es durch Vasokonstriktion zu einer Verminderung der uterinen Durchblutung kommt. Die uterinen Gefäße unterliegen nicht der Autoregulation, d. h. Hypoxie führt nicht zu einer Vasodilatation.

Die fetalen Gefäße unterliegen einer nervalen und hormonellen Regulation. Bei Hypoxie kommt es zur fetalen Zentralisation, also zu einer Umverteilung des Blutes zugunsten von Herz, Gehirn und Nebennieren. Bei leichter Hypoxie werden dafür die Haut und die Lungen, bei schwerer Hypoxie mit Azidose zusätzlich auch noch die Nieren und der Darm schlechter durchblutet.

Die plazentaren Gefäße unterliegen einer hormonellen Regulation, wobei die paravaskulären Kapillaren des Zottenstamms (s. oben) als Shunts wirken. Bei chronischer Hypoxie, also einem längerdauernden Absinken des pO_2 reagieren die Zottengefäße mit Endothelproliferation, der sog. kompensatorischen Angiose.

Die maternoplazentare Durchblutung hängt vom Perfusionsdruck, also dem Blutdruck (genauer der Differenz der Mitteldrücke), vom Gefäßwiderstand, d. h. dem Strombahnquerschnitt, und von der Blutviskosität ab. Faktoren wie ein starker Blutdruckabfall, z. B. im Schock, und Veränderungen des Gefäßtonus wie Druck und Zug bei Wehen, aber auch Gefäßveränderungen wie die akute Atherosklerose, die hyperplastische Arterio- bzw. Arteriolopathie oder Plazentainfarkte, intervillöse Thrombosen und Plazentahämatome können die maternoplazentare Durchblutung beeinträchtigen.

Auch die fetoplazentare Durchblutung ist vom Perfusionsdruck, vom Gefäßwiderstand und von der Blutviskosität abhängig. Auch hier können Druck und Zug bei Wehen den Strombahnquerschnitt einengen und damit den Gefäßwiderstand erhöhen und so den Blutfluß einschränken. Schließlich beeinflussen auch der Reifungsgrad der Zotten und pathologische Veränderungen wie eine Zottenstromablutung, eine Zottenstromafibrose oder eine Thrombose die fetale Durchblutung.

Bedeutung des Blutflusses

Der Blutfluß (Flow) in der Nabelarterie ist ein Maß für die Größe des durchbluteten fetoplazentaren Gefäßbaums. Je größer der Gefäßbaum ist, desto geringer wird der Gefäßwiderstand, d. h. desto größer wird der Blutfluß. Die Größe des fetoplazentaren Gefäßbaums (fetales intravillöses Blutvolumen) ist das Produkt aus Zottenvaskularisation und Plazentagewicht bzw. -volumen.

Ein normaler Blutfluß in der Nabelarterie kann demnach auf verschiedene Weise zustande kommen. So finden sich bei normaler Plazentahistologie (Gefäßbaum und Zotten) und normalem Plazentagewicht in der Nabelarterie normale Blutflußmuster, falls nicht zusätzlich Faktoren vorliegen, die die Perfusion beeinträchtigen, wie z. B. eine Kompression der Nabelschnur. Aber auch bei verschiedenen pathologischen Konstellationen können sich in der Nabelarterie normale Blutflußmuster finden, wie z. B. bei einem pathologisch kleinen Gefäßbaum, bei dem die Zotten aber eine kompensatorische Angiose aufweisen, oder etwa bei einer schweren Plazenta, bei der der Gefäßbaum jedoch nur unzureichend ausgebildet ist.

Pathologische Blutflußmuster in der Nabelarterie wiederum können sich nicht nur bei untergewichtigen, sondern auch bei normalgewichtigen Plazenten finden. So finden sich pathologische Flußmuster sowohl bei niedrigem Plazentagewicht und pathologisch verändertem Gefäßbaum, als auch bei normalem Plazentagewicht und verminderter Zottenzahl. Aber auch bei pathologisch verändertem Gefäßbaum und Zotten ohne kompensatorische Angiose sind die Blutflußmuster pathologisch.

Zusammenfassend ist der Blutfluß in der A. umbilicalis ein Maß für die fetoplazentare Hämodynamik, während der Blutfluß in der A. uterina bzw. in der A. arcuata ein Maß für die maternoplazentare Hämodynamik darstellt. Die Flows in der fetalen Aorta und in der fetalen A. cerebri media schließlich sind Maße für die fetale Hämodynamik.

Parameter der Plazentafunktion

In der Vergangenheit wurden verschiedene Parameter (Gewichte, Maße und Quotienten) erarbeitet, um die Funktion der Plazenta zu erfassen. So wurden neben dem Plazentagewicht vor allem die Größe der Basalfläche als Maß für die Plazentafunktion herangezogen. An Quotienten bewährten sich neben dem Plazentagewicht-Basalflächen-Quotient (1,6–2,0:1) vor allem der Plazentagewicht-Geburtsgewichts-Quotient, der sog. Plazentaquotient (1:5–7).

Alle diese Parameter konnten jedoch die Funktion der Plazenta nur sehr unbefriedigend widerspiegeln. Wesentlich aussagekräftiger erwies sich hingegen die systematische pathologisch-anatomische Untersuchung von Plazenta, Nabelschnur und Eihäuten. Dabei wird neben der Bestimmung von Maßen und Gewicht eine genaue makroskopische Untersuchung mit Inspektion aller Oberflächen und verschiedener Schnittflächen durchgeführt. Anschließend werden Gewebeproben aus makroskopisch unauffälligen, aber für das Gesamtorgan charakteristischen Stellen sowie aus makroskopisch auffälligen Abschnitten zur histologischen Untersuchung entnommen und aufbereitet. In der Routine kommen dabei neben den konventionellen Färbemethoden (Hämatoxylin-Eosin) noch Bindegewebefärbungen (z. B. Masson-Goldner) zum Einsatz.

Verschiedene immunhistochemische Methoden bleiben speziellen, insbesondere wissenschaftlichen, Fragestellungen vorbehalten. Neben der konventionellen Lichtmikroskopie kommt aber auch der Phasenkontrastmikroskopie ein wichtiger Stellenwert in der histologischen Untersuchung der Plazenta zu, wobei vor allem die Ausbildung des Gefäß- bzw. Zottenbaums und der Reifungsgrad der Zotten sowie pathologische Veränderungen als Hauptkriterien für die Beurteilung der Plazentafunktion gelten.

Morphologie der sog. Plazentainsuffizienz

Die sog. Plazentainsuffizienz, also eine Einschränkung der Plazentafunktion, findet sich bei den verschiedensten Krankheitsbildern, die durch charakteristische morphologische Veränderungen gekennzeichnet sind. So findet man morphologisch bei der Präeklampsie (EPH-Gestose), der Rhesusinkompatibilität und dem Diabetes mellitus Bilder, die die klinische Plazentainsuffizienz erklären. Aber auch bei der intrauterinen Mangelentwicklung und der Frühgeburtlichkeit zeigen sich Veränderungen, die morphologische Korrelate der Plazentainsuffizienz darstellen.

Bei der Präeklampsie (EPH-Gestose) unterbleibt, wie bereits beschrieben, während der 14. bis 20. SSW die „2. Invasion“ der Spiralarterien durch Zellen des Trophoblasten. Dadurch kommt es nicht zur – hämodynamisch so wichtigen – trichterförmigen Dilatation der Mündung der Spiralarterien in den intervillösen Raum, und somit zu einer Abnahme der uteroplazentaren Durchblutung. Makroskopisch zeigen sich in solchen Plazenten Infarkte und retroplazentare Hämatome. Mikroskopisch finden sich intervillöse Thrombosen, plumpe Zotten und ein breiter Trophoblastensaum sowie wenige, enge, intravillöse Kapillaren. Die Folgen dieser Veränderungen sind eine Abnahme der Austauschfläche und eine Zunahme der Diffusionsstrecke, was zu einer Zunahme des Gefäßwiderstands und damit zu einer Abnahme des Blutflusses führt.

Bei Rhesusinkompatibilitäten sind die Plazenten groß, schwer und ödematös, es bietet sich makroskopisch das Bild des sog. Hydrops placentae. Bei der histologischen Untersuchung zeigen sich plumpe Zotten, ein breiter Trophoblastensaum und ein ödematöses Zottenstroma sowie enge intravillöse Kapillaren. Die Folgen dieser Veränderungen sind wieder eine Abnahme der Austauschfläche und eine Zunahme der Diffusionsstrecke, was wieder zu einer Zunahme des Gefäßwiderstands und damit zu einer Abnahme des Blutflusses führt.

Beim Diabetes mellitus sind die Plazenten ebenfalls groß, schwer und ödematös. Bei dystrophen Feten zeigen die Plazenten mikroskopisch eine geringe

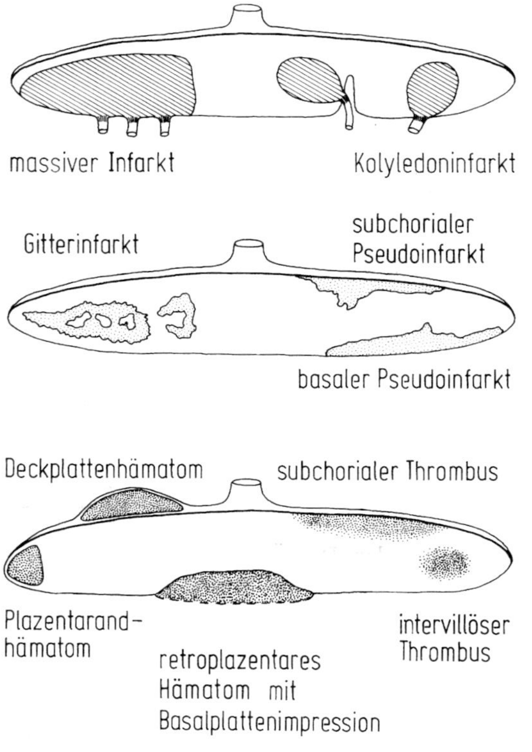

Abb. 1.8. Schematische Darstellung makroskopisch sichtbarer Durchblutungsstörungen der Plazenta. (Aus: Vogel 1992)

Zottenzahl und einen geringen Zottendurchmesser, eine geringe Zottenvaskularisation und ein breites Zottenstroma sowie einen breiten Trophoblastensaum. Außerdem finden sich Veränderungen im Sinne einer proliferativen Endarteriitis sowie fibrinoide Zottennekrosen. Die Auswirkungen auf die Austauschfläche und die Diffusionsstrecke, und somit wieder auf den Gefäßwiderstand und den Blutfluß wurden bereits oben beschrieben. Beim Diabetes mellitus mit eutrophen oder makrosomen Feten hingegen sind die Gefäße weit, was zu normalen qualitativen Strömungsparametern und einer – dem jeweiligen fetalen Gewicht entsprechenden – Steigerung der Volumenströmung führt.

Bei intrauteriner Mangelentwicklung findet sich in 20% der Fälle eine kleine Plazenta mit normaler Histologie. Sonst ergeben die histologischen Untersuchungen häufig Wachstums-, Durchblutungs- und Zottenreifungsstörungen. Außerdem zeigen sich oft Befunde einer Zottenstromafibrose, einer Endangiopathia obliterans oder einer Perivillitis bzw. Villitis. Die hämodynamischen und dopplersonographischen Auswirkungen entsprechen wieder den bereits oben mehrfach beschriebenen.

Bei den plazentaren Durchblutungsstörungen kann zwischen maternoplazentaren und fetoplazentaren Durchblutungsstörungen unterschieden werden (Abb. 1.8). Zu den maternoplazentaren Durchblutungsstörungen zählen der Plazentainfarkt (sog. massiver Infarkt, Kotyledoneninfarkt), der Gitterinfarkt, der Pseudoinfarkt, die intervillöse Thrombose und das Plazentahämatom. Zu den fetoplazentaren Durchblutungsstörungen gehören die Zottenstromablutung, die Zottenstromafibrose und die fetale Thrombose.

Weiterführende Literatur

Aharinejad SH, Lametschwandtner A (1992) Microvascular corrosion casting in scanning electron microscopy. Springer, Berlin Heidelberg New York

Becker V, Röckelein G (1989) Pathologie der Plazenta und des Abortes. Springer, Berlin Heidelberg New York

Benirschke K, Kaufmann P (1995) Pathology of the human placenta, 3rd edn. Springer, Berlin Heidelberg New York

Födisch HJ (Hrsg) (1977) Neue Erkenntnisse über die Orthologie und Pathologie der Plazenta. Bücherei des Frauenarztes, Bd. 8. Enke, Stuttgart

Graf A-H, Hütter W, Hacker GW, Steiner H, Anderson V, Staudach A, Dietze O (1996) Localisation and distribution of vasoactive neuropeptides in the human placenta. Placenta 17:413–421

Itskovitz-Eldor J (1997) Fetal and maternal cardiovascular physiology. In: Maulik D (ed) Doppler ultrasound in obstetrics and gynecology. Springer, Berlin Heidelberg New York, pp 107–128

Kauffmann P, Luckhardt M, Schweikhart G, Cantle SJ (1987) Cross-sectional features and three-dimensional structure of human placental villi. Placenta 8:235–247

Kiserud T, Eik-Nes SH (1997) Doppler velocimetry of the ductus venosus. In: Maulik D (ed) Doppler ultrasound in obstetrics and gynecology. Springer, Berlin Heidelberg New York, pp 403–422

Moore KL (1980) Embryologie: Lehrbuch und Atlas der Entwicklungsgeschichte des Menschen. Schattauer, Stuttgart

Schröter W (1984) Physiologie der Perinatalzeit. In: von Harnack G-A (Hrsg) Kinderheilkunde. Springer, Berlin Heidelberg New York

Vetter K (1991) Dopplersonographie in der Schwangerschaft. VCH, Weinheim

Vogel M (1992) Atlas der morphologischen Plazentadiagnostik. Springer, Berlin Heidelberg New York

Physikalische und technische Grundlagen der Dopplersonographie

M. Schelling

Erzeugung und Empfang von Ultraschallwellen

Ultraschall ist definiert als hochfrequente Schallwellen, die mehr als 20 000 Zyklen/s beinhalten und damit über der Hörgrenze liegen. Die Frequenz des Schalls entspricht der Anzahl der Wellen, die einen bestimmten Punkt pro Zeiteinheit durchlaufen und wird in Hertz (Hz = 1 Schwingung/s) ausgedrückt. Sie entspricht im hörbaren Bereich der Tonhöhe. Die in der medizinischen Ultraschalldiagnostik eingesetzten Geräte arbeiten im Mega-Hertz-Bereich (MHz = 1 000 000 Schwingungen/s) i. allg. mit Frequenzen von 2–16 MHz. Je höher die Frequenz des abgestrahlten Schalls ist, desto besser die Auflösung des erhaltenen Bildes. Die Eindringtiefe des Schalls nimmt dagegen mit zunehmender Frequenz ab.

Die Schallintensität I (Schwingungsenergie E × medienspezifische Schallausbreitungsgeschwindigkeit c) resultiert aus dem Schwingungshub des Schallerzeugers und bestimmt im hörbaren Bereich die Lautstärke eines Tons. Diese Schallintensität wird in W/cm^2 angegeben. Die Ausbreitungsgeschwindigkeit von Ultraschallwellen liegt im Körpergewebe bei durchschnittlich 1540 m/s, eine Ausnahme bilden lediglich feste Gewebe (z. B. Knochen bis 3600 m/s) und lufthaltige Areale (z. B. Lunge 650 m/s). Die in der Geburtshilfe und Gynäkologie gängigen Abdominalschallköpfe arbeiten mit Frequenzen von 3,5–5,0 MHz, während die Transvaginalsonden in der Regel 5,0–7,5 MHz bieten.

Die Ausbreitung von Schallwellen im Körper wird im Gewebe und an den Grenzflächen zweier Medien oder Gewebearten von verschiedenen physikalischen Effekten beeinflußt. Die *Dämpfung* oder *Absorption* beschreibt die Schwächung der Schallwelle beim Durchlaufen eines Mediums infolge von Reibungsverlusten. Bei der Passage von Luft beispielsweise erfolgt eine starke Absorption, während Flüssigkeiten den Schall nur gering abschwächen. Das Ausmaß der Dämpfung ist dabei frequenzabhängig, bei hohen Frequenzen nimmt die Penetratrionsfähigkeit des Schalls ab, die Eindringtiefe wird dadurch geringer.

Die *Impedanz* beschreibt das Verhältnis zwischen dem Schalldruck und der daraus resultierenden Molekülbewegung. Gewebe mit hoher Dichte (hohe Impedanz) stellen für die den Körper durchlaufende Schallwelle im Gegensatz zu Geweben mit geringer Dichte (niedrige Impedanz) einen wesentlich größeren Widerstand dar. Der Übergang von Medien mit unterschiedlicher Dichte geht mit einer sprunghaften Änderung der Impedanz einher (Impedanzsprung), die Schallwelle wird von ihrem geradlinigen Weg abgelenkt und z. T. an der Grenzfläche reflektiert.

Die *Reflexion* einer Schallwelle an der Grenzfläche zwischen 2 Medien ist abhängig von der Gewebedichte der Medien und dem Einfallswinkel der Schallwelle. Je höher der Dichteunterschied und damit der Impedanzsprung ist, desto größer ist der Anteil der Reflexion der Schallwelle. Beim Übergang von Gewebe zu Luft beispielsweise wird nahezu der gesamte Schall reflektiert. Trifft die Schallwelle nicht senkrecht, sondern tangential auf eine Grenzfläche, so wird der Schall nach dem Reflexionsgesetz (Einfallswinkel = Ausfallswinkel) reflektiert, ein Teil der eingestrahlten Schallwelle geht damit als Echosignal verloren. Bei Unregelmäßigkeiten der akustischen Grenzfläche kommt es zum Effekt der *Streuung*, der Schallstrahl wird breitwinklig und diffus reflektiert.

Das Phänomen der *Brechung* tritt ebenfalls bei schrägem Auftreffen des Schallstrahls auf eine Grenzfläche auf. Der Schallstrahl wird beim Eintritt in das 2. Medium von seiner ursprünglichen Richtung abgelenkt. Je spitzer der Einfallswinkel und je größer der Unterschied der spezifischen Schallgeschwindigkeiten im jeweiligen Medium, desto ausgeprägter ist auch die Brechung. Da sich die Schallgeschwindigkeiten in biologischem Gewebe bis auf wenige Ausnahmen (s. oben) nur geringfügig unterscheiden, ist die Abweichung der Schallrichtung durch Brechung nur gering.

Alle Verfahren zur Erzeugung von hochfrequentem Schall basieren auf dem piezoelektrischen Effekt (Curie u. Curie 1880). Dieser beschreibt die Verformung von Kristallen durch das Anlegen einer elektrischen Spannung (reziproker Piezoeffekt – entspricht dem Sender) und umgekehrt die Konvertierung von mechanischer Verformung in eine elektrische Spannung (direkter Piezoeffekt – entspricht dem Empfänger). Bei den in der bildgebenden Sonographie üblichen Schallköpfen liegen bis zu 200 oder mehr solcher Piezokristalle nebeneinander. Die von diesen Kristallen in kurzen Impulsen erzeugten Schallwellen breiten sich im Körpergewebe aus, die reflektierten Schallwellen werden in den Sendepausen empfangen und über entsprechende Verstärker der Bilderzeugung zugeführt. Aus der Laufzeit vom Sender bis zur reflektierenden Grenzfläche und zurück kann auf die Entfernung bzw. die Tiefe des Reflektors geschlossen werden.

Technische Fortschritte in der apparativen Ausstattung haben zu einer drastischen Verbesserung in der Bilderzeugung und Bildauflösung geführt. Der Bildaufbau des Ultraschalls ist weit schneller als das zeitliche Auflösungsvermögen des menschlichen Auges, so daß das Untersuchungsobjekt im Echtzeitmodus (real time) abgebildet werden kann.

Das *A-(Amplituden-)Mode-Verfahren* ist das einfachste Ultraschallprinzip. Hierbei führt das reflektierte Schallecho zur Auslenkung eines Elektronenstrahls, die Höhe der Auslenkung ist dabei proportional zur Intensität des reflektierten Schalls. Dieses Verfahren wird heute jedoch nur noch in wenigen Gebieten eingesetzt (z.B. Nebenhöhlen-, Augen-, Orbitadiagnostik).

Das *M-(Motion-)Mode-Verfahren* dient der quantitativen Erfassung eines Bewegungsvorgangs. Die von den Grenzflächen ausgelösten Reflexe führen bei Bewegung dieser Grenzfläche zu einer entsprechenden Signaländerung, damit wird in Echtzeit die Positionsveränderung der Grenzfläche registriert. Dieses Verfahren kommt vor allem in der Kardiologie (Herzklappendiagnostik) zum Einsatz, aber auch in der Geburtshilfe kann damit die Bewegung des fetalen Herzens und damit die Vitalität des Feten dokumentiert werden.

Die „Real-time-Darstellung" des *B-(Brightness-)Mode-Verfahrens* tastet das Untersuchungsgebiet mit einer hohen Bildrate automatisch ab. Die dabei eingesetzten Sonden bestehen aus nebeneinanderliegenden Piezokristallen, die durch das Impulsverfahren sowohl als Sender wie auch als Empfänger dienen. Jedes Echo kommt entsprechend der Entfernung des reflektierenden Objekts und davon abhängig des zeitlichen Eintreffens am Empfänger auf einer vertikalen Bildzeile in Form eines weißen Punktes zur Darstellung. Die verschiedenen Amplituden der reflektierten Echos werden dabei verschiedenen Helligkeitsstufen zugeordnet (Grauwertdarstellung). Je nach Art der Schalleinstrahlung wird unterschieden zwischen:

- Linearscannern (parallele Einstrahlung, plane Kontaktfläche, z.B. Mammasonde),
- Konvexscannern (divergente Einstrahlung, Radius der Kontaktfläche >20 mm, z.B. geburtshilfliche Abdominalsonde) und
- Sektorscannern (divergente Einstrahlung, Radius der Kontaktfläche <20 mm, z.B. Transvaginalsonde).

Bei allen Sondenarten kann zwischen mechanischer Abtastung und der modernen elektronischen Abtastung (Array-Technik) unterschieden werden. Beim *dreidimensionalen (3D-)Ultraschall* kann die Aquisition des sonographischen Datensatzes durch verschiedene Methoden erfolgen. Die derzeit am Markt erhältlichen Ultraschallsysteme basieren auf der Freihandaufnahme mit Positionssensor oder auf der systematischen Aufnahme (methodischer Scan) einer Anzahl von Schnitten. Der 3D-Bildaufbau resultiert aus parallel verschobenen, zweidimensionalen (2D-) Schnitten (Parallelscan), aus fächerförmig angeordneten Schnitten (Fächer- oder Sweep-Scan), oder aus durch Rotation um 360° erhaltenen Schnitten (Rotationsscan). Während transabdominale Schallsysteme sich des Parallel- und Fächerscans bedienen, arbeitet das transvaginale System auf Rotationsbasis. Die Präsentation der Ultraschalldaten erfolgt primär durch simultane Darstellung dreier aufeinander senkrecht stehender Ebenen. Durch Translation und Rotation in allen Freiheitsgraden (x-, y- und z-Achse) können beliebig viele, nachträglich wählbare Ebenen dargestellt werden. Zur Oberflächen- und Durchsichtsdarstellung muß der Datensatz weiter bearbeitet werden. Ein weiterer technischer Schritt ist die 3D-Darstellung im Real-time-Bild – die ersten Systeme mit dieser Option sind bereits in Erprobung.

Prinzip der Dopplersonographie

Mit seiner Schrift „Über das farbige Licht der Doppelsterne" beschrieb Christian Johann Doppler 1842 erstmals das physikalische Prinzip, das der Dopplersonographie zugrunde liegt (Doppler 1907). Seine Beobachtung, daß Himmelskörper längerwelliges Licht ausstrahlen, wenn sie sich von der Erde wegbewegen und kürzerwelliges Licht abgeben bei Annäherung an die Erde, ist auch auf die Akustik übertragbar.

Bewegt sich ein Schallerzeuger auf den Empfänger zu, registriert dieser Empfänger eine höhere Frequenz als die tatsächlich vom Sender abgestrahlte. Bei Bewegung vom Empfänger weg resultiert eine Frequenzerniedrigung. Dieses Phänomen ist aus dem Alltag bekannt. Ein Fahrzeug, das sich nähert, erzeugt beim unbewegten Beobachter einen höheren Ton, bei Entfernung vom Beobachter dagegen einen niedrigeren Ton, obwohl die Tonfrequenz die vom Fahrzeug generiert wird, dieselbe bleibt.

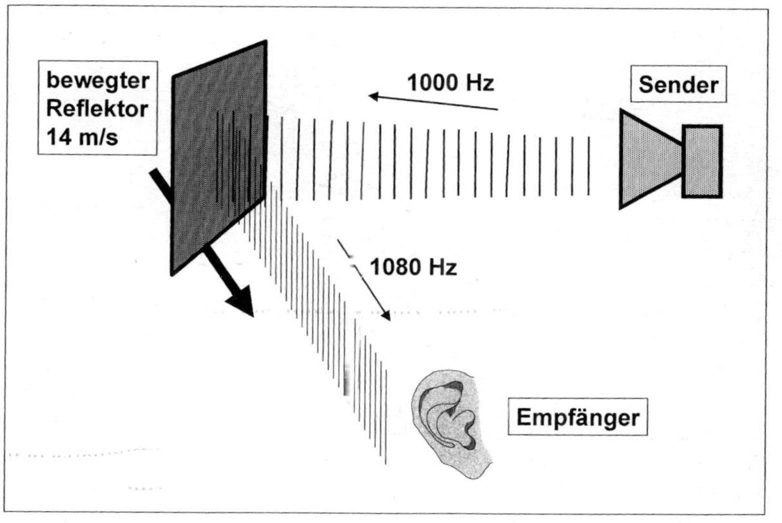

Abb. 1.9. Schematische Darstellung des Dopplereffekts mit Sender, beispielhafter Sendefrequenz (1000 Hz), bewegtem Reflektor (14 m/s), entsprechender Shiftfrequenz (1080 Hz) und Empfänger. Bei Bewegung des Reflektors auf den Empfänger zu erhöht sich die Shiftfrequenz, bei Bewegung vom Empfänger weg sinkt die Shiftfrequenz im Vergleich zur Sendefrequenz ab

Die vereinfachte Formel zur Errechnung dieser Frequenzänderung lautet:

$$Fd = (Fo \times v)/c;$$

dabei gilt:

- v Geschwindigkeit des Schallerzeugers (m/s),
- Fd Frequenzdifferenz zwischen emittiertem und empfangenem Ultraschall (Hz),
- c Konstante für Schallgeschwindigkeit im durchschallten Medium (m/s) und
- Fo emittierte Ultraschallfrequenz (Hz).

Ebenso ändert sich die Schallfrequenz, wenn es sich bei dem „Schallerzeuger" um einen sich bewegenden Schallreflektor handelt (Abb. 1.9). Dabei ist die Frequenzänderung proportional zur Geschwindigkeit des Schallerzeugers oder Reflektors. Da sich sowohl beim Auftreffen des Schalls auf den sich bewegenden Reflektor, als auch beim Abstrahlen von dessen Oberfläche eine gleichsinnige Frequenzänderung ergibt, addieren sich diese Effekte und es resultiert eine doppelte Frequenzverschiebung. Die Formel zur Errechnung dieser Frequenzänderung lautet daher:

$$Fd = (Fo \cdot v \cdot 2)/c.$$

Bei der Dopplersonographie resultiert die Frequenzänderung der abgestrahlten und an den korpuskulären Blutbestandteilen reflektierten Schallwellen aus der Bewegung (Fluß) der Reflektoren (v. a. Erythrozyten). Die Änderung der reflektierten Frequenz (Dopplershiftfrequenz) ist dabei proportional zur Geschwindigkeit der Blutsäule. Damit kann aus der Frequenzverschiebung die Flußgeschwindigkeit der korpuskulären Blutbestandteile ermittelt werden. Die Blutflußgeschwindigkeit wird nach folgender Formel berechnet:

$$v = (Fd \cdot c)/(Fo \cdot 2 \cdot \cos\alpha),$$

dabei gilt:

- v Geschwindigkeit der Blutsäule (m/s),
- Fd Frequenzdifferenz zwischen emittiertem und reflektiertem Ultraschall (Hz),
- c Konstante für Schallgeschwindigkeit im durchschallten Medium (m/s, im Mittel 1540 m/s),
- F emittierte Ultraschallfrequenz (Hz) und
- α Winkel zwischen emittiertem Ultraschallstrahl und Gefäßachse.

Physikalisch bedingt ändert sich die reflektierte Frequenz jedoch nur, wenn eine eindeutige Bewegung auf den Empfänger zu oder vom Empfänger weg vorliegt. Bewegt sich der Reflektor senkrecht zum Sender und Empfänger, zeigt sich keine Frequenzverschiebung. Diese Tatsache ist in der Formel für die Berechnung der Stromgeschwindigkeit als $\cos\alpha$ (Cosinus des Winkels zwischen emittiertem Schallstrahl und Reflektorbewegung, also der Gefäßachse) enthalten. Bei einem Insonationswinkel (Winkel zwischen Schallstrahl und Gefäßachse) von 90° ergibt sich ein $\cos\alpha$ von 0, womit die resultierende Strömungsge-

$$fd = \frac{2 f_0 \cdot V \cdot \cos\alpha}{c}$$

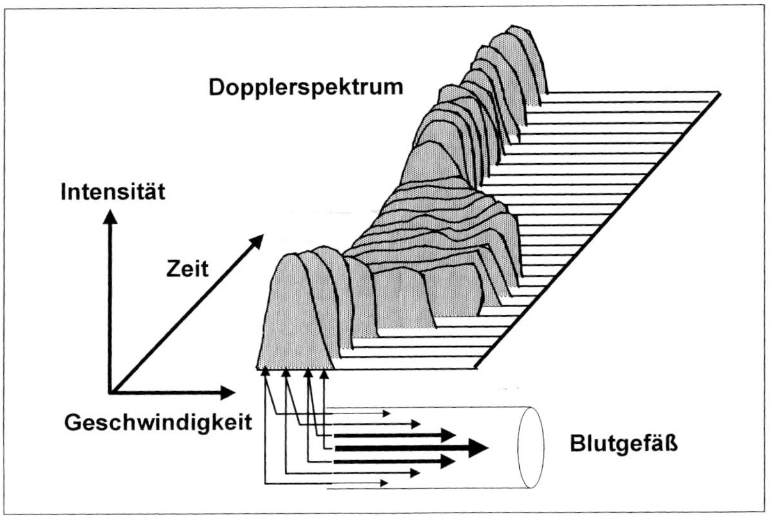

Abb. 1.10. Auflösung des Dopplerspektrums nach den Qualitäten Geschwindigkeit, Verteilung der Geschwindigkeiten im Gefäß (Intensität) und nach zeitabhängiger Änderung der Strömungsgeschwindigkeiten (Zeit). Durch die laminare Strömung im Blutgefäß resultieren zu einem Zeitpunkt unterschiedliche Geschwindigkeiten

schwindigkeit ebenfalls 0 betragen würde. Je steiler also der Insonationswinkel ist, desto höher liegt die resultierende Frequenzverschiebung (Dopplershiftfrequenz). Für eine verläßliche Registrierung der Blutflußgeschwindigkeit sollte daher ein Insonationswinkel von unter 60° gewählt werden.

Da in einem Blutgefäß laminare Strömungsverhältnisse vorliegen, werden zu einem bestimmten Zeitpunkt verschiedene Geschwindigkeiten erfaßt (von der Maximalgeschwindigkeit der zentralen Blutsäule bis zu niedrigen Gechwindigkeiten randständiger Erythrozyten). Diese verschiedenen Geschwindigkeiten können durch die sog. Spektralanalyse des Dopplergeräts aufgeschlüsselt und durch unterschiedliche Signalzusammensetzungen und Signalintensitäten angezeigt werden (Abb. 1.10). Unterschiedliche Geschwindigkeiten werden durch unterschiedliche Positionen der Bildpunkte angezeigt. Je mehr Erythrozyten sich mit derselben Geschwindigkeit bewegen, desto intenser (heller) wird das Signal in dem entsprechenden Geschwindigkeitsbereich.

Das Dopplerspektrum zeigt somit bei adäquaten Untersuchungsbedingungen den zeitlichen Verlauf der verschiedenen Blutströmungsgeschwindigkeiten in einem untersuchten Gefäßabschnitt. Die Hüllkurve des Dopplerspektrums zeigt dabei die Maximalgeschwindigkeit in dem untersuchten Gefäßquerschnitt an und kann für die quantitativen Auswertungen verwendet werden (herzzyklusabhängige Maximalgeschwindigkeiten, Indexberechnungen).

Alle Frequenzverschiebungen innerhalb des Meßbereichs können gleichzeitig auch in hörbare Signale konvertiert werden, so daß zur optischen Darstellung des Dopplersignals zusätzlich eine akustische Anzeige erfolgt. Die Blutflußgeschwindigkeit wird dabei in Tonhöhe codiert, die Verteilung der einzelnen Strömungsgeschwindigkeiten im gemessenen Gefäß bestimmt die Rauschqualität (Frequenzspektrum) und die Anzahl der identischen Frequenzverschiebungen wird durch die Lautstärke der einzelnen Tonfrequenzbereiche charakterisiert. Bereits am akkustischen Signal kann somit die Dopplersignalqualität abgeschätzt werden.

Dopplerverfahren

Kontinuierlicher Doppler (CW-Doppler)

Beim kontinuierlichen Doppler (continous wave/CW-Doppler) arbeiten Sende- und Empfangskristalle getrennt, jedoch gleichzeitig und kontinuierlich (Abb. 1.11). Es erfolgt also eine ständige Registrierung der durch Strömungen im untersuchten Gebiet auftretenden Frequenzverschiebungen. Damit kann der CW-Doppler auch hohe Dopplershiftfrequenzen bei schneller Strömungsgeschwindigkeit ohne Einschränkung erfassen.

Beim direktionalen CW-Doppler wird die Frequenzverschiebung abhängig von Frequenzerhöhung oder Frequenzerniedrigung verarbeitet und in positive Spektren (bei Strömung zum Schallkopf hin) oder negative Spektren (bei Strömung vom Schallkopf weg) transformiert. Damit beinhaltet diese Signalverarbeitung eine Richtungsinformation. Beim nichtdirektionalen CW-Doppler wird lediglich der Betrag der Frequenzverschiebung verarbeitet, damit ist keine

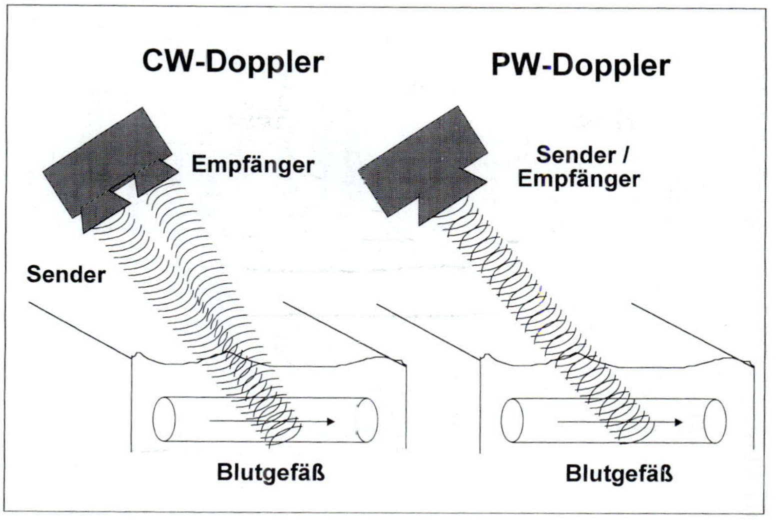

Abb. 1.11. Prinzip des CW-Dopplers (Sende- und Empfangskristalle sind getrennt angeordnet, dadurch wird eine kontinuierliche Signalverarbeitung möglich) und des PW-Dopplers (zum Senden und Empfangen wird dieselbe Kristallgruppe eingesetzt, die reflektierten Schallechos werden zwischen den einzelnen Schallpulsen empfangen)

Aussage über die Richtung der Blutströmung möglich.

Eine Selektion spezifischer Meßbereiche (Tiefenselektion) ist mit dem CW-Doppler allerdings nicht möglich. Es wird die Summation aller Frequenzverschiebungen im Untersuchungsgebiet registriert. Bei mehreren Gefäßen im Verlauf des Schallstrahles entsteht daher ein nicht mehr verwertbares Mischsignal.

Weiterhin ist die gleichzeitige B-Bildgebung beim CW-Doppler durch die ausnahmslose Verarbeitung des Signals bezüglich der Frequenzshifts nicht möglich. Damit können die zu untersuchenden Gefäße nicht visuell aufgesucht werden. Auch der für die Qualität des Dopplersignals bedeutsame Winkel zwischen Schallstrahl und Gefäßachse kann somit nicht ermittelt werden. Die Schallbedingungen müssen daher allein am Dopplersignal bewertet werden.

Dadurch ist der klinische Einsatz des CW-Dopplers limitiert und beschränkt sich auf Gefäße mit gut reproduzierbarem Dopplersignal (z.B. A. umbilicalis) oder oberflächennahe Gefäße mit eindeutiger anatomischer Lokalisierbarkeit (z.B. A. uterina).

Gepulster Doppler (PW-Doppler)

Beim gepulsten Doppler (pulsed wave/PW-Doppler) wird dieselbe Kristallgruppe zum Senden und Empfangen der Signale genutzt (Abb. 1.11). Zwischen den einzelnen kurzen Schallpulsen dienen die Kristallgruppen dem Empfang des reflektierten Schallstrahls. In den Sendepausen werden die reflektierten Schallsignale sowohl für die Frequenzanalyse als auch für die B-Bildverarbeitung empfangen und verarbeitet. Durch diese intermittierende Verarbeitung der Signale ist die gleichzeitige Erzeugung eines Real-time-Bilds möglich (Duplexscanner), wenn auch mit reduzierter zeitlicher Auflösung. Damit können die im Dopplerverfahren zu untersuchenden Blutgefäße selektiv anhand der Sonomorphologie visualisiert werden.

Da die emittierten Schallwellen je nach Tiefe des Reflexionsortes unterschiedliche Laufzeiten aufweisen, kann durch die Selektion bestimmter Empfangszeiten mittels Zeittor ein Echofenster, das sog. „sample volume" definiert werden (Abb. 1.12). Damit werden nur die aus einer definierten Tiefe reflektierten Schallwellen registriert. Die zeitlich vorher oder nacher eintreffenden Schallwellen werden ignoriert und nicht weiter verarbeitet. Durch Änderung der Empfangszeiten kann auch die räumliche Ausdehnung des Echofensters variiert und unterschiedlichen Gefäßquerschnitten angepaßt werden. Damit ist es bei zusätzlichem Einsatz der B-Bildgebung (Duplexverfahren) möglich, die Blutströmung gezielt aus dem gesamten Querschnitt des interessierenden Gefäßes zu registrieren (Abb. 1.12).

Durch die Selektion einzelner Kristallgruppen des Schallkopfes für die Verarbeitung des Dopplerverfahrens ist es weiterhin möglich, den Insonationswinkel (Winkel zwischen Schallstrahl und Gefäßachse) bis zu einem gewissen Maß zu variieren und damit zu optimieren.

Die Häufigkeit, mit der die einzelnen Ultraschallimpulse entsendet werden, wird als Pulsrepetitionsfrequenz (PRF) bezeichnet. Zwischen diesen einzelnen Schallpulsen, die in der Regel mit einer PRF von

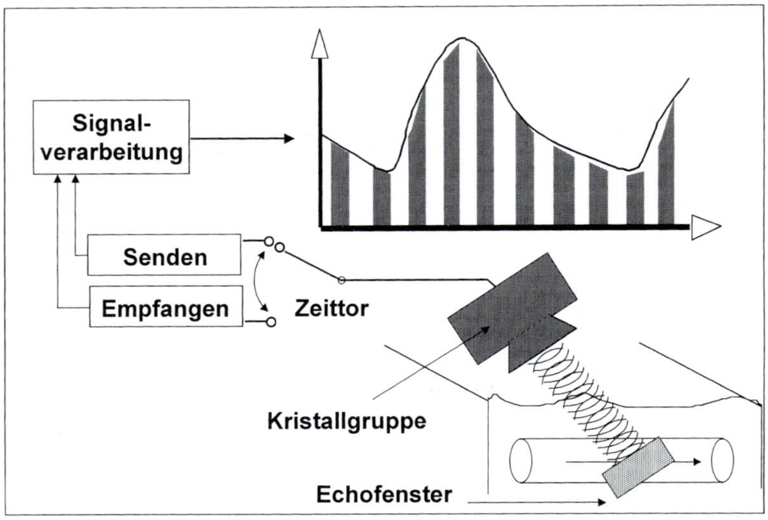

Abb. 1.12. Signalverarbeitung beim PW-Doppler: Durch das elektronische Zeittor werden die empfangenen Signale anhand der Laufgeschwindigkeit einem bestimmten Tiefenbereich zugeordnet. Hierdurch entsteht das sog. Echofenster, das die tiefenselektive Registrierung von Blutfluß erlaubt

2–8 kHz entsendet werden, wird das reflektierte Schallecho und das Signal für die B-Bildgebung empfangen. Die gepulste Technik empfängt also nicht ein kontinuierliches Signal sondern einzelne Signalsegmente, aus denen die Dopplerkurve rekonstruiert wird (Abb. 1.12).

PRF

Die Pulsrepititionsfrequenz ist dabei der Tiefe des zu messenden Gefäßes und der zu registrierenden Blutflußgeschwindigkeit anzupassen. Bei weit vom Schallkopf entfernten Gefäßen muß die PRF aufgrund der längeren Laufzeiten der Schallwellen niedriger gewählt werden, damit die empfangenen Signale dem gesendeten Signal noch richtig zugeordnet werden können. Andererseits verlangen hohe Blutströmungsgeschwindigkeiten mit entsprechend hohen Shiftfrequenzen eine hohe PRF, um die Rekonstruktion der Dopplerkurve aus den einzelnen Empfangssegmenten noch zuverlässig zu ermöglichen.

Physikalisch bedingt sind mit dem gepulsten Verfahren aber nur Dopplerfrequenzen bis zur sog. Nyquist-Frequenz (=1/2 PRF) eindeutig zuzuordnen. Das bedeutet, daß die die Pulsrepetitionsfrequenz mindestens doppelt so hoch sein muß, wie die maximal zu messende Dopplerfrequenz.

Wird diese Nyquist-Frequenz (oder „Nyquist-Limit") bei sehr hohen Strömungsgeschwindigkeiten (wie z. B im Herzen oder dem Ductus arteriosus Botalli) oder bei sehr tiefliegenden Gefäßen (aufgrund der notwendigen niedrigen PRF) überschritten, stehen nicht genügend Einzelimpulse zur Rekonstruktion der Dopplerkurve zur Verfügung. Es werden die höchsten Frequenzen verkannt, dem Rückwärtskanal zugeordnet und damit als retrograde Strömung angezeigt (sog. Aliasing-Phänomen). Eine quantitative Auswertung der Hüllkurve wird damit unmöglich. Tritt dieses Aliasing-Phänomen auf, muß entweder die PRF weiter erhöht werden, oder – falls dies aufgrund der physikalischen Gegebenheiten nicht möglich ist – der Insonationswinkel vergrößert werden, womit sich die Dopplershiftfrequenz konsekutiv verringert. Für die Registrierung eines verläßlichen Dopplerspektrums sollte allerdings, wie erwähnt, der Insonationswinkel maximal 60° betragen (s.oben).

Bewegungen im Untersuchungsgebiet resultieren in Frequenzverschiebungen. Da die Bewegung der Gefäßwand ebenfalls ein zwar niederfrequentes (langsame Bewegung), aber hochintenses (Gefäßwanddicke) Signal erzeugt, wird zur Unterdrückung dieses Musters ein sog. Hochpaßfilter (wall motion filter) eingesetzt. Dieser eliminiert also die niederfrequenten Gefäßwandsignale. Da eine selektive Filterung allerdings nicht möglich ist, werden auch die Signale der niedrigen Flußgeschwindigkeiten von korpuskulären Blutbestandteilen eliminiert. Dies führt einerseits zu einer Überschätzung der mittleren Strömungsgeschwindigkeit, andererseits können bei Einsatz eines starken Hochpaßfilters auch niedrige enddiastolische Maximalgeschwindigkeiten herausgefiltert und somit artifizielle Nullflüsse produziert werden. Daher sollten lediglich Hochpaßfilter bis maximal 100 Hz eingesetzt werden (bei der Detektion langsamer Flußgeschwindigkeiten besser bis 50 Hz).

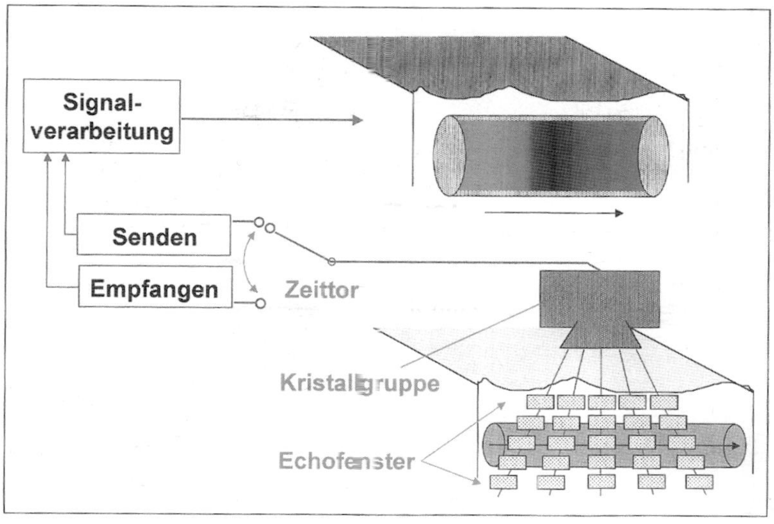

Abb. 1.13. Signalverarbeitung beim Farbdoppler: Die aus der Vielzahl von Echofenstern erhaltenen Flußgeschwindigkeiten werden in Farbe umkodiert, wobei die Farbhelligkeit der registrierten Geschwindigkeit entspricht. Beim senkrechten Auftreffen des Schallstrahls auf die Gefäßachse resultiert keine Frequenzverschiebung; damit ist der registrierte Fluß vermeintlich Null und die Farbkodierung schwarz

Farbdoppler

Bei der farbcodierten Dopplersonographie werden die von einem interessierenden Areal empfangenen Shiftfrequenzen in Farbe umcodiert. Da der Farbdoppler eine Vielzahl von Echofenstern verwendet, resultiert eine flächenhafte Darstellung der verschiedenen Blutflußgeschwindigkeiten im Meßbereich. Eine Erhöhung der Shiftfrequenz (Blutströmung auf den Schallkopf zu) erhält dabei konventionsgemäß die Farbe rot, eine erniedrigte Shiftfrequenz (Blutströmung vom Schallkopf weg) die Farbe blau. Da sich bei einem Auftreffen des Schallstrahls im 90°-Winkel auf das Gefäß keine Shiftfrequenz ergibt, wird dieser Bereich farblos, also vermeintlich ohne Fluß dargestellt (Abb. 1.13).

Hohe Geschwindigkeiten werden bei der Farbkodierung durch hellere Farbtöne, langsamere Geschwindigkeiten durch dunklere Farbtöne angezeigt. Turbulenzen, bei denen eine eindeutige Flußrichtung nicht festzulegen ist, werden grün kodiert. Bei hohen Geschwindigkeiten bewirkt das Aliasing-Phänomen einen Farbumschlag.

Die Farbkodierung erlaubt durch die flächenhafte Visualisierung von Strömung bei unterlegtem B-Bild die Identifizierung und gezielte Untersuchung auch von sehr kleinen Gefäßen mit langsamer Strömungsgeschwindigkeit. Dabei ist allerdings eine Aussage über die absoluten Geschwindigkeiten nicht möglich. Hierzu muß dann wieder das gepulste Verfahren mit Spektralanalyse angewendet werden.

Da sich mit Zunahme der eingesetzten Echofenster die Zeitintervalle von Puls zu Puls verlängern, resultiert bei Einsatz des Farbdopplers ein verlangsamter Bildaufbau mit konsekutiv verschlechtertem zeitlichen Auflösungsvermögen. Dieser Effekt ist am ausgeprägtesten beim Einsatz des sog. Triplex-Mode, d. h. wenn die pulsatil emittierten und reflektierten Schallwellen gleichzeitig für die Erzeugung des B-Bildes, des Farbdopplersignals und auch des Flußspektrums verarbeitet werden. Daher sollte als optimierter Untersuchungsgang das interessierende Gefäßgebiet zunächst im B-Bild aufgesucht werden, anschließend im farbkodierten Doppler die Gefäßstrukturierung identifiziert werden und zuletzt nach Positionierung des Echofensters über dem zu messendem Blutgefäß ausschließlich das Pulsdopplersignal abgeleitet werden. Damit wird die zur Verfügung stehende PRF ausschließlich für den momentan eingesetzten Mode verwendet.

Powerdoppler

Neben Geschwindigkeit und Richtung kann mittlerweile auch die Amplitudenfläche des Schallsignals farbkodiert dargestellt werden. Diese Amplitude wird durch die Menge der korpuskulären Blutbestandteile definiert und ist unabhängig von der Strömungsrichtung und damit dem Insonationswinkel. Damit ist die komplette flächenhafte Erfassung von Strömungen in der farbkodierten Darstellung möglich (einheitliche

Farbe), auch wenn diese Strömungen senkrecht zum Schallstrahl verlaufen. Auf eine Richtungs- und Geschwindigkeitsinformation muß dabei allerdings verzichtet werden. Da das Amplitudensignal rauschärmer als die Frequenzverschiebung ist, gelingt auch die Erfassung von sehr langsamen Geschwindigkeiten. Daher kommt dieses Verfahren bevorzugt in der Onkologie zur Darstellung kleinster Tumorgefäße zum Einsatz, wobei eine Darstellung von Flußgeschwindigkeiten bis ca. 0,03 cm/s möglich erscheint.

Andere Verfahren wie das „Time-domain-Verfahren" oder die „maximum entropy method" bedienen sich der unterschiedlichen räumlichen Anordnung von korpuskulären Blutbestandteilen zu unterschiedlichen Zeitpunkten.

Literatur

Curie I, Curie P (1880) Développement par pression de l'éctricité polaire dans les cristaux hémièdres á faces inclinées. CR 91:294

Doppler C (1907) Über das farbige Licht der Doppelsterne (1842) Ostwalds Klassiker, Prag Leipzig

Analyse des Blutflußmusters

H. SCHAFFER

Grundlagen

Die Blutströmung der zu untersuchenden Gefäße wird am Ultraschallmonitor in der üblichen zweidimensionalen (2D-) Darstellung (x-Achse: Zeit; y-Achse: Frequenzspektrum) wiedergegeben (Abb. 1.14). Die Verschiebung der reflektierten Ultraschallfrequenzen gegenüber den Sendefrequenzen (Dopplershiftfrequenz) repräsentiert, schallwinkelabhängig, die Geschwindigkeit des zu messenden Objekts (Erythrozyten). Die Frequenzdichte (Geschwindigkeitsprofil) wird als Größe in der 3. Ebene (z-Achse), am Monitor durch die Intensität der Leuchtpunkte dargestellt (Abb. 1.15).

Durch ein Histogramm läßt sich die Frequenzdichte zu jedem beliebigen Zeitpunkt darstellen (Anzahl der randständigen, langsameren und der zentralen schnelleren Erythrozyten). Halbiert man zu einem beliebigen Zeitpunkt (t) die Fläche unter der Kurve im Histogramm so, daß sich links und rechts von der Teilungslinie gleich große Flächen ($A_1 = A_2$) ergeben, dann erhält man die mittlere Geschwindigkeit (v_{mitt}, spatial average velocity = SAV). Die Fläche unter dieser Kurve ergibt die über einen Herzzyklus gemittelte Geschwindigkeit der mittleren Geschwindigkeiten ($v_{mean\ mitt}$, time average of spatial average velocity = TASAV). Die Summe der Maximalgeschwindigkeiten (v_{max}, maximum velocity = MV) ergibt die einhüllende Kurve des Dopplersignals, die Fläche unter dieser Kurve ergibt die über einen Herzzyklus gemittelte Geschwindigkeit der Maximalgeschwindigkeit ($v_{mean\ max}$, time average of maximum velocity = TAMV). Der höchste Punkt (F) im Spektralfenster (E) zum Zeitpunkt (t) ergibt jeweils die niedrigste Geschwindigkeit (v_{min}) im Dopplerspektrum (wandständige, langsamere Erythrozyten). Je größer das Spektralfenster ist, desto uniformer sind die Geschwindigkeiten der Erythrozyten, z.B. bei fetaler Anämie durch die Viskositätsabnahme des Blutes (Bilardo et al. 1987; Rightmire et al. 1986; Schaffer et al. 1992; Steiner et al. 1995; Vetter et al. 1985).

Der systolische Strompuls (S) wird durch die Herzaktivität bestimmt. Bei hoch pulsatilen Signalen haben wir in der Systole hauptsächlich einen „plug flow“, d. h. die randständigen und die zentralen Erythrozyten sind annähernd gleich schnell. Der diastolische Strompuls (D) wird durch die Abflußgeschwindigkeit des Blutes bestimmt, beeinflußt durch die Compliance (Dehnbarkeit des Gefäßes) und den Gefäßwiderstand. In der Diastole haben wir vorwiegend einen Profilflow, d. h. die randständigen Erythrozyten fließen deutlich langsamer als die zentralen Erythrozyten. Die Anstiegssteilheit des Signals spiegelt die Kontraktilität des Myokards wider.

Quantitative Signalanalyse

In der quantitativen Signalanalyse wird das zirkulierende Blutflußvolumen (Q) wie folgt berechnet (Erskine u. Ritchie 1985):

$$Q = v_{mean\ mitt} \cdot A; \quad A = (d_m/2)^2 \pi; \quad d_m = (d_S + 2d_D)/3.$$

Es gilt:

Q	Blutflußvolumen pro Zeiteinheit (cm^3/s),
$v_{mean\ mitt}$	die über einen Herzzyklus gemittelte Blutflußgeschwindigkeit der mittleren Geschwindigkeiten (cm/s),
d_m	mittlerer Gefäßdurchmesser (cm) bei pulsatilen Gefäßen.

Bei der Berechnung des Blutflusses geht der Gefäßdurchmesser (Abb. 1.16a) mit dem Quadrat in die Gleichung ein, daher nimmt auch der Meßfehler eines falsch gemessenen Durchmessers mit dem Quadrat zu (Abb. 1.16b).

Um die reale Blutflußgeschwindigkeit ($v_R = v_{eff}/\cos \alpha$) bei der quantitative Signalanalyse zu berechnen, ist es notwendig, den Winkel (α) zwischen Gefäßlängsachse und Dopplerstrahl zu kennen. Aus anatomischen Gründen ist es bei den meisten Gefäßen jedoch schwierig bis unmöglich, die Längsachse des Gefäßes für die Winkelmessung darzustellen. Bei einem falsch gemessenen Schallwinkel nimmt der Meßfehler der Geschwindigkeit exponentiell mit der Vergrößerung des Schallwinkels zu (Kap 1.6, Abb. 1.36). Aufgrund der angespro-

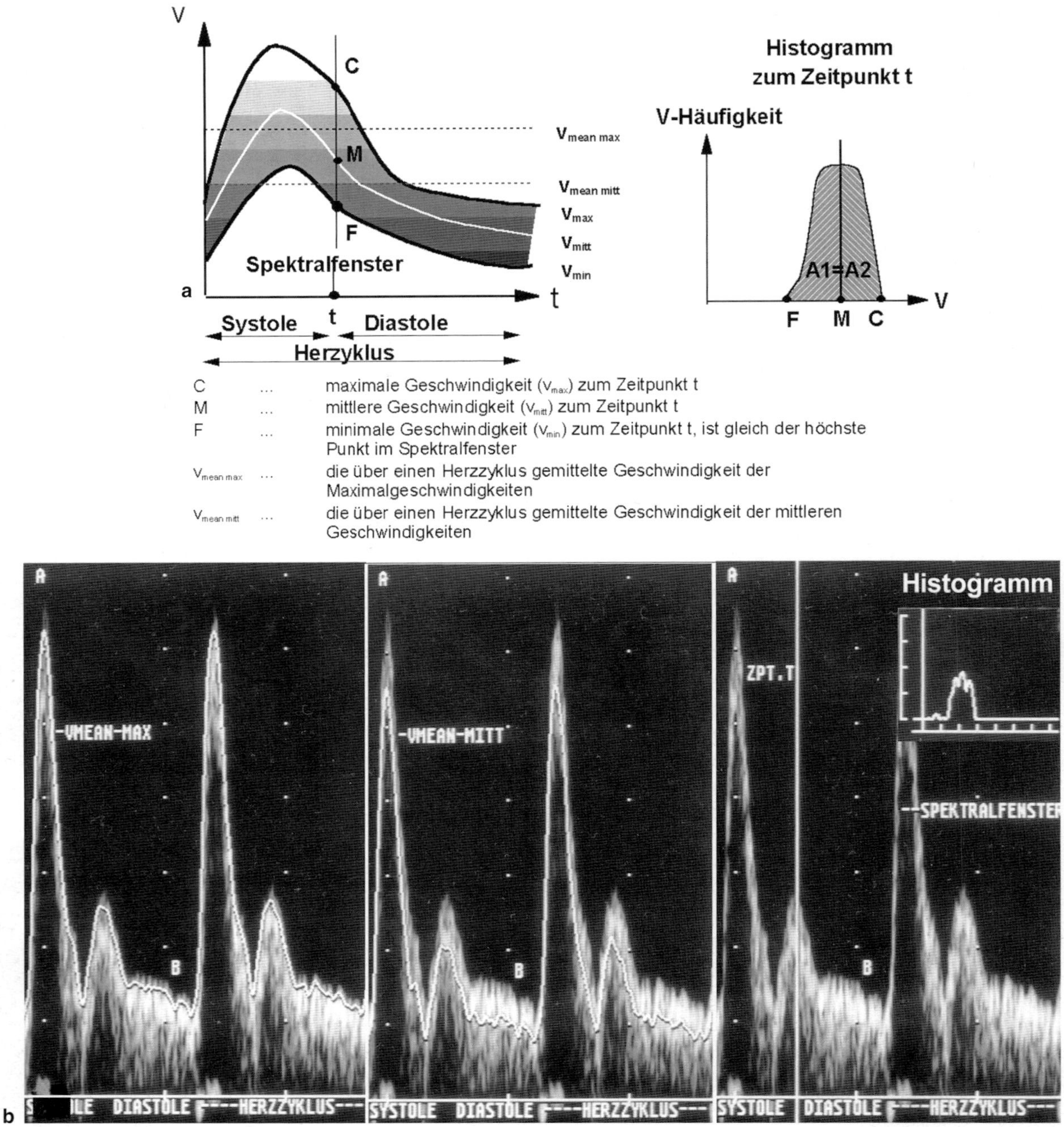

Abb. 1.14 a, b. a Dopplersignal in der üblichen 2D-Darstellung (*x-Achse*: Zeit und *y-Achse*: Frequenzspektrum). b Dopplersignal mit Darstellung von $v_{mean\ max}$, $v_{mean\ mitt}$ und Geschwindigkeitsverteilung in einem Histogramm in der Diastole zum Zeitpunkt t

chenen Schwierigkeiten und der Potenzierung der vielen Fehlerquellen (Fendel et al. 1983; Hildebrandt et al. 1986) beschränkt man sich in der klinischen Routine derzeit in der Regel auf die qualitative Signalanalyse (Schaffer et al. 1989).

Qualitative Signalanalyse

Die qualitative Signalanalyse ist eine die Signalform beschreibende und daher weitgehend winkelunabhängige Meßform. In Abb. 1.17 sieht man, daß bei unterschiedlichen Schallwinkeln die Verhältniszahlen gleich bleiben (A/B = A1/B1 = A2/B2). Die wichtigsten Meßgrößen (Abb. 1.18) sind das systolische Maximum (A), das endiastolische Maximum (B) und die über einen Herzzyklus gemittelte Geschwindigkeit der maximalen Geschwindigkeiten ($v_{mean\ max}$), diese ent-

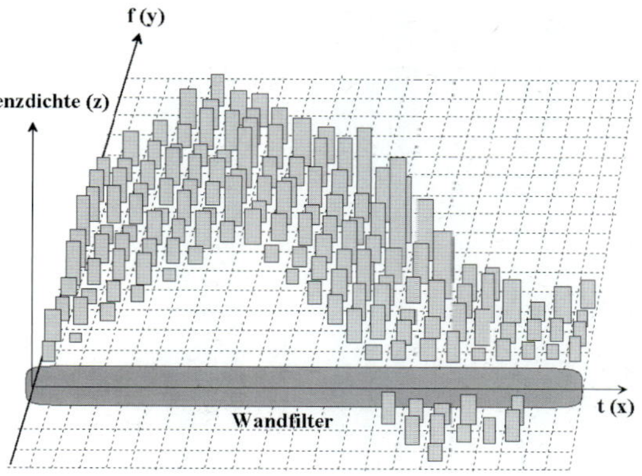

Abb. 1.15. Darstellung der Frequenzdichte im Dopplerspektrum in der dritten Ebene (z-Achse)

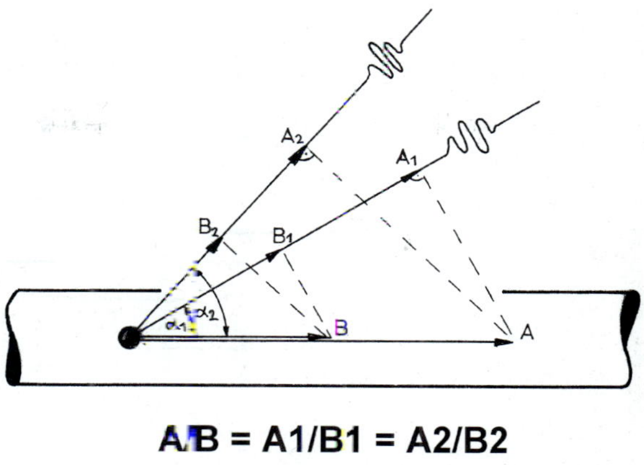

Abb. 1.17. Darstellung verschiedener Schallwinkel. Das Verhältnis der Geschwindigkeiten ($A/B = A_1/B_1 = A_2/B_2$) bleibt gleich

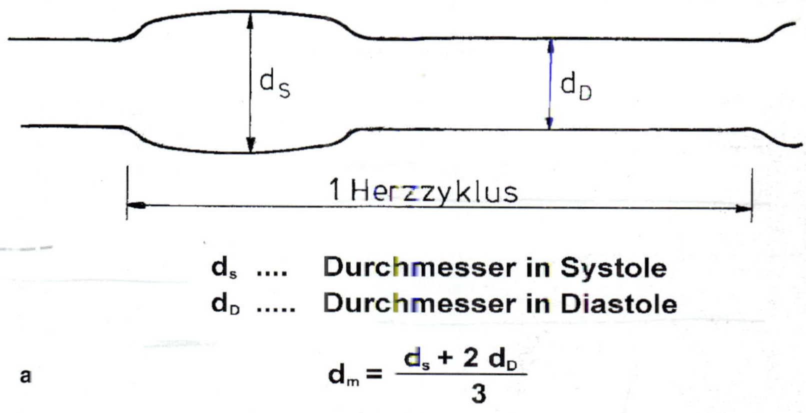

a

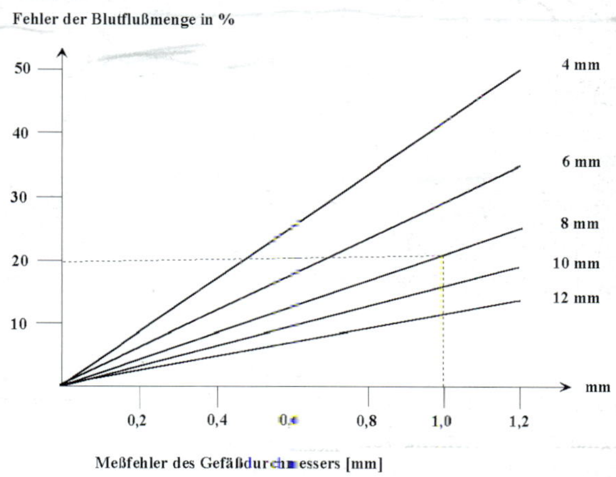

b

Abb. 1.16. **a** Berechnung des mittleren Gefäßdurchmessers (d_m). **b** Diagramm mit prozentuellen Fehlern von Blutflußberechnungen in Abhängigkeit von falsch gemessenen Gefäßdurchmessern bei unterschiedlicher Gefäßdicke

spricht der Fläche (Integral) der einhüllenden Kurve. Die Zeitdauer (acceleration time) vom Beginn der Systole bis zum systolischen Maximum ist Ausdruck der Herzleistung.

Resistance-Index

Der Resistance-Index (RI) (nach Pourcelot 1974) ist eine Verhältniszahl, er beschreibt, um wieviel das enddiastolische Maximum (B) gegenüber dem systolische Maximum (A) abnimmt:

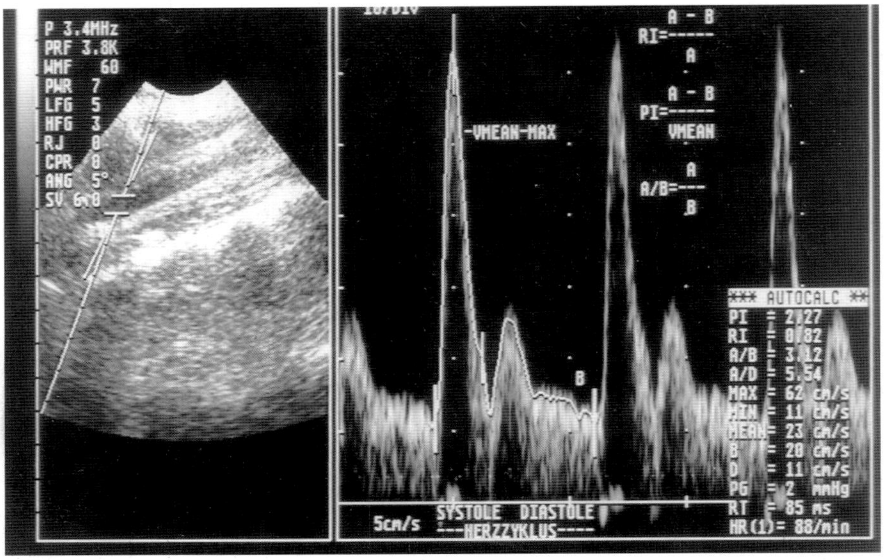

Abb. 1.18. Dopplersignal und die wichtigsten Indexgrößen über einen Herzzyklus

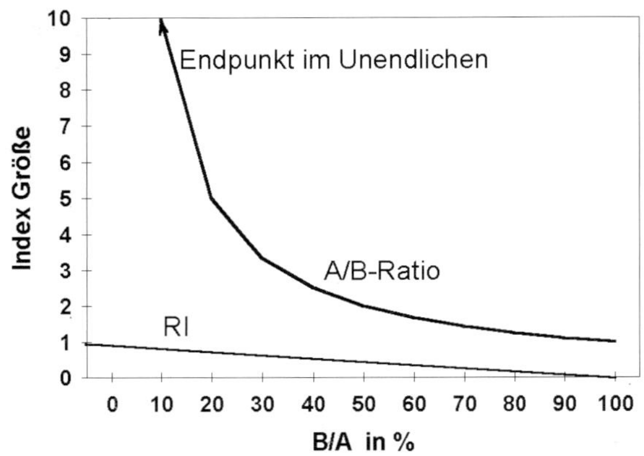

Abb. 1.19. Vergleich der Indexwerte von *RI* und *A/B*; *RI* ist eine lineare Größe von 0–1 (bei Reverse-flow auch >1) und die A/B-Ratio eine exponentielle Größe von 1 bis ∞

$$RI = (A - B)/A\,.$$

Da der diastolische Blutfluß zu einem großen Teil vom peripheren Gefäßwiderstand abhängt, ist der RI somit ein direktes Maß für den peripheren Gefäßwiderstand. Je höher der Gefäßwiderstand wird, desto kleiner wird das endiastolische Maximum, um so größer wird der RI und umgekehrt.

A/B-Ratio

Die A/B-Ratio (nach Stuart et al. 1980) ist das Verhältnis des systolischen Maximums (A) zum enddiastolischen Maximum (B):

$$A/B\text{-Ratio} = A/B\,.$$

Es werden die gleichen Indexgrößen wie beim RI verwendet, somit haben beide Indizes auch dieselbe Aussagekraft. Es obliegt dem Anwender, ob er eine lineare Größe von 0–1(bei „reverse flow" auch >1) wie beim RI, oder exponentielle Werte von 0–∞ wie bei der A/B-Ratio bevorzugt (Abb. 1.19). Die Resultate der Indizes sind untereinander umrechenbar:

$$RI = 1 - 1/(A/B)\,; \quad A/B = 1/(1 - RI)\,.$$

Pulsatility-Index

Der Pulsatility-Index (PI) (nach Gosling u. King 1974) berechnet sich durch Subtraktion aus höchster und niedrigster Geschwindigkeit der Hüllkurve, geteilt durch die mittlere Blutflußgeschwindigkeit ($v_{mean\ max}$):

$$PI = (A - B)/v_{mean}\,.$$

Der Einfachheit halber wird jedoch in der Geburtshilfe als kleinster Wert die enddiastolische Maximalgeschwindigkeit (B) verwendet. Somit ergibt sich für den Zähler der gleiche Wert wie beim RI. Der PI beschreibt also das Verhältnis von peripherem Widerstand (A–B) zu Blutflußgeschwindigkeit bzw. Blutflußmenge ($v_{mean\ max}$ ist proportional Q). Je höher der Gefäßwiderstand und je geringer der Blutfluß ist, um so höher ist der PI und umgekehrt.

Von manchen Autoren wird bei der Berechnung des PI anstelle der gemittelten Blutflußgeschwindigkeit der maximalen Geschwindigkeiten die intensi-

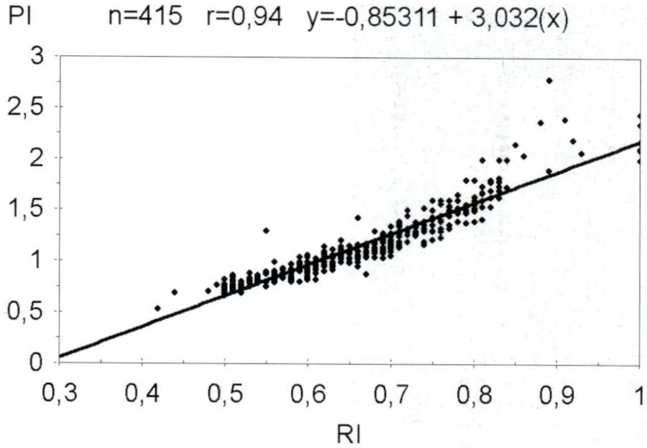

Abb. 1.20. Korrelationsgerade (r = 0,94) von *RI* und *PI* bei 415 Messungen an der A. umbilicalis. Durch die größere Verteilung der Punktwolke bei den hohen Widerständen erkennt man in diesem Bereich eine deutlich schlechtere Korrelation

tätsgewichtete mittlere Geschwindigkeit verwendet (Arabin et al. 1987; Jouppila u. Kirkinen 1986).

Vergleich von A/B-Ratio, RI und PI

Bei den normalen Gefäßwiderständen besteht kein Unterschied zwischen der einfach errechenbaren A/B-Ratio bzw. dem RI und dem aufwändiger errechenbaren PI. Bei einem Vergleich von 415 Messungen der A. umbilicalis bestand eine ausgezeichnete Korrelation (r = 0,94) zwischen RI und PI (Abb. 1.20). Durch die größere Verteilung der Punktwolke bei den hohen Widerständen erkennt man in diesem Bereich eine deutlich schlechtere Korrelation. Bei geringen Widerstandsänderungen obliegt es also dem Anwender, ob er den RI (bzw. A/B-Ratio) oder den mathematisch etwas schwieriger errechenbaren PI verwendet. Bei hochpathologischen Dopplersignalen mit diastolischem Nullfluß können weitere Flußverminderungen (enddiastolischer Block gegenüber frühdiastolischem Block) nicht mehr mit dem RI (in beiden Fällen RI = l) erfaßt werden (Abb. 1.21a), hierfür ist der PI besser geeignet. Blutflußveränderungen, die sich durch unterschiedliche Hüllkurvenverläufe ($v_{mean\ max}$), z. B. durch eine spätsystolische Inzisur unterscheiden, aber keinen Einfluß auf die maximal systolische und maximale enddiastolische Blutflußgeschwindigkeit haben, können ebenfalls nur durch den PI erfaßt werden (Abb. 1.21b). Bei der A/B-Ratio (Abb. 1.22a) nimmt anfangs der Index linear mit dem Gefäßwiderstand zu. Bei hohen Gefäßwiderständen genügen jedoch schon kleine Widerstandsänderungen um große Indexänderungen zu verusachen (exponentieller Ver-

Abb. 1.21 a, b. a RI und PI bei enddiastolischem und frühdiastolischem Block. **b** RI und PI bei unterschiedlichen Hüllkurven ($v_{mean\ max}$) aber beim gleichen maximalen systolischen und gleichen maximalen enddiastolischen Fluß

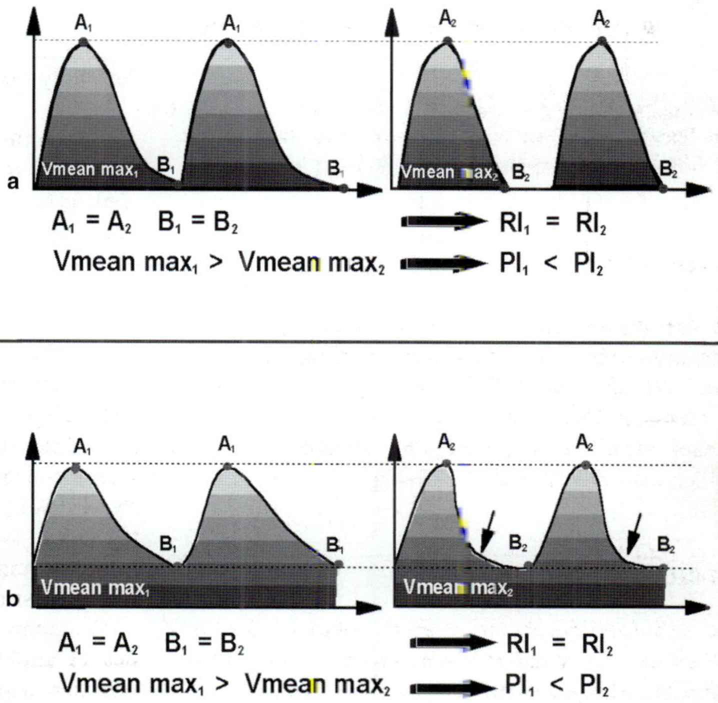

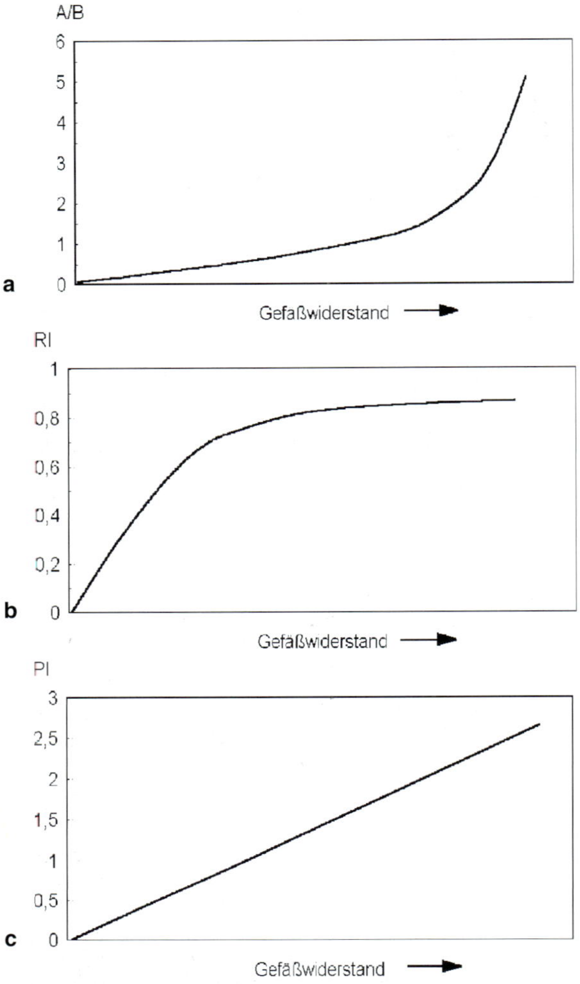

Abb. 1.22 a–c. **a** Korrelation von Gefäßwiderstand und A/B-Ratio. **b** Korrelation von Gefäßwiderstand und RI. **c** Korrelation von Gefäßwiderstand und PI

lauf). Auch beim RI (Abb. 1.21b) ist anfangs ein linearer Verlauf zwischen Index und Gefäßwiderstand, bei hohen Widerständen wirken sich jedoch Änderungen im Gefäßwiderstand nur minimal auf den RI aus. Beim PI (Abb. 1.21c) besteht durchgehend bis zu den pathologischen Gefäßwiderständen eine linearer Zusammenhang.

Weitere Indizes

Weitere Indizes, wie z.B. „rising slope" (RS) nach Stuart et al. (1980) und „descending slope" (DS) nach Lingman u. Marsal (1986), Schwerelinie (CL) nach Gonser (1986), relative Spektrumsfläche (RSA) nach Marhold u. Leodolter (1989)und das 4-Meßpunkt-Modell (4-MPM) nach Vetter (1991) etc. haben sich im alltäglichen Gebrauch nicht so durchgesetzt und sind bei Bedarf in der entsprechenden Literatur nachzulesen.

Blutflußklassen

Die Bedeutung eines gemessenen Wertes, ausgedrückt in einem der Indizes, ist vom Gefäß und vom Gestationsalter abhängig. Um die Bewertung auch für „Nicht-Dopplerspezialisten" einfach, klar und praktikabel zu gestalten, haben wir eine Einteilung in Blutflußklassen (BFKL) getroffen (Steiner et al. 1991). Auch andere Arbeitsgruppen haben aus dieser Überlegung heraus ein solches Vorgehen gewählt (Marsal et al. 1987). Die Einteilung in BFKL erfolgt anhand der Standardabweichungskurven. Die Darstellung einer derartigen Normkurve für die A. umbilicalis sehen Sie in Abb. 1.23. Die BFKL 1–3 entsprechendem Ergeb-

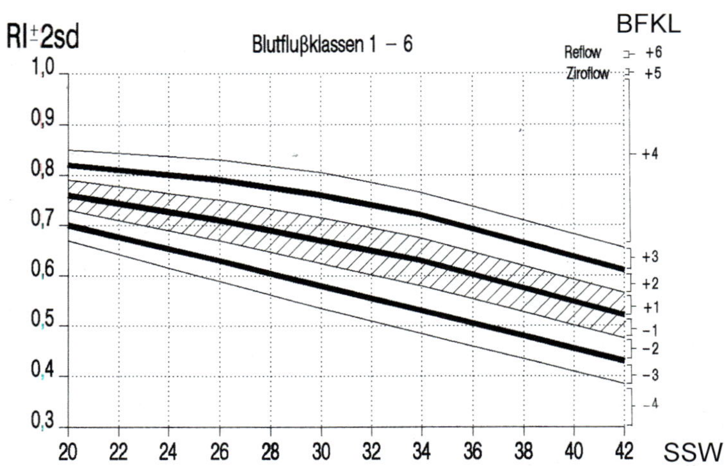

Abb. 1.23. Blutflußklassen (*BFKL*)-Normkurve für die A. umbilicalis

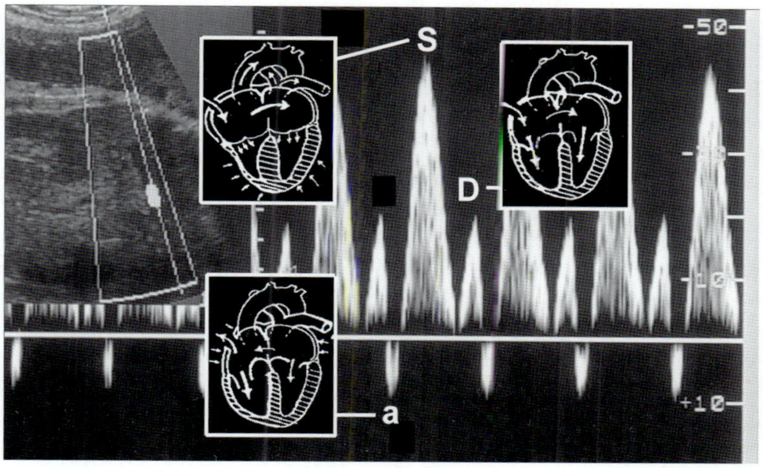

Abb. 1.24. Venöses Dopplersignal mit Kammersystole (*S-Welle*), der frühen Diastole (*D-Welle*) und der späten Diastole (*a-Welle*)

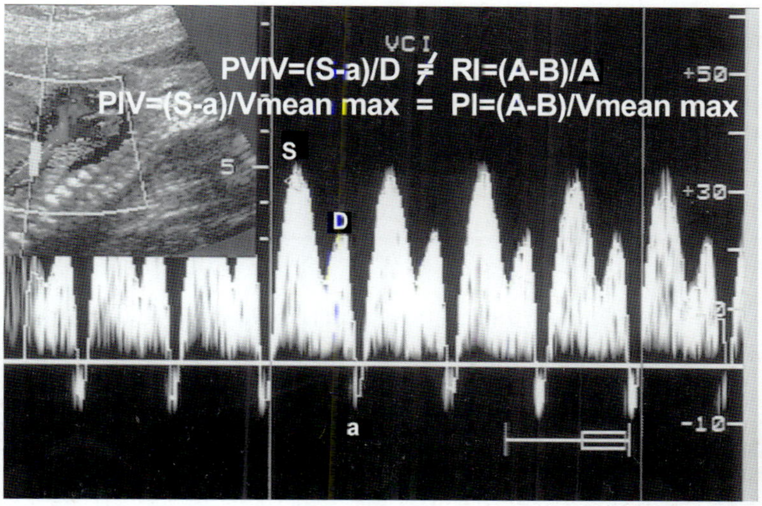

Abb. 1.25. Autokalkulation am venösen Dopplersignal. Der PIV wird richtig berechnet, der berechnete PVIV kann nicht verwendet werden

nissen innerhalb der jeweiligen gestationsalterabhängigen Standardabweichungen (SD). Ergebnisse außerhalb der 3fachen SD entsprechen der BFKL 4. Flowprofile mit diastolischem Nullfluß bezeichnen wir als BFKL 5, solche mit Rückfluß als BFKL 6. Anhand der BFKL ist es möglich, eine Leitlinie für ein abgestuftes klinisches Management zu erstellen.

Qualitative Signalanalyse des venösen Dopplersignals

Das venöse Dopplersignal (Abb. 1.24) besteht aus der S-Welle, sie ist meist die höchste Geschwindigkeit des venösen Dopplersignals und ensteht durch die Vorhoffüllung während der Kammersystole. Nach einer kleinen Inzisur folgt die D-Welle, sie ist meist kleiner als die S-Welle und ist Ausdruck der passiven Kammerfüllung in der frühen Diastole. Die niedrigste Geschwindigkeit des venösen Dopplersignals ist die a-Welle, die positiv und negativ sein kann. Die a-Welle entsteht durch die Vorhofkontraktion in der späten Diastole. Eine weitere wichtige Indexgröße ist die über einen Herzzyklus gemittelte Geschwindigkeit der maximalen Geschwindigkeiten ($v_{mean\ max}$). Diese entspricht der Fläche (Integral) der einhüllenden Kurve.

Die wichtigsten Indizes sind:

- Peak-velocity-Index für venöse Dopplersignale: PVIV = (S–a)/D,
- PI für venöse Dopplersignale: PIV = (S–a)/$v_{mean\ max}$.

Vergleich arterieller und venöser Indizes

Die Formel des arteriellen PI=(A–B)/$v_{mean\ max}$ entspricht dem des venösen PIV=(S–a)/$v_{mean\ max}$. Es erfolgt eine Subtraktion des niedrigsten Punkts (B bzw. a) vom höchsten Punkt im Signal (A bzw. S), geteilt durch die Fläche unter der Kurve $v_{mean\ max}$. Die Formel des arteriellen RI=(A–B)/A entspricht nicht dem des venösen PVIV=(S–a)/D, denn die D-Welle ist meist kleiner als die S-Welle. Daher ist, wenn man die Formel des arteriellen RI beim venösen Signal anwendet, das Ergebnis kleiner als für den PVIV. Die logische Konsequenz ist, daß mit der Autokalkulation der Ultraschallgeräte, die derzeit für den arteriellen Doppler ausgerichtet sind, der PIV berechnet werden kann (Abb. 1.25), aber beim PVIV falsch niedrigere Ergebnisse errechnet werden. Daher können nur die Ergebnisse der S-Welle, die dem systolischen Maximum (A) entsprechen, der a-Welle, die dem enddiastolischen Maximum (B) entsprechen und die über einen Herzzyklus gemittelte Geschwindigkeiten der Maximalgeschwindigkeit ($v_{mean\ max}$) verwendet werden. Der Wert der D-Welle muß manuell durch den Curser abgegriffen und dann mittels Formel der PVIV berechnet werden.

Literatur

Arabin B, Bergmann PL, Saling E (1987) Qualitative Analyse von Blutflußspektren uteroplazentarer Gefäße, der Nabelarterie, der fetalen Aorta und der fetalen Arteria carotis communis in normaler Schwangerschaft. Ultraschall Klin Prax 2:114–119

Bilardo CM, Nicolaides KH, Soothill PW (1987) Fetal blood flow velocities in rhesus isoimmunization. In: Sheldon CD, Evans DH, Salvage JR (eds) Obstetric and neonatal blood flow. Biol Eng Soc Conf Proc 2:52–55

Erskine RLA, Ritchie JWK (1985) Quantitative measurement of fetal blood flow using Doppler ultrasound. Br J Obstet Gynecol 92:600–660

Fendel H, Fendel M, Warnking R (1983) Fehlermöglichkeiten der gepulsten Dopplermethode zur Blutflußmessung am Feten. Z Geburtshilfe Perinat 18:83–87

Gonser M (1986) Ein neues Verfahren zur Formbewertung von Pulswellenkurven in der Geburtshilfe – mathematische Herleitung und pathophysiologische Bedeutung. Ultraschall Klin Prax 1[Suppl]:95

Gosling RG, King DH (1974) Arterial assessment by Doppler shift ultrasound. Proc Roy Soc Med 67:447–449

Hecher K, Campbell S, Snijders R, Nicolaides K (1994) Reference ranges for fetal venous and atrioventricular blood flow parameters. Ultrasound Obstet Gynecol 4:381–390

Hildebrandt J, Großmann H, Kuttke P, Schuhmann B (1986) Laborexperimentelle Untersuchungen zur quanitativen Blutflußmessung mit dem CW-Ultraschalldopplerverfahren. I. Transducerbeurteilung. Ultraschall 7:94–97

Hildebrandt J , Kuttke P , Großmann H (1986) Laborexperimentelle Untersuchungen zur quantitativen Blutflußmessung mit dem CW-Ultraschalldopplerverfahren. II. Flußmessungen. Ultraschall 7:98–102

Jouppila P, Kirkinen P (1986) Blood velocity waveforms in the fetal aorta in normal and hypertensive pregnancies. Obstet Gynecol 67:856–860

Lingman G, Marsal K (1986) Fetal central blood circulation in the third trimester of normal pregnancy – a longitudinal study. II. Aortic blood velocity waveform. Early Hum Dev 13:151–159

Marhold W, Leodolter S (1989) Perinatale Doppler-Ultraschall-Diagnostik. Enke, Stuttgart

Marsal K, Laurin J, Lindblad A, Lingman G (1987) Blood flow in the fetal descending aorta. Seminar Perinatol 11:322–334

Pourcelot L (1974) Applications cliniques de l'examen Doppler transcutane. In: Peronneau P, ed. Velocimetrie ultrasonore Doppler. INSERM 34:213–240

Rightmire DA, Nicolaides KH, Rodeck C, Campbell S (1986) Fetal blood velocities in Rh isoimmunization: relationship to gestational age and to fetal hematocrit. Obstet Gynecol 68:233–236

Schaffer H, Laßmann R, Staudach A, Steiner H (1989) Aussagewert qualitativer Doppler-Untersuchungen in der Schwangerschaft. Ultraschall Klin Prax 4:8–15

Schaffer H, Steiner H, Batka M, Staudach A (1992) Ist die Maximalgeschwindigkeit der Aorta ein Praediktor der fetalen Anämie? Ultraschall Klin Prax 7:121

Steiner H, Schaffer H, Lassmann R, Staudach A, Spitzer D (1991) Einteilung von Doppler-Befunden in Blutflußklassen: Ein Beitrag zur Verbesserung der Praktikabilität der Doppler-Untersuchung im klinischen Alltag. Gyn Comp 3:101–102

Steiner H, Schaffer H, Spitzer D, Batka M, Staudach A (1995) The relationship between peak velocity of fetal aorta and red blood count in Rhesus isoimmunization. Obstet Gynecol 85:659–662

Stuart B, Drumm J, FitzGerald DE, Duignan NM (1980) Fetal blood velocity waveforms in normal pregnancy. Br J Obstet Gynecol 87:780–785

Vetter K, Baer S, Fallenstein F, Huch R, Huch A (1985) Ultrasonographische Blutflußbestimmung bei fetaler Anämie durch Blutgruppeninkompatibilität. Arch Gynecol 238:195–196

Vetter K (1991) Dopplersonographie in der Schwangerschaft. VCH, Weinheim Basel Cambridge New York

Technik der Blutflußmessung in der Geburtshilfe

H. Schaffer

Einleitung

Einen nicht unerheblichen Teil der unterschiedlichen Mechanismen der intrauterinen Wachstumsretardierungen stellen Veränderungen der Hämodynamik, sowohl utero- wie auch fetoplazentar, dar. Mit Hilfe der Dopplersonographie lassen sich hämodynamische von nichthämodynamischen Problemen unterscheiden und die Lokalisation der Störung bestimmen. Dies kann speziell klinisch für die Prognosestellung und die Therapieplanung von Nutzen sein. Dazu ist es notwendig zu wissen, welche Gefäße untersucht werden können, wo sie gemessen werden und wie deren normale Flußmuster aussehen.

A. umbilicalis

Die A. umbilicalis ist ein Maß für die fetoplazentaren Strömungsverhältnisse (Arabin et al. 1987; Giles et al. 1982; Schaffer et al. 1989; Schulmann et al. 1984; Standardkommission 1996; Trudinger et al. 1985; Trudinger 1987). Die Nabelschnur hat ein eher schwach pulsatiles Dopplersignal (Abb. 1.26a), wobei das enddiastolische Maximum in der 20. SSW um die 30% des systolischen Maximums ausmacht und dann zum Geburtstermin auf 50% ansteigt (s. Abb. 1.32). Die Nabelschnur ist leicht im Ultraschall-B-Bild aufzufinden. Der Gefäßwiderstand und somit auch die Indizes sind fetusnahe etwas höher, dies ist jedoch klinisch nicht von Relevanz. Daher muß auf die Lokalisation des Dopplerfensters fetus- oder plazentanah bei der Doppleruntersuchung nicht geachtet werden.

Technik

Mittels Ultraschall wird ein im Fruchtwasser flottierendes Nabelschnurkonvolut aufgesucht; man soll dabei bemüht sein, sich einen auf- oder absteigenden Anteil der Arterie darzustellen (Abb. 1.26b). Anschließend wird in einem möglichst guten (kleinen) Schallwinkel das Dopplergate mit einer Weite von ca. 10 mm gefäßdeckend positioniert. Neben der optischen Kontrolle kann auch akustisch, durch ein immer lauter werdendes Signal, ein guter Schallwinkel erkannt werden.

A. uterina bzw. A. arcuata

Die A. uterina ist ein Maß für die maternoplazentaren Strömungsverhältnisse (Arabin et al. 1987; Campbell et al. 1987; Deutinger et al. 1988; Rudelstorfer et al. 1987; Schaffer et al. 1989; Standardkommission 1996; Trudinger et al. 1985). Sie hat ein schwach pulsatiles Dopplersignal (Abb. 1.26c), wobei das enddiastolische Maximum zwischen der 20. und 40. SSW um die 50% des systolischen Maximums ausmacht (s. Abb. 1.32). Der diastolische Fluß ist auf der plazentaren Seite höher als auf der nichtplazentaren. Die A. uterina ist ein direkter Ast der A. iliaca interna und überkreuzt medial, ca. 5 cm peripher der Aufzweigung der A. iliaca communis von dorsokaudal nach ventrokranial ziehend die A. iliaca externa (Abb. 1.27a, b). Aus der A. uterina entspringen dann die Arkadengefäße, die geschlängelt mit zahlreichen Anastomosen das Myometrium durchsetzen und prinzipiell an jeder beliebigen Stelle am Uterus gemessen werden können.

Technik

Aufgesucht wird die A. uterina, indem man den Schallkopf in der Inguinalgegend parallel zur Längsachse der Patientin ankoppelt. Man bemüht sich, die großen Gefäße darzustellen, verfolgt dann die A. iliaca externa vom Abgang aus der A. iliaca communis ca. 5 cm nach kaudal, anschließend kippt man den Schallkopf leicht nach medial. Nun sieht man die A. uterina von dorsokaudal nach ventrokranial ziehen. Man positioniert nun knapp oberhalb der A. iliaca externa das Dopplergate mit einem Dopplerfenster von ca. 10 mm über die A. uterina. Der Schallwinkel ist in den meisten Fällen 30–45°. Da die Signale der rechten und linken A. uterina unterschied-

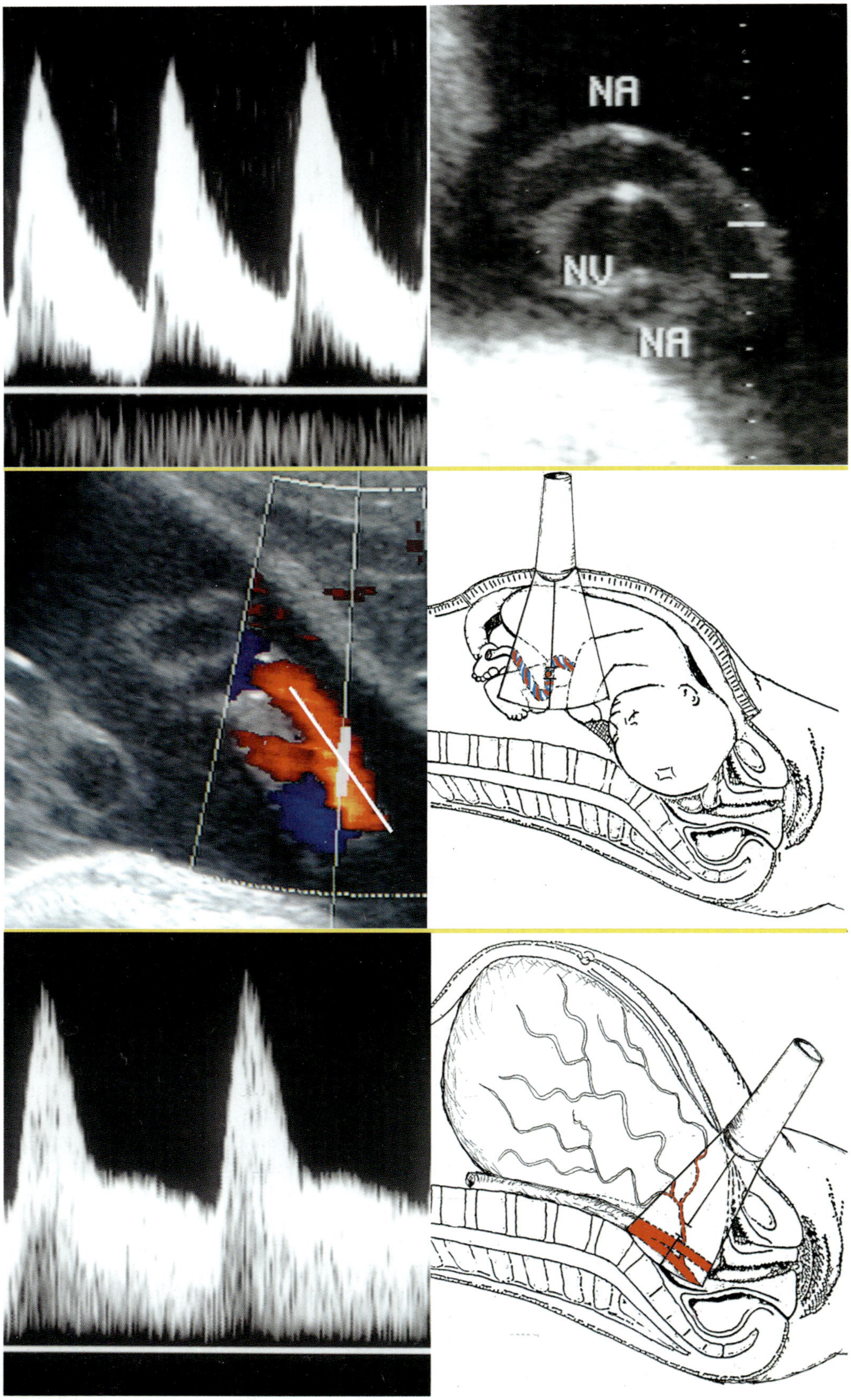

a

b

c

lich sein können, sollten beide Aa. uterinae gemessen werden, wobei das Vorgehen auf beiden Seiten ident ist.

Fetale Aorta

Die fetale Aorta ist einerseits ein Maß für die fetale Hämodynamik (Arabin et al. 1987; Lingmann u. Marsal 1986; Marsal et al. 1987; Molendijk et al. 1997; Schaffer et al. 1989; Standardkommission 1996), andererseits, da das Blutvolumen zu 2/3 in die Plazenta gelangt, auch ein Maß für die fetoplazentaren Strömungsverhältnisse. Ihr Dopplersignal ist hoch pulsatil (Abb. 1.28a), wobei das enddiastolische Maximum zwischen der 20. und 40. SSW um die 20% des systolischen Maximums ausmacht (s. Abb. 1.32). Die fetale Aorta liegt links neben der Median-sagittal-Ebene ventral der fetalen Wirbelsäule und verläuft parallel zu dieser. Bei dorsoanteriorer Lage kann es jedoch durch die Schallabschwächung der fetalen Wirbelsäule schwierig sein, die Aorta ausreichend gut darzustellen. Eine Seitenlagerung der Schwangeren nach rechts bei Schädellage und nach links bei Beckenendlage kann helfen, die Darstellbarkeit zu verbessern. Die Messung sollte in Höhe des Zwerchfells erfolgen (Abb. 1.27c).

Technik

Im Ultraschallbild ist die fetale Aorta im Verlauf leicht in einem Paramedian-Sagittal-Schnitt aufzufinden. Da die fetale Aorta aber meist parallel zur mütterlichen Bauchdecke verläuft, ist der Schallwinkel meist größer als 60°. Dem kann abgeholfen werden, indem man den Schallkopf in Richtung Fundus uteri bewegt, ohne die fetale Aorta aus dem Ultraschallbild zu verlieren und dann den Schallkopf nach kaudal abkippt. Jetzt kann das Dopplergate in Höhe des Zwerchfells mit einer Gateweite von ca. 10 mm positioniert werden. Der Schallwinkel stellt sich jetzt meist kleiner als 60° dar (Abb. 1.27c). Es sollte streng darauf geachtet werden, daß die fetale Aorta immer an der gleichen Stelle abgenommen wird, da die abdominale Aorta weniger pulsatil ist als die thorakale und daher die Indexgrößen kleiner sind (Lingman 1985).

◀ **Abb. 1.26 a–c. a** Dopplersignal der A. umbilicalis und aufsteigender Anteil der im Fruchtwasser frei flottierenden Nabelaterie (*NA;* Nabelvene: *NV*). **b** Farbdopplersonographie mit gutem Schallwinkel zu einer aufsteigenden Schlinge der Nabelarterie und Doppleruntersuchung der A. umbilicalis. **c** Dopplersignal und Doppleruntersuchung der A. uterina

Fetale A. cerebri media

Die fetale A. cerebri media ist ein Maß für die fetale Hämodynamik (Kirkinen et al. 1987; Molendijk et al. 1997; Standardkommission 1996; Wladimiroff et al. 1986; Wladimiroff u. VanBel 1987). Sie hat ein hoch pulsatiles Dopplersignal (Abb. 1.28b), wobei das enddiastolische Maximum zwischen der 20. und 40. SSW um die 20% des systolischen Maximums ausmacht (s. Abb. 1.32). Am Ende der Schwangerschaft kann es physiologischer Weise zu einer diastolischen Flußsteigerung kommen, was als „Termineffekt" bezeichnet wird. Die A. cerebri media ist ein direkter Ast der A. carotis interna und zieht im Bereich der Schädelbasis ventral der Pedunculi cerebri entlang dem Keilbein nach lateral (Abb. 1.29a). Gegen Ende der Schwangerschaft kann es durch die Echogenität der Schädeldecke zu Schallauslöschungen im Inneren des Schädels kommen. Die Fonticuli sphenoidalis und mastoideus knapp über der Schädelbasis ergeben ein günstiges Schallfenster, um die intrazerebralen Strukturen gut zu erkennen (Staudach 1986).

Technik

Zuerst wird der fetale Schädel analog der Messung des biparietalen Durchmessers im Horizontalschnitt eingestellt (Staudach 1986). Anschließend wird der Schallkopf in Richtung Schädelbasis gekippt, dort lassen sich die herzförmigen Pedunculi cerebri darstellen, ventrolateral davon sieht man jetzt entlang dem Keilbein die A. cerebri media laufen. Üblicherweise wird in der dem Schallkopf zugewandten Hemisphäre das Dopplergate gefäßdeckend mit einer Weite zwischen 5–10 mm positioniert. Der Schallwinkel ist problemlos meist kleiner als 30°.

Ductus venosus

Der Ductus venosus (Hecher et al. 1994; Kiserud et al. 1991) ist ein Maß für die fetale Hämodynamik und dient zur erweiterten Asphyxiediagnostik bei Plazentainsuffizienz, aber auch bei Herzerkrankungen kommt die Untersuchung des Ductus venosus zum Einsatz. Die Indizes des venösen Dopplersignals (Peak-velocity-Index = PVIV, Pulsatility-Index = PI, s. Kap. 1.3) nehmen mit zunehmendem Gestationsalter ab. Die Indexgrößen (S-, D- und a-Welle) sind im Normalfall immer positiv. Zu beachten ist, daß beim Ductus venosus (Abb. 1.29b) die S- und D-Wellen nahezu gleich groß sind, ebenso wie in der Pathologie, hier kann die a-Welle negativ werden. Die Inzisur nach der S-Welle ist nur gering ausgeprägt. Den Duc-

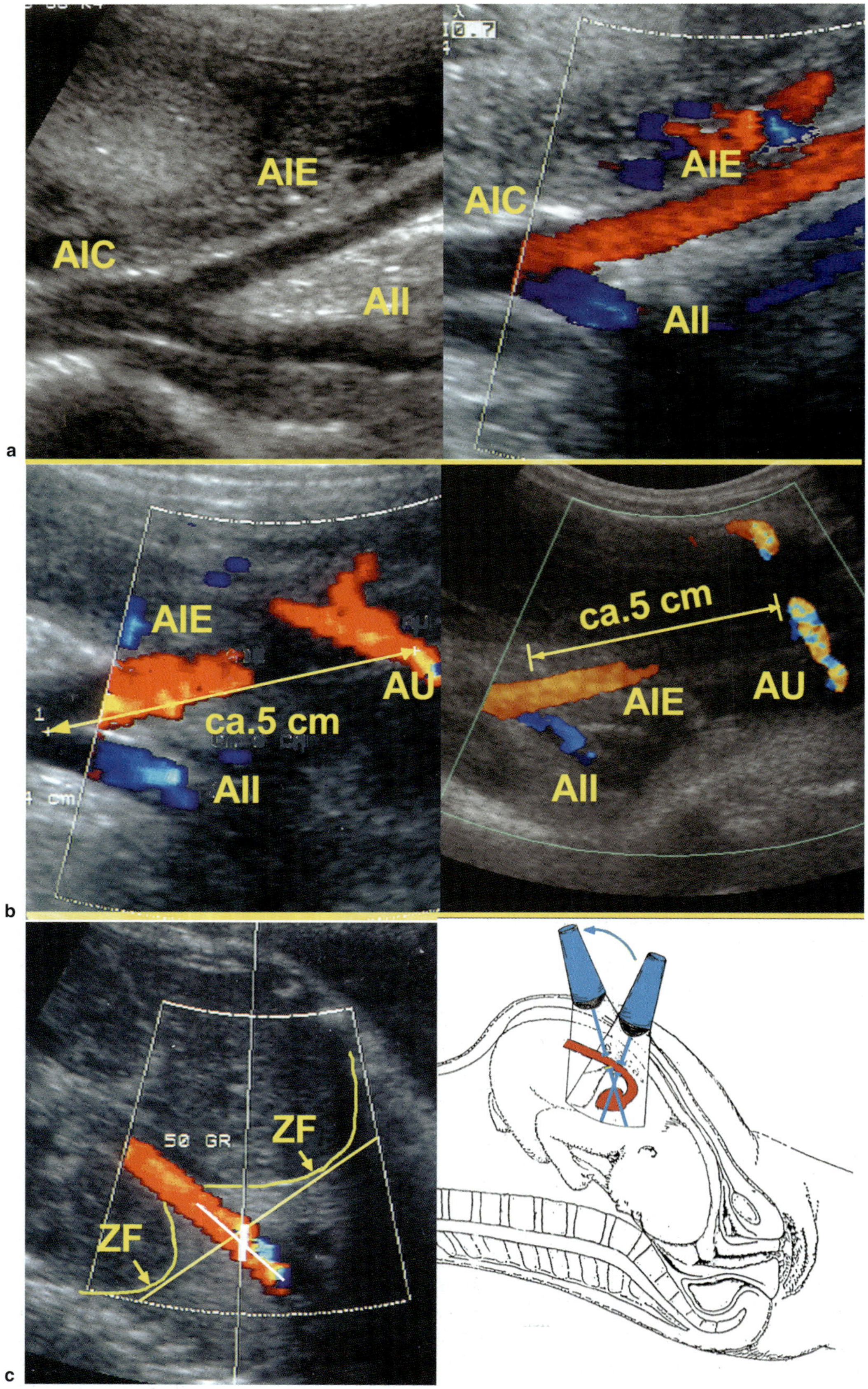
a
AIE
AIC
AII
AIC
AIE
AII
b
AIE
AU
ca.5 cm
AII
ca.5 cm
AIE
AU
AII
c
ZF
ZF

tus venosus findet man im sagittalen (Abb. 1.29c) oder im transversalen Schnitt (Abb. 1.30c) kaudal der Vv. hepaticae.

Technik

Am Besten ist der Ductus venosus in seinem ganzen Verlauf im sagittalen Schnitt bei dorsoposteriorer Lage des Feten darzustellen. Die V. umbilicalis zieht in einem konvexen Bogen nach kranial, um anschließend als Ductus venosus in einem konkaven Bogen in die V. cava inferior zu münden. Das Dopplergate wird dort positioniert, wo sich die hohen Geschwindigkeiten im Farbdoppler meist durch ein Aliasing darstellen. Im Transversalschnitt findet man den Ductus venosus, indem man sich die Referenzebene der Thoraxbiometrie einstellt (Staudach 1986) und dann den Schallkopf nach kranial abkippt, wobei der Schallkopf so aufgesetzt werden soll, daß die ventrale Seite des Feten dem Schallkopf zugewandt ist. Jetzt stellt sich die V. umbilicalis mit Ductus venosus im Verlauf dar. Das Dopplergate wird nun gefäßdeckend (Dopplergate 5–10 mm) in einem guten Winkel an der Aliasingstelle des Ductus venosus angebracht.

Fetale V. cava inferior

Das Flußprofil der fetalen V. cava inferior (Hecher et al. 1994) ist ebenfalls ein Maß für die fetale Hämodynamik. Die Indizes des venösen Dopplersignals nehmen mit zunehmendes Gestationsalters ab. Die Indexgrößen (S- und D-Welle) sind immer positiv. Die a-Welle ist im 1. und 2. Trimenon negativ und wird mit zunehmendem Gestationsalter positiv. Die D-Welle ist kleiner als die S-Welle, die Inzisur ausgeprägter. Die V. cava inferior ist im Sagittalschnitt aufzufinden und bildet mit der fetalen Aorta einen spitzen Winkel um anschließend in den rechten Vorhof des Herzens zu münden (Abb. 1.30b).

◀ **Abb. 1.27 a–c. a** B-Bild- und farbdopplersonographische Darstellung der mütterlichen A. iliaca communis (*AIC*), externa (*AIE*) und interna (*AII*). **b** Darstellung der A. uterina (*AU*); sie ist ein direkter Ast der A. iliaca interna (*AII*) und überkreuzt medial, ca. 5 cm peripher der Aufzweigung der A. iliaca comunis, von dorsokaudal nach ventrokranial ziehend die A. iliaca externa (*AIE*). **c** Farbdopplersonographische Darstellung der fetalen Aorta in Höhe des Zwerchfells (*ZF*). Durch Bewegung des Schallkopfs zum Fundus hin und Abkippen nach kaudal kann die fetale Aorta meist in einem Schallwinkel $<60^\circ$ dargestellt werden

Technik

Im Ultraschallbild ist die V. cava inferior in einem Paramedian-sagittal-Schnitt leicht aufzufinden. Wie bei der fetalen Aorta verläuft die V. cava inferior meist parallel zur mütterlichen Bauchdecke. Auch hier gilt es, den Schallkopf in Richtung Fundus uteri zu bewegen, ohne die V. cava inferior aus dem Ultraschallbild zu verlieren und dann den Schallkopf nach kaudal abkippen. Jetzt kann das Dopplergate ebenfalls in Höhe des Zwerchfells mit einem Dopplergate von ca. 10 mm zwischen Abgang der Lebervenen und Nierenvenen positioniert werden, der Schallwinkel stellt sich jetzt meist kleiner als 60° dar.

Vv. hepaticae

Die Vv. hepaticae (Hecher et al. 1994) sind ebenfalls ein Maß für die fetale Hämodynamik. Bei den Indizes des venösen Dopplersignals ist der PVIV unabhängig vom Gestationsalter, der PIV nimmt mit dem Gestationsalter ab. Die Indexgrößen (S-, und D-Welle) sind immer positiv, die a-Welle bleibt negativ und nimmt mit dem Gestationsalter zur Nullinie ab. Die D-Welle ist deutlich kleiner als die S-Welle, die Inzisur nach der S-Welle ausgeprägt. Die Vv. hepaticae findet man im sagittalen oder im transversalen Schnitt kranial vom Ductus venosus (Abb. 1.30c).

Technik

Wie beim Ductus venosus ist die Untersuchung leichter, wenn der Fetus in einer dorsoposterioren Lage liegt. Es werden nun das Herz, die V. cava inferior und der Ductus venosus dargestellt. Kranial des Ductus venosus münden nur die Vv. hepaticae in den subdiaphragmalen venösen Einmündungskomplex, je nachdem, ob man mehr von links, vorne oder rechts kommt, läßt sich die entsprechende V. hepatica einstellen. Das Dopplergate wir nun distal dem venösen Einmündungskomplex positioniert.

V. umbilicalis

Die V. umbilicalis ist in ihrem Dopplerflußmuster ein kontinuierliches Signal. In der zeitlichen Abfolge der zunehmenden Hypoxie bzw. Asphyxie wird das Blutflußmuster als letztes pathologisch und stellt damit das äußerste Alarmzeichen dar (Arduini et al. 1993; Giles et al. 1982). In der quantitativen Signalanalyse kann mit der V. umbilicalis das Herzminutenvolumen

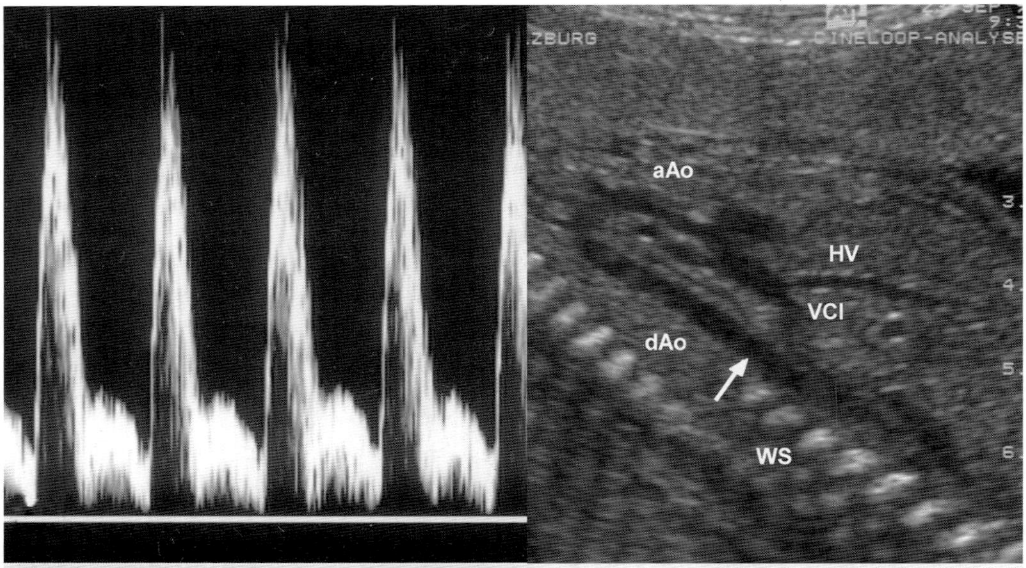

a

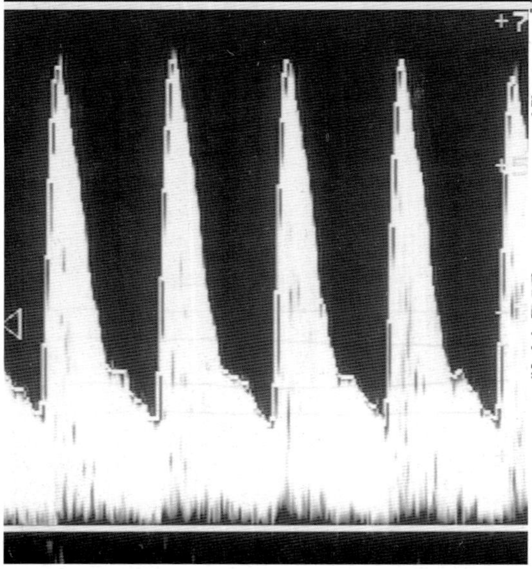

b

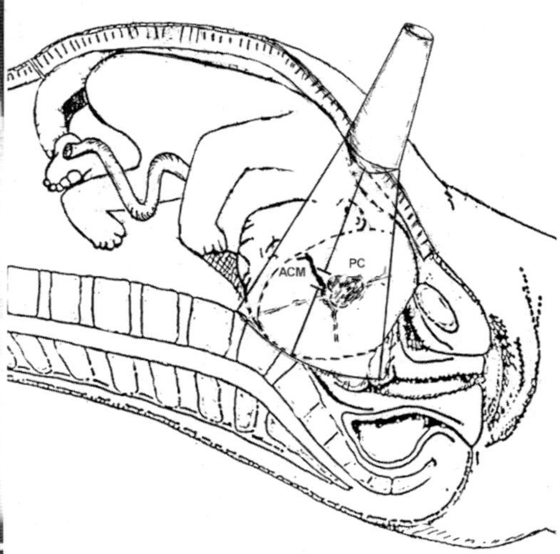

Abb. 1.28 a, b. a Dopplersignal und sonographische Darstellung der absteigenden fetalen Aorta (*dAo*), die parallel zur fetalen Wirbelsäule (*WS*) verläuft (*aAo* aufsteigende fetale Aorta, *VCI* V. cava inferior, *VH* V. hepatica). **b** Dopplersignal und Doppleruntersuchung der A. cerebri media

Abb. 1.29 a–c. a B-Bild- und farbdopplersonographische Darstellung der A. cerebri media (*ACM*), die im Transversalschnitt des fetalen Schädels ventrolateral der Pedunculi cerebri (*PC*) entlang dem Keilbein verläuft (*dors.* dorsal, *ventr.* ventral). **b** Dopplersignal und farbdopplersonographische Darstellung des Ductus venosus (*DV*), der leicht durch den Aliasing-Effekt erkennbar ist (S-, D- und a-Welle, *VU* V. umbilicalis). **c** B-Bild- und farbdopplersonographische Darstellung des Ductus venosus (*DV*) im sagittalen Schnitt, der kaudal der Vv. hepaticae in die V. cava inferior mündet ▶

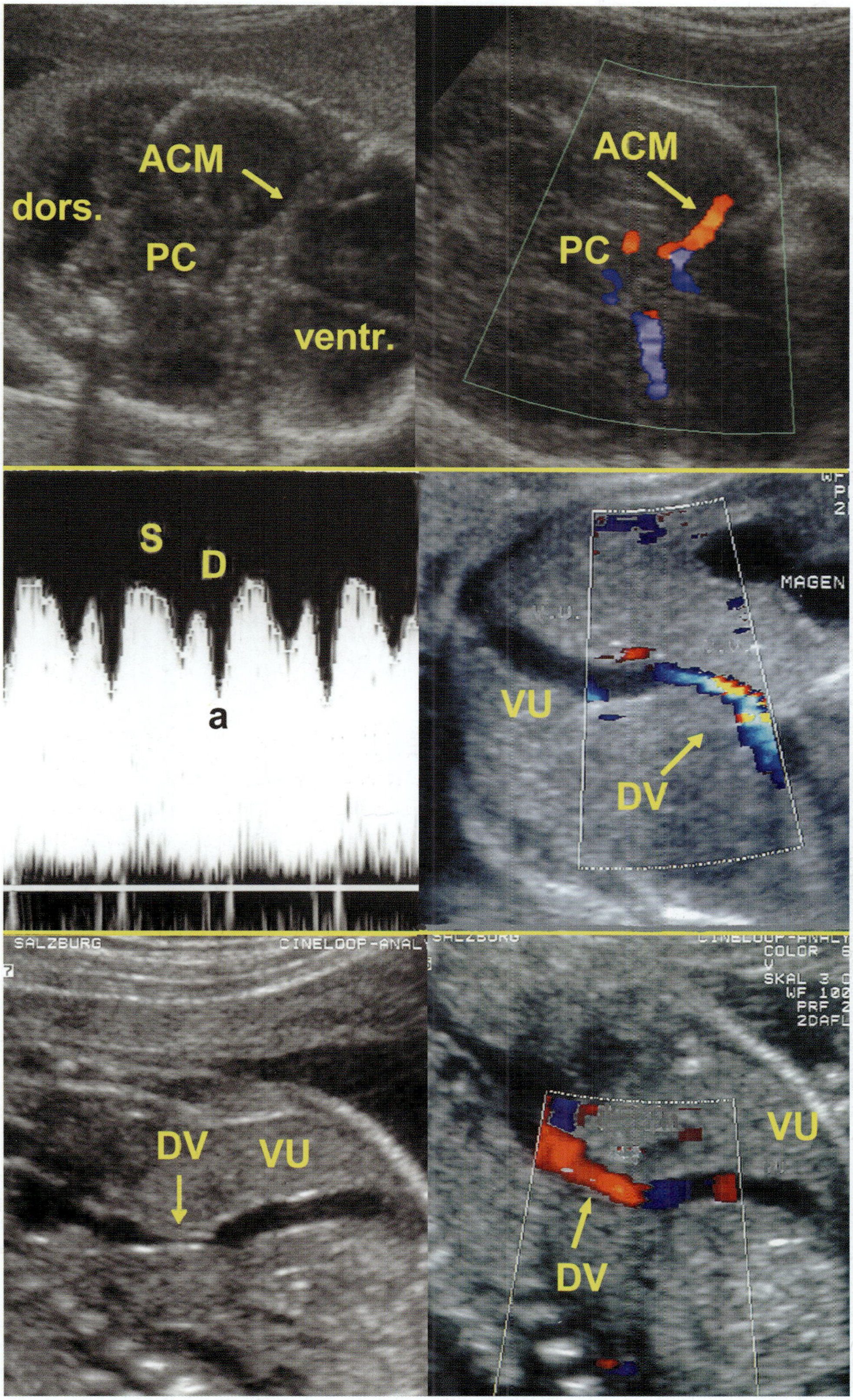
ACM
dors.
PC
ventr.
ACM
PC
S
D
a
MAGEN
VU
DV
SALZBURG
DV
VU
COLOR
VU
DV

a
b
c

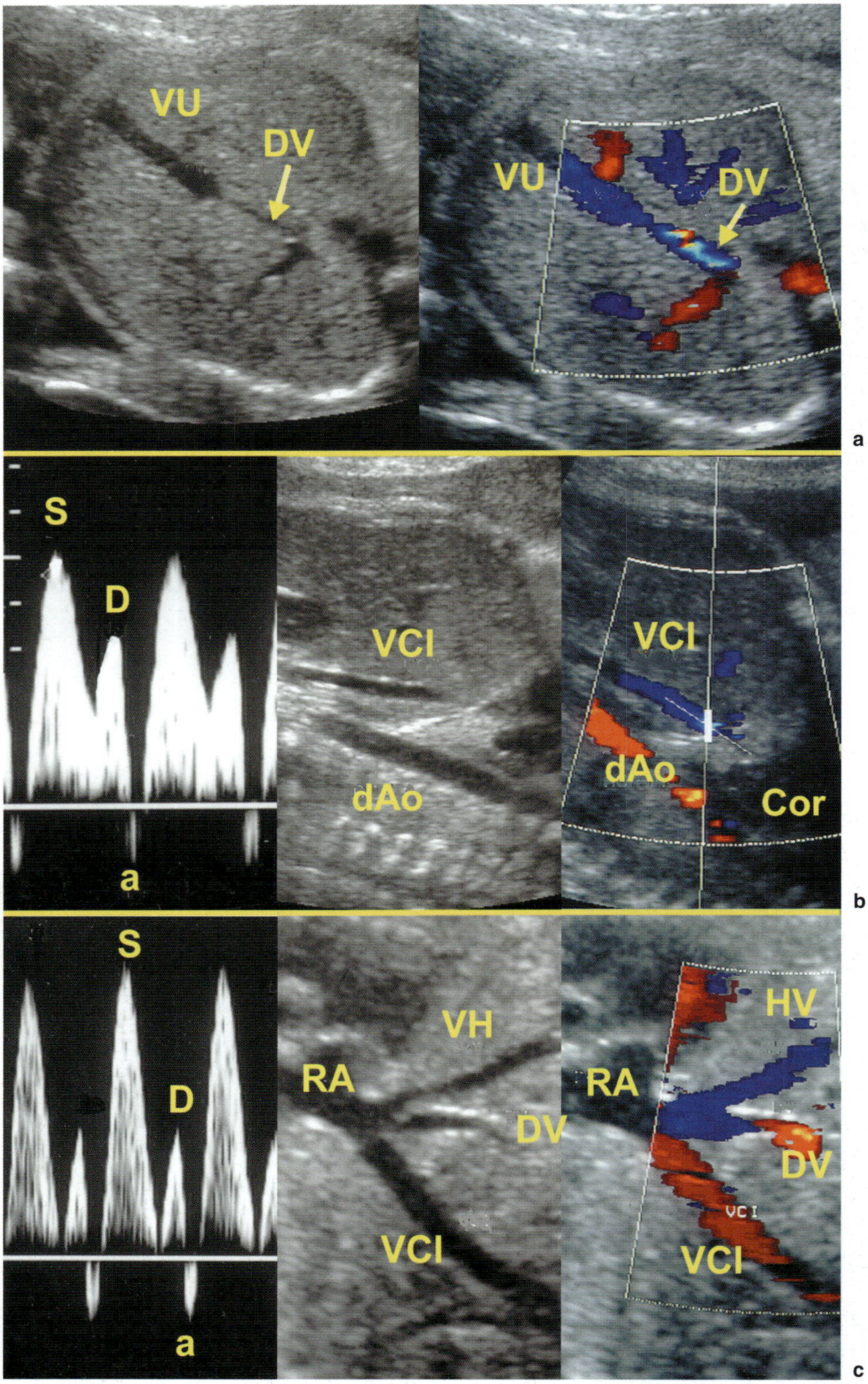

Abb. 1.30 a–c. a B-Bild- und farbdopplersonographische Darstellung des Ductus venosus (*DV*) im transversalen Schnitt (*VU* V. umbilicalis). **b** Dopplersignal und sagittaler Schnitt der V. cava inferior (*VCI*), die in einem spitzen Winkel zur deszendierenden fetalen Aorta (*dAo*) verläuft und in den rechten Vorhof mündet (B-Bild- und farbdopplersonographische Darstellung, S-, D- und a-Welle). **c** Dopplersignal und sagittaler Schnitt der Vv. hepaticae (*VH*), die kranial vom Ductus venosus (*DV*) in den subdiaphragmalen venösen Einmündungskomplex in die fetale V. cava inferior (*VCI*) münden (B-Bild- und farbdopplersonographischer Darstellung, *RA* rechter Vorhof)

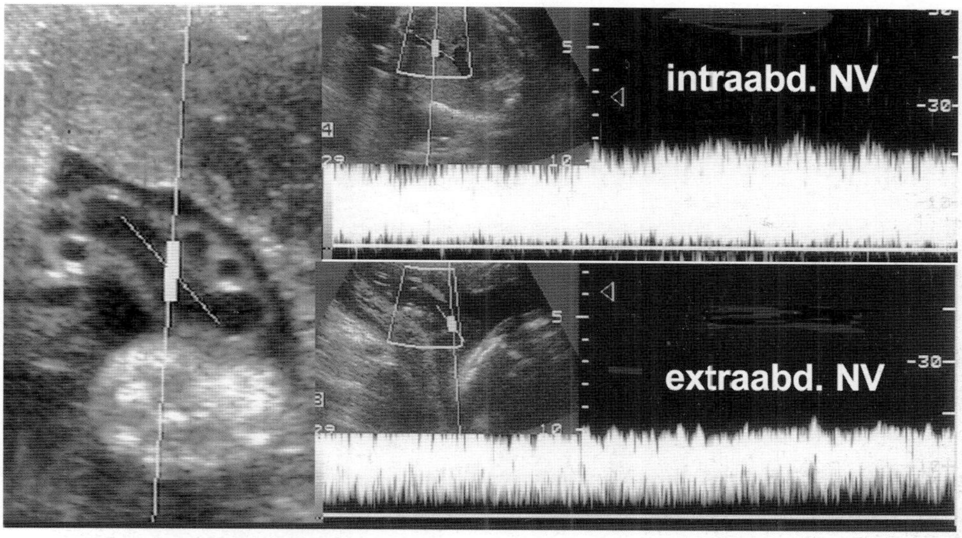

a

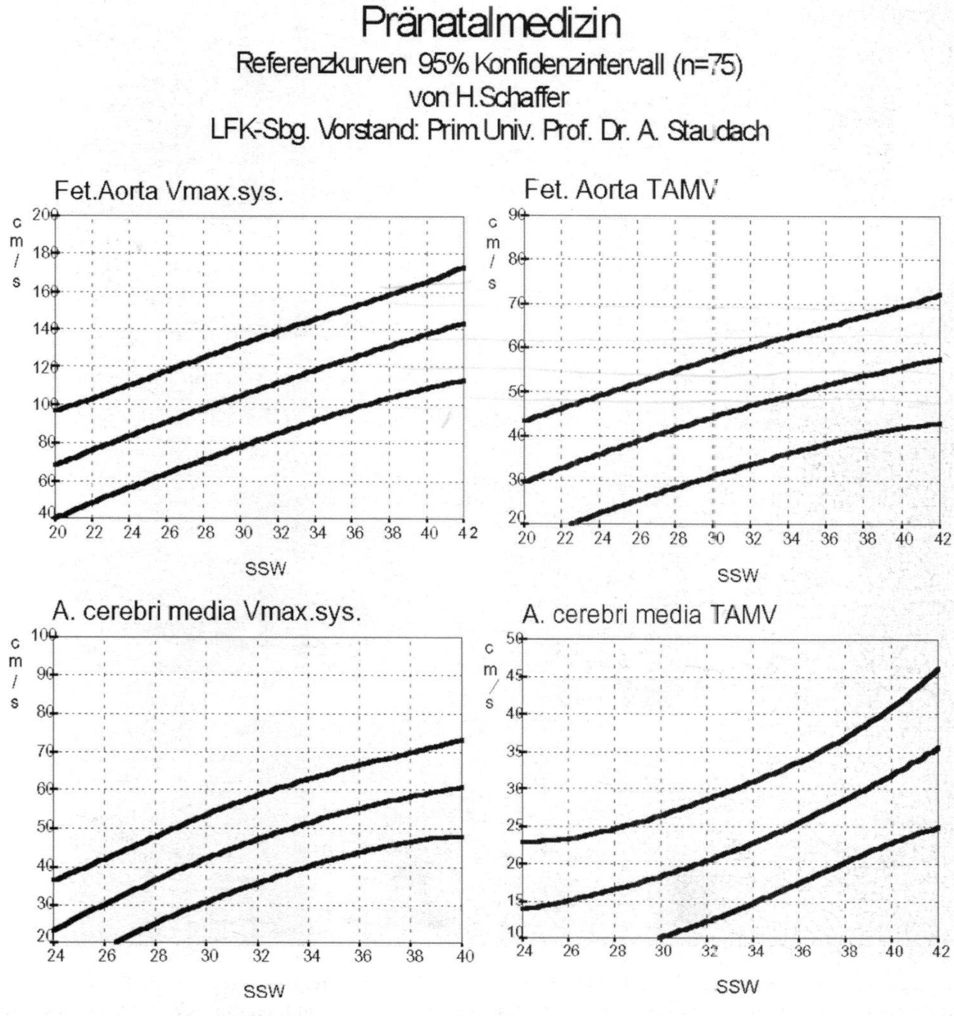

b

Abb. 1.31 a, b. a Im Fruchtwasser frei flottierende V. umbilicalis, sowie abgeleitetes intra- und extraabdominales Dopplersignal. **b** Referenzkurven mit 95-%-Konfidenzintervall der maximalen systolischen Blutflußgeschwindigkeit ($v_{max\,sys}$) und die über einen Herzzyklus gemittelte Geschwindigkeit der Maximalgeschwindigkeit ($v_{mean\,max}$) von fetaler Aorta und A. cerebri media in Abhängigkeit vom Gestationsalter (*NV* Nabelvene)

Pränatalmedizin

Referenzkurven 95% Konfidenzintervall (n=318)
von H. Schaffer
LFK-Sbg. Vorstand: Prim. Univ. Prof. Dr. A. Staudach

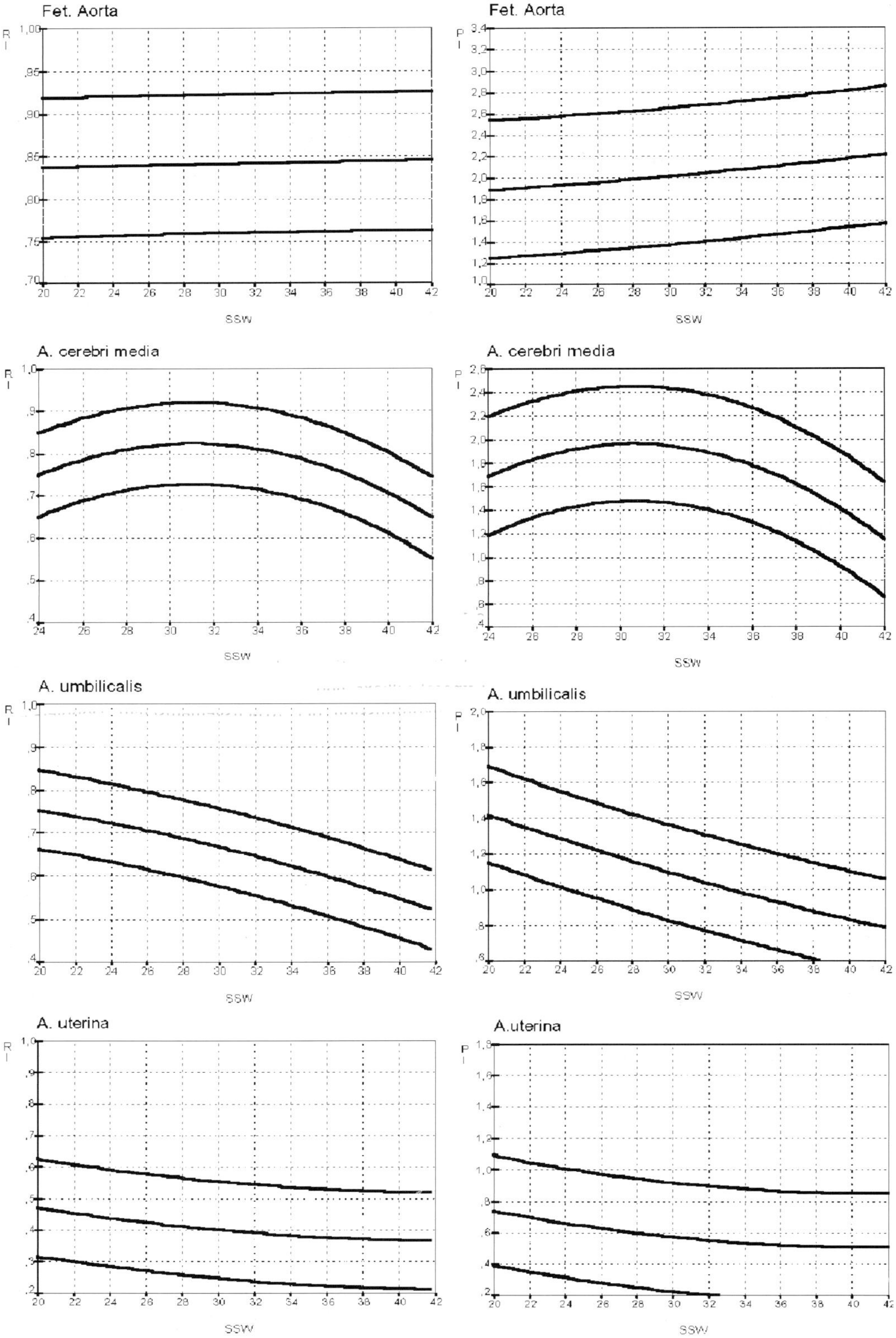

◀ **Abb. 1.32.** Referenzkurven mit 95-%-Konfidenzintervall mit RI und PI von fetaler Aorta, A. cerebri media, A. umbilicalis und A. uterina in Abhängigkeit vom Gestationsalter

berechnet werden. Sie ist im Ultraschall-B-Bild als frei flottierende Nabelschnur leicht im Fruchtwasser auffindbar und es ist unabhängig ob plazenta- oder fetusnah untersucht wird. Weiters kann die V. umbilicalis auch intraabdominal, wie bei der Untersuchung des Ductus venosus im sagittalen (s. Abb. 1.29c) oder transversalen Schnitt (Abb. 1.30a) dargestellt werden.

Technik

Die V. umbilicalis wird als freie flottierende Nabelschnur wie die A. umbilicalis, intraabdominal in der Schnittebene wie der Ductus venosus aufgesucht (Abb. 1.31 u. 1.32).

Literatur

Arabin B, Bergmann PL, Saling E (1987) Qualitative Analyse von Blutflußspektren uteroplazentarer Gefäße, der Nabelaterie, der fetalen Aorta und der fetalen A. carotis communis in normaler Schwangerschaft. Ultraschall Klin Prax 2:114–119

Arduini D, Rizzo G, Romanini C (1993) The development of abnormal heart rate patterns after absent end-diastolic velocity in umbilical artery: Analysis of risk factors. Am J Obstet Gynecol 168:43–50

Campbell S, Bewley S, Cohen-Overbeek T (1987) Investigation of the uteroplacental circulation by Doppler ultrasound. Semin Perinatol 11:362–368

Deutinger J, Rudelstorfer R, Bernaschek G (1988) Vaginosonographische Strömungsmessungen in der Art. uterina: Normwerte und Vergleich mit Messungen in einer Art. Arcuata. Ultraschall Klin Prax [Suppl] 1:153

Giles WB, Trudinger BJ, Cook CM (1982) Fetal umbilical artery velocity waveforms. J Ultrasound Med 1:98

Gudmundsson S, Huhta J, Wood J et al (1991) Venosus Doppler ultrasonography in the fetus with nonimmune Hydrops. Am J Obstet Gynecol 164:33–37

Hecher K, Campbell S, Snijders R, Nicolaides K (1994) Reference ranges for fetal venous and atrioventricular blood flow parameters. Ultrasound Obstet Gynecol 4:381–390

Kirkinen P, Müller R, Huch R, Huch A (1987) Blood flow velocity waveforms in human fetal intracranial arteries. Obstet Gynaecol 10:617–621

Kirkinen P, Müller R, Baumann H, Mieth D, Duc G, Huch R, Huch A (1987) Fetal cerebral vascular resistance. Lancet II:392–393

Kiserud T, Eik-Nes SH, Blaas HG, Hellevik LR (1991) Ultrasonographic velocimetry of the fetal ductus venosus. Lancet 338:1412–1414

Lingman G (1985) Human fetal haemodynamics. Ultrasonic assessment in normal pregnancy and in fetal cardiac arrhythmia. Thesis Malmö

Lingman G, Marsal K (1986) Fetal central blood circulation in the third trimester of normal pregnancy – a longitudinal study. I. Aortic and umbilical blood flow. Early Hum Dev 13:137–150

Lingman G, Marsal K (1986) Fetal central blood circulation in the third trimester of normal pregnancy – a longitudinal study. II. Aortic blood velocity waveform. Early Hum Dev 13:151–159

Marsal K, Laurin J, Lindblad A, Lingman G (1987) Blood flow in the fetal descending aorta. Semin Perinatol 11:322–334

Molendijk LW, Kesdogan J, Kopecky P (1997) Farbkodierte Dopplersonographie – Normwerte des Widerstandsindex in Abhängigkeit vom Gestationsalter. Perinat Med 9:49–53

Rudelstorfer R, Deutinger J, Bernaschek G (1987) Vaginosonographische Darstellung der A. uterina zur Doppler-Blutflußmessung während der Schwangerschaft. Ultraschall Klin Prax 1 [Suppl]:41

Schaffer H, Laßmann R, Staudach A, Steiner H (1989) Aussagewert qualitativer Doppler-Untersuchungen in der Schwangerschaft. Ultraschall Klin Prax 4:8–15

Schulman H, Fleischer A, Stern W et al (1984) Umbilical velocity wave ratios in human pregnancy. Am J Obstet Gynecol 148:985–990

Standardkommission der Arbeitsgemeinschaft Doppler-Sonographie und materno-fetale Medizin (AGDMFM) (1996) Standards in der Perinatalmedizin – Dopplersonographie in der Schwangerschaft. Geburtshilfe Frauenheilkd 56:69–73

Staudach A (1986) Fetale Anatomie im Ultraschall. Springer, Berlin Heidelberg New York

Trudinger BJ, Giles WB, Cook CM (1985) Flow velocity waveforms in the maternal uteroplacental and fetal umbilical placental circulations. Am J Obstet Gynaecol 152:15

Trudinger BJ (1987) The umbilical circulation. Semin Perinatol 11:311–321

Wladimiroff JW, Tonge HM, Stewart PA (1986) Doppler ultrasound assessment of cerebral blood flow in the human fetus. Br J Obstet Gynecol 93:471–475

Wladimiroff JW, VanBel F (1987) Fetal and neonatal cerebral blood flow. Semin Perinatol 11:335–346

Normale Flußmuster in den uteroplazentaren und fetalen Gefäßen

S. Maurer und M. Kolben

Mit der nichtinvasiven Methode der Dopplersonographie können – erleichtert durch Zuhilfenahme der Farbkodierung – nahezu sämtliche uteroplazentaren und fetalen Gefäße in jedem beliebigen Abschnitt der Schwangerschaft untersucht werden. Im folgenden wird jedoch lediglich auf die klinisch relevanten Arterien und Venen und deren Messung in der 2. Schwangerschaftshälfte eingegangen. Dopplersonographische Untersuchungen in der 1. Hälfte der Gravidität werden aufgrund fehlender klinischer Konsequenzen bislang nicht als Routinemaßnahme durchgeführt und sind nur im Rahmen von Studien sinnvoll. Über die dopplersonographischen Normalbefunde in den frühen Abschnitten der Schwangerschaft wird im Kap. 2.6 berichtet.

Die Dopplersonographie ermöglicht die Beurteilung der Strömungsgeschwindigkeiten der korpuskulären Blutbestandteile in allen darstellbaren Gefäßen und erlaubt somit eine Interpretation lokaler und peripherer Einflüsse auf das Strömungsverhalten. Der fetale Herzschlag bewirkt eine Druckwelle in Richtung zum arteriellen Gefäßsystem. Dieser Druck resultiert aus der vorwärts gerichteten Kompressionswelle infolge des kardialen Auswurfs und reflektierter Wellen aus der arteriellen Endstrombahn und anderen Verzweigungsstellen des arteriellen Gefäßsystems. Die Blutflußgeschwindigkeit an einem bestimmten Punkt des Gefäßsystems ist bestimmt durch den vorherrschenden Druckgradienten zwischen diesem Punkt und den benachbarten weiter peripher gelegenen Stellen. Wenn der periphere Widerstand hoch ist, wird die vom fetalen Herzen kommende Druckwelle in hohem Maße reflektiert und löscht so deren letzten Teil aus. Dies resultiert in einem Verlust oder gar in negativen Werten des Druckes und konsekutiv in einem diastolischen Flußverlust oder Umkehrfluß. Im Gegensatz dazu erlaubt z. B. ein niedriger plazentarer Widerstand eine nahezu unveränderte Vorwärtsbewegung der Druckwelle und daher hohe diastolische Flußgeschwindigkeiten.

Die Darstellung der Verteilung der Flußgeschwindigkeiten in einem Gefäß über den Verlauf eines Herzzyklus und die Messung der Maximalgeschwindigkeiten ermöglicht mittels Berechnung verschiedener Indizes [Resistenzindex (RI), Pulsatilitätsindex (PI), A/B-Ratio] eine Aussage über das Widerstandsverhalten in dem diesem Gefäß nachgeschalteten Stromgebiet. Auch andere wichtige physiologische Aspekte wie Pumpfunktion des fetalen Herzen, Gefäßwandelastizität, Blutviskosität und mütterliche Blutdruckveränderungen gehen in die zweidimensionale (2D-) Darstellung der Hüllkurve ein (s. Kap. 1.3). Die Interpretation derselben erlaubt sowohl qualitative als auch quantitative Aussagen. Im Verlaufe der Schwangerschaft ist infolge der Trophoblastinvasion und der fetalen Entwicklung das Widerstandsverhalten in den Gefäßen einer Dynamik unterworfen. Daher ist die Angabe von Absolutwerten als Norm nicht sinnvoll, vielmehr müssen die Indizes stets zur Tragzeit korreliert werden.

Normale Flußmuster in den Arterien

A. umbilicalis

Die technisch verhältnismäßig leicht durchführbare Darstellung des Flußmusters der A. umbilicalis erlaubt eine Aussage über das Widerstandsverhalten in der Plazenta als nachgeschaltetem Gefäßgebiet. Aufgrund der in den ersten 20–24 Schwangerschaftswochen (SSW) stattfindenden Trophoblastinvasion sowie der infolge der Entwicklung der Plazenta zunehmenden Vaskularisation der tertiären Stammzotten fällt der Widerstand in der A. umbilicalis im Verlaufe der ungestörten Schwangerschaft stetig ab (Abb. 1.33). Die Hüllkurve zeigt ein sägezahnähnliches Muster, mit der diesem Gefäß typischen, relativ breiten Systole. Die Pulsatilität in der A. umbilicalis ist deutlich weniger ausgeprägt als in der fetalen Aorta und der A. cerebri media. Das bedeutet, daß die enddiastolische Maximalgeschwindigkeit in der A. umbilicalis deutlich größer ist als in den beiden anderen oben genannten fetalen Gefäßen (Abb. 1.34).

Bei grenzwertig pathologischen Befunden sollte versucht werden, durch Wiederholung der Untersuchung unter optimierten Schallbedingungen (geeigneter Hochpaßfilter, ausreichend spitzer Winkel zwi-

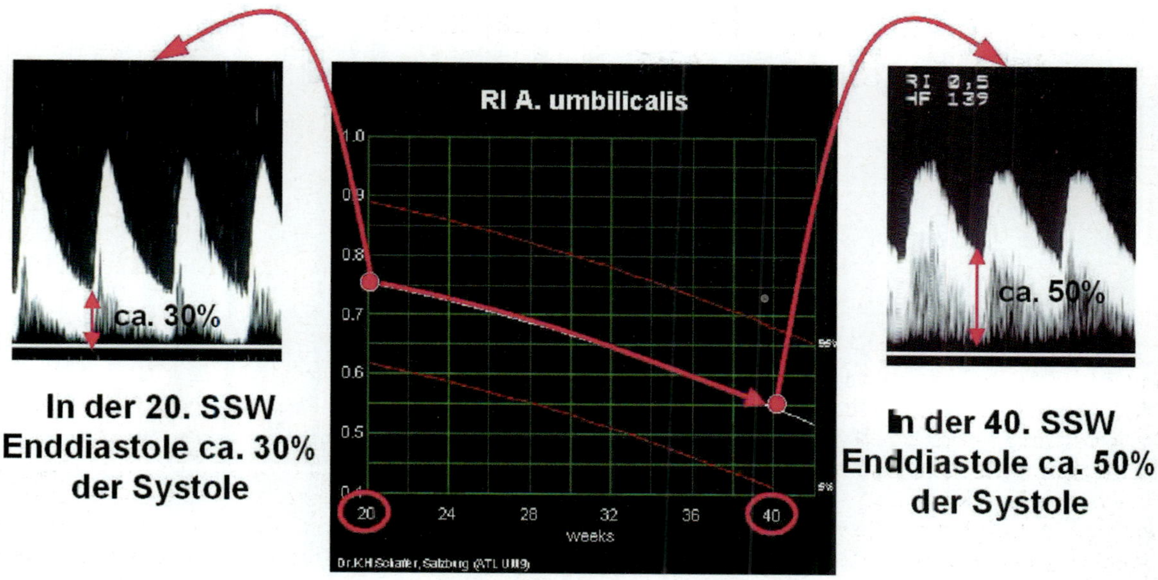

Abb. 1.33. Darstellung des RI in der A. umbilicalis im Verlaufe der Schwangerschaft

schen Gefäßachse und Dopplerschallwelle!) auszuschließen, daß die gemessene verminderte enddiastolische Maximalgeschwindigkeit technisch bedingt und nicht Ausdruck einer plazentaren Funktionsstörung ist. Als normal gelten Indizes (RI, PI oder A/B-Ratio), die oberhalb der 10. und unterhalb der 90. Perzentile liegen. Während Indizes unterhalb der 10. Perzentile keine pathologische Bedeutung zu besitzen scheinen, zeigen Werte oberhalb der 90. Perzentile eine beginnende plazentare Störung an. Die Widerstandserhöhung im plazentaren Strombett führt zu einer Reduktion des diastolischen Flusses in der A. umbilicalis. Bei zunehmender Störung des fetoplazentaren Austausches kommt es zum Sistieren der Blutsäule in der Diastole, in der dopplersonographischen Hüllkurve dargestellt im sog. enddiastolischen Block, Flußverlust oder „zero flow". Die Ausdehnung dieses enddiastolischen Blockes entspricht der Dauer des Herzzyklus ohne Blutströmung. Je länger der enddiastolische Strömungsstillstand andauert, desto ausgeprägter ist die zugrundeliegende plazentare Widerstandserhöhung. Eine weitere Zunahme der pathologischen Verhältnisse im plazentaren Stromgebiet führt schließlich zum Umkehrfluß der Blutsäule in der Diastole in Richtung zum Herzen hin, dem sog. Umkehrfluß oder „reverse flow". Dies ist stets als Zeichen einer hochgradigen fetalen Gefährdung zu werten.

Um das Gehirn vor einer Schädigung zu bewahren, reagiert der Fetus auf die drohende Mangelsituation oftmals kompensatorisch mit einer Weitstellung und damit verbesserten Perfusion der intrakraniellen Gefäße. Der enddiastolische Fluß nimmt in der A. cerebri media bei gleichzeitiger Abnahme in der A. umbilicalis zu. Dieser bereits im Jahre 1966 von Saling beschriebene Mechanismus der fetalen „Sparschaltung" wird im angloamerikanischen Sprachraum „brain sparing effect" genannt. Durch Nabelschnurpunktion konnten die hochpathologischen Dopplersonographiebefunde objektiviert und mit den Ergebnissen der fetalen Blutgasanalyse korreliert werden (Tabelle 1.1).

Tabelle 1.1. Bedeutung pathologischer Dopplerflußbefunde für den Feten (in %). (Nach: Brar u. Platt 1988; Karsdorp et al. 1994; Schneider 1989, 1999)

	„brain sparing"	Flußverlust	Umkehrfluß
Häufigkeit[a]	12	3	1–2
Hypoxie	60	80	80–100
Azidose	10	50	50–100
Letalität	3–4	10–40	60–75

[a] In präselektionierten Risikokollektiven.

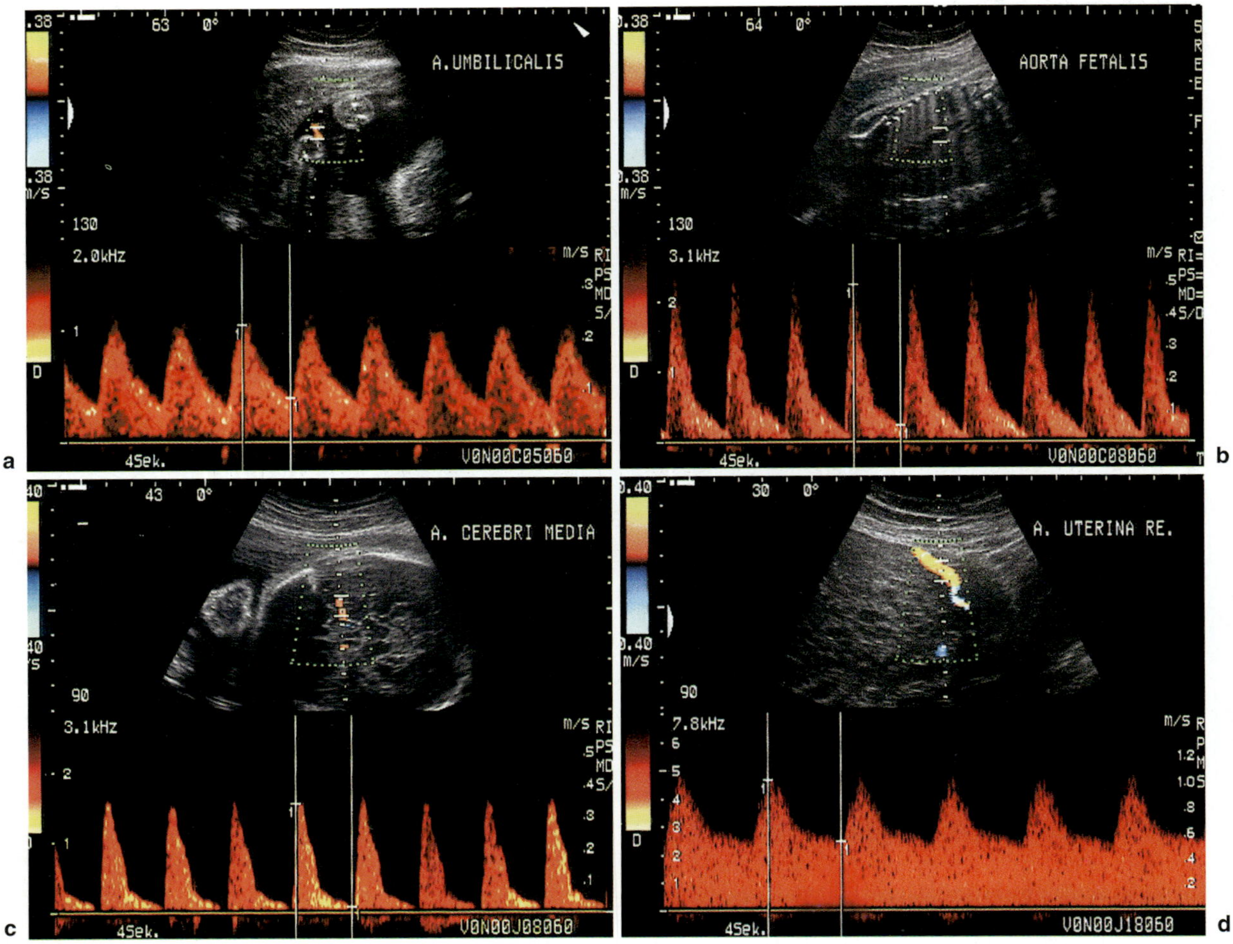

Abb. 1.34 a–d. Darstellung typischer Flußmuster der A. umbilicalis, Aorta fetalis, A. cerebri media und A. uterina (3. Trimenon)

Aorta fetalis

Beim im 3. Trimenon in der Regel in Längslage befindlichen Feten verläuft die Gefäßachse der Aorta meist nahezu senkrecht zur einfallenden Dopplerschallwelle. Durch eine entsprechende Schallkopfführung (s. Kap. 1.4) ist zwar oftmals eine ausreichende Schallqualität erreichbar, dennoch ist die dopplersonographische Messung der Aorta im Vergleich zur A. umbilicalis deutlich erschwert. Das Flußmuster in der Aorta erlaubt eine Aussage über die peripheren fetalen Widerstandsverhältnisse. In der 2. Schwangerschaftshälfte verändert sich der Widerstand in der Aorta fetalis nicht signifikant, obwohl der Gefäßquerschnitt und damit das Flußvolumen infolge des fetalen Wachstums zunimmt (Abb. 1.32).

Das Flußmuster ist durch hohe Pulsatilität mit einer hohen systolischen und vergleichsweise niedrigen enddiastolischen Maximalgeschwindigkeit charakterisiert (Abb. 1.34). Wie bei der A. umbilicalis gelten bei der Aorta fetalis Indizes (RI, PI oder A/B-Ratio), die oberhalb der 10. und unterhalb der 90. Perzentile liegen, als normal. Bei Kenntnis der Flußverhältnisse in der A. umbilicalis ist der Informationsgewinn durch zusätzliche dopplersonographische Messung der fetalen Aorta unerheblich. Bei pathologischen Befunden in der Aorta fetalis ist stets auch in der A. umbilicalis mit einem erhöhten Gefäßwiderstand zu rechnen. Umgekehrt geht jedoch ein pathologisches Flußmuster in der A. umbilicalis bisweilen mit normalen Strömungsverhältnissen in der fetalen Aorta einher.

A. cerebri media

Für die Messung der A. cerebri media ist die Farbkodierung zwar nicht zwingend erforderlich, jedoch kann hierdurch das Auffinden dieses Gefäßes deutlich erleichtert und damit die fetale Expositionsdauer verkürzt werden (s. Kap. 1.7). Die Strömungsverhältnisse in der A. cerebri media spiegeln die Perfusion des fetalen Gehirns wider. Die Regulation der zerebralen Durchblutung erfolgt weitgehend über den arteriellen Sauerstoffpartialdruck.

Bis etwa zur 30. bis 32. SSW bleibt der Gefäßwiderstand annähernd konstant, und fällt danach kontinuierlich bis zum Termin wieder ab (Termineffekt, s. Kap. 2.6) (Abb. 1.32). Die A. cerebri media weist ein hochpulsatiles Blutflußmuster mit einer großen Differenz zwischen systolischer und enddiastolischer Maximalgeschwindigkeit auf. Während die Hüllkurve dieses Gefäßes der Hüllkurve der Aorta fetalis sehr ähnelt, liegen die Absolutgeschwindigkeiten in der A. cerebri media deutlich unter denen der fetalen Aorta (Abb. 1.31). Als pathologisch gelten Indizes, die aufgrund eines erhöhten diastolischen Blutflusses (als Ausdruck einer verbesserten zerebralen Perfusion) unterhalb der 10. Perzentile liegen. Die Bedeutung von Werten oberhalb der 90. Perzentile bzw. enddiastolischem Flußverlust in der A. cerebri media ist bislang nicht eindeutig geklärt, obschon zu diesem Thema noch keine durch Studien belegte endgültige Stellungnahme existiert. Im Unterschied zu Messungen in der A. umbilicalis (bei grenzwertig pathologischen Befunden sind Wiederholungsmessungen unter optimierten Schallbedingungen möglich, um zu vermeiden, daß technisch bedingt enddiastolische Maximalgeschwindigkeiten zu niedrig gemessen werden), ist in der A. cerebri media im Falle eines erniedrigten Widerstandes (erhöhte enddiastolische Flußgeschwindigkeiten) eine technisch bedingte Fehlmessung nicht möglich.

Aa. uterinae

Die arterielle Versorgung des Uterus erfolgt überwiegend über die Aa. uterinae, daneben aber auch über die Aa. ovaricae und in geringerem Ausmaß über arterielle Gefäße in den Ligg. rotunda bzw. über zervikale Arterien. Die A. uterina setzt sich in den Arkadengefäßen fort (Aa. arcuatae), die ihrerseits miteinander anastomosieren und die das Myometrium durchziehenden Radialarterien abgeben. Diese verzweigen sich in die zum basalen Endometrium verlaufenden Basalarterien und die im Bereich der Plazenta in den intervillösen Raum mündenden Spiralarterien. Durch den im Rahmen der Trophoblastinvasion erfolgten Abbau des muskuloelastischen Wandanteils der Spiralarterien kommt es zu einer Lumenerweiterung in Richtung zur Plazenta. Der Blutfluß in der A. uterina nimmt im Verlaufe der Schwangerschaft um den Faktor 10 auf ca. 500–600 ml/min zu.

Die uteroplazentaren Arterien stellen den Ort für die Widerstandsbegrenzung des plazentaren Blutflusses dar. Während der normal verlaufenden Schwangerschaft wird der Widerstand in den uteroplazentaren Arterien durch strukturelle Lumenerweiterung, die mit Größenzunahme und Degeneration der Arterienwand einhergeht, gesenkt. Dieser Vorgang scheint durch Prostaglandine, Estradiol und andere humorale Faktoren gesteuert zu sein.

Entsprechend den oben beschriebenen anatomischen Veränderungen nimmt der Widerstand in den uteroplazentaren Gefäßen bis etwa zur 20. SSW kontinuierlich ab und bleibt danach bis zum Termin annähernd konstant (Abb. 1.32).

Die A. uterina weist außerhalb der Schwangerschaft sowie im 1. Trimenon ein hoch pulsatiles Signal auf. Im 1. Trimenon kommt in der Hüllkurve eine postsystolische Inzisur (Notch) zur Darstellung, die infolge der abnehmenden Elastizität der Gefäßwand bei fortschreitender Trophoblastinvasion physiologischerweise spätestens etwa ab der 22. bis 24. SSW nicht mehr nachgewiesen werden sollte. Ein nach der 24. SSW persistierender bilateraler Notch repräsentiert als Ausdruck einer vasokonstriktorisch reagierenden Endstrecke der Spiralarterien – möglicherweise als Folge des Ausbleibens der 2. Welle der Trophoblastinvasion in der 14. bis 20. SSW – eine aufgrund des hohen Widerstands im uteroplazentaren Gefäßbett reflektierte Welle. Über die klinische Relevanz dieses Befunds wird im Kap. 2.6 berichtet. Der Persistenz der postsystolischen Inzisur auf der plazentafernen Seite kommt wahrscheinlich keine pathologische Bedeutung zu, da meist bei einer lateral lokalisierten Plazenta der diastolische Blutfluß in der uterinen Arterie auf der plazentafernen Seite niedriger ist als auf der plazentanahen. Infolge des nachgeschalteten plazentaren Stromgebiets ist hier der Gefäßwiderstand erniedrigt.

Im Verlauf der Trophoblastinvasion (etwa bis zur 24. SSW) nimmt die enddiastolische Maximalgeschwindigkeit in der A. uterina zu und es veringert sich die Pulsatilität. In der Hüllkurve zeigt sich dies in einem typischen, relativ breiten und hohen Flußmuster in der Diastole (Abb. 1.34). Wie bei den fetalen und fetoplazentaren Arterien gelten bei der A. uterina Indizes (RI, PI oder A/B-Ratio), die zwischen der 10. und der 90. Perzentile liegen, als normal.

Über die dopplersonographischen Normalbefunde in venösen Gefäßen (V. umbilicalis, Ductus venosus, V. cava inferior, V. hepatica dextra) wird im Kap. 2.9 berichtet.

Literatur

Brar HS, Platt LD (1988) Reverse end-diastolic flow velocity on umbilical artery velocimetry in high-risk pregnancies: An ominous finding with adverse pregnancy outcome. Am J Obstet Gynecol 159:559–561

Karsdorp VHM, van Vugt JMG, van Geijn HP, Kostense PJ, Arduini D, Montenegro N, Todros T (1994) Clinical significance of absent or reversed end diastolic velocity waveforms in umbilical artery. Lancet 344:1664–1668

Saling E (1966) Die O_2-Sparschaltung des fetalen Kreislaufes. Geburtshilfe Frauenheilkd 26:412–419

Schneider KTM, Loos W (1989) 10 Jahre geburtshilfliche Dopplersonographie – Entwicklung und Perspektiven. Geburtshilfe Frauenheilkd 49:407–415

Schneider KTM, Huber A, Kolben M, Gnirs J, Stark M, Graeff H (1999) Doppler ultrasound brain-sparing effect and pregnancy outcome: a prospective controlled study. J Fetal Matern Invest (submitted)

Vetter K (1991) Dopplersonographie in der Schwangerschaft. VCH, Weinheim

Fehlerquellen und Reproduzierbarkeit

H. SCHAFFER

Einleitung

Für den erfahrenen Untersucher ist die Dopplersonographie ein wertvolles Hilfsmittel um mit hoher Sensitivität eine fetale Gefährdung frühzeitig zu erkennen und kann dementsprechend das geburtshilfliche Management danach ausrichten. Ein unerfahrener Untersucher, der ein qualitativ schlechtes Dopplersignal ableitet, überschätzt meist die fetale Gefährdung, wodurch der Patient und der betreuende Arzt unnötig verunsichert werden. Es besteht die Gefahr, daß die Dopplersonographie mit ihrer wertvollen, und bei Risikoschwangerschaften fast nicht mehr verzichtbaren Zusatzinformation, in Verruf gerät. Daher ist vom Untersucher zu fordern, über physikalische Grundlagen der Dopplersonographie, Einflußfaktoren und Fehlerquellen informiert und in der Handhabung geübt zu sein.

Reproduzierbarkeit des Dopplersignals

Damit ein Dopplersignal ausgewertet werden kann müssen folgende Vorraussetzungen erfüllt sein: Normofrequenz des fetalen Herzens (110–150 Schläge/min), Abwesenheit fetaler Atembewegungen, Wallmotion-Filtereinstellung kleiner 150 Hz, gefäßdeckend positioniertes „sample volume“ und Schallwinkeleinstellung kleiner als 60°. Zusätzlich soll die Pulsrepititionsfrequenz so eingestellt werden, daß kein Aliasing stattfindet und doch das gesamte Dopplerspektrogramm ausgenützt wird. Das Dopplersignal muß gewissen Qualitätskriterien entsprechen (Abb. 1.35a), um Reproduzierbarkeit zu gewährleisten. Es soll über mehrere Zyklen ein identes Aussehen (gleich hohe systolische und enddiastolische Maxima) haben und das Signal soll sich über das ganze zur Verfügung stehende Spektrum erstrecken. Weiters sollen scharfe systolische Peaks vorhanden sein. Als wichtigstes Kriterium muß es ein gutes Dopplerspektrum haben, d. h. die schnellen zentralen Erythrozyten (einhüllende Kurve der Maximalgeschwindigkeiten) sollen gegenüber langsameren randständigen Erythrozyten an Intensität (Dichte der Leuchtpunkte) überwiegen. Wie das Dopplersignal durch falsche Einstellungen beeinflußt werden kann, wird im folgenden im Detail besprochen.

Einfallswinkel des Dopplerschalls (Schallwinkel)

Die Dopplereinrichtung (Fendel et al. 1983) mißt die auf den Dopplerstrahl projezierte Effektivgeschwindigkeit (v_{eff}) und nicht die reale Geschwindigkeit der Erythrozyten (v_R). Diese Größe ist eine Funktion des Cosinus (Abb. 1.35b). Je größer der Winkel zwischen Schall- und der Blutflußrichtung (Längsachse des Gefäßes) ist, desto kleiner wird der Meßwert der Effektivgeschwindigkeit (Abb. 1.35c).

Dopplergleichung:

$$f_D = (v_R \cdot \cos \alpha \cdot 2f)/c; \; v_{eff} = v_R \cdot \cos \alpha .$$

Hierbei gilt:

c Schallgeschwindigkeit bei einem $\cos \alpha$ von 90° wird $v_R \cos \alpha = 0$; daraus folgt: $f_D = 0$.

Dopplermessungen mit einem Schallwinkel <60° führen zu guten Meßergebnissen. Signale, bei denen der Schallwinkel >60° ist, sollten nicht verwertet werden, da hier die Meßungenauigkeit zu groß ist (Gill 1985; Griffin et al. 1983).

Einfluß des Schallwinkels auf die quantitative Signalanalyse

Bei der quantitativen Signalanalyse ist die Messung des Schallwinkels notwendig für die Berechnung der realen Blutflußgeschwindigkeit ($v_R = v_{eff}/\cos \alpha$). Bei einem falsch gemessenen Schallwinkel nimmt der Meßfehler der Geschwindigkeit exponentiell mit der Vergrößerung des Schallwinkels zu (Abb. 1.36a). Beispiel: Bei einem Schallwinkel von 60° und einem Winkelmeßfehler von nur +5° beträgt der Meßfehler der Geschwindigkeit ca. 20%.

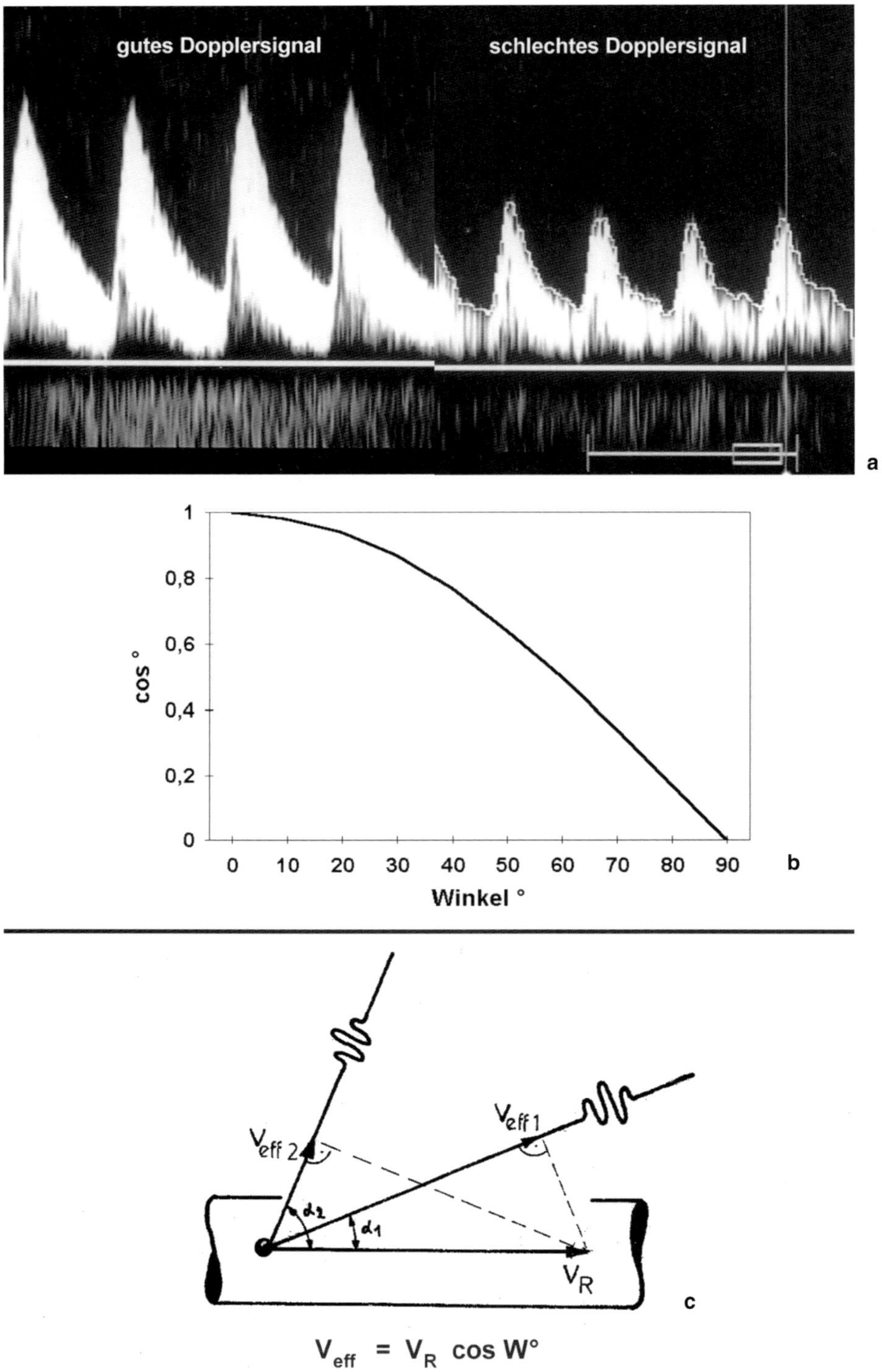

Abb. 1.35 a–c. **a** Gutes Dopplersignal entsprechend den Qualitätskriterien im Vergleich mit einem schlechten Dopplersignal. **b** Winkelfunktion von cos α. Bei einem Winkel von 90° ist der cos $\alpha = 0$. **c** Einfluß des Schallwinkels auf das Dopplersignal. Je größer der Schallwinkel, desto kleiner wird die zu messende Effektivgeschwindigkeit (v_{eff})

Einfluß des Schallwinkels auf die qualitative Signalanalyse

Theoretisch beeinflußt der Schallwinkel die qualitative Signalanalyse nicht (s. Kap. 1.3, Abb. 1.17), weil das relative Verhältnis beim Pulsatility- (PI) und Resistance-Index (RI) gleich bleibt. Bei einem schlechten Schallwinkel (>60°) wird jedoch der auswertbare Anteil vom Nutzsignal zum Störsignal kleiner, die Hüllkurve des Dopplersignals wird flacher und die Pulsatilität des Signals wird geringer (Abb. 1.36b). Es gilt daher auch in der qualitativen Signalanalyse die Empfehlung, Meßergebnisse nur bei einem Schallwinkel <60° zu verwenden, da sonst die Validität dieser Meßmethode negativ beeinflußt wird.

Von der Arbeitsgemeinschaft „Dopplersonographie in der Geburtshilfe" der Deutschen Gesellschaft für Gynäkologie und Geburtshilfe wurde speziell für den diastolischen Flußverlust empfohlen Signale nur dann zur Auswertung heranzuziehen, wenn die in der Systole aufgezeichnete maximale Frequenzverschiebung mindestens ein Kiloherz beträgt (Standardkommission 1996).

Empfangsverstärkung (receiver gain)

Die Signal-Empfangs-Verstärkung hat Einfluß auf das Signal-Rausch-Verhältnis und beeinflußt somit die Beurteilung des Frequenzspektrums. Bei zu hoch eingestelltem Gain werden höhere Frequenzen übermäßig verstärkt und Rauschsignale im hohen Frequenzbereich werden sichtbar (Abb. 1.36c). Für eine optimale Empfangsverstärkung soll das Gain so hoch wie notwendig (gutes Dopplerspektrum) und so niedrig wie möglich (schwarzer Hintergrund) eingestellt werden.

Wallmotion-Filter (Wandfilter, High-pass-Filter)

Der Wallmotion-Filter (WF) ist notwendig, um niedrige Störfrequenzen, die durch Bewegungen der Gefäßwände entstehen, zu dämpfen (Eik-Nes 1984). Der Einstellungsbereich bei den meisten Geräten liegt bei 50–1000 Hz. Die Filterfrequenz soll jedoch nicht höher eingestellt werden als die Frequenz des pulsierenden Gefäßes (Hassler 1987), da durch den Filter ein Informationsverlust im niedrigen Frequenzbereich entsteht (Abb. 1.37a, b).

Ist der WF zu hoch eingestellt, kann es bei geringen diastolischen Flußgeschwindigkeiten zu einem „scheinbaren Flowverlust" führen. In der Geburtshilfe wird empfohlen: WF≤100 Hz zumindest jedoch kleiner als die fetale Herzfrequenz. Ein zu hoch eingestellter Wallmotion-Filter (Abb. 1.37c) führt in der quantitativen Signalanalyse zur Überschätzung der mittleren Blutflußgeschwindigkeit ($v_{mean\ mitt}$) und damit zur falschen Volumenbestimmung (Eik-Nes 1984).

Fetale Atembewegungen

Während der fetalen Atembewegungen nimmt bei der Inspiration die systolische und die diastolische Flußgeschwindigkeit in den Arterien ab, bei der Exspiration nimmt sie zu (Abb. 1.38a). Wahrscheinlich wird dieser Effekt dadurch verursacht, daß bei der Inspiration das Aortenschlagvolumen um das eröffnete pulmonale Gefäßbett reduziert wird (Marsal et al. 1984; Trudinger 1987).

Ein so abgeleitetes Dopplersignal ist nicht verwertbar.

Fetale Herzfrequenz

Die fetale Herzfrequenz (FHR) ist indirekt proportional dem RI (Mires et al. 1987). Die kürzere Diastole bei der Frequenzzunahme verursacht eine geringere Abnahme der diastolischen Flußgeschwindigkeit. Der berechnete RI wird kleiner, der Gefäßwiderstand nimmt daher „scheinbar" ab (Abb. 1.38b). Umgekehrt verringert sich die Herzfrequenz wird der RI dadurch größer. Daher hat man sich darauf geeinigt, Meßergebnisse für den RI nur im normofrequenten Bereich (110–150/min) als vergleichbare Werte zu tolerieren. Meßwerte von Herzfrequenzen außerhalb des erlaubten Bereichs können jedoch mit einer Korrekturformel (Hassler 1982) den Ergebnissen im normofrequenten Bereich angeglichen werden (nur beschränkt anwendbar).

Korrekturformel für RI bei unterschiedlicher FHR:

$$RI_{korr}=1-1/[1/(1-RI_{gem})-0{,}014\ (140-FHR)];$$

dabei gilt:

RI_{korr} korrigierter RI für Herzfrequenz von 140,
RI_{gem} RI bei gemessener Herzfrequenz (FHR).

In Abb. 1.38c werden Signale einer A. umbilicalis dargestellt: 1. Signal mit einer $FHR_1=96$ und einem $RI_1=0{,}70$; 2. Signal bei der gleichen Patientin 2 min später mit einer $FHR_2=153$ und einem $RI_2=0{,}61$; nimmt man an, daß sich der Gefäßwiderstand nicht relevant verändert hat, ergibt sich für das 1. Signal bei niederer FHR_1 ein höherer RI_1. Korrigiert man mit der Näherungsformel den Meßwert des 1. Signals, ergibt sich ein annähernd gleicher Wert ($Ri_{1korr}=0{,}63$) für den Gefäßwiderstand.

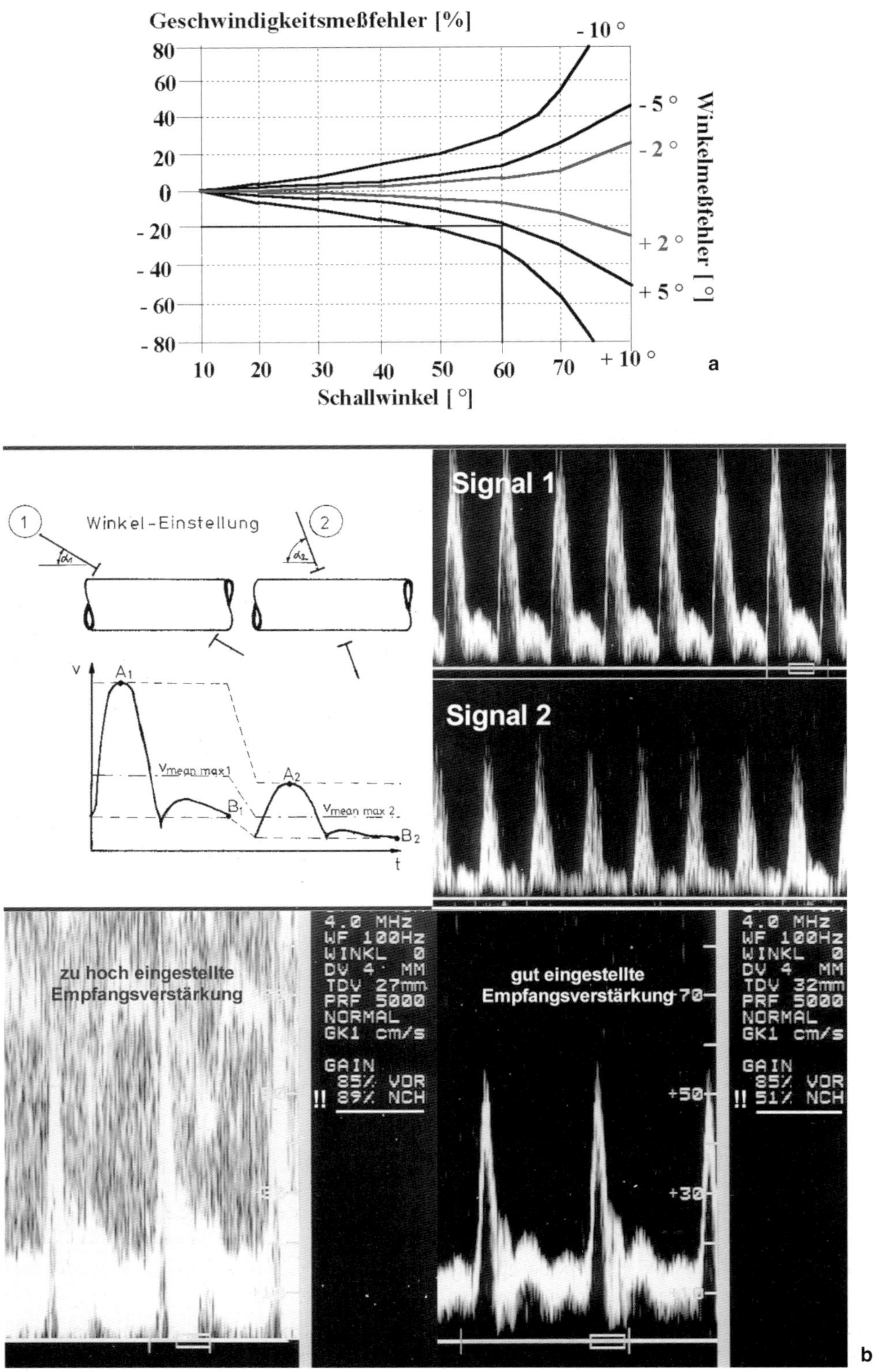

Abb. 1.36 a, b. a Meßfehler der Geschwindigkeit in Abhängigkeit des Schallwinkels. Beispiel: Bei einem Schallwinkel von 60° und einem Winkelmeßfehler von nur +5° beträgt der Meßfehler der Geschwindigkeit ca. 20%. **b** Einfluß des Schallwinkels auf die qualitative Signalanalyse. **c** Dopplersignal bei zu hoch eingestellter und gut eingestellter Empfangsverstärkung

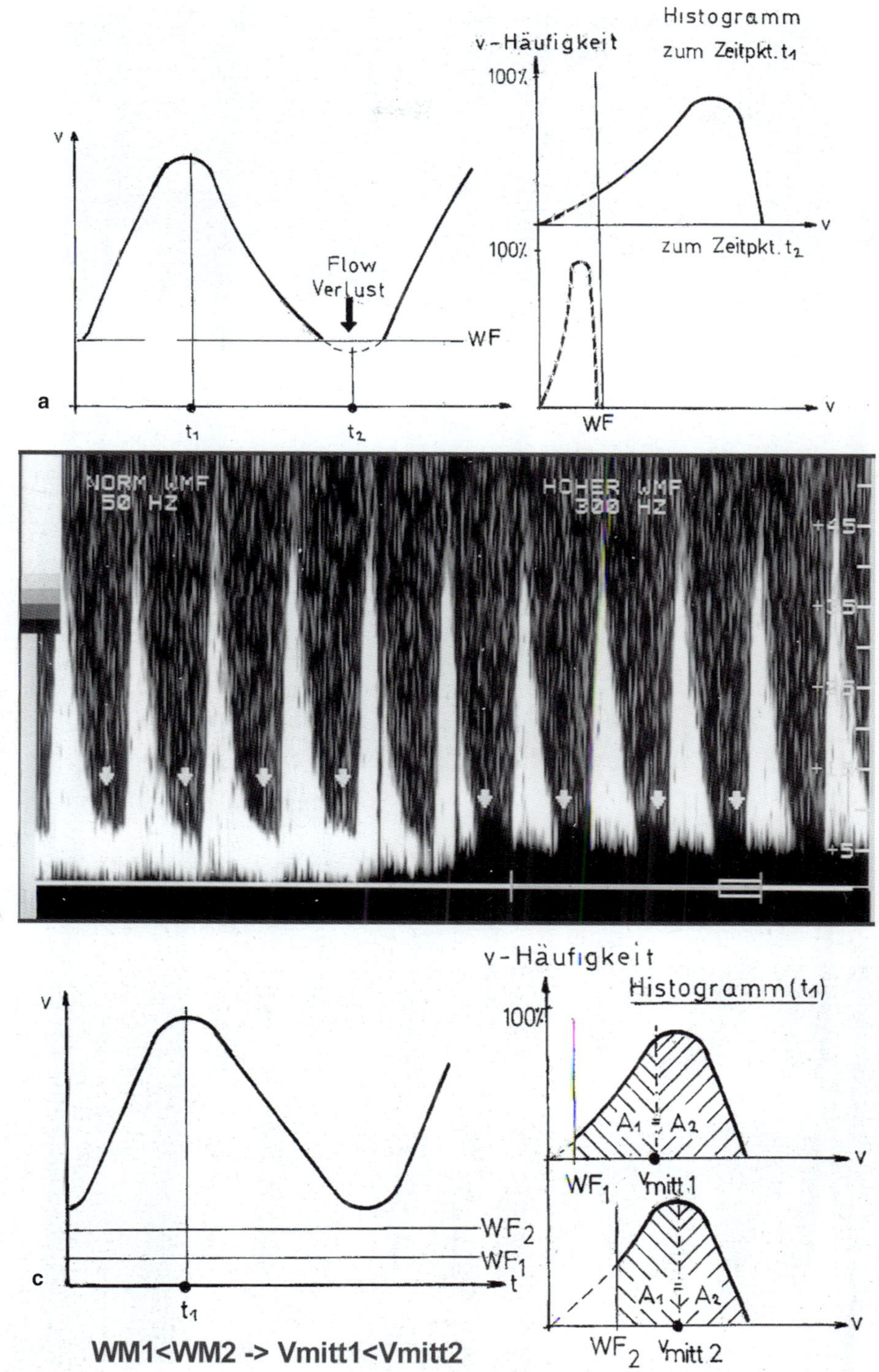

Abb. 1.37 a–c. a Scheinbarer diastolischer Flußverlust bei zu hohem Wallmotion-Filter. **b** Signal der fetalen Aorta in der 23 SSW mit Wallmotion-Filter = 50 Hz und normalen diastolischen Fluß und anschließend mit erhöhtem Wallmotion-Filter = 300 Hz und scheinbarem diastolischen Flußverlust. **c** Bei der quantitativen Signalanalyse führt ein zu hoch eingestellter Wallmotion-Filter zur Überschätzung der mittleren Blutflußgeschwindigkeit und damit zur falschen Volumenbestimmung

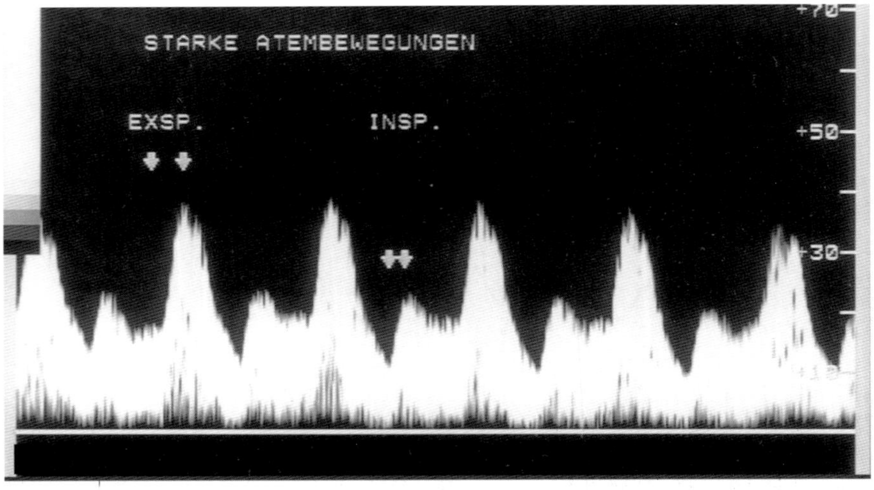

a

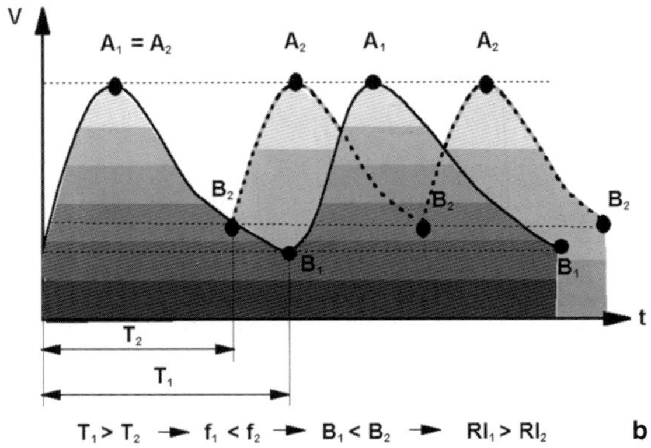

b

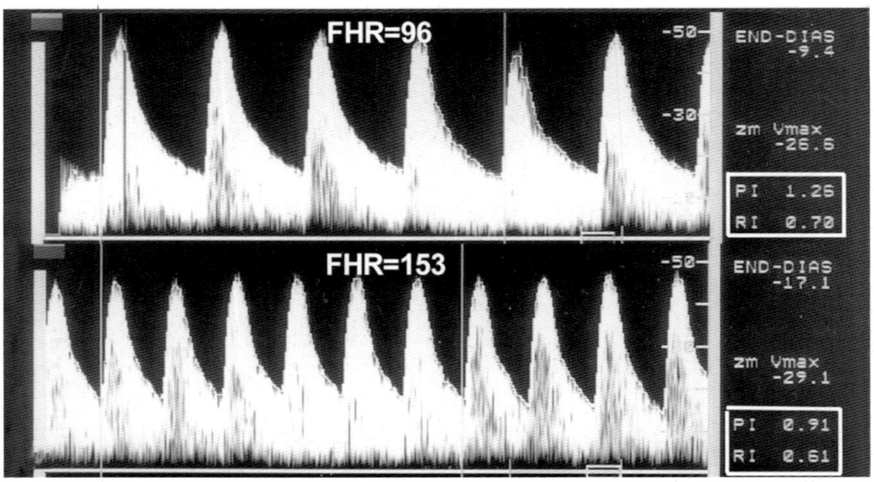

c

Abb. 1.38 a–c. a Dopplersignal von A. umbilicalis bei starken fetalen Atembewegungen mit unterschiedlichen Flußgeschwindigkeiten in Inspiration und Exspiration (s. *Pfeil*). **b** Mit zunehmender Herzfrequenz wird der RI kleiner. **c** A. umbilicalis: RI = 0,70 bei FHR = 96; A. umbilicalis 2 min später: RI = 0,61 bei FHR = 153

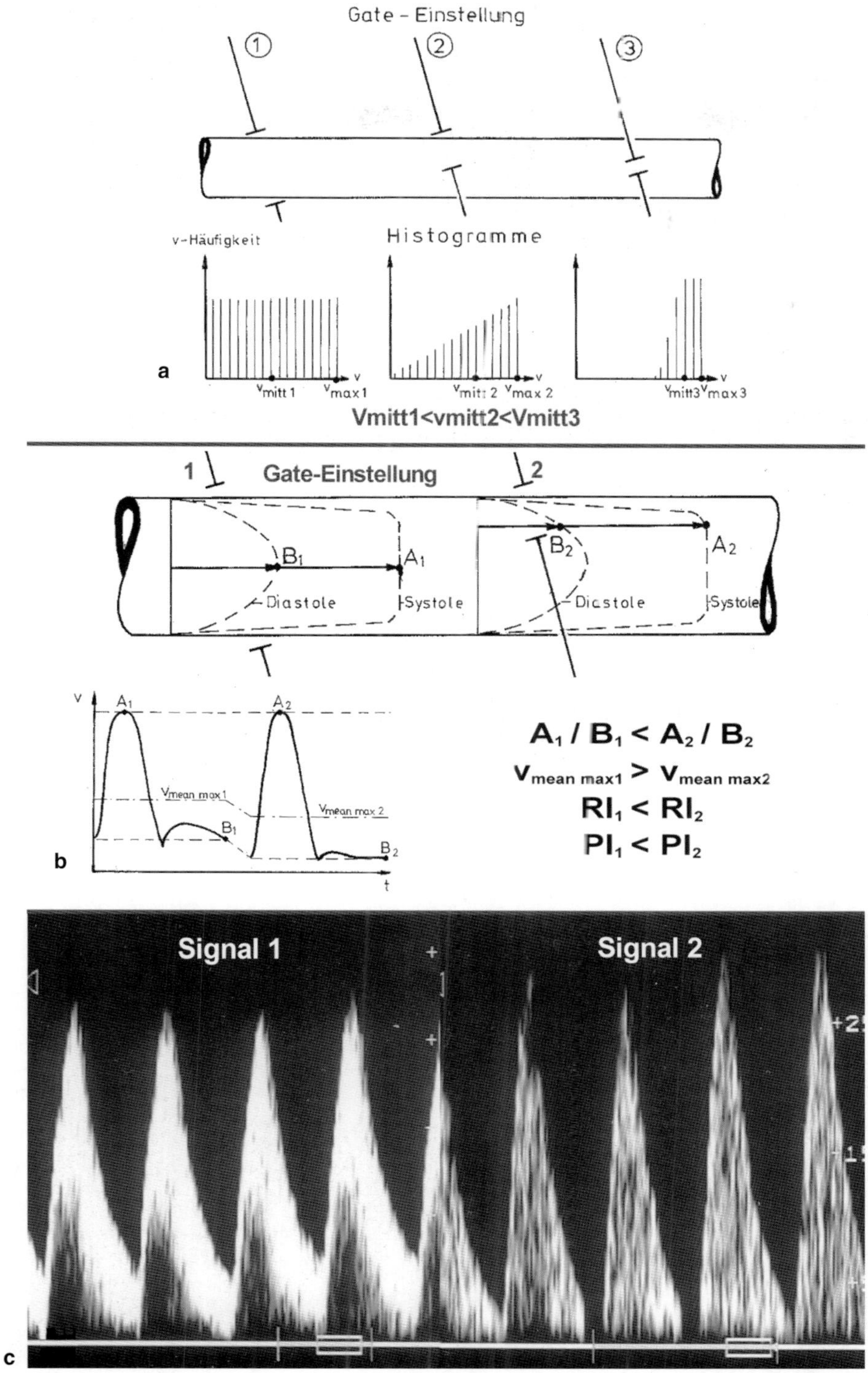

Abb. 1.39 a–c. **a** Einfluß des Dopplerfensters (*Gate*) auf das Frequenzspektrum des Dopplersignals. **b** Einfluß des Dopplerfensters bei hoch pulsatilen Gefäßen auf den RI und PI. **c** Gutes Dopplersignal der A. umbilicalis mit gefäßdeckenden Dopplergate und guten Dopplerspektrum (*Signal 1*) und gleiche Patientin 1 min später mit hochpathologischem Dopplersignal der A. umbilicalis mit schlecht positioniertem Dopplergate und unvollständigem Dopplerspektrum (*Signal 2*)

Einfluß des Dopplerfensters (gate, sample volume) auf das Frequenzspektrum des Dopplersignals

Wird das Dopplerfenster nicht gefäßdeckend positioniert, z. B. bei außerhalb der Gefäßmitte positioniertem oder zu klein gewähltem Gate (Abb. 1.39a), führt das unvollständige Frequenzspektrum zu einem falschen Bild des Geschwindigkeitsprofils mit einer zu hoch eingeschätzten mittleren Blutflußgeschwindigkeit ($v_{mean\ mitt}$).

Einfluß des Dopplerfensters auf die qualitative Signalanalyse

Bei hoch pulsatilen Gefäßen finden wir in der Systole einen Plugflow und in der Diastole einen Profilflow. Wird bei der Dopplermessung das „sample volume" nicht gefäßdeckend, sondern zu klein und außerhalb der Gefäßachse positioniert (Abb. 1.39b), können die zentralen Flußgeschwindigkeiten nicht erfaßt werden. Es entsteht eine falsche Hüllkurve der Maximalgeschwindigkeiten, vor allem im Bereich der Diastole werden die Geschwindigkeiten zu klein dargestellt, für RI und PI ergeben sich falsch höhere Indizes (Abb. 1.38d).

Beispiel

In Abb. 1.39c sieht man ein Dopplersignal der A. umbilicalis mit gutem Dopplerspektrum (zentrale schnellere Erthrozyten sind häufiger vertreten als die langsameren, randständigen Erythrozyten). Das Dopplergate wurde gefäßdeckend positioniert, der diastolische Anteil beträgt ca 20%, das ergibt einen RI von 0,80. Bei der gleichen Patientin 1 min später ist an der selben Nabelschnurstelle das Dopplergate nicht gefäßdeckend positioniert, so daß eher die randständigen Erythrozyten erfaßt wurden. Die Qualität des abgeleiteten Dopplerspektrum ist schlecht, die schnelleren Erythrozyten überwiegen nicht an Intensität. Der diastolische Fluß ist nahezu ein Nullfluß. Mit diesem Beispiel soll deutlich werden, daß man im Falle einer unkritischen Durchführung der Untersuchung aus einem unauffälligen Befund eine schwere Pathologie erzeugen kann.

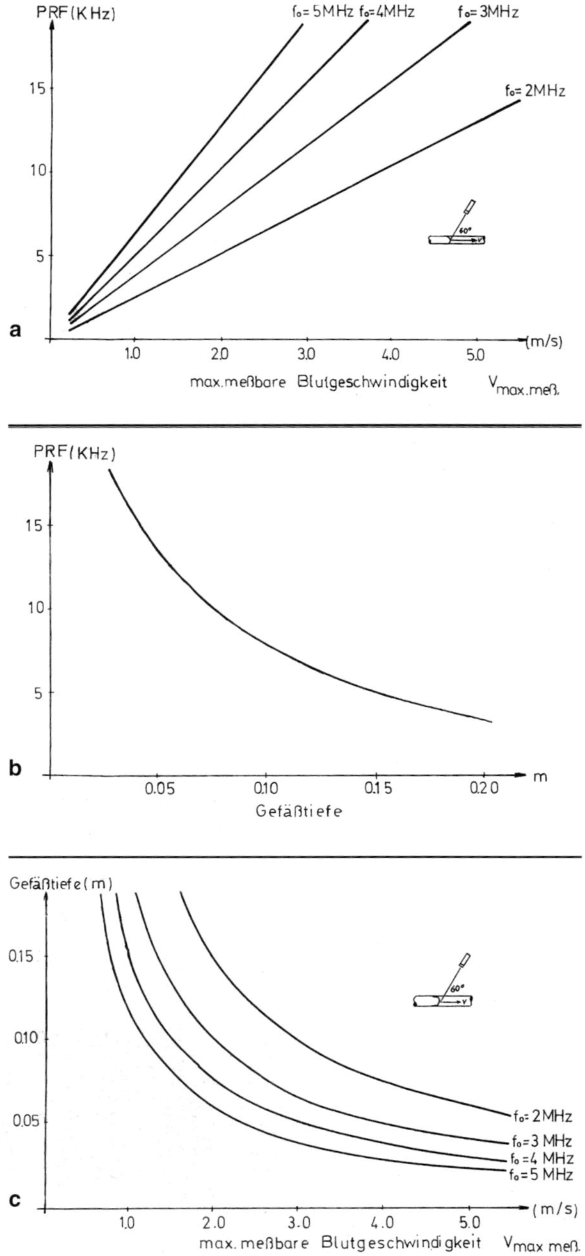

Abb. 1.40 a–c. a Abhängigkeit der maximal meßbaren Geschwindigkeit von der PRF und den unterschiedlichen Dopplerfrequenzen (Kretz-Technik). **b** Zusammenhang von Pulsrepitionsfrequenz und Gefäßtiefe. **c** Abhängigkeit der maximal meßbaren Geschwindigkeit von Gefäßtiefe bei unterschiedlichen Dopplerfrequenzen (Kretz-Technik)

Zusammenhang zwischen maximal meßbarer Geschwindigkeit und Pulsrepetitionsfrequenz

Aufgrund des Nyquist-Limits (s. unten) muß mit Zunahme der zu messenden Blutflußgeschwindigkeit auch die Pulsrepetitionsfrequenz (PRF) erhöht werden (Abb. 1.40a). Mit einer niedrigeren Dopplersendefrequenz (z. B. $f_R = 2$ MHz) lassen sich größere Geschwindigkeiten messen als mit einer höheren Dopplerfrequenz (z. B. $f_R = 4$ MHz).

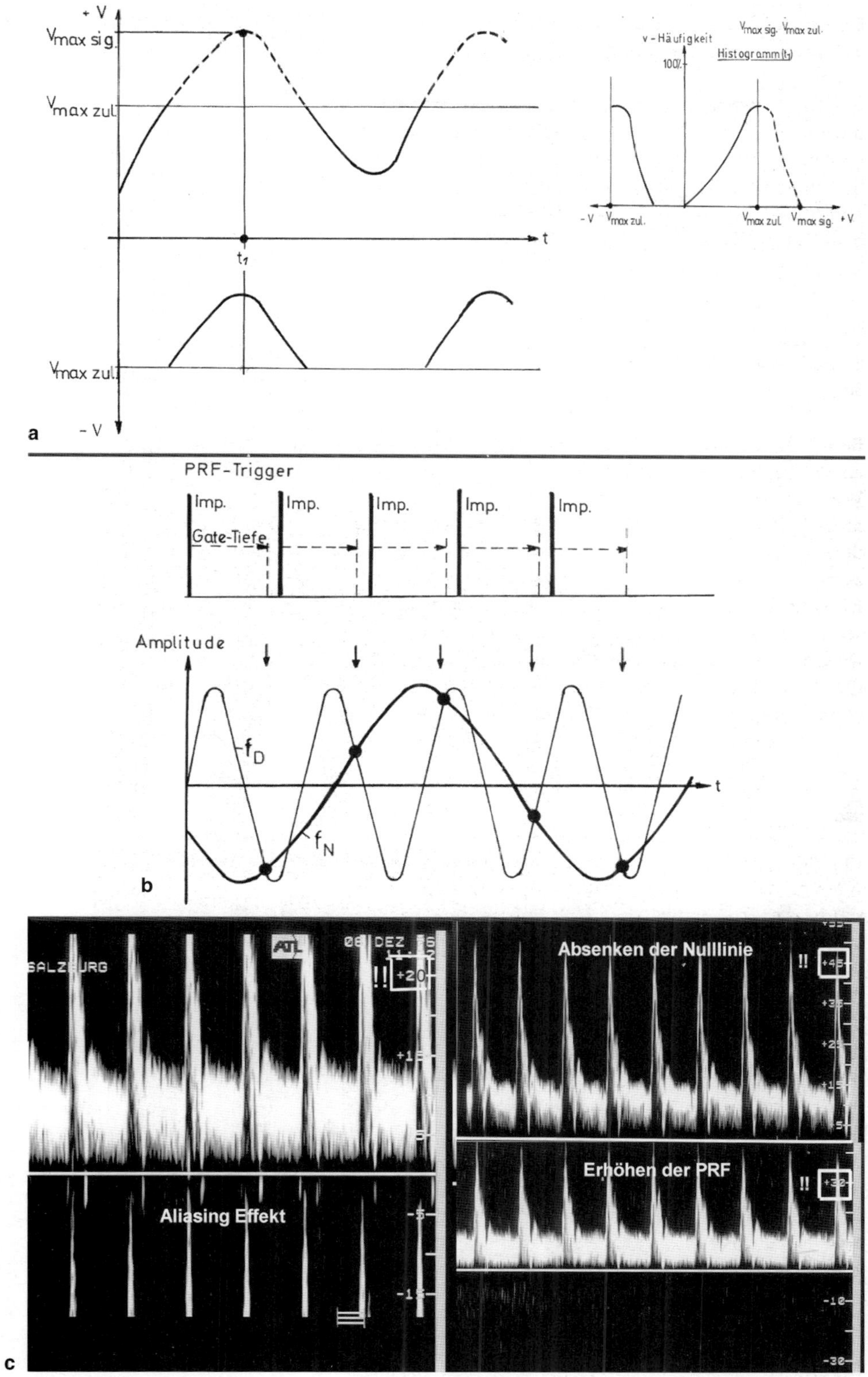

Abb. 1.41 a–c. **a** Aliasing-Effekt. Die Vorflußanteile des Dopplersignals werden im Rückflußanteil sichtbar. **b** Unterschreitet die Pulsrepititionsfrequenz das Nyquist-Limit ($f_{D\ max} > PRF/2$), so wird an Stelle der tatsächlichen Shiftfrequenz (f_D) eine niedrigere Frequenz (f_N) vorgetäuscht (Aliasing-Effekt). **c** Beim Aliasing-Effekt können durch Absenken der Nullinie und oder Erhöhen der PRF die Rückflußanteile der hohen Geschwindigkeiten wieder im Vorfluß dargestellt werden

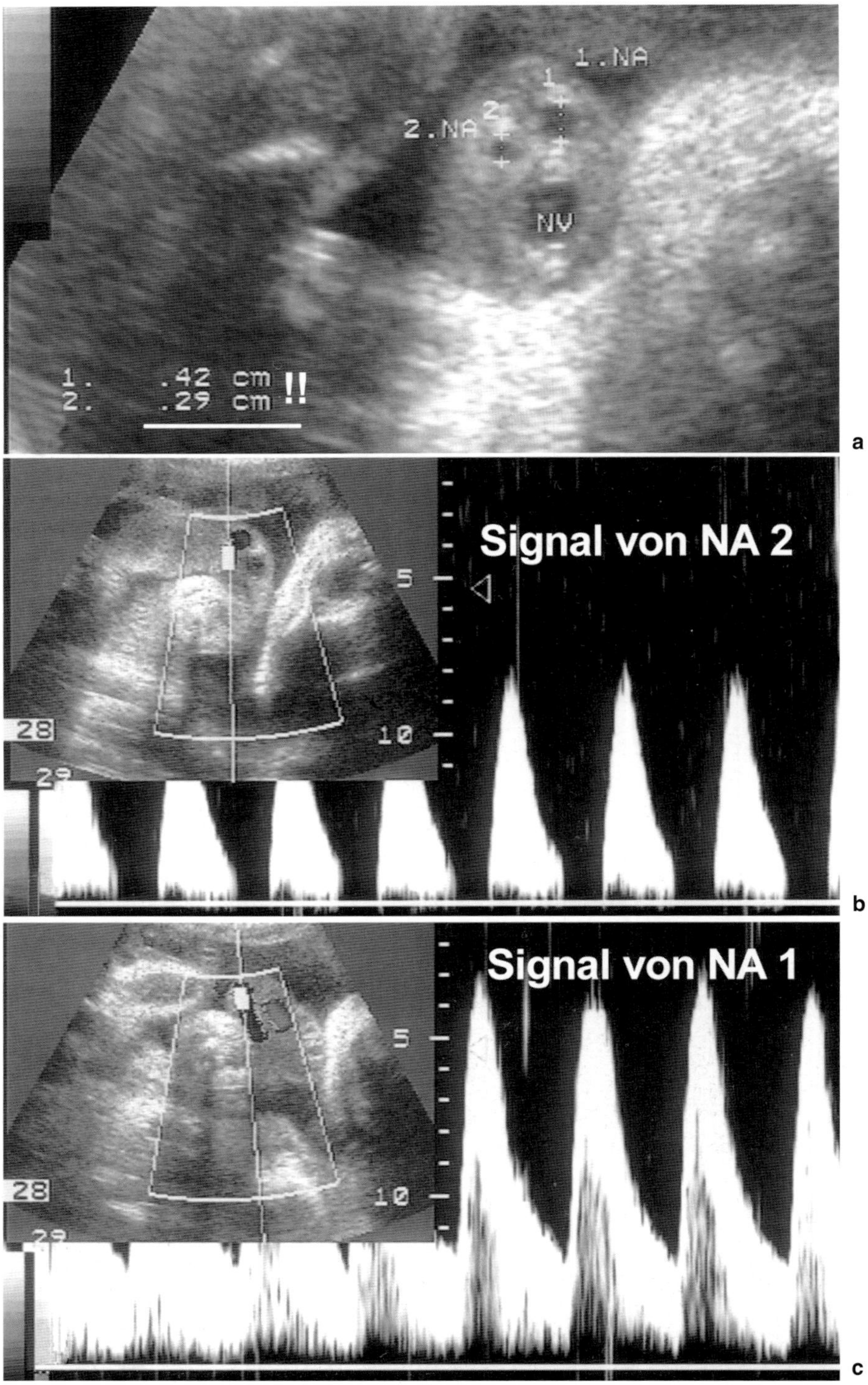

Abb. 1.42 a–c. a Nabelschnur mit 2 unterschiedlichen Lumina der Nabelarterien. **b** Das Dopplersignal der abgeleiteten A. umbilicalis (*NA 2*) mit dem kleineren Lumen und den dadurch höheren Gefäßwiderstand, täuscht durch den diastolischen Nullfluß eine schwere Pathologie vor. **c** Das Dopplersignal der A. umbilicalis (*NA 1*) mit dem größeren Lumen ergab einen völlig unauffälligen Index passend zur Klinik des Feten

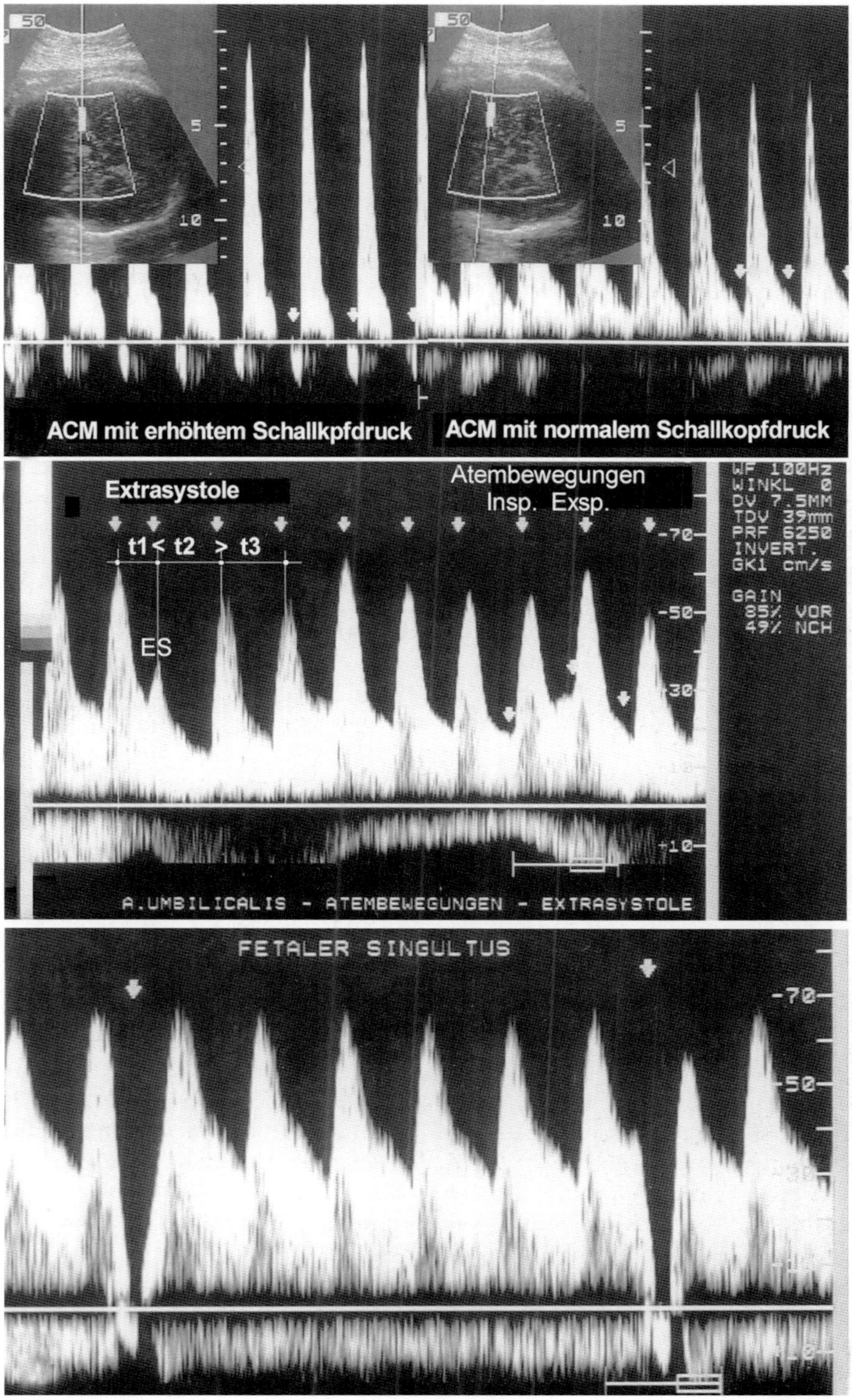

Abb. 1.43 a–c. **a** In der A. cerebri media kann es durch einen erhöhten Schallkopfdruck zu einer erhöhten intrazerbralen Drucksteigerung kommen, was einen diastolischen Reversfluß in der Diastole zur Folge haben kann. Dieses Phänomen hat kein pathologisches Korrelat. Wenn man den Schallkopf nun mit weniger Druck an der mütterlichen Bauchwand ankoppelt, ist dieses Phänomen in aller Regel reversibel. **b** Dopplersignal der A. umbilicalis mit fetaler Extrasystole und fetalen Atembewegungen. **c** Dopplersignal der A. umbilicalis mit fetalem Singultus

Zusammenhang zwischen Gefäßtiefe und maximal meßbarer Geschwindigkeit und Pulsrepetitionsfrequenz

Mit Zunahme der Gefäßtiefe (s) muß die PRF abnehmen (Abb. 1.40b), weil die Laufzeit (T) der Impulswelle sich erhöht. Denn erst wenn die Pulswelle wieder empfangen wird, kann der nächste Impuls ausgesandt werden. Je niedriger jedoch die PRF wird, um so niedriger wird auch die meßbare Geschwindigkeit. Bei gleichbleibender Gefäßtiefe lassen sich mit niedrigen Dopplerfrequenzen höhere Geschwindigkeiten messen (Abb. 1.40c):

Es gilt:

$PRF = l/T$;
$c = 2s/T$;
$PRF = c/2s$ wenn $s \uparrow$ muß $PRF \downarrow$ (c = Schallgeschwindigkeit, T = Abtastzeit).

Informationsverlust des Frequenzspektrums bei hohen Geschwindigkeiten durch Aliasing

Läßt sich bei hohen Geschwindigkeiten aufgrund der Gefäßtiefe die PRF nicht erhöhen und überschreiten die entsprechenden Shiftfrequenzen das Nyquist-Limit, so erscheinen Vorflußanteile des Signals im Rückflußanteil (Abb. 1.41a). Diesen Effekt bezeichnet man als „Aliasing-Effekt" (Gill 1987; Graf et al. 1985; Taylor et al. 1988).

Maximal meßbare Dopplershiftfrequenz (Nyquist-Limit):

$$f_{D\,max} \leq PRF/2 .$$

Das Nyquist-Limit besagt, daß eine Wellenlänge mindestens 2mal abgetastet werden muß, um die richtige Dopplershiftfrequenz zu erkennen. Ist diese Bedingung nicht erfüllt (Abb. 1.40b), wird die Frequenz (f_D) nicht eindeutig ermittelt und zwangsläufig eine niedrigere Dopplershiftfrequenz (f_N) (Geschwindigkeit) vorgetäuscht (Aliasing-Effekt). Die PRF soll so hoch eingestellt werden, daß kein Aliasing ensteht, jedoch das Signal das ganze zur Verfügung stehende Dopplerspektogramm ausnützt (Abb. 1.41c).

Pitfalls

Nullfluß der A. umbilicalis durch kleineres Lumen der 2. Arterie

Durch auch physiologisch vorkommende unterschiedliche Lumina der 2 Nabelarterien (Abb. 1.42a) können durch den höheren Gefäßwiderstand des kleineren Lumens auch 2 unterschiedliche Widerstandsindizes gemessen werden. Dies kann sogar soweit führen, daß man ein Signal mit einem Nullfluß in der Diastole erhält (Abb. 1.42b). Das Dopplersignal der A. umbilicalis mit dem größeren Lumen ergab einen völlig unauffälligen Index, passend zur Klinik des Feten (Abb. 1.42c). Daher ist es wichtig, mehrmals und an verschiedenen Stellen gleiche, reproduzierbare Dopplersignale zu bekommen, um nicht voreilig falsche Schlüsse zu ziehen.

Reverse-flow der A. cerebri media durch erhöhten Schallkopfdruck

Wenn man bei der Untersuchung der A. cerebri media den Schallkopf zu fest anpreßt und dadurch einen erhöhten intrazerebralen Druck erzeugt, kann bei der dopplersonographischen Messung des selben Gefäßes ein diastolischer Reverse-flow der A. cerebri media erzeugt werden (Abb 1.43a). Dieses Phänomen hat aber kein pathologisches Korrelat und ist als normal einzustufen. Wenn man den Schallkopf nun mit weniger Druck an der mütterlichen Bauchwand ankoppelt, ist dieses Phänomen in aller Regel reversibel. So kann auch eine Blutumverteilung mit Zunahme des diastolischen Flusses in der A. cerebri media durch erhöhten Schallkopfdruck wieder in ein scheinbar normales Flußmuster gebracht werden (Vyas 1990).

Extrasystolen und fetaler Singultus

Extrasystolen (ES) können von fetalen Atembewegungen leicht durch die verlängerte Refraktärzeit nach der ES unterschieden werden (Abb. 1.43b). Der fetale Singultus (Abb. 1.43c) ist gekennzeichnet durch immer wiederkehrende Inzisuren im Dopplersignal bis hin zum Reverse-flow, unabhängig von Systole bzw. Diastole und soll mit einer fetalen Arrhythmie nicht verwechselt werden.

Literatur

Eik-Nes SH, Marsal K, Kristofferson K (1984) Methodology and basic problems related to blood flow studies in the human fetus. Ultrasound Med Biol 10:329–337

Fendel H, Fendel M, Warnking R (1983) Fehlermöglichkeiten der gepulsten Dopplermethode zur Blutflußmessungen am Feten. Z Geburtshilfe Perinatol 187:83–87

Gill RW (1985) Measurement of blood flow by ultrasound: Accuracy and sources of error. Ultrasound Med Biol 11:625–641

Gill RW (1987) Doppler ultrasound – physical aspects. Semin Perinatol 11:292–299

Graf HP, Kosa WA, Kurz CS, Schillinger H (1985) Der Einfluß des „aliasing“ und des „Filters“ auf die quantitative Bestimmung der mittleren Flußgeschwindigkeit und des Flußvolumens pro Zeiteinheit bei der gepulsten Ultraschall-Doppler-Methode. Ultraschall 6:237–244
Griffin D, Cohen-Overbeck T, Campbell S (1983) Fetal and utero-placental blood flow. Clin Obstet Gynecol 10:565–602
Hassler D (1982) Messung der Blutgeschwindigkeit, des Blutvolumenstroms und der Aderquerschnittsfläche nach der integralen Ultraschall-Dopplermethode – Vergleich und Synthese zweier Lösungen. Ultraschall 3:24–29
Hassler D (1987) Beitrag zur Systemtheorie der Ultraschall-Puls-Doppler-Technik zur Blutströmungsmessung – I. Teil. Ultraschall 8:102–107
Hassler D (1987) Beitrag zur Systemtheorie der Ultraschall-Puls-Doppler-Technik zur Blutströmungsmessung – II. Teil. Ultraschall 8:152–154
Hassler D (1987) Beitrag zur Systemtheorie der Ultraschall-Puls-Doppler-Technik zur Blutströmungsmessung – III. Teil. Ultraschall 8:192–196
Marsal K, Lindblad A, Lingman G, Eik-Nes SH (1984) Blood flow in the fetal descending aorta; intrinsic factors affecting fetal blood flow, i. e. fetal breathing movements and cardiac arrhythmia. Ultrasound Med Biol 10:339–348
Mires G, Dempster J, Patel NB, Crowford JW (1987) The effect of fetal heart rate on umbilical artery flow velocity waveforms. Br J Obstet Gynecol 94:665–669
Standardkommission der Arbeitsgemeinschaft Doppler-Sonographie und materno-fetale Medizin (AGDMFM) (1996) Standards in der Perinatalmedizin – Dopplersonographie in der Schwangerschaft. Geburtshilfe Frauenheilkd 56:69–73
Taylor KJW, Burns PN, Wells PNT (1988) Clinical application of Doppler ultrasound. Raven Press, New York
Trudinger BJ (1987) The umbilical circulation. Semin Perinatol 11:311–321
Vyas S, Campbell S, Bower S, Nicolaides KH (1990) Maternal abdominal pressure alters fetal cerebral blood flow. Br J Obstet Gynecol 97:740–747

Sicherheitsaspekte

K.T.M Schneider

Einführung

Seit Ende der 60er Jahre gilt der Ultraschall mit der nichtinvasiven Möglichkeit der Bildgebung als Meilenstein des Fortschritts in der Medizin und besitzt ausgehend von der Bearbeitung geburtshilflicher Fragestellungen mittlerweile in nahezu allen Fachdisziplinen eine Schlüsselstellung in der Diagnostik. Seit der gleichen Zeitspanne greift die kontinuierliche externe elektronische Herzfrequenzregistrierung erstmals in breitem klinischem Einsatz auf das in den vorherigen Kapiteln bereits dargestellte Continuous-wave-Dopplerprinzip zurück. Seit Ende der 70er Jahre wurden der gepulste Doppler zur Erfassung von Blutströmungsgeschwindigkeiten und seit Mitte der 80er Jahre die Farbkodierung eingeführt.

Die Entwicklung immer leistungsfähiger Ultraschallscanner mit immer neuen Darstellungsmöglichkeiten des Blutströmungsverhaltens, der Einsatz neuer Sondenarchitektur und die simultane multimodale Darstellung (B-, M-Mode, color flow mapping, gepulster Doppler) können akustische Energien freisetzen, wie sie bisher noch nicht im diagnostischen Bereich in der Schwangerschaft zum Einsatz kamen. Allgemein zeigt sich in den letzten 15 Jahren ein deutlicher Anstieg der durchschnittlich im geburtshilflichen Bereich applizierten Ultraschallenergie (Duck u. Martin 1992; Duck u. Henderson 1998). Diese Energien können meßbare Effekte in biologischem Gewebe erzeugen. Bisher konnte allerdings noch kein wissenschaftlicher Nachweis geführt werden, daß durch derartige Bioeffekte ein Schaden am Embryo bzw. Fetus entstanden wäre. Dennoch muß eine exakte Risiko-Nutzen-Überlegung insbesondere beim Einsatz des gepulsten Ultraschalldopplerverfahrens getroffen werden.

Meßparameter für die Ultraschallexposition

Trotz der unterschiedlichen Einsatzformen von Ultraschall genügen einige wenige Parameter, um die möglichen Bioeffekte zu beschreiben. Im folgenden soll weniger versucht werden, komplizierte physikalische Zusammenhänge darzustellen, als vielmehr ein Allgemeinverständnis für Bioeffekte beim diagnostischen Einsatz von Ultraschall zu wecken.

Schalldruck

Ultraschall ist die oszillierende Ausbreitung von Schallwellen, die in der Lage ist mit unterschiedlichen Schalldrücken Gewebe zu durchqueren, wobei mechanische Energie freigesetzt wird. Bei dieser Interaktion zwischen Ultraschall und Gewebe können *schalldruckbedingte Vibrationen* ausgelöst werden, die in Megapascal (MPa) angegeben werden. Geräte für den diagnostischen Ultraschall können Schalldrücke von 0,5 bis über 5 Mpa generieren. Dagegen beträgt der atmosphärische Druck nur 0,1 MPa. Der Schalldruck kann dabei sowohl in Ausbreitungsrichtung der Ultraschallwellen als auch im rechten Winkel davon wirken (Scherwellen). Flüssigkeiten und Weichteilgewebe lassen sich durch longitudinale Schalldruckwellen nur schwer, dagegen leichter durch Querwellen komprimieren. Hartes Gewebe wie Knochen unterstützt dagegen die Schallwellenausbreitung in beiden Richtungen (Henderson et al. 1995; Kossoff 1998).

Schallwellengeschwindigkeit

Die Geschwindigkeit der longitudinalen Schallwellenausbreitung in Flüssigkeit beträgt unabhängig von der Schallfrequenz 1540 m/s. Sie ist in Weichteilgewebe um ca. 1–2%, in Fettgewebe um 10% niedriger; dagegen beträgt sie in Knochen 3000–3500 m/s.

Wellenlänge

Die Wellenlänge ist in der Diagnostik für die Bildauflösung maßgeblich. Sie ergibt sich aus dem Quotienten von Schallgeschwindigkeit und der Frequenz des Transducers. Je nach Leistungsfähigkeit ergeben sich axiale Auflösungen zwischen 1 und 2 mm und laterale Auflösungen zwischen 1,5 und 5 mm.

Abschwächung der Schallausbreitung

Bei der Schalldurchquerung von Gewebe kommt es zu einer progressiven Schallabschwächung. Diese sind zurückzuführen auf:

- Schallabsorption durch Verlust bzw. Umwandlung von mechanischer Energie in Wärme,
- Schallstreuung durch Ablenkung der Schallenergie aus der Hauptschallrichtung.

Die Schallabschwächung ist proportional der Schallfrequenz und wird in Dezibel (dB) pro cm und pro MHz angegeben. Verschiedene Körpergewebe besitzen unterschiedliche Schallabsorptions- und -Reflexionseigenschaften. Diese sind von der akustischen Impedanz des beschallten Mediums abhängig, die das Produkt aus Gewebedichte und Schallgeschwindigkeit im beschallten Medium ist. Die Schallwellen werden an den Trennflächen zwischen Medien unterschiedlicher akustischer Impedanz reflektiert. Je stärker sich der Insonationswinkel von 90° entfernt und 0 annähert, desto größer wird der Anteil reflektierter Schallwellen. Körperflüssigkeiten und Knorpel sind nichtreflektierende Gewebe, in denen die Ausbreitung der Ultraschallwellen longitudinal erfolgt. Knochen und Gase sind stark reflektierende Strukturen mit einem hohen Anteil transversaler Ultraschallwellenausbreitung. Lebergewebe schwächt z. B. den Ultraschall um 0,45 dB/cm und MHz d. h., daß eine Wegstrecke durch 6 cm Leber bei Anwendung eines 5-MHz-Schallkopfes die Schallenergie um $0{,}45 \cdot 6 \cdot 5 = 13{,}5$ dB verringert. Der Energieverlust wird vorteilhaft logarhithmisch angegeben. Dabei bedeutet eine Abschwächung des Ultraschallstrahls um 10 dB einen Energieverlust um das 10fache, eine Abschwächung um 20 dB einen Energieverlust um das 100fache und eine Abschwächung um 30 dB einen Energieverlust um das 100fache.

Die Abschwächung wurde früher in Wassermodellen, heutzutage in „In-situ-Gewebemodellen" gemessen. Bei dem am meisten verwendeten standardisierten „Durchschnittsgewebemodell" wird davon ausgegangen, daß der Ultraschallstrahl uniform um 0,3 dB/cm/MHz durchschallten Gewebes abgeschwächt wird. Im Knochenmodell wird die Hauptenergie nahe am Transducer abgegeben. Im Ersttrimestermodell muß der kaum Energie abschwächenden Wasservorlaufstrecke durch die Blase Rechnung getragen werden.

- Körperflüssigkeiten führen kaum zu einer Abschwächung oder Ablenkung des Ultraschallstrahls. Erst bei Schallfrequenzen >10 MHz wird eine Schallabschwächung auch in Flüssigkeiten registrierbar, da die Schallabschwächung proportional dem Quadrat der verwendeten Schallfrequenz ist.
- Weichteilgewebe führt zu einer bedeutenden Absorption aber nur zu einer geringfügigen Ablenkung der Schallwellen.
- Knochen absorbiert und streut Schallenergie signifikant bereits beim Auftreffen auf die Knochenoberfläche.

Schallfenster

Das von der Breite des Transducers und der Frequenz bestimmte Schallfenster spielt bei Dosisüberlegungen eine Rolle, da die Energieabgabe innerhalb dieses Fensters erfolgt. Das Nahfeld ist proportional dem Quadrat des Transducerdurchmessers und umgekehrt proportional der Frequenz. Jenseits des Nahfelds divergiert der Ultraschallstrahl. Ein Fokussieren des Ultraschallstrahls kann nur im Nahfeld erfolgen.

„pulsed mode"

Die Mehrzahl der Ultraschallgeräte funktionieren in einem gepulsten Verfahren. Die Schallenergie wird dabei nur kurzzeitig abgegeben, die meiste Zeit arbeiten die Geräte im Empfangsmodus um die gewonnenen Signale weiterzuverarbeiten (Abb. 1.44).

Die Abb. 1.44 illustriert eine typische Wellenform, wie sie im B-Mode und Colordoppler angetroffen wird. Die Frequenz ist definiert als Dauer des längsten Zyklus der Welle. Der maximale Druck wird bei p+ erreicht. Der Abstand zwischen 2 Pulsen wird als Pulsrepetitionsfrequenz bezeichnet und in Millisekunden angegeben.

Während der positiven Druckwelle wird das durchquerte Gewebe komprimiert und verdichtet, so daß die Ausbreitung der Ultraschallwelle beschleunigt wird, während in der Retraktionsphase der Welle die Dichte des durchquerten Mediums verringert und die Ausbreitungsgeschwindigkeit der Ultraschallwelle herabgesetzt wird. Bei entsprechend hohem Druck kann dieser Effekt zu einer Distorsion der Welle mit einem bis zu 3fach höheren Anteil positiven Druckes („Schockwelle") führen. Eine solche Schockwelle kann wegen der Abschwächung kaum bei der Durchquerung von Weichteilgewebe am ehesten bei der Durchquerung von Flüssigkeiten entstehen. Dies wäre z. B. denkbar bei der Beschallung des Feten durch eine uringefüllte mütterliche Harnblase.

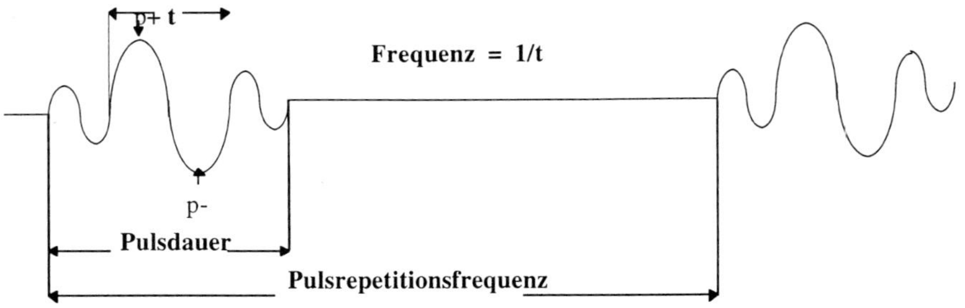

Abb. 1.44. Ultraschalldruckpulse, Pulswellendauer und Pulsrepetitionsfrequenz. P+ kennzeichnet den maximalen positiven, p− den maximalen negativen Spitzendruck

Ausgangsleistung und Intensität

Die *Ausgangsleistung* (Power) ist definiert als die Rate um die die Schallenergie in eine andere Energieform (z.B. Wärmeenergie) transformiert wird. Diese Größe wird in Watt angegeben, die Maßeinheit für die abgegebene Energie ist Joule. Die Power ist daher eine maßgebliche Größe für die Fähigkeit des Ultraschallstrahls, Gewebe zu erwärmen.

Als *Intensität* wird die räumliche Zuordnung der Power definiert: Intensität = Power/Fläche (mW/cm^2). Dies drückt aus, daß die Schallintensität proportional dem Quadrat des Druckes der Ultraschallwelle ist. Die Intensität kann daher berechnet werden, wenn der Schalldruck bekannt ist; sie ist allerdings auch eine zeitabhängige Größe.

Die *durchschnittliche Intensität* (avarage intensity) ist die Intensität, die man bei der Division der Power durch die Fläche, die den Ultraschallstrahl einschließt, erhält. In Schallkopfnähe ist die Fläche des Ultraschallstrahls identisch mit dem Diameter des Transducers. In weiterer Entfernung vom Transducer ändert sich der Schallstrahl, die Verteilung der Ultraschallenergie konzentriert sich mehr entlang der Mittelachse des Ultraschallstrahls (Fokus). Diese *axiale Intensität* ist 3- bis 5fach höher als die Durchschnittsintensität, so daß die axiale Intensität für die Enstehung von Bioeffekten die wichtigere Meßgröße ist.

Die *räumliche Spitzenintensität* (peak spatial intensity) ist die maximal meßbare Intensität innerhalb des Ultraschallstrahls. In Wasser entspricht dieser Wert der axialen Intensität im Bereich des Fokus. Im Gewebe wird durch die Abschwächung dieser Wert mehr in Transducernähe erreicht.

Die *maximale Intensität* (I_m) ist der Intensitätsgehalt innerhalb des höchsten Pulswellenabschnitts (Integral unter p+ in Abb. 1.44).

Die *räumliche und zeitliche Spitzenintensität* (spatial peak time peak = I_{SPTP}) ist der Spitzenintensitätswert in der Ultraschallwelle (s. p+ in Abb. 1.44).

Die *räumliche durchschnittliche Spitzenpulsintensität* (spatial peak pulse avarage intensity = I_{SPPA}) ist der Intensitätsgehalt des gesamten Ultraschallpulses und die räumlichen Spitzen und zeitliche *Durchschnittsintensität* (spatial peak temporal avarage intensity = I_{SPTA}) ist die I_{SPPA} dividiert durch den Quotienten aus der Pulsrepetitionszeit und der Länge eines Pulszyklus.

Die *Dosis* ist die die Intensität der Schallwellen über den Zeitraum der Exposition. Sie wird durch Gewebeunterschiede und unterschiedliche Schallbedingungen unkalkulierbar beeinflußt, so daß ganaue Berechnungen der Dosis z.B. einer sonographischen Gesamtuntersuchung des Feten bisher nicht möglich sind (Barnett u. Kossoff 1998; Granberg 1996; Gröger u. Gembruch 1997; Henderson et al. 1995; Huch et al. 1993; Kossoff 1998; Stone et al. 1992; Williams 1991).

Messung von Bioeffekten

Intensitätsgrößen

Zur Messung von Bioeffekten gelangten bislang verschiedene akustische Meßparameter zur Anwendung, beispielsweise die frühere Empfehlung des „American Institute of Ultrasound in Medicine" (AIUM) mit einer Empfehlung, die Durchschnittsintensität auf maximal 100 mW/cm^2 zu begrenzen. Genauere Meßmethoden erlaubten die Messung des Ultraschalldruckes an verschiedenen Stellen der Ultraschallwelle. Hierdurch konnten spezifische Grenzwerte für spezifische Gewebe, z.B. Gefäße, Augen, Fetus durch die „American Food and Drug Administration" (FDA) angegeben werden. Hierbei kamen im wesentlichen 3 Intensitätsparameter I_{SPTA}, I_{SPPA} und I_m zur Anwendung (AIUM 1994; Barnett 1998; Barnett u. Kossoff 1998; Carstensen 1984; EFSUMB 1998; FDA 1992). Mit der Zeit wurde erkannt, daß diese 3 Intensitätsbeschreibungen keine Vergleichsmöglichkeit unterschiedlicher Ultraschallgeräte und Ausbreitungsformen des Ultraschallstrahls im Hinblick auf mögliche Bioeffekte erlauben. Stattdessen wurde von der AIUM angeregt, nichtakustische Indizes zu verwenden, die online am Bildschirm der Ultraschallgeräte über die vom Gerät abgegebene thermische bzw. mechanische Energie Auskunft geben. Diese Indizes benötigen jedoch die Messung der akustischen Power und des maximalen negativen Spitzendruckes der Ultraschallwelle, so daß ein Grundverständis für die akustischen Meßparameter weiterhin von Vorteil ist (AIUM 1994).

Thermische Meßgrößen

Die Fähigkeit des Ultraschallstrahls, Gewebe zu erwärmen und so Bioeffekte zu erzeugen, wird im wesentlichen durch die akustische Power des Geräts und durch die I_{SPTA} bestimmt. Dabei ist zu realisieren, daß durch die Messung beider Parameter der aktuelle Temperaturanstieg im Gewebe nicht ermittelt werden kann. Hierfür ist es notwendig, Schallfensterbreite, Ultraschallfrequenz und die physikalischen Eigenschaften des beschallten Gewebes hinsichtlich Perfusion und Abschwächung des Ultraschallstrahls zu kennen.

Die *Power* moderner Ultraschallgeräte variiert zwischen 1 und 500 mW. Hierdurch wird auf ein in Flüssigkeit eingebettetes Beschallungsobjekt ein Druck von 0,07–0,03 g ausgeübt. Im M-Mode und im gepulsten Doppler wird im Gegensatz zum B-Mode bzw. „color flow mapping" ein stationärer Ultraschallstrahl definiert auf das Beschallungsobjekt gerichtet und hierdurch die Power pro Gewebeeinheit deutlich erhöht. Bei der Berechnung der Gewebeerwärmung wird davon ausgegangen, daß 1 cm vom Meßort entfernt durch die Gewebeperfusion keine nennenswerte Temperaturerhöhung durch die Insonation zustande kommt.

Die I_{SPTA} wird mittels kleinster (0,5 mm) kalibrierter Hydrophone in verschiedenen Gewebetiefen entlang der Ultraschallachse und im Bereich des Fokus gemessen. Die I_{SPTA} wird durch Multiplikation mit der Pulsdauer dividiert durch die Pulsrepetitionszeit errechnet. Bei dem nichtstationären sondern gescannten Ultraschallverfahren muß ferner die Bildwiederholfrequenz (10–30/s) berücksichtigt werden.

Das Ausmaß einer möglichen Temperaturerhöhung ist proprotional dem Produkt der Amplitude der Ultraschallwelle, der Länge des Ultraschallpulses und der Pulsrepetitionsfrequenz. Ultraschallgeräte mit kontinuierlicher Leistungsabgabe benötigen niedrigere Pulsamplituden (Barnett u. Kossoff 1998; Kossoff 1998).

Mechanische Meßgrößen

Die I_{SPPA} und der *negative Spitzendruck* (p–) beschreiben den Intensitätsgehalt und den Spitzendruckwert der transmittierten Ultraschallwelle und damit die Fähigkeit, mit einer Bläschenbildung z.B. in Flüssigkeiten (Kavitationseffekt) Bioeffekte zu erzeugen. Ob allerdings tatsächlich Kavitationen auftreten, läßt sich mit diesen Angaben nicht voraussagen, da es bisher in biologischem Gewebe nicht möglich war, das Auftreten von Kavitation formulativ zu beschreiben.

Die I_{SPPA} wird wie bereits erwähnt zur Berechnung der I_{SPTA} benötigt. Sie beschreibt die gesamte Intensität innerhalb eines Ultraschallpulses. Das Entstehen von Kavitationen ist sowohl von der räumlichen als auch von der zeitlichen Konzentration der Intensität abhängig. Es bestehen aber noch große Lücken im Verständnis um die Enstehung von Kavitationseffekten in biologischem Gewebe, so daß dieser Parameter in der Zukunft u.U. durch andere ergänzt bzw. ersetzt werden könnte.

Der p– ist dagegen ein anerkannter Parameter für die Beschreibung von Kavitationseffekten. Dies rührt daher, daß positive Druckwellen mit höheren Frequenzen durch beschalltes Gewebe abgeschwächt und ihre Amplitude durch die unterscheidliche Abschwächung schwer meßbar sind. Bei Auftreten von „Schockwellen" (s. oben) kann der positive Spitzendruck bis zu 3mal größer werden als der negative, so daß hieraus eine Distorsion der Ultraschallwelle zu Kavitationseffekten führen könnte. Allerdings besteht Unsicherheit, ob in Weichteilgeweben überhaupt bzw. bis zu welchem Ausmaß Schockwellen auftreten können.

Dennoch besteht eine generelle Übereinstimmung darin, daß es mit Hilfe der oben genannten 4 Parameter gelingt, den akustischen Output unterschiedlicher Ultraschallgeräte hinsichtlich ihres möglichen Bioeffekts zu beschreiben und so Vergleichsmöglichkeiten zu schaffen (Kossoff 1998).

Akustischer Output moderner Ultraschallverfahren

Beim *B-Mode, 3-D-Ultraschall* sowie beim *CW-Doppler* sind die verwendeten Leistungen und die I_{SPTA} so gering, daß die durch Absorption enstehende Temperaturerhöhung vernachlässigt werden kann. Eine Kavitationsgefahr ist bei diesen Verfahren nicht zu erwarten.

Ein ebenfalls nur geringes Risiko der Gewebeüberwärmung besteht beim *Farbdopplerverfahren* (color flow mapping), da trotz gepulstem Dopplerverfahren die Schallimpulse stärker gestreut werden (Scanmodus) und nur eine niedrige Pulsrepetitionsfrequenz eingesetzt wird (Kossoff 1998). Auch Kavitationseffekte sind im Rahmen dieses Verfahrens nicht zu erwarten.

Im *M-Mode* werden kurze Pulse zur Erzielung einer guten lateralen Auflösung bei relativ niedriger

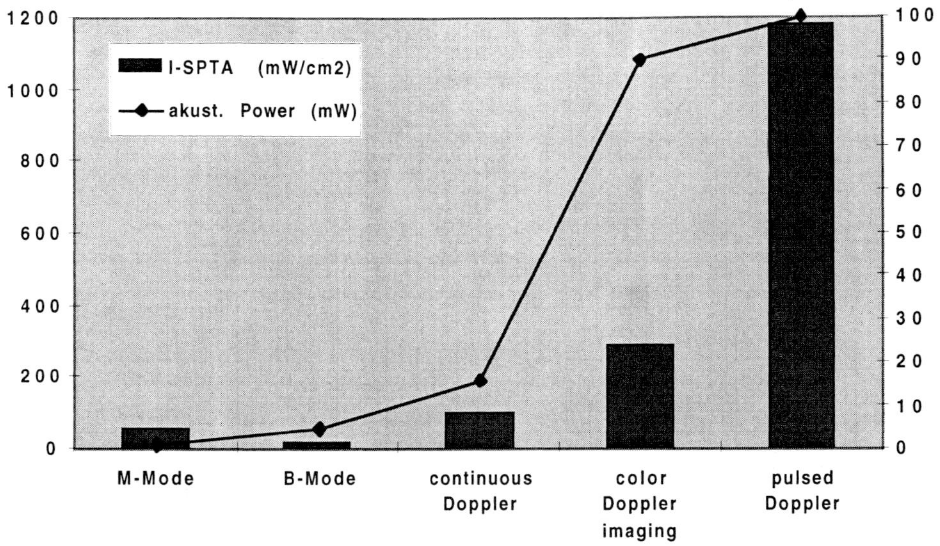

Abb. 1.45. Angaben zur Leistungsabgabe auf dem Markt befindlicher Geräte der für die Gewebserwärmung maßgeblichen Meßgrößen I_{SPTA} und akustische Ausgangsleistung (Power) für verschiedene Ultraschallverfahren. (Nach: Duck u. Henderson 1998; Gröger u. Gembruch 1997)

Pulsrepetitionsfrequenz abgegeben. Dadurch bleibt der Einsatz dieser Methode außerhalb eines möglichen Gefährdungsbereichs durch Kavitation.

Der *gepulste Doppler* benutzt relativ lange Pulse, um eine gute spektrale Auflösung und eine hohe Pulsrepetitionsfrequenz zu erreichen, um einem „Aliasing“ vorzubeugen. Moderne Geräte reduzieren deshalb automatisch die Pulsamplitude bei hoher Pulsrepetitionsfrequenz. Die I_{SPTA} bei gepulstem Dopplerbetrieb kann von 1–10 Wcm^2 betragen (Duck u. Henderson 1998). Das Risiko der Erwärmung ist durch die längeren Ultraschallpulse, die höhere Pulsrepetitionsfrequenz und der Energiekonzentration auf ein schmales Fenster erhöht. Potentiell bestünde nur bei diesem Verfahren das Risiko der Kavitation. M-Mode und gepulster Doppler sind stationäre Ultraschalluntersuchungstechniken, im Gegensatz zu den Scantechniken im B-Bild und „color flow mapping“.

Die verwendeten *Ultraschalltransducer* können zum Aufbau eines B-Bildes, eines kontinuierlichen Dopplermonitorings fetaler Herztöne bzw. als gepulster Doppler bei der Messung von Blutströmungsgeschwindigkeiten eingesetzt werden. Sie können selbst zur Wärmeentwicklung beitragen. Daher sollte auf Abschaltung der Sonden im Freeze-Modus Wert gelegt werden. Darüber hinaus können *transvaginale* bzw. *transabdominale Sonden* zum Einsatz kommen. Bei Vaginalsonden fallen mütterliche Gewebeabsorptionen weg, so daß höhere Schallintensitäten an den Feten appliziert werden als bei transabdominellen Sonden. Allerdings kann ihre Ausgangsleistung gering gehalten werden, da die geringer gedämpfte Reflexion der Ultraschallwellen dennoch eine gute Bildgebung erlaubt. Dieser Vorteil wird allerdings durch die Verwendung von Sonden mit höherer Schallfrequenz teilweise wieder aufgehoben.

Am niedrigsten ist die I_{SPTA} in fetalen Herzfrequenzmonitoren, gefolgt von B-Mode, M-Mode, „color Doppler imaging“ und gepulstem Doppler. Der I_{SPTA}-Anstieg zwischen den genannten Modi beträgt ca. jeweils das 3fache (Abb. 1.45):

- I_{SPTA} = fetale Herzfrequenz < B-Mode < M-Mode < color flow mapping < gepulster Doppler.

DieTestdurchführung der kommerziell verfügbaren Geräte erfolgte unter „Worst-case-Bedingungen“. Unter normalem Einsatz sind insbesondere die dargestellten Höchstwerte in den Streubereichen nicht realistisch. Dennoch erscheint es wichtig, sich mit den Leistungsdaten des eigenen Geräts vertraut zu machen (Tabelle 1.2).

Eine Umfrage zu Beginn der 90er Jahre zeigte in den deutschsprachigen Ländern, daß über die Hälfte der Dopplersonographieanwender nicht oder nur ungenügend über die Leistungsdaten der von ihnen verwendeten Geräte informiert waren. Die benötigte Untersuchungsdauer nimmt mit zunehmendem Training ab und ist niedriger bei leicht in gutem Winkel einstellbaren Gefäßen (z.B. A. umbilicalis) als z.B. in schwerer darzustellenden Gefäßen (Aa. arcuatae) (Gröger u. Gembruch 1997; Huch et al. 1993; Kossoff 1998; Rott 1998; Schneider u. Lippert 1991).

Tabelle 1.2. Relevante Meßgrößen von Ultraschallenergie bei Freifeldultraschallexposition in Wasser (*k.A.* = keine Angabe) (Duck u. Martin 1992; Duck u. Henderson 1998; Gröger u. Gembruch 1997)

Ultraschallmodus	Power [mW]		I_{SPTA} [mW/cm^2]		p- [MPa]	
	Range	Median	Range	Median	Range	Median
B-Mode	0,6–22	4,6	0,8–284	18,8	0,6–4,3	k.A.
M-Mode	0,35–2,8	0,8	2,0–210	55,7	k.A.	k.A.
CW-Doppler	2,3–90	16	8,5–850	99	0,018–0,6	0,54
Color-Doppler	15–440	90	21–2050	290	0,46–4,25	2,4
Pulsed-Doppler	10–440	100	173–9080	1180	0,67–5,32	2,1

Bioeffekte und mögliche Auswirkungen auf den Feten

Abhängig von Intensität, Frequenz und Beschallungsdauer kann Ultraschall Gewebe mechanisch beeinflussen. Dies kann einerseits ein gewollter therapeutischer Effekt sein z. B. bei der Ultraschallithotrypsie von Gallen- oder Nierensteinen, im diagnostischen Bereich sind derartige Effekte aber unerwünscht. Die potentiellen biologischen Wechselwirkungen beruhen auf physikalisch-mechanischen *Primärwirkungen wie Wärmeentwicklung, Kavitation und Pseudokavitation* sowie *Sekundärwirkungen* wie Mutationen (Tierexperiment) oder chemischen Reaktionen wie Redoxreaktionen und Polymerisation bzw. Bewegung von Flüssigkeiten (Mikrostreaming).

Mögliche gesundheitsschädliche Folgen von Kavitationseffekten können unspezifische Gewebeläsionen mit Hämorrhagie bzw. eine thermische Belastung der Gewebenekrosen sein. In einzelnen In-situ-bzw. tierexperimentellen Untersuchungen lassen sich auch elektronenmikroskopisch nachweisbare ultrastrukturelle Veränderungen an Mitochondrien, Membranen und anderen Zellstrukturen nachweisen, die wiederum potentielle Folgen wie Punktmutationen, Schwesternchromatidaustausch (SCE) oder immunologische Effekte zur Folge haben können (Kossoff u. Barnett 1998; Merrit et al. 1992; Newnham 1998; Rott 1998; Ziskin u. Pettiti 1998).

Thermische Beinflussung

Wie bereits eingangs erwähnt, besitzt fetales Gewebe unterschiedliche Schallabsorptions- und Reflexionseigenschaften. Urin bzw. Fruchtwasser absorbieren praktisch keine Schallenergie. Knochen resorbiert den Ultraschall um den Faktor 40 stärker als z. B. Fett (AIUM 1994). Die absorbierte Schallenergie wird im Gewebe in Wärme umgewandelt. Das Ausmaß der Erwärmung hängt im wesentlichen ab von (Huch et al. 1993; Stone et al. 1992; Williams 1991):

- Ultraschallexposition (I_{SPTA}, Power, Zeit),
- Gewebezusammensetzung (Dichte, Perfusion),
- Gewebeempfindlichkeit (z. B. neuronale Strukturen),
- Art der klinischen Anwendung (z. B. gepulster Doppler).

An Grenzflächen von niedriger zu hoher Schallimpedanz (z. B. Schall durch die gefüllte Harnblase auf Knochengewebe), durch vermehrtes Auftreten von Transversalwellen bei schrägem Insonationswinkel, bei kurzer Wellenlänge und hoher Ultraschallfrequenz in einem engen Schallfenster kommt es zu einer erhöhten Schallabsorption und entsprechender Erwärmung. Die Schallabsorption ist dabei direkt proportional zur verwendeten Ultraschallfrequenz (AIUM 1994). Zusätzliche Einflußfaktoren, die bei „Worst-case-Betrachtungen" nicht berücksichtigt werden, sind die Wärmekapazität des Gewebes und der Wärmeabtransport durch die Gewebeperfusion. Ein biologisch signifikanter Temperaturanstieg um 1°C kann bei Durchschallung von Knochen mit gepulstem Doppler innerhalb von 20 s auftreten. Im Tierexperiment konnten hinter dem Schädelknochen im fetalen Gehirn Temperaturanstiege bis 6°C festgestellt werden (Barnett u. Kossoff 1998; Kossoff u. Barnett 1998).

Als Kenngröße für die thermische Belastung *(thermischer Index)* gilt die Intensität, die benötigt wird, um die Körpertemperatur um 1°C zu erhöhen. Im diagnostischen Ultraschallroutinescreening im B- oder M-Mode-Verfahren wird der Fetus regionär um weniger als 1°C erwärmt. Temperaturerhöhungen bis 38,5°C gelten als unbedenklich. In der Embryonalperiode sind bei stärkerer Überwärmung jedoch teratogene Effekte möglich. In tierexperimentellen Untersuchungen mit kultivierten Embryonen bzw. infolge uteriner Temperaturerhöhung durch mütterliche Überwärmung konnte nachgewiesen werden, daß bei einer Erhöhung der mütterlichen Kerntemperatur über 2°C vermehrt Neuralrohrdefekte, Mikrozephalie, Mikrophtalmie und Enzephalozelen beobachtet werden (Barnett u. Kossoff 1998; Barnett 1998; Stone et al. 1992; Tarantal 1998). Eine Temperaturerhöhung um

4 °C länger als 5 min, d. h. auf 41 °C, muß für den Embryo und den Feten als gefährlich eingestuft werden, dabei steigt das Risiko mit der Dauer der Exposition. Das gepulste Ultraschalldopplerverfahren kann unter bestimmten Bedingungen zu derart relevanten Temperaturerhöhungen führen (Huch et al. 1993; Kossoff u. Barnett 1998; Rott 1997, 1998). Mit zunehmender Knochenkalzifizierung steigt longitudinal zur Schwangerschaftsdauer das Schallabsorptions- und damit das Erwärmungsrisiko an der Knochengrenzfläche an. Darüber hinaus haben Gewebe mit geringer Wärmekonversion bzw. schlechter Perfusion ein erhöhtes Erwärmungsrisiko. Mütterliches Fieber sollte daher zumindest physikalisch behandelt werden und sollte eine Kontraindikation insbesondere für die transosseale gepulste Doppleruntersuchung in der A. cerebri media darstellen.

Kavitationswirkung

Bei der Insonation von gasfreien Flüssigkeiten kann es in der Unterdruckphase der Ultraschallwelle zur Bildung flüssigkeitsleerer Hohlräume (Kavitationen) kommen, die in der nachfolgenden Druckphase wieder kollabieren. Analog können im Gewebe Mikrobläßchen (Pseudokavitation) entstehen, die durch Größenveränderung bzw. Schwingungen gewebeschädigend wirken können. Für das Auftreten derartiger in In-vitro-Versuchen festgestellter kavitationsbedingter Gewebeschäden sind jedoch Ultraschallintensitäten Voraussetzung, wie sie im diagnostischen Bereich praktisch nicht vorkommen. Abgesehen von der erforderlichen Schwellenintensität scheinen für das Auftreten von Kavitationen bereits existierende Gasbläßchen (Kavitationskeime) erforderlich zu sein, die sich im fetalen Gewebe bisher nicht nachweisen ließen.

Ultraschallkontrastmittel zur besseren Visualisierung der Perfusion sind zwar funktionelle Kavitationskerne, es ist jedoch experimentell ein mindestens 8fach erhöhter negativer Spitzendruck nötig, um Kavitationsbioeffekte zu erzeugen. Bisher konnte in keiner Studie bei Menschen ein Kavitationseffekt nachgewiesen werden (AIUM 1994; Kossoff u. Barnett 1998). Damit entfällt auch die Basis für mögliche chemische Reaktionen mit der Bildung freier Radikale infolge Entladung elektrischer Potentialdifferenzen bzw. infolge von Druckauswirkung und extremer lokaler Temperaturerhöhung nach der Implosion von Kavitationen. Nur im Tierexperiment bisher feststellbare pulmonale Hämorrhagien konnten erst bei negativen Spitzendrücken ≥ 2 MPa nachgewiesen werden und waren im Rahmen klinischer Untersuchungen beim Menschen bisher nicht bestätigt worden.

Das Auftreten von Kavitationen korreliert mit dem p- und der I_{SSPA} (s. unten).

Teratogenität und Mutagenität

Unabhängig von der Art des eingesetzten Ultraschallverfahrens ergeben sich bisher weder im Tierexperiment noch beim Menschen Hinweise auf eine Fruchtschädigung. Selbst beim Versuch durch Dauerultraschallexposition (0,5–1 W/cm^2) Aborte zu provozieren, konnte bei 150 Schwangeren mit geplantem Schwangerschaftsabbruch keine Abortbestrebung ausgelöst werden. Zwei Schwangere, die sich im Nachhinein gegen den Schwangerschaftsabbruch entschieden, gebaren morphologisch unauffällige Kinder (Gröger u. Gembruch 1997).

Während im Tierexperiment durch Dauerbeschallung bei einigen Insektenarten Mutationen ausgelöst werden konnten, ließen sich wegen der zur Kavitationsbildung begünstigenden Insektenanatomie diese Ergebnisse nicht auf den Menschen übertragen. Bei Energiedosen <50 mW, wie sie häufig im diagnostischen Ultraschall Verwendung finden, wurden bisher keine DNA-Brüche oder Chromosomenaberrationen beobachtet. Die in vitro in einzelnen Studien nachgewiesenen DNA-Brüche bzw. Schwesternchromatinaustausche wurden bei viel höheren Intensitäten (z. B. bis 1000 mW/cm^2) beobachtet, wobei sich auch diese Ergebnisse wegen der protektiven Funktion der in vivo in Proteinkomplexe eingebundenen DNA nicht ohne weiteres übertragen lassen. In Reviewarbeiten konnte gezeigt werden, daß seit Einführung der antepartalen Sonographie keine Zunahme an chromosomalen bzw. strukturellen Fehlbildungen oder gar Malignomen festzustellen ist (Carstensen 1984; Huch et al. 1993; Rott 1997; Tarantal 1998; Ziskin u. Pettiti 1988).

Untersuchungen zur Beeinträchtigung der fetalen Entwicklung nach Ultraschallexposition

Wegen des geringeren Byas wird in Tabelle 1.3 nur auf die Ergebnisse prospektiver bzw. randomisierter Untersuchungen verwiesen. Bezüglich der Doppleruntersuchung fanden Moore et al. (1988) in der Studiengruppe geringere Geburtsgewichte um 116 g. Allerdings war ihre Kontrollgruppe nicht adäquat gematcht; die Indikation für die Untersuchung war nicht angegeben. Es ist daher möglich, daß die Indikation für die Untersuchungsgruppe eben gerade der Verdacht auf ein „Small-for-gestational-age-Fetus" war. Des weiteren waren in dieser Untersuchung die Schwangerschaftswochen (SSW) zwischen Untersuchungs- und Kontrollgruppe nicht vergleichbar. Eine exaktere Nachanalyse dieser Daten durch Stark et al. (1984) erbrachte keine signifikanten Gewichtsdifferenzen zwischen beiden Gruppen. In der einzigen Studie mit mehr als 2 Doppleruntersuchungen konnten

Tabelle 1.3. Prospektive Studien zum Einfluß verschiedener Ultraschalldopplerverfahren auf die kindliche Entwicklung. (mod. nach Newnham 1998), (*n. s.* nicht signifikant)

Autor	Jahr	Ultraschall-modus	Studien-gruppe	Kontrolle	Untersuchte Parameter	Ergebnis
Stark et al.	1984	PW-Doppler	$n=425$, exponiert	$n=381$, exponiert	Neurologische Entwicklung, IQ, Geburtsgewicht 10. bis 12. Lebensjahr	n. s.
Smith et al.	1984	PW-Doppler	$n=315$, exponiert	$n=270$, nicht exponiert	Geburtsgewicht	n. s.
Moore et al.	1988	PW-Doppler	$n=1598$, exponiert	$n=944$, nicht exponiert	Geburtsgewicht	Exponiert geringeres Geburtsgewicht
Hofmeyr et al.[a]	1991	CW-Doppler	$n=438$, exponiert	$n=459$, nicht exponiert	Geburtsgewicht, Outcome	n. s.
Davies et al.[a]	1992	CW-Doppler	$n=1246$, exponiert	$n=1229$, nicht exponiert	Hospitalisierung, Geburtsgewicht	n. s.
Almström et al.[a]	1992	PW-Doppler	$n=214$, exponiert	$n=212$, nicht exponiert	Geburtsgewicht, Outcome	n. s.
Tikkanen et al.	1992	PW-Doppler	$n=406$, exponiert	$n=756$, nicht exponiert	Malformation	Exponiert mehr Herzvitien
Salvesen et al.	1993	PW-Doppler	$n=1115$, exponiert	$n=1046$, nicht exponiert	Neurologische Entwicklung, 8. bis 9. Lebensjahr	Exponiert mehr Linkshänder
Mason et al.[a]	1993	CW-Doppler	$n=1015$, 80% exponiert	$n=1001$, 4% exponiert	Geburtsgewicht, Outcome	n. s.
Johnstone et al.[a]	1993	CW-Doppler	$n=1114$, exponiert	$n=1175$, nicht exponiert	Geburtsgewicht, Outcome	n. s.
Newnham et al.	1993	5mal CW-Doppler-B-Mode	$n=1415$, exponiert	$n=1419$, nicht exponiert	Geburtsgewicht, Outcome	Exponiert mehr IUGR, Geburtsgewicht 25 g
Grisso et al.	1994	PW-Doppler	$n=940$, exponiert	$n=3749$, nicht exponiert	Geburtsgewicht	n. s.

[a] Prospektiv randomisierte, klinisch kontrollierte Studien.

Newnham et al. (1993) bei 5 CW-Doppleruntersuchungen um die 18., 24., 28., 34. und 38. SSW einen höheren Anteil wachstumsretardierter Kinder feststellen. Das im Median um 25 g niedrigere mittlere Geburtsgewicht in der dopplersonographisch verfolgten Gruppe unterschied sich allerdings nicht signifikant von der Kontrollgruppe. Im Alter von 1 Jahr war dieser Unterschied nicht mehr statistisch relevant; es ließ sich sogar ein statistisch höherer Gewichtszuwachs in der dopplersonographisch überwachten Gruppe feststellen. In einer nur B-Bild-überwachten randomisierten Untersuchungsgruppe ließ sich sogar ein höheres Geburtsgewicht feststellen, was u. U. auf den Rauchverzicht zurückzuführen war (Waldenström et al. 1988). Die im Rahmen einer Fall-Kontroll-Studie festgestellte Zunahme von Herzvitien in der Dopplergruppe konnte im Rahmen von logistischen Regressionsanalysen nicht kausal mit dem Einsatz der Methode verknüpft werden. Es zeigte sich vielmehr, daß sich in dieser Gruppe signifikant mehr iatrogen induzierte Aborte wegen Herzvitien verbargen. Die in der norwegischen Studie von Salvesen u. Eik-Nes (1995) festgestellte häufigere Linkshändigkeit (Odds Ratio 1,32) wurde anhand eines an die Mutter versandten Fragebogens ermittelt. Eine subjektive wie auch zufällige Entstehung dieses Ergebnisses schließen die Autoren anhand ihrer eigenen Hypothesen nicht aus (Newnham 1998; Williams 1991).

Im Rahmen von epidemiologischen Untersuchungen an nahezu 1/2 Mio. ultraschallexponierter Feten konnte im Kindesalter bislang keine Schädigung festgestellt werden; allerdings fehlen bislang groß angelegte epidemiologische Studien zur Frage der Sicherheit beim Einsatz der Dopplersonographie (Huch u. Schneider 1993; Rott 1997; Williams 1991; Ziskin u. Pettiti 1988). Wenngleich die meisten der vorliegenden validen Studien (s. Tabelle 1.3) keine Unterschiede im ultraschallexponierten Kollektiv gegenüber der nichtexponierten Kontrollgruppe erkennen lassen, muß dennoch die Indikationsausweitung, verbunden mit einer häufigeren Untersuchungsanzahl mit Geräten, die eine zunehmende Schallenergieabgabe aufweisen, Anlaß geben, durch neue valide Studien diese Thematik weiter zu bearbeiten. Insbesondere lassen sich selten auftretende Schädigungen nur mit extrem hohen Studienfallzahlen nachweisen.

Sicherheitsempfehlungen von Ultraschallorganisationen und „Watchdog-Gruppen"

Bezüglich der Sicherheitserwägungen sind die auf der kritischen Analyse wissenschaftlicher prospektiver Forschungsergebnisse beruhender Stellungnahmen von Ultraschallfachverbänden hilfreich. Neben der erwähnten AIUM-Organisation ist hier vor allem die amerikanische „Food and Drug Administration" (FDA), die „World Federation of Ultrasound in Medicine and Biology" (WFUMB) sowie das „European Comitee for Ultrasound Radiation Safety" (EFSUMB) als sog. „Watchdog-Gruppen" tätig, um regelmäßig alle wissenschaftlichen Neupublikationen zum Thema „Ultraschall und Patientensicherheit" in einem Expertenkomittee zu beurteilen (AIUM 1994; EFSUMB 1998; FDA 1992; Gröger u. Gembruch 1997; Kossoff u. Barnett 1998; Rott 1998). Die nationalen US-Dachorganisationen schließen sich in der Regel diesen Empfehlungen an.

Die WFUMB formuliert zum Einsatz der Dopplersonographie allgemein: „Experimentell konnte gezeigt werden, daß einige im diagnostischen Einsatz befindliche Dopplergeräte am unperfundierten Gewebe potentiell biologisch signifikante Temperaturanstiege insbesondere an Knochen/Gewebsgrenzflächen hervorrufen können. Diese Temperaturanstiege können durch Kurzzeitexposition des gepulsten Dopplerstrahles minimiert werden. Wenn die Geräte-Ausgangsleistung geregelt werden kann, sollte die niedrigste Leistung die zum Erzielen einer diagnostisch relevanten Information ausreicht, zur Anwendung kommen" (Kossoff u. Barnett 1998).

Da im Gegensatz z.B. zu Röntgenstrahlen biologisches Gewebe unterhalb gewisser Schwellenwerte weder durch Erwärmung noch durch Kavitation geschädigt zu werden scheint, werden durch die oben genannten Institutionen Sicherheitsbereiche, innerhalb derer eine solche Schädigung nicht zu erwarten ist, angegeben.

Gerätetechnisch

Von seiten der AIUM gilt bei diagnostisch angewendetem Ultraschall eine klinische Unbedenklichkeit im CW- und PW-Dopplerverfahren bei einer I_{SPTA} von <100 mW/cm² bzw. <94 mW/cm² (FDA) bei Beschallungszeiten <500 s bzw. für das Produkt aus Intensität und Beschallungszeit <50 J/cm².

Der p– sollte unter –10 MPa (<3300 W/cm²) betragen. Die handelsüblichen Geräte liegen in der Regel unter –3 MPa (Barnett u. Kossoff 1998).

Anwenderspezifisch

Über die Indikationsstellung (Kosten-Nutzen-Risikoabwägung) und die technische Durchführung (Art und Dauer der Exposition) liegt die Hauptverantwortung beim klinischen Anwender.

Grundsätzlich wird empfohlen, bei niedrig gewählter Ausgangsleistung des Geräts insbesondere die Expositionszeit bei gepulstem Doppler möglichst niedrig zu halten [nach dem ALARA(as low as reasonably achievable)-Prinzip]. Wegen der möglichen Schädigung zerebraler Strukturen bei relevanter Temperaturerhöhung wird von Seiten der EFSUMB empfohlen, dopplersonographische Untersuchungen auf die 2. Schwangerschaftshälfte zu beschränken. In den Mutterschaftsrichtlinien wurde diese Anregung eingearbeitet und mit einem Indikationskatalog der Einsatz der Dopplersonographie auf folgende Indikationen begrenzt:

- Verdacht auf SGA bzw. IUGR bzw. entsprechende Anamnese,
- hypertensive Schwangerschaftserkrankung bzw. entsprechende Anamnese,
- Mehrlingsschwangerschaften insbesondere bei Wachstumsdiskordanz,
- Verdacht auf fetale Fehlbildung bzw. Erkrankung,
- suspektes fetales Herzfrequenzmuster.

Auch ein gerätetechnisch möglicher kombinierter Einsatz verschiedener Ultraschallverfahren z.B. in Form des Triple-Modes (B-Bild, color flow mapping, gepulster Doppler) kann die abgegebene Schallenergieapplikation vergrößern. Allerdings muß hierbei eingeräumt werden, daß die beiden erstgenannten Verfahren sowohl hinsichtlich thermischer als auch kavitationsbedingter Einflüsse weitgehend zu vernachlässigen sind, durch ihren Einsatz aber infolge der rascheren Gefäßvisualisierung die Gesamtmeßzeit signifikant abgekürzt werden kann.

Empfehlungen zur Geräteeinstellung und anwenderspezifische Hinweise zur Reduktion applizierter Ultraschallenergie

Ultraschallgeräteeinstellung:

- Ausgangsleistung (power, output intensity) gering halten bei hoher Empfangsverstärkung (receiver gain),
- niedrige Pulsrepetitionsfrequenz (dadurch niedrige I_{SPTA}),
- kurze Pulslänge (dadurch niedrige I_{SPTA}),
- niederfrequenter Transduzer bei größeren Eindringtiefen.

Messung:

- Indikationsstellung beachten (s. Mutterschaftsrichtlinien, Messung sollte relevant sein),
- Dopplermodus erst einschalten, wenn das Gefäß im B-Mode visualisiert ist,
- begrenzte Gewebebeschallung mit PW-Doppler (z.B. A. cerebri media nur in schallkopfnaher Hemisphäre, Vermeidung pulmonaler Strukturen),
- Kurzzeitexposition insbesondere bei Knochenbeschallung (z.B. Gehirn) <20 s, anschließend 20 s Pause (*Cave*: mütterliches Fieber); ausnutzen von Postprocessing und Videoaufzeichnung statt Expositionsverlängerung.

Schlußfolgerung

Mit zunehmendem technologischem Fortschritt hat sich die im diagnostischen Bereich am Feten eingesetzte Ultraschallenergie in den letzten 15 Jahren ca. verdreifacht (Duck u. Henderson 1998). Zwar belegen keine der bisher publizierten Studien einen gesundheitlichen Schaden des Feten, mit der Zunahme der applizierten Energie steigt allerdings das potentielle Risiko nicht identifizierter gesundheitlicher Schäden (Granberg 1996; Newnham 1998). Minimale, mit Zeitversetzung auftretende, schädigende Einflüsse und sehr selten auftretende Schädigungen lassen sich nur schwer nachweisen. Eine erhebliche thermische Beeinflussung sensitiven embryonalen bzw. fetalen Gewebes wird aber vermutlich weit häufiger durch mütterliche Anstrengung bzw. nicht therapiertes mütterliches Fieber verursacht, als durch dopplersonographische Untersuchungen bei sachgerechtem, indiziertem Vorgehen. Offen bleibt dabei auch die Frage, inwieweit unabhängig von der Art des eingesetzten diagnostischen Verfahrens sich falsch-positive Befunde mit entsprechenden Konsequenzen wie der iatrogen induzierten Frühgeburt graduell weit schädlicher auswirken mögen als die potentielle Auswirkung des Diagnoseverfahrens auf fetales Gewebe. Auch wenn mit weiter differenzierten Meßverfahren bei der jetzt zur Anwendung kommenden Schallenergie in Zukunft meßbare Bioeffekte festgestellt werden könnten, überwiegt vor dem Hintergrund des bisher fehlenden Nachweises gravierender Schäden der durch zahlreiche Studien nachgewiesene erhebliche Nutzen des Einsatzes der Dopplersonographie bei weitem. Grundsätzlich muß aber eine sorgfältige Kosten-Nutzen-Risiko-Relation insbesondere bei der Indikation der gepulsten Dopplersonographie erfolgen. Der Anwender sollte dabei die von modernen Geräten während der Untersuchung freigesetzte *mechanische* (ISPP und negativer Spitzendruck) und *thermische* (I_{SPTA} und Ausgangsleistung) *Ultraschallenergie* in die Kosten-Nutzen-Risiko-Überlegung der von ihm indizierten Untersuchung einbeziehen.

Literatur

AIUM (1994) Nedical ultrasound safety, vol. 1–3. Techn Bull 1994

Barnett SB, Kossoff G (1998) Can diagnostic ultrasound heat tissue and cause biological effects? In: Barnett SB, Kossoff G (eds) Safety of diagnostic ultrasound. The Parthenon Publishing Group, New York London, pp 27–38

Barnett SB (1998) Sensitivity to diagnostic ultrasound in obstetrics. In: Barnett SB, G Kossoff (eds) Safety of diagnostic ultrasound. The Parthenon Publishing Group, New York London, pp 53–62

Barnett SB, Kosoff G (1998) Regulations, recommendations and safety guidelines. In: Barnett SB, Kossoff G (eds) Safety of diagnostic ultrasound. The Parthenon Publishing Group, New York London, pp 121–131

Carstensen E (1984) The effects of pulsed ultrasound on the fetus. J Ultrasound Med 3:145

Duck FA, Martin K (1992) Exposure values for medical devices. In: Ziskin M, Lewin P (eds) Ultrasonic exposimetry. CRC Press, Boca Raton, pp 315–344

Duck FA, Henderson J (1998) Acoustic output of modern ultrasound equipment: is it increasing? In: Barnett SB, Kossoff G (eds) Safety of diagnostic ultrasound. The Parthenon Publishing Group, New York London, pp 15–25

EFSUMB (1998) Newsletter. EFSUMB 11:8–14

FDA (1992) Guide for measuring and reporting acoustic output of diagnostic ultrasound. Food and Drug Administration, Center for Devices and Radiological Health. Techn Bull 1992

Granberg S (1996) Gibt es unerwünschte Nebenwirkungen des Ultraschalls. Frauenarzt 37:689–669

Gröger S, Gembruch U (1997) Sicherheitsaspekte und biologische Wirkung fetaler Echokardiographie. Gynäkologe 30:270–276

Henderson J, Willson K, Jago JR, Whittingham TA (1995) A survey of the acoustic outputs of diagnostic ultrasound equipment in current clinical use in the Northern Region. Ultrasound Med Biol 21:699–705

Huch R, Schneider KTM, Rott HD (1993) Sicherheitsaspekte der Ultraschall- und Ultraschalldoppler-Sonographie in der Schwangerschaft. Frauenarzt 34:261–263

Kossoff G (1998) Acoustic parameters used to describe diagnostic ultrasound exposure. In: Barnett SB, Kossoff G (eds) Safety of diagnostic ultrasound. The Parthenon Publishing Group, New York London, pp 3–14

Kossoff G, Barnett SB (1998) Take-home messages. In: Barnett SB, G Kossoff (eds) Safety of diagnostic ultrasound. The Parthenon Publishing Group, New York London, pp 133–139

Merrit CRB, Kremkau FW, Hobbins JC (1992) Diagnostic ultrasound: bioeffects and safety. Ultraound Obstet Gynecol 2:366–374

Newnham JP (1998) Studies of ultrasound safety in humans: clinical benefit vs. risk. In: Barnett SB, Kossoff G (eds) Safety of diagnostic ultrasound. The Parthenon Publishing Group, New York London, pp 99–112

Rott HD (1997) Zur Epidemiologie diagnostischer pränataler Ultraschallexposition. Hautnah Gynäkol Geburtshilfe 5:212–214

Rott HD (1998) EFSUMB: Watchdog Berichte 1997. Ultraschall Med 19:47–50

Schneider KTM, Lippert A (1991) Der derzeitige Stand der Dopplersonographie. Umfrage an 253 Kliniken in West- und Ostdeutschland, der Schweiz und Österreich. Frauenarzt 33:873–874

Stone P, Ross I, Pringle K, Flower J (1992) Tissue heating effect of pulsed Doppler ultrasound in the live fetal lamb brain. Fetal Diagn Ther 7:26–30

Tarantal AF (1998) Effects of ultrasound exposure on fetal development in animal models. In: Barnett SB, Kossoff G (eds) Safety of diagnostic ultrasound. The Parthenon Publishing Group, New York London, pp 39–51

Waldenström U, Axelsson O, Nilsson S, Ekklund G, Fall O, Linderberg S, Sjodin Y (1988) Effects of routine one-stage ultrasound screening in pregnancy: a randomised controlled trial. Lancet 2:585–588

Williams A (1991) A critical evaluation of bioeffect reports and epidemiological surveys. In: Docker M, Duck F (eds) The safe use of diagnostic ultrasound. British Institute of Radiology, London, pp 30–32

Ziskin M, Pettiti D (1988) Epidemiology of human exposures to ultrasound. A critical review. In: Docker M, Duck F (eds) The safe use of diagnostic ultrasound. British Institute of Radiology, London, pp 91–96

2 Diagnostischer und klinischer Einsatz der Dopplersonographie in der Geburtsmedizin

Der SGA-Fetus – die intrauterine Wachstumsrestriktion

K.T.M. Schneider und H. Steiner

Einleitung

Das Geburtsgewicht ist die wichtigste Determinante für die *perinatale Morbidität und Mortalität.* Bei gleichem Gestationsalter sind niedrige Fetalgewichte mit einer 4- bis 8fach höheren perinatalen Mortalität korreliert (Schneider 1993). Die IUGR (intrauterine growth retardation/restriction) macht mehr als 20% der intrauterinen Fruchttode aus (Pollack u. Divon 1992). Die Tatsache, daß unter Frühgeburten ein höherer Anteil an IUGR-Feten zu finden ist als unter Reifgeborenen weist darauf hin, daß durch die plazentare Insuffizienz Frühgeburtlichkeit induziert wird. Darüber hinaus ist das relative Risiko dieser Feten bezüglich Asphyxie, Mekoniumaspiration, Hypoglykämie und Hyperviskosität als Zeichen chronischer Hypoxämie um ein Vielfaches erhöht. Wachstumsretardierte Kinder zeigen zudem vermehrt Störungen in ihrer neurologischen Langzeitentwicklung (Bar 1982; Clark 1992; Pollack u. Divon 1992). Das Risiko einer Chromosomenstörung bei Verdacht auf IUGR wird mit 2–8% angegeben. Da Fehlbildungen nahezu jedes fetalen Organs mit einer intrauterinen Wachstumsretardierung assoziiert sein können, sollte neben einer genetischen Abklärung intensiv nach derartigen Fehlbildungen gefahndet werden (Khoury et al. 1992; Platt 1988). All diese Faktoren machen deutlich, daß der Diagnostik und dem Management des SGA/IUGR-Feten eine zentrale Bedeutung in der Schwangerenbetreuung zukommt.

Definition von SGA/IUGR

Bei Anwendung von Gewichtsperzentilen für das ultrasonographisch ermittelte fetale Schätzgewicht wird ein Unterschreiten der 10. Perzentile mehrheitlich als Grenzwert für einen untergewichtigen Feten angesehen. Demzufolge wären definitionsgemäß 10% der Feten je Gestationsalter untergewichtig [*small for gestational age (SGA)*]. Für die Bundesrepublik Deutschland bedeutet dies bei einer Geburtenrate von 810 000 im Jahr 1997 81 000 Fälle. Bei niedriger angesetzten Schwellenwerten, wie der 3. bzw. 5. Gewichtsperzentile, steigt zwar der relative Anteil intrauterin gefährdeter Feten (Spezifität) an, es entgeht jedoch auch ein größerer Prozentsatz potentiell gefährdeter Feten der Diagnostik (erniedrigte Sensitivität) und damit der intensivierten Betreuung. Zum Termin gelangen nur 1/3 aller SGA-Feten, bei 2/3 der Fälle führen Frühgeburtsbestrebungen oder die iatrogen induzierte Geburt zu einer vorzeitigen Entbindung (Wladimiroff 1991).

Die Feststellung eines für das Gestationsalter untergewichtigen Kindes beinhaltet grundsätzlich noch keine Aussage über dessen Gefährdungsgrad. Ein SGA-Fetus kann z.B. genetischer Ausdruck kleiner Eltern sein. So ist das mütterliche Ausgangsgewicht direkt mit dem kindlichen Gewicht korreliert (Gardosi et al. 1992; Voigt et al. 1997). Genetisch kleine Feten weisen in der Regel ein kontinuierliches Wachstum auf niedrigem Perzentilenniveau auf. Das für das Gestationsalter untergewichtige SGA-Kind ist demnach nicht zwangsläufig auch intrauterin gefährdet. Eine Teilmenge der SGA-Feten ist untergewichtig, da aufgrund endogener wie exogener Einflußfaktoren das vorgegebene Wachstumspotential nicht beibehalten werden kann. Diese Gruppe, die knapp die Hälfte der SGA-Feten ausmacht, wird als intrauterin wachstumsretardiert bezeichnet und stellt das eigentlich gefährdete Kollektiv dar (*IUGR*). Die nutritive Deprivation beinhaltet auch die Gefahren der Hypoxämie und bleibender neurologischer Schaden (Bilardo et al. 1990; Bar 1982; Zimmer u. Divon 1992).

Ätiologie

Das fetale Wachstum läuft normalerweise in 3 chronologischen Phasen ab: innerhalb der ersten 16 Schwangerschaftswochen (SSW) ist es in erster Linie von einer Vermehrung der Zellzahl bestimmt. Von der 16. bis zur 32. SSW erstreckt sich die Phase der Zellhyperplasie und -hypertrophie. Die 3. Phase zwischen der 32. SSW und dem Termin ist v.a. nur noch durch eine Zunahme der Zellgröße geprägt. Je nachdem in welcher Phase ein schädigendes Agens auf das kindliche Wachstum einwirkt, kommt es in den ersten 16 Wochen zu einer gleichmäßigen Beeinträchtigung der Zellzahl und damit zu einer symmetrischen Ausprägung der Wachstumsretardierung.

Symmetrisch wachstumsretardierte Feten weisen perinatal gewöhnlich keine Hypoxiezeichen auf, haben jedoch wegen der verminderten zerebralen Zellzahl ein erhöhtes Risiko bezüglich eines späteren intellektuellen Defizits. Die symmetrische IUGR findet sich gehäuft bei Karyotypanomalien, aber auch bei Nikotin- bzw. Drogenabusus und viralen Infektionen (Bar 1982; Pollack u. Divon 1992). Treten zu einem späteren Zeitpunkt in der Schwangerschaft Störeinflüsse auf das fetale Wachstum auf, kommt es durch zentralnervöse Steuerungsmechanismen v. a. durch Triggerung der Chemorezeptoren im Aortenbogen zu einer Blutumverteilung zugunsten lebenswichtiger Organe wie Herz, Gehirn und Nebennieren (vgl. Kap. 2.4). Aufgrund der Utilisierung der Glykogenreserven in der Leber bleibt der Abdominalumfang im Wachstum zurück, dagegen kann das Wachstum des Kopfes durch eine gesteigerten Perfusion des Gehirns beibehalten werden. Es resultiert ein *asymmetrisches Wachstum*. Da diese Wachstumsform ca. 70% der Retardierungen ausmacht (Bar 1982; Schneider 1993), ist die Determinierung des kindlichen Schätzgewichts auf die kombinierte Betrachtung von Kopf- und Abdomendurchmesser bzw. -umfang angewiesen (Beattie u. Dornan 1989; Kay et al. 1991; Larsen et al. 1992; Sarmandal 1990).

Diagnostik des SGA-Feten

Zunächst einmal beschränkt sich die Diagnostik auf die Feststellung des SGA-Feten. Grundvoraussetzung für diese Diagnose ist die exakte Bestimmung des Gestationsalters. Bei Unkenntnis der Regel- bzw. Konzeptionsanamnese ist zur Festlegung des Entbindungstermins insbesondere die Scheitel-Steiß-Längenmessung im 1. Ultraschallscreening (9. bis 12. SSW) geeignet (Genauigkeit ±4 Tage).

Die *klinische Untersuchung* (Symphysen-Fundus-Messung) bietet entgegen ihrer weltweiten Verbreitung nach den Ergebnissen prospektiver, klinisch kontrollierter Studien nur eine unzureichende Hilfestellung bei der Erkennung des SGA-Feten (Lindhard et al. 1990; Schneider 1993; Secher et al. 1991). Auch hormonellen Meßgrößen kommt keine Bedeutung mehr zu. Wesentlich hilfreicher als E3 (Östriol) und HPL (human placental lactogen) scheint zur Erkennung schwerer uteroplazentarer Pathologie neben dem „insulin-like growth factor" (IGF) und dem „pregnancy associated placentaproteine A" die Bestimmung des α-Fetoproteins (AFP) zu sein. Mit Nachweis eines erhöhten Wertes steigt das Risiko einer intrauterinen Mangelentwicklung um das 5- bis 10fache an. Auch diese Methoden sind jedoch der Ultraschallbiometrie in der Erkennung des SGA Feten unterlegen (Beley et al. 1992; Pfeiffer 1990; Schneider 1993; Thorpe-Beeston 1992; Villar u. Belizan 1986).

Die pränatale Diagnostik des SGA-Feten gelingt am zuverlässigsten mit der fetalen Gewichtschätzung unter Zuhilfenahme *ultrasonographisch* gewonnener biometrischer Meßdaten. In den neuen Mutterschaftsrichtlinien ist hierfür der 2. und 3. Screeningzeitpunkt (um die 20. bzw. 30. SSW) vorgesehen (Mutterschaftsrichtlinien 1995). Auf die Notwendigkeit des genau zu ermittelnden Gestationsalters wurde bereits hingewiesen. Mit ultrasonographischen Abgriffen von Kopf- (biparietaler, frontookzipitaler Durchmesser, Kopfumfang) und Körpermaßen (Thoraxquer, a.-p., Abdominalumfang) sowie der Messung der langen Röhrenknochen (z. B. Femur) können bis zu 89% der SGA-Feten entdeckt werden. Weitere Maße wie z. B. der Durchmesser des Cerebellum korrelieren bis zur 24. SSW gut mit dem Gestationsalter. Der additive Stellenwert der Cerebellummessung bei der Beurteilung des SGA-Feten ist allerdings noch unklar. Als singulärer Prädiktor des fetalen Wachstums scheint der Abdominalumfang am besten geeignet zu sein, wenngleich er auch schlechter reproduzierbar ist als der Kopfumfang (Chang et al. 1992; Schneider 1993). Zur exakten Messung des Abdomenumfangs ist es sinnvoll, den manuellen Druck auf den Ultraschalltransducer zurückzunehmen, um eine iatrogene Kompression des Thorax zu vermeiden. Eine unterhalb von 10 mm liegende Zunahme des Abdomenumfangs innerhalb zweier Messungen im Abstand von Wochen ist hochgradig sensitiv für die Entwicklung eines untergewichtigen Feten.

Für die *fetale Gewichtsschätzung* führt die kombinierte Messung von Kopf- und Abdomenumfängen zu den besten Ergebnissen. Bei der Verwendung von Standardwachstumskurven (z. B. Normkurven von Merz) ist weiterhin zu beachten, daß die ethnische Herkunft, der sozioökonomische Status, das mütterliche Ausgangsgewicht, die mütterliche Körperlänge und das kindliche Geschlecht (Mädchen haben durchschnittlich ein geringeres Geburtsgewicht als Knaben) erhebliche Einflußgrößen darstellen und für mehr als 500 g Schätzgewichtsunterschiede verantwortlich sein können (Divon et al. 1988; Schneider 1993; Voigt et al. 1996, 1997). Die Grenzziehung der 10. Gewichtsperzentile beschreibt darüber hinaus das eigentlich gesuchte Kollektiv nur unvollständig. Es besteht die Möglichkeit der Fehlklassifikation eines normal ernährten aber konstitutionell kleinen Feten als IUGR-Fetus. Umgekehrt kann ein schlanker aber langer Fetus über der 10. Gewichtsperzentile liegen und damit als normalgewichtig für das Gestationsalter eingestuft werden, obwohl er in Wirklichkeit unterernährt und gefährdet ist. Mit der Bestimmung des sog. „Ponderal-Index" (=[Geburtsgewicht (g)/Geburtslänge (cm)]^2), der unabhängig von Rasse und Geschlecht ist, lassen sich solche Fehlinterpretationen postpartal einschränken (Sarmandal 1990). Auch ein stark nachlassendes Wachstumspotential, das aber immer noch Schätzgewichte über der 10. Gewichtsperzentile ergibt, weist u. U. auf ein größeres Gefährdungsmoment hin, im Vergleich zu einem Feten, der kontinuierlich knapp unterhalb der 10. Perzentile weiterwächst.

Da aber insgesamt ca. 12% der zeitgerecht entwikkelten Feten als falsch untergewichtig eingestuft werden, kommt man bei einer Metaanalyse der vorliegenden prospektiven Studien nur zu einer richtigen Vorhersage eines niedrigen Geburtsgewichts von durchschnittlich 45%. Nur 2 Parameter, nämlich das Oligohydramnion und ein Unterschreiten der 10. Perzentile insbesondere des Abdomenumfangs, besitzen einen positiven Vorhersagewert von über 50% (Thacker u. Berkelman 1986). Wesentlich schlechtere Prädiktoren sind andere Parameter wie z. B. die Plazentatextur (Grading). Eine stark verkalkte Typ-III-Plazenta korreliert in Terminnähe besser mit einer vorhandenen Lungenreife als mit einem erniedrigten Geburtsgewicht. Auch unter Ausnutzung der prädiktivsten Parameter wie Kopf-Abdomen-Umfang und der pathologisch verminderten Fruchtwassermenge bleiben nach einer Analyse prospektiver Studien 25–50% aller SGA-Feten jedoch nach wie vor unentdeckt. Bemerkenswert ist aber, daß ca. 75% der Patienten mit SGA-Feten leicht zu diagnostizierende *prädisponierende Risiken* wie eine belastete Anamnese, eine schwangerschaftsinduzierte Hypertonie, einen fortgeschrittenen Diabetes mellitus, einen starken Nikotinabusus oder eine unzureichende Gewichtszunahme im letzten Trimenon aufweisen (Carlson 1988; Pollack u. Divon 1992). In einem derart präselektionierten Kollektiv, insbesondere bei nachgewiesener Hypertonie, führt dann das Ultraschallscreening zu deutlich besseren Ergebnissen (Divon et al. 1992, 1988; Larsen et al. 1992). Wichtig sind dabei serielle Verlaufsbeobachtungen, wobei ein Mindestabstand von 10–14 Tagen zwischen 2 Messungen sinnvoll ist.

Die Erkennungsrate des SGA-Feten mittels *Dopplersonographie* variiert von Studie zu Studie erheblich. Dies mag durch unterschiedliche Definitionen für SGA wie auch für die Definition pathologischer Flußmuster bedingt sein. Dennoch zeigt die Mehrzahl der Studien, daß eine höhere Wahrscheinlichkeit besteht, einen SGA-Feten zu gebären, wenn das Dopplerflußmuster in mütterlichen bzw. fetalen Gefäßen pathologisch ist (Anyaegbunam et al. 1991; Arduini et al. 1987). Dabei steigt die durchschnittliche Sensitivität mit Zunahme der Begleitpathologie, wie z. B. bei gleichzeitigem Vorliegen einer schwangerschaftsinduzierten Hypertonie signifikant an.

In einer eigenen Studie an einem gemischten Kollektiv zeigte sich, daß der dopplersonographische Befund der Nabelarterie mit der SGA-Frequenz korreliert (Steiner et al. 1994). Während bei normalem Dopplerbefund die SGA/IUGR-Rate (Geburtsgewicht <10. Perzentile) 18% betrug, stieg sie bei Zunahme der Dopplerpathologie anhand der Blutflußklassen (BFK) bei BFK 3 auf 63%, bei BFK 4 auf 73% und bei BFK 5 (ARED-flow) auf 89%.

Die dopplersonographische Messung mütterlicher Gefäße mit den Zielgrößen IUGR bzw. Präeklampsie im Rahmen eines *Routinescreenings* (im unausgewählten Niedrigrisikokollektiv) hat mit relativ niedrigen Sensitivitäten die Erwartungen nicht erfüllt (Campbell et al. 1986; Schneider et al. 1991). Dies wird auch in einer Multicenterscreeningstudie deutlich, weshalb diese exemplarisch detaillierter diskutiert werden sollte (Todros 1995). Es wurde im Low-risk-Kollektiv bei Untersuchung der A. uterina zwischen der 19. und 24. SSW eine Sensitivität in Hinblick auf die SGA von lediglich 11,4% erreicht, was natürlich nicht ausreichend ist, ein generelles Screening zu empfehlen. Wenn dieselbe Untersuchung zwischen der 26. und 31. SSW durchgeführt wird, steigt die Sensitivität auf 58%, allerdings ist der „Screeningeffekt" zu diesem relativ späten Zeitpunkt relativiert. Wenn zu den selben Zeitpunkten die Nabelarterie als Screeningparameter herangezogen wird, betragen die Detektionsraten 46 bzw. 43%, die entsprechenden positiven Vorhersagewerte liegen allerdings jeweils unter 10%; d. h letztlich auch, daß zuviele falsch-positive Ergebnisse die angehenden Mütter und die Geburtshelfer/Innen beunruhigen und das Potential zu nicht indizierten Interventionen in sich bergen. Noch enttäuschender wird die Dopplersonographie als Screeningmethode für SGA jedoch, wenn man die hier wiedergegeben Zahlen demaskiert, indem man das Studiendesign in Hinblick auf die tägliche Routine analysiert. Als Grenzwerte für die Errechung der prädiktiven Werte wurden nämlich die mittels „Receiver-operator-characteristics (ROC)-Kurven optimalen „cut offs" für die S/D-Ratio herangezogen, die je nach Prüfungskriterium (Screening nach SIH, SGA, SGA mit schlechtem Outcome oder SIH mit Notwendigkeit zur frühzeitigen Entbindung) und Gestationsalter variieren. Diese unterschiedlichen Grenzwerte erscheinen kein klinisch praktikabler Weg zu sein, zumal beim Screeningansatz beide genannten Schwangerschaftskomplikationen SGA und SIH relevant und häufig sind, so daß es problematisch erscheint, von vornherein einen Screeningendpunkt auszuwählen. Im übrigen ist dies nicht einfach zu handhaben. Werden nun als Grenzwerte die üblichen publizierten fixierten Grenzwerte herangezogen, so bleiben die Werte für die Sensitivität sowohl für die A. uterina als auch A. umbilicalis zwischen 10 und 20%. Daraus wird deutlich, daß ein Dopplersonographisches Screening zur Erfassung der SGA-Feten in Low-risk-Kollektiven aus heutiger Sicht nicht sinnvoll erscheint.

In einer weiteren prospektiven Untersuchung an 2097 Einlingsschwangerschaften überprüften Beattie und Dornan (1989) den Gefäßwiderstand in der A. umbilicalis in der 28., 34. und 38. SSW. Bei einer Prävalenz von 20% (high risk) betrug die Sensitivität in der Erkennung des SGA-Feten abhängig vom Gestationsalter und gewähltem Widerstandsindex maximal 43%. Andere Studien berichten über eine Sensitivität für die SGA-Erkennung von nur 17–22% (Bates et al. 1996; Gaudoin 1992; Schneider 1993).

Bei Zusammenfassung der Ergebnisse aller prospektiven Studien im *unselektionierten Kollektiv* ist die Dopplersonographie der Ultraschallbiometrie, die wesentlich direkter das fetale Wachstum erfaßt, unterlegen. Der kombinierte Einsatz von Real-time-Ultraschall und Doppler zeigt, daß der beste Prädikator für SGA das fetale Ultraschallschätzgewicht ist, das 87% der SGA-Feten detektierte. Eine erhöhte A/B-Ratio in der A. umbilicalis >3,0 wurde dagegen nur in 49% dieser Feten festgestellt (Gnirs 1995; Jacobson 1990).

Diagnostik beim IUGR-Feten

Fetale Wachstumsmuster, die unterhalb der Norm liegen, reflektieren nicht notwendigerweise eine fetale Gefährdung. Nach erhobenem Verdacht auf SGA (Klinik und Ultraschallbiometrie) muß nach weiterführender Ursachenfahndung (Ausschluß gefäßrelevanter mütterlicher Erkrankungen, Suche nach Fehlbildungen, ggf. Karyotypisierung und fetale Infektabklärung) eine Diagnostik und Überwachung des *eigentlich hypoxiegefährdeten IUGR-Kollektivs* erfolgen.

Bei Analysen von *fehlgebildeten* Kindern finden sich in 22% intrauterine Wachstumsretardierungen. Anders ausgedrückt steigt bei Malformationen die Wahrscheinlichkeit bzw. das relative Risiko des gleichzeitigen Vorliegens einer intrauterinen Wachstumsretardierung um das 2,6fache an. Bei Mehrfachmalformationen steigt die IUGR-Wahrscheinlichkeit bei 1 im Vergleich zu >9 Defekten von 20 auf 60% signifikant an (Khoury et al. 1988). Als Ursachen lassen sich 3 verschiedene Mechanismen diskutieren: die IUGR kann eine sekundäre Folge einer Malformation sein, sie kann auch als prädispositioneller Faktor für eine Malformation in Frage kommen und letztlich wegen gemeinsamer ätiologischer Faktoren koexistent sein. Bei Feten mit strukturellen (chromosomalen) Anomalien wird in aller Regel keine Blutumverteilung zum Gehirn beobachtet, so daß gerade bei einer Wachstumsretardierung ohne pathologischen Dopplerbefund an eine Karyotypisierung zu denken ist (Wladimiroff 1991).

Chordozenteseergebnisse bei IUGR-Feten zeigen im Vergleich zu zeitgerecht entwickelten Feten in 40–60% eine Hypoxämie (Bilardo et al. 1990; Meizner u. Glezerman 1992; Nicolaides et al. 1989; Steiner et al. 1995; Weiner u. Williams 1991). Dabei ist zu beachten, daß sowohl die pH- wie auch die pO_2-Werte in frühen SSW gegenüber dem Zeitpunkt um den Termin deutlich höher liegen. Die Fetalblutanalyse aus der Nabelschnur erlaubt eine rasche Karyotypisierung innerhalb von 72 h, eine Beurteilung der Blutgase, wichtiger Infektionen (wie z. B. Zytomegalie, Toxoplasmose) und gibt Einblick in den fetalen Metabolismus (Bilardo et al. 1990; Kurjak 1992; Meizner u. Glezerman 1992; Nicolaides et al. 1989; van Vugt 1991; Weiner u. Williams 1989). Gerade bei IUGR-Feten werden jedoch gehäuft bei versehentlicher Punktion der Arterien ein Vasospasmus und in 10% fetale Bradykardien beobachtet, so daß für die Karyotypisierung die Plazentazentese vorzuziehen ist. Die prozentuale Verlustrate bei der Nabelschnurpunktion an IUGR-Feten wird in geübten Händen zwischen 0,3 und 1,9% angegeben (Meizner u. Glezerman 1992).

Bei der Bestimmung der *Fruchtwassermenge* hat der sog. „amniotic fluid index" (AFI) eine weitreichende klinische Akzeptanz gefunden. Bei einem AFI<15 cm gilt die Fruchtwassermenge als vermindert. AFI-Indizes <5 cm (Oligohydramnion) zeigen eine gute Korrelation mit der fetalen Gefährdung. Erniedrigte AFI-Indizes findet man in ca. 70% der IUGR-Feten, 30% weisen deutlich erniedrigte Werte im Sinne eines Oligohydramnions auf (Arduini 1991; Nicolaides et al. 1990). Im Vergleich zu dopplersonographischen Untersuchungen zeigt sich auch eine gute Korrelation zu den bei IUGR-Feten erhöht gefundenen Gefäßwiderständen: je niedriger der AFI, desto höher sind die gemessenen Gefäßwiderstände, desto geringer die uteroplazentare Perfusion (Arduini 1991). Im Rahmen von Hypoxämien kommt es durch eine verminderte Nierenperfusion zu einer Reduktion der fetalen Urinproduktion bei IUGR-Feten. Diese läßt sich indirekt über eine Erhöhung der Gefäßwiderstände in den Aa. renales feststellen. Die stündliche Urinproduktion ist bei IUGR-Feten signifikant geringer als bei normosomen Kindern, sie korreliert allerdings nicht direkt mit dem Ausmaß der Hypoxie (Nicolaides et. al. 1990).

Die Erhöhung von Gefäßwiderständen im *prä- bzw. postplazentaren Kreislauf* sowie die in der 2. Schwangerschaftshälfte bei stärkerer Versorgungseinschränkung zu beobachtende Blutumverteilung in fetalen Organen sind mit Hilfe der Dopplersonographie diagnostizierbar. Eine durch Querschnittsverbreiterung der Strombahn mit Zunahme der tertiären

Stammzotten bedingten Widerstandsabnahme führt im uterinen Strombett zu einer kontinuierlichen Zunahme der enddiastolischen Blutflußgeschwindigkeiten. Eine Ausbleiben der Zunahme bzw. eine spätsystolische Absenkung der maximalen Blutflußgeschwindigkeit (Notch) kann zu einem späteren Zeitpunkt eine intrauterine Wachstumsretardierung (häufig assoziiert mit einer SIH) zur Folge haben (Divon et al. 1988; Kay et al. 1991).

Uteroplazentare Perfusionsstörungen spielen bei der Ätiologie der IUGR eine wesentliche Rolle. Dabei können plazentare Vaskularisationsstörungen bestehen, ohne daß es zur fetalen Hypoxie kommt. Bis zur 20. SSW ist ein diastolischer Nullfluß in den Aa. umbilicales wegen der noch nicht abgeschlossenen 2. Trophoblastinvasion durchaus physiologisch. Danach sinkt in diesem Gefäß physiologischerweise ebenfalls der Widerstand ab, während er in der Aorta durch zentralnervöse Mechanismen reguliert weitgehend konstant bleibt. Die Flußverhältnisse in der fetalen Aorta und in den Aa. umbilicales lassen Rückschlüsse auf Störungen der plazentaren Perfusion zu. In einer Metaanalyse von 17 prospektiven Studien an 4759 Patienten konnte Divon mit einer durchschnittlichen Odds-Ratio von 8,8 ein deutliches Risiko für die IUGR-Entwicklung ableiten, wenn der Gefäßwiderstand in der A. umbilicalis erhöht war (Divon et al. 1992). Dabei gibt es offenbar in der Aussagekraft der 3 gebräuchlichsten Gefäßwiderstandsindizes (A/B-Ratio, Pulsatilitätsindex und Resistance-Index) keine signifikanten Unterschiede.

Ein erhöhter Widerstandsindex in der Nabelarterie ist also prädiktiv für die IUGR. Noch deutlicher assoziiert mit Erhöhung des Widerstands ist die operative Entbindungsfrequenz als Ausdruck der *Hypoxiegefährdung* des IUGR-Feten (Gudmundsson u. Marsal 1991; Laurin et al. 1987; Steiner et al. 1994; vgl. Kap. 2.3). Die Dopplersonographie ist damit nach Diagnostik der SGA-Situation der sekundäre Test für die Voraussage der *assoziierten Morbidität.* In einer Vergleichsuntersuchung von Soothill u. Campbell (1993) war wiederum die Sonographie (Abdominalumfang) der beste diagnostische Test für die Erkennung des SGA-Feten (<2,5. Perzentile) gefolgt von der Dopplersonographie (Nabelarterien-PI). Dem biophysikalischen Profil (BPP) und dem CTG kam auch in dieser Untersuchung keine diagnostische Bedeutung zu. Desgleichen war nur die Dopplersonographie prädiktiv für hypoxische Morbidität bei den SGA-Kindern (Notfallsektio wegen „fetal distress", Nabelvenen-ph <7,15, 5-min-Apgar-Score <7 oder Neonatologietransfer). Diese Zusammenhänge beeinflußen unser davon abzuleitendes klinisches Management (vgl. Kap. 2.13).

Im Gehirn ist der diastolische Flußanteil zu jedem Gestationsalter niedriger als in den Aa. umbilicales (Arbeille 1991; Arduini et al. 1987). Widerstandserniedrigungen in der A. cerebri media weisen auf eine *Blutumverteilung* hin; diese ist eine Vasomotorenantwort (Vasodilatation) auf eine Hypoxie. Arduini propagiert eine Sauerstoffapplikation via Mutter und Messung des zerebralen fetalen Gefäßwiderstands als Test für die Reagibilität des fetalen Kreislaufs bzw. des gestörten Plazentatransfers. Nimmt bei Feten mit Brain-sparing-Effekt der Gefäßwiderstand im Gehirn nicht zu, stellte man mit einer Sensitivität von 70% fetale Azidosen fest. In Terminnähe und im Bereich der Übertragung finden sich diese Blutumverteilungsvorgänge allerdings physiologisch und bieten in diesem Zeitraum keine gute Korrelation mit einer fetalen Gefährdung, so daß die dopplersonographisch erfaßten Blutströmungsverhältnisse in den umbilikalen und fetalen Gefäße sowohl vor der 20. SSW wie auch in Terminnähe und im Bereich der Übertragung nur bei unauffälligen Gefäßwiderständen eine Rückversicherung bezüglich einer ungestörten Perfusion bieten. Hinter pathologischen Werten verbergen sich in diesen Zeiträumen dagegen meist physiologische Veränderungen (Divon 1992; Vintzileos et al. 1991). Die Verhältnisbildung (Ratio) von Gefäßwiderstand in der Peripherie und im Gehirn ist weitgehend unabhängig von der fetalen Herzfrequenz (Arabin et al. 1994; Arbeille 1991). Ansonsten führt ein Anstieg der fetalen Herzfrequenz zu einer Verkürzung der diastolischen Füllungszeit und dadurch zum scheinbaren Anstieg der diastolischen Flußgeschwindigkeiten. Eine detailliertere Diskussion der Blutumverteilung als Kompensationsmechanismus bei IUGR-Feten kann dem Kap. 2.4 entnommen werden.

Bei einer eigenen Analyse von über 600 in der Literatur publizierten Fällen von *diastolischem Flußverlust bzw. diastolischer Flußumkehr* (ARED) als pathologischste Dopplerflußmuster liegt diesen Mustern in 83% der Fälle eine intrauterine Wachstumsretardierung und in knapp der Hälfte der Fälle eine schwangerschaftsinduzierte Hypertonie zugrunde. Aus Fetalblutanalysen wird beim diastolischen Flußverlust in ca. 80% der Fälle eine Hypoxie und in ca. der Hälfte der Fälle eine Azidose erwartet. Umgekehrt konnte gezeigt werden, daß bei normalem dopplersonographischem Flußmuster auch keine Pathologie in der Fetalblutanalyse zu erwarten ist (Schneider 1993). Bei der Flußumkehr weisen nahezu alle Feten eine Hypoxie bzw. Azidose auf (Steiner et al. 1995). Die IUGR-Feten mit diesem Flußmuster entwickeln in der Folge zu 35% ein schweres neurologisches Handicap vs. 0% in der Gruppe mit unauffälligem Dopplerflußmuster (Schneider 1993; Villar u. Belizan 1986). Das durchschnittliche Zeitintervall, bevor herkömmliche Überwachungsverfahren wie das CTG Pathologie anzeigen, beträgt durchschnittlich 12 Tage, im Einzelfall aber auch mehrere Wochen. In über 2/3 der Fälle erfolgt die Entbindung noch im Bereich der Frühgeburtlichkeit durch Sektio wegen drohender kindlicher Asphyxie. In einer prospektiven Multicenterstudie wurde eine Overall-Letalität bei 204 Fällen mit diastolischem Flußverlust bzw. diastolischem Rückfluß (ARED-Flow) mit 28% errechnet. Verglichen mit gestationsaltersgleichen Feten war die Rate der perinatalen Letalität in der Gruppe mit fehlendem diastolischem Fluß mit 4,0 (Odds-Ratio), bei „reversed enddiastolic flow" um das 10,6fache (Odds-Ratio) erhöht (Karsdorp 1994). Bei ARED-Flow steigt die Notwendigkeit einer Verlegung auf die Kinderintensivstation und die Rate der Hypoglykämie und der Hirnblutungen signifikant an. Diese Zahlen unterstreichen die pathognomonische Bedeutung dieser Flußmuster. Die Falsch-positiv-Rate eines diastolischen Flußverlusts bezüglich Hypoxie bzw. Azidose ist mit 1% gegenüber der bis zu 60% betragenden Falsch-positiv-Rate des CTG extrem gering (Flynn et al. 1982; Nicolaides et al. 1989; Weiner u. Williams 1989). Die Rate der chromosomalen Aberrationen von durchschnittlich 8% bei dopplersonographisch nachgewiesenem diastolischem Flußverlust muß zur intensiven Fehlbildungssuche und weiteren diagnostischen Abklärung Anlaß geben.

Der Frage, inwieweit die weitere Überwachung von SGA-Feten durch die Dopplersonographie klinischen Benefit bringt, sind wir im Rahmen einer prospektiv randomisierten Studie nachgegangen. Bei vergleichbaren Kollektiven erhielten 500 Schwangere wiederholte Doppleruntersuchungen in der Schwangerschaft. Das randomisierte Kontrollkollektiv wurde konsequent nichtdopplersonographisch untersucht. Der Anteil von IUGR-Feten war mit 10% in beiden Kollektiven vergleichbar. Im perinatalen Ergebnis zeigte die dopplersonographisch verfolgte Gruppe eine signifikant niedrigere IUGR-spezifische Morbidität wie Asphyxie, Hypoglykämie bzw. Polyzythämie ebenso wie eine niedrigere Rate von neonatologischer Intensiv- und Beatmungspflichtigkeit (Schneider 1993).

Das vorgeschlagene *Konzept* zur Einbindung der Dopplersonographie in der Diagnostik und Überwachung des *SGA/IUGR-Feten* ist in Abb. 2.1 dargestellt. Die Einstiegsdiagnostik basiert auf der Ultraschalluntersuchung. Legen wir uns nach der Ausschlußdiagnostik und nach Ausschluß klinischer Schwangerschaftskomplikationen auf ein SGA-Kind fest, wird die weitere Betreuung zu einem wesentlichen Teil von der Dopplersonographie beeinflußt. Ist diese normal, kann weiter kontrolliert werden, sofern keine neuen Aspekte hinzutreten. Der ambulante Betreuungsmodus bei Schwangerschaften mit SGA-Feten und unauffälliger Dopplersonographie wird auch durch Ergebnisse randomisierter klinischer Studien unterstützt (Nienhuis et al. 1997). Sollte die Blutströmungsmessung in der Uterin- oder Nabelarterie pathologische Ergebnisse liefern, müssen auch die fetalen Gefäße untersucht werden. Dementsprechend sollte die weitere Betreuung modifiziert werden. Bei primär koexistenten Schwangerschaftskomplikationen oder schweren Retardierungen sollte stationär intensiviert überwacht werden. Das detailliertere Managementkonzept ist im Kap. 2.13 dargelegt.

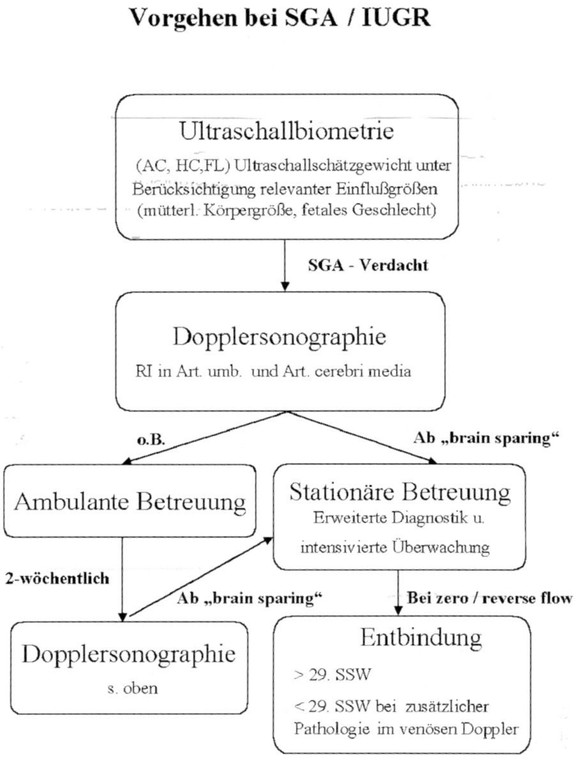

Abb. 2.1. Konzept zur Einbindung der Dopplersonographie bei Verdacht auf IUGR/SGA (*AC* Abdominalumfang, *HC* Kopfumfang, *FL* Femurlänge)

Das Konzept bei der Indikation *„Zustand nach IUGR und nach intrauterinem Fruchttod"* ist in Abb. 2.2 skizziert. Das Problem wurde wenig intensiv studiert; trotzdem erscheint diese Indikation sinnvoll, da aufgrund der hohen negativen Vorhersagewerte der Dopplersonographie auch aus Screeningstudien für den Ausschluß von IUGR und Präeklampsie als Ursache für intrauterine Fruchttode eine Berechtigung für die Untersuchung besteht (Todros et al. 1995). Praktikabel erscheint bei dieser Indikation das 20-Wochen-Ultraschallscreening um eine Doppleruntersuchung der Uterinarterien zu erweitern und entsprechend dem Ergebnis das weitere Vorgehen festzulegen. Da sich unter dieser Indikation aber sehr heterogene Ätiologien verbergen, ist ein einfaches „Kochrezept" der weiteren Überwachung im individuellen Fall mit dem hohen Risiko der Inadäquatheit behaftet.

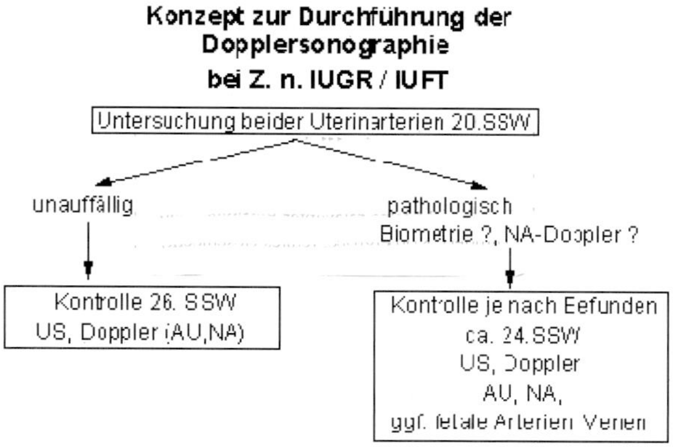

Abb. 2.2. Konzept zur Einbindung der Dopplersonographie bei Zustand nach IUGR und Zustand nach intrauterinem Fruchttod (IUFT) (*US* Ultraschall, *AU* A. uterina, *NA* Nabelarterie, *SSW* Schwangerschaftswoche)

Zusammenfassung

Bei Verwendung der 10. Perzentile sind definitionsgemäß 10% aller Feten, bezogen auf das Gestationsalter, untergewichtig (SGA); jedoch nur knapp die Hälfte dieser Feten ist aufgrund extrinsischer oder intrinsischer Einflüsse mangelversorgt und damit gefährdet. Zunächst gilt es, die SGA-Feten, unter denen sich auch genetisch kleine und ungefährdete Feten befinden, zu erfassen.

Die Diagnostik des SGA-Feten wird am verläßlichsten durch die Messung des Abdomenumfangs (in Kombination mit anderen Meßparametern) ermittelt. Da diese Parameter sich längs der Schwangerschaft verändern, ist eine exakte Kenntnis des Gestationsalters eine absolute Voraussetzung für eine adäquate Diagnostik. Im 1. Trimenon ist die Erkennung des SGA-Feten unbefriedigend, da in dieser Phase ein symmetrischer Wachstumsrückstand meist nur als Korrekturhinweis für das Gestationsalter interpretiert wird. Wegen einer größeren Streuung in den Randperzentilbereichen gelingt es mit höherer Treffsicherheit das normosome Kind (hohe Spezifität) als das retardierte Kind (relativ niedrige Sensitivität) zu erkennen. Insgesamt wird auch heute noch jeder 3. bis 4. SGA-Fetus nicht als solcher entdeckt und damit auch keiner intensivierten Überwachung zugeführt. Eine prospektive Schwangerschaftsvorsorge und Geburtsleitung erfordert jedoch eine möglichst frühe und suffiziente Diagnostik. Ein generelles Ultraschallscreening in Hinblick auf SGA scheint aber nur in präselektionierten Kollektiven, d.h. z.B. bei nachgewiesener Hypertonie zu einer Verbesserung der Diagnostik zu führen. Individuelle Wachstumskurven die wesentliche Determinanten des Fetalgewichts (wie kindliches Geschlecht, mütterliches Ausgangsgewicht) mitberücksichtigen, können dazu beitragen, sowohl die Falsch-positiv- als auch die Falsch-negativ-Rate bei der fetalen Gewichtsschätzung zu senken.

Die Dopplersonographie ist in der Diagnostik des SGA-Feten der Ultraschallbiometrie unterlegen. Die Differenzierung zwischen dem genetisch kleinen, nicht gefährdeten und dem intrauterin wachstumsretardierten, nutritiv minderversorgten und damit gefährdeten IUGR-Feten gelingt dagegen mit Hilfe der Dopplersonographie am frühzeitigsten und zuverlässigsten. Der Nachweis einer chronischen Plazentainsuffizienz und die Abschätzung des Asphyxierisikos kann durch charakteristische Blutströmungsveränderungen treffsicherer gestellt werden als durch CTG-basierte oder andere antenatale Testverfahren. Frühzeitige Hinweise auf eine fetale Gefährdung – wenn auch mit einem etwas schlechteren Vorwarneffekt – können allerdings auch aus einer über das Kinetokardiotokogramm ableitbaren Verkürzung der Kindsbewegungsdauer gewonnen werden. Hormonelle Tests, wie z.B. die Bestimmung des Serumöstriols, gelten mittlerweile als obsolet.

Literatur

Anyaegbunam A, Brustman L, Langer O (1991) A longitudinal evaluation of the efficacy of umbilical Doppler velocimetry in the diagnosis of intrauterine growth retardation. Int J Gynecol Obstet 34:121–125

Arabin B, Mohnhaupt A, Vollert W, Weitzel HK (1994) Prediction of fetal distress and poor outcome in prolonged pregnancy using Doppler ultrasound and fetal heart rate monitoring combined with stress tests (II). Fetal Diagn Ther 9:1–6

Arbeille P (1991) Cerebral Doppler in the assessment of IUGR and the fetal hypoxia. J Matern Fetal Invest 1:51–56

Arduini D, Romanini C, Mancuso S (1987) Fetal blood flow velocity wave forms as predictors of growth retardation. Obstet Gynecol 70:7–10

Arduini D (1991) Fetal renal artery velocity waveforms and amniotic fluid volume in growth-retarded and post-term fetuses. Obstet Gynecol 77:370–373

Bates JA, Evans JA, Mason G (1996) Differentiation of growth retarded from normally grown fetuses and prediction of intrauterine growth retardation using Doppler ultrasound. Br J Obstet Gynecol 103:670–675

Beattie RB, Dornan JC (1989) Antenatal screening for intrauterine growth retardation with umbilical artery Doppler ultrasonography. Br Med J 298:631–635

Beley S, Chard, Grudzinskas G, Cooper D, Campbell S (1992) Early prediction of uteroplacental complications of pregnancy using Doppler ultrasound, placental function tests and combinating testing. Ultrasound Obstet Gynecol 2:333–337

Bilardo CM, Nicolaides KH, Campbell S (1990) Doppler measurements of fetal and uteroplacental circulations: relationship with umbilical venous blood gases measured at cordocentesis. Am J Obstet Gynecol 162:115–120

Brar HS (1982) Classification of intrauterine growth retardation. Semin Perinatol 12:2–10

Burke G, Stuart B, Crowley P, Scanaill S, Drumm J (1990) Is intrauterine growth retardation with normal umbilical artery blood flow a benign condition? Br Med J 300:1044–1045

Campbell S, Pearce JM, Hackett G, Cohen-Overbeck T, Hernandez C (1986) Qualitative assessment of uteroplacental blood flow: early screening test for high-risk pregnancies. Obstet Gynecol 68:649–653

Carlson DE (1988) Maternal diseases associated with intrauterine growth retardation. Semin Perinatol 12:17–22

Chang TC, Boys RJ, Spencer JA (1992) Prediction of the small for gestational age infant: which ultrasonic measurement is best? Obstet Gynecol 80:103 0–1038

Clark SL (1992) Patterns of intrauterine growth retardation: case examples. Clin Obstet Gynecol 35:194–201

Divon MY (1992) Maternal and fetal blood flow velocity waveforms in intrauterine growth retardation. Am J Obstet Gynecol 35:156–171

Divon MY, Hsu HW, Katz NT. Henderson CE (1992) A Meta-Analysis of umbilical artery Doppler velocimetry for the diagnosis of IUGR in high risk pregnancies. Soc Gynecol Invest 131

Divon MY, Guidetti DA, Braverman JJ (1988) Intrauterine growth retardation: a prospective study of the diagnostic value of real-time sonography combined with umbilical artery flow velocimetry. Obstet Gynecol 72:611–614

Flynn AM, Kelly J, Matthews K, O'Conor M, Viegas O (1982) Predictive value of, and observer variablity in, several ways of reporting antepartum cardiotocographs. Br J Obstet Gynaecol 89:434–440

Gardosi J, Chang A, Kalyan B, Sahota D, Symonds EM (1992) Customised antenatal growth charts. Lancet 339: 283–287

Gaudoin MR (1992) Cardiotocography and Doppler velocimetry for surveillance of small-for-gestational-age fetuses. Lancet 340:1348–1349

Gnirs J (1995) Kineto-Kardiotokographie – automatische Detektion der fetalen Bewegungsaktivität als integraler Bestandteil antepartualer CTG – Registrierungen und ihre Bedeutung für die fetale Zustandsdiagnostik. Habilitationsschrift, TU München

Gudmundsson S, Marsal K (1991) Blood velocity waveforms in the fetal aorta and umbilical artery as predictors of fetal outcome: a comparison. Am J Perinatol 8:1–6

Jacobson SL, Imhof R, Manning N, Mannion V, Little D, Rey E, Redman C (1990) The value of Doppler assessment of the uteroplacental circulation in predicting preeclampsia or intrauterine growth retardation. Am J Obstet Gynecol 162:110–114

Karsdorp VHM, van Geijn HP, Kostense PJ, Arduini D, Montenegro N, Todros T (1994) Clinical significance of absent or reversed end diastolic velocity waveforms (ARED flow) in the umbilical artery: results of a multicenter European study. Lancet 344:1664–1667

Kay HH, Dahmus M, Killam AP (1991). Sonographic measurements with umbilical and uterine artery Doppler analysis in suspected intrauterine growth retardation. J Reprod Med 36:65–68

Khoury MJ, Errickson JD, Cordero JF, McCarthy BJ (1988) Congenital malformations and intrauterine growth retardation: a population study. Pediatrics 82:83–90

Kurjak A (1992) Antepartum and intrapartum management of the growth-retarded fetus. Clin Obstet Gynecol 35:185–193

Larsen T, Petersen S, Greisen G (1992) Detection of small-for-gestational-age fetuses by ultrasound screening in a high risk population: a randomized controlled study. Br J Obstet Gynaecol 99:469–474

Laurin J, Marsal K, Persson PH, Lingman G (1987) Ultrasound measurement of fetal blood flow in predicting fetal outcome. Br J Obstet Gynecol 94:940–948

Lindhard A, Nielsen PV, Mouritsen LA, Zachariassen A, Sörensen HU, Rosenö H (1990) The implications of introducing the symphyseal-fundal height-measurement. A prospective randomized controlled trial. Br J Obstet Gynaecol 97:675–680

Meizner I, Glezerman M (1992) Cordocentesis in the evaluation of the growth-retarded fetus. Clin Obstet Gynecol 35:126–137

Mutterschafts-Richtlinien (1995) Ultraschall-Doppler. Deutsches Ärzteblatt 92:233–235

Nicolaides KH, Vyas S, Rabinowitz R, Rosen DJD, Campbell S (1990) Relation of rate of urine production to oxygen tension in small-for-gestational-age fetuses. Am J Obstet Gynecol 162:387–391

Nicolaides KH, Economides DL, Soothill PW (1989) Blood gases, pH, and lactate in appropriate- and small-for-gestational-age fetuses. Am J Obstet Gynecol 161:996–1001

Nienhuis SJ, Vles JS, Gerver WJ, Hoogland HJ (1997) Doppler ultrasonography in suspected intrauterine growth retardation: a randomized clinical trial. Ultrasound Obstet Gynecol 9:6–13

Pfeiffer KH (1990) Die Erfassung der fetalen Wachstumsretardierung durch apparative und biochemische Überwachungsmethoden. Z Geburtshilfe Perinatol 194:99–103

Platt LD (1988) Genetic factors in intrauterine growth retardation. Semin Perinatol 2:11–16

Pollack RN, Divon MY (1992) Intrauterine growth retardation: definition, classification, and etiology. Clin Obstet Gynecol 35:99–107

Sarmandal P (1990) Effectiveness of ultrasound determination of fetal abdominal circumference and fetal ponderal index in the diagnosis of asymmetrical growth retardation. Br J Obstet Gynaecol 97:118–123

Schneider KTM, Amberg-Wendland D, Renz S, Fürstenau U (1991) Prospektiv randomisierte Untersuchung zum klinischen Wert der Dopplersonographie als Screeningverfahren. Gynakol Geburtshilfliche Rundsch 31:139–140

Schneider KTM (1993) IUGR-Probleme der Diagnostik. In: Schmidt W (Hrsg) Jahrbuch der Gynäkologie und Geburtshilfe 1992/93. Biermann, Zülpich, S 113–123

Secher NJ, Lundbye-Christensen S, Qvist I, Bagger P (1991) An evaluation of clinical estimation of fetal weight and symphysis fundal distance for detection of SGA infants. Eur J Obstet Gynecol Reprod Biol 38:91–96

Soothill PW, Campbell S (1993) Predicition of morbidity in small and normally grown fetuses by fetal heart rate variability, biophysical profile score and umbilical artery Doppler studies. Br J Obstet Gynaecol 100:742–745

Steiner H, Schaffer H, Spitzer D, Staudach A (1994) Umbilical artery Doppler velocimetry classes and fetal outcome. J Matern Fetal Invest 4:163–166

Steiner H, Staudach A, Spitzer D, Schaffer H, Gregg A, Weiner CP (1995) Growth deficient fetuses with absent or reversed umbilical artery end-diastolic flow are metabolically compromised. Early Hum Dev 41:1–9

Thacker SB, Berkelman RL (1986) Assessing the diagnostic accuracy and efficacy of selected fetal surveillance techniques. Obstet Gynecol Surv 41:121–141
Thorpe-Beeston JG (1992) Serum prolactin concentration in normal and small for gestational age fetuses. Br J Obstet Gynaecol 99:981–984
Todros T, Ferrazzi E, Arduini D et al (1995) Performance of Doppler ultrasonography as a screening test in low risk pregnancies: Results of a multicenter study. J Ultrasound Med 14:343–348
Van Vugt JMG (1991) Validity of umbilical artery blood velocimetry in the prediction of intrauterine growth retardation and fetal compromise. J Perinat Med 19:15–20
Villar J, Belizan JM (1986) The evaluation of the methods used in the diagnosis of intrauterine growth retardation: review. Obstet Gynecol Surv 41:187–199
Vintzileos AM, Rodis JF, McLean DA, Fleming AD, Scorza WE (1991) The relationship between fetal biophysical assessment, umbilical artery velocimetry, and fetal acidosis. Obstet Gynecol 77:622–626
Voigt M, Schneider KTM, Jährig K (1996) Analyse des Geburtengutes des Jahrgangs 1992 der Bundesrepublik Deutschland. Teil 1: Neue Perzentilmaße für die Körpergewichte Neugeborener. Geburtshilfe Frauenheilkd 56: 550–258
Voigt M, Schneider KTM, Jährig K (1997) Analyse des Geburtengutes des Jahrgangs 1992 der Bundesrepublik Deutschland. Teil 2: Mehrdimensionale Zusammenhänge zwischen Alter, Körpergewicht und Körperhöhe der Mutter und dem Geburtsgewicht. Geburtshilfe Frauenheilkd 57:246–255
Weiner CP, Williamson RA (1989) Evaluation of severe growth retardation using cordocentesis: hematologic and metabolic alterations by etiology. Obstet Gynecol 73:225–229
Wladimiroff JW (1991) A review of the etiology, diagnostic techniques and management of IUGR, and the clinical application of Doppler in the assessment of placental blood flow. J Perinat Med 19:11–13
Zimmer EZ, Divon MY (1992) Sonographic diagnosis of IUGR – Macrosomia. Clin Obstet Gynecol 35:172–184

Schwangerschaftsinduzierte Hypertonie und Präeklampsie

H. Steiner und H. Schaffer

Einleitung

Die schwangerschaftsinduzierte Hypertonie (SIH) und Präeklampsie stellen für die Schwangerschaft ein relevantes Risiko dar. Mittels Dopplersonographie erscheint eine Voraussage und besser noch, der Ausschluß von schweren Verlaufsformen von SIH und Präeklampsien durch die Untersuchung der Uterinarterien im 2. Trimenon möglich. Im Fall der klinisch manifesten SIH und Präeklampsie ermöglicht eine dopplersonographische Untersuchung des uteroplazentaren und umbilikalen bzw. fetalen Gefäßgebiets einen Einblick in die aktuelle Hämodynamik und erlaubt damit eine Risikoabschätzung, sowie eine Adaptierung der geburtshilflichen Betreuung. Aus diesen Gründen ist sowohl bei anamnestischem Risiko (Zustand nach Präeklampsie und Eklampsie), als auch bei bestehender SIH und Präeklampsie eine Indikation zur dopplersonographischen Untersuchung gegeben und in den Mutterschaftsrichtlinien festgelegt (AGDMFM 1996).

Physiologie und Pathophysiologie

Für die Anwendung der Dopplersonographie bei der Hypertonie spielt die Kenntnis der Physiologie und Pathophysiologie der uteroplazentaren Zirkulation eine entscheidende Rolle. Der Umbau oder aber die mangelnde Adaptation der Spiralarterien in der Schwangerschaft spiegelt sich in den Flußmustern der A. uterina oder der A. arcuata wider. Physiologischerweise wird im 2. Trimenon [14. bis 22. Schwangerschaftswoche (SSW)] das Endothel der intramyometranen Segmente der Spiralarterien durch Zytotrophoblastzellen ersetzt, letztere invadieren weiter in die Tiefe der Gefäßwand, zerstören das muskuloelastische Gewebe der Media und ersetzen es durch fibrinoides Material (Brosens et al. 1967; Pijnenborg et al. 1983). Durch diesen Umbau der Gefäßwände und die dramatische Ausweitung des nachgeschalteten Gefäßgebiets findet man 2 dopplersonographisch nachweisbare Effekte in den uteroplazentaren Gefäßen:

1. das Verschwinden der postsystolischen Inzisur (in der A. uterina bis zur 24. spätestens 26. SSW) und
2. ausgeprägt mit Beginn des 2. Trimenons eine Zunahme der Blutströmung v.a. im diastolischen Flußanteil (Abb. 2.3). Diese Veränderung des Flußprofils spiegelt die Impedanzabnahme wider und wird an der Abnahme der Widerstandsindizes (RI, PI, A/B-Ratio) meßbar (Schaffer et al. 1989). Im 3. Trimenon ist der Plazentationsprozeß weitgehend abgeschlossen und es lassen sich am Dopplersonogramm der uteroplazentaren Gefäße keine wesentlichen Veränderungen mehr nachweisen.

Eine abnorme Plazentation zeigt sich morphologisch in einer unvollständigen Zytotrophoblasteninvasion und fehlender Gefäßdilatation im beschriebenen Gefäßgebiet. Damit sind häufig Zottenunreife, Zotten-

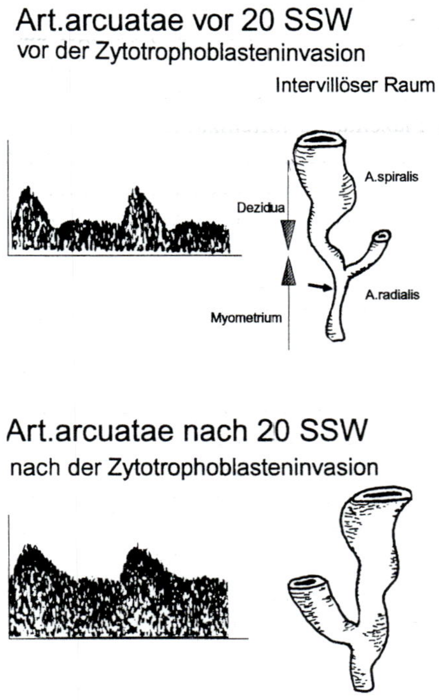

Abb. 2.3. Veränderungen der Dopplersonogramme der uteroplazentaren Gefäße in Abhängigkeit von den physiologischen Veränderungen (in Anlehnung an Brosens et al. 1977)

fibrose, Plazentainfarkte, partielle Plazentalösungen, aber auch zu kleine Plazenten mit verminderter Austauschfläche assoziiert (Brosens et al. 1972; Födisch 1977; Giles et al. 1985; Wallenberg et al. 1973). Basierend auf diesen morphologischen Veränderungen ist eine abnorme uteroplazentare Zirkulation typischerweise durch eine Persistenz der postsystolischen Inzisur (Notch) und hohe Widerstandsindizes gekennzeichnet (Bewley et al. 1991; Fleischer et al. 1986; Gudmundsson u. Marsal 1988; Steel et al. 1990; Thaler et al. 1992; Trudinger u. Cook 1990; Trudinger et al. 1985). Dies ist Ausdruck des Ausbleibens der zuvor beschriebenen physiologischen Veränderungen. Ein Notch ist somit ein dopplersonographisches Zeichen der reflektierten Welle eines uteroplazentaren Gefäßbettes mit hohem vaskulärem Widerstand.

Eine abnorme Plazentaentwicklung im Rahmen einer Hypertonie in der Schwangerschaft zeigt auch Auswirkungen auf das Dopplersonogramm der Nabelarterien im Sinne erhöhter Widerstandsindizes bis hin zur diastolischen Flußumkehr. Im weiteren Prozeß kann auch die fetale Hämodynamik gestört sein. Dieses Kapitel soll jedoch auf die typischen Veränderungen an den uteroplazentaren Gefäßen und am Rande an der Nabelarterie fokussiert bleiben.

Untersuchung

Die Untersuchung der uteroplazentaren Strömungsverhältnisse erfolgt an den Uterin- oder, weniger aussagekräftig, an den Arkadenarterien. Bei der Beurteilung der Dopplersonogramme der uteroplazentaren Gefäße ist der Plazentasitz miteinzubeziehen, da eine stark lateralisierte Plazenta auf der kontralateralen Seite die Plazentationsauswirkungen nicht widerspiegeln kann und somit auch bei unauffälligem Schwangerschaftsverlauf höhere Werte für die Widerstandsindizes gefunden werden (Arabin 1990; Campbell et al. 1986; Chambers et al. 1988; Grab et al. 1992; Pearce et al. 1988; Schulmann et al. 1987). Bei der exakten Lokalisation der Ableitung der uteroplazentaren Flußkurven retroplazentar, am Rande der Plazenta, oder entfernt von der Plazenta fand Arabin (1990) signifikante Unterschiede der Pulsatilitätsindizes. Es ist naheliegend, daß diese Faktoren allein schon potentielle Fehlerquellen in der Meßtechnik bei nicht exakter Bestimmung der topographischen Verhältnisse der Plazentation darstellen. Daneben sind im Falle einer Hinterwandplazenta die Arkadenarterien ebenfalls lagebedingt nicht repräsentativ abzuleiten. Auch eine potentiell unterschiedliche Morphologie verschiedener Kotyledonen einer Plazenta wirft die Frage der Repräsentativität einzelner abgeleiteter Dopplersonogramme auf. Aus diesen Gründen ist die diagnostische Aussagekraft bei der Messung von Arkadenarterien jenen der Uterinarterien unterlegen.

Die Messung an den uteroplazentaren Gefäßen (wie auch der Nabelarterie) ist sowohl mittels Continous-wave-(CW-), als auch gepulster Dopplertechnik möglich. Die Anwendung der Farbkodierung erleichtert allerdings die Untersuchung vor allem bei ungünstigen Untersuchungsbedingungen und hilft in Zweifelsfällen durch die exakte Lokalisation des Gefäßes Meßfehler zu eliminieren.

Indikationen

Eine Indikation für die Dopplersonographie besteht einerseits bei Hypertonie in Form der SIH und Präeklampsie sowie bei präexistenter Hypertonie, andererseits bei anamnestischem Risiko für Hypertonie und Präeklampsie.

Symptomatische Patientinnen – bestehende SIH/Präeklampsie

Bei Patientinnen mit SIH und Präeklampsie findet man mit zunehmendem Schweregrad des klinischen Krankheitsbildes eine korrelierende Pathologie in den uteroplazentaren und umbilikalen Flußkurven, im typischen Fall einen Notch im uteroplazentar abgeleiteten Dopplersonogramm und erhöhte Indizes in den uteroplazentaren Gefäßen, evtl. auch in der Nabelarterie (Abb. 2.4 u. 2.5). Es gilt die Assoziation, je ausgeprägter der Schweregrad der Präeklampsie, desto höher der RI und vice versa (Schaffer 1989). In Risikokollektiven mit SIH und Präeklampsie werden in der Literatur für uteroplazentare Gefäße in der Erkennung von Risikofaktoren für die Schwangerschaft [intrauterine Wachstumsrestriktion (IUGR), intrauteriner Fruchttod, fetal distress] Werte für Sensitivität und Spezifität um 80% und darüber angegeben (Tabelle 2.1).

Fleischer et al. (1986) konnten zeigen, daß die S/D-Ratio der Uterinarterien nicht nur bei typischen SIH-Patientinnen, sondern auch bei „chronischer Hypertension“ (Patientinnen mit präexistenter Hypertonie und Hypertonie bereits im 2. Trimenon) die Kollektive in bezug auf die Entwicklung schwerer Verlaufsformen der Gestose und Präeklampsie ganz klar in 2 Gruppen unterteilt. So fand er bei normaler S/D-Ratio kaum je klinisch Präeklampsien, wohingegen bei erhöhter S/D-Ratio in nahezu allen Fällen die Präeklampsie eintritt.

Große Übereinstimmung besteht also in der Literatur darüber, daß die Prädiktionswerte der Dopplersonographie besser sind, um so schwerer das Krank-

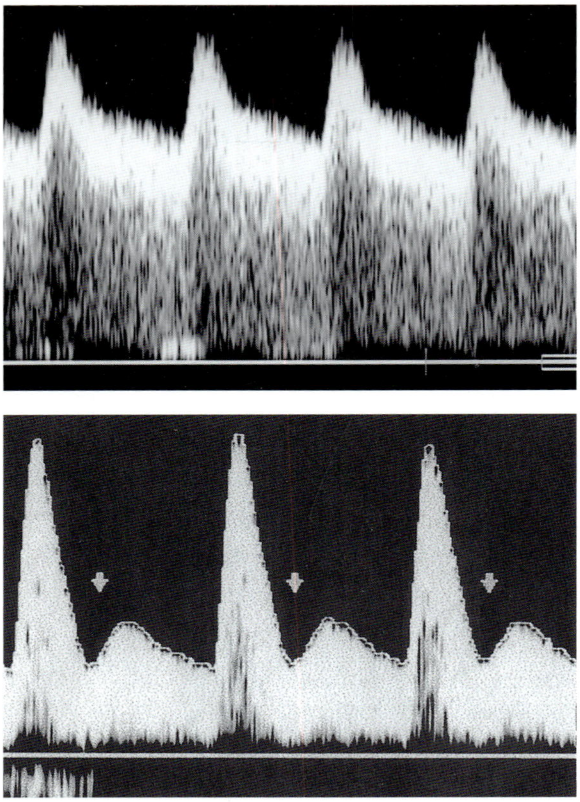

Abb. 2.4 a, b. Unauffälliges (**a**) und pathologisches (**b**) Dopplersonogramm der A. uterina im 3. Trimenon. Beachte bei b die deutliche Reduktion der systolischen Frequenzen und die Inzisur (Notch, s. *Pfeil*)

heitsbild ist (Ausmaß der Hypertonie, Proteinurie, Höhe des Gestoseindex, Vorhandensein intrauteriner Wachstumsrestriktion). Worin liegt nun die Bedeutung der Dopplersonographie bei klinisch zweifelsfrei diagnostizierter Erkrankung? Die Dopplersonographie hilft die Betreuung der Schwangerschaft zu optimieren! Wie aus Abb. 2.6 ersichtlich, ist bei klinischer Symptomatik jedoch unauffälligen dopplersonographischen Befunden das Schwangerschaftsoutcome deutlich besser als bei pathologischen Befunden. Daraus folgt, daß die Kontrollintervalle bei unauffälliger Dopplersonographie gelockert werden können, wohingegen bei pathologischen Ergebnissen in Abhängigkeit von den klinischen Befunden (Gestationsalter, Gestosescore, zugrundeliegende mütterliche Erkrankungen wie Antiphospholipidsyndrom oder SLE etc.) die Betreuung intensiviert (ambulant-stationär) werden muß. Allgemeingültige Managementvorschläge können aufgrund der fehlenden Vorhersagekriterien in bezug auf den Zeitpunkt der Dekompensation der mütterlich-plazentaren Erkrankung nicht vorgelegt werden. Da bei SIH/Präeklampsie eine enge Verflechtung mit dem Problem der IUGR besteht, sei bezüglich dopplersonographischer Diagnostik und Management auch auf das entsprechende Kapitel verwiesen.

Prädiktion von schweren Verlaufsformen der SIH und Präeklampsie bei anamnestischer Indikation – Screening

Die Voraussage einer Entwicklung von schweren Verlaufsformen von SIH und Präeklampsie bei asymptomatischen Schwangeren ist durch die Untersuchung der uteroplazentaren Gefäße mit den im weiteren gegebenen prädiktiven Werten möglich (Tabelle 2.2). Basierend auf den Studienergebnissen ist die Frage eines generellen Screenings zu diskutieren. Für den geburtshilflich tätigen Arzt bieten diese Erfahrungen die Möglichkeit, die Betreuung einer Standpunktbestimmung zu unterziehen und individuell zu entscheiden. Die Standardkommission der Arbeitsgemeinschaft Dopplersonographie und maternofetale Medizin für den deutschsprachigen Raum hat diese Untersuchungsmodalität auf anamnestische Indikationen beschränkt (AGDMFM 1996). In den deutschen Mutterschaftsrichtlinien sind die Indikationen diesbezüglich ebenso festgelegt.

Tabelle 2.1. Diagnostische Wertigkeit der Dopplersonographie bei SIH und Präeklampsie in der Literatur (Arduini et al. 1987; Fendel et al. 1992; Fleischer et al. 1986; Gudmundsson et al. 1988) (*n.s.* nicht signifikant)

Erstautor	*n*	Kollektiv	Gefäß	Doppler-kriterium	Outcome variable	Sensivität [%]	Spezifität [%]	PPW [%]	NPW [%]
Fleischer 1986	71	SIH	A. uterina	1. AB-Ratio >2,6	IUGR/IUFT	81	90	86	86
				2. Notch		87	95	93	91
Arduini 1987	60	high risk	A. arcuata	-	SIH	64	84	70	80
Fendel 1992	53	SIH, PE	A. uterina	-	IUGR	90	57	76	80
Gudmundsson 1988	58	high risk	A. arcuata	PI>2 SD	IUGR, fetal distress	[a]	-	-	-
			Nabelarterie	PI>2 SD	IUGR, fetal distress	n. s.	-	-	-

[a] Jeweils signifikante/nicht signifikante Beziehung zwischen Dopplerbefund und Kriterium

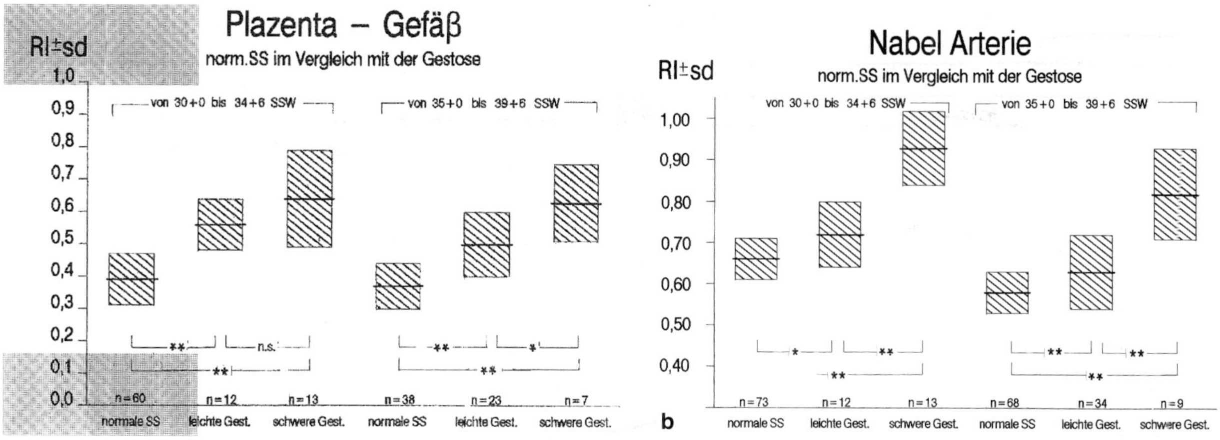

Abb. 2.5 a, b. Mittelwert + Standardabweichung des RI des uteroplazentaren Gefäßes (Plazentagefäß) (**a**) und der Nabelarterie (**b**) bei unauffälligen Schwangerschaften, leichter Gestose (RR > 140/90, aber < 160/110 mmHg, Proteinurie +, aber < 5 g/l/Tag = +++) und schwerer Gestose (RR > 160/110 mmHg, Proteinurie ++ oder > 5 g/l/Tag, Oligurie < 400 ml/Tag) (Schaffer et al. 1989)

Eine Prädiktion von schweren Krankheitsverläufen bei SIH und Präeklampsie ist durch eine Untersuchung der uteroplazentaren Gefäße im 2. Trimenon (16. bis 24. SSW) möglich. Je später der Untersuchungszeitpunkt gewählt wird, desto besser kann die Schwangerschaftskomplikation ausgeschlossen werden, desto geringer ist aber auch der „prädiktive" Effekt. Findet man beispielsweise in der 21. SSW einen RI im unteren Referenzbereich und keine Inzisur, ist von einer normalen Plazentation auszugehen und eine Präeklampsie mit einer Wahrscheinlichkeit von 90–100% auszuschließen. Findet man zu diesem Zeitpunkt aber einen pathologischen Wert und einen Notch, ist die Untersuchung in der 24. bis 26. SSW zu wiederholen, da die Plazentation noch nicht abgeschlossen sein kann und sich in Folge davon die Flußkurve noch normalisiert. Ist bei der Kontrolluntersuchung das Ergebnis unauffällig, so entspricht der negative Vorraussagewert, also die Ausschlußdiagnostik, den oben skizzierten Werten, die Ausschlußdiagnostik ist also mit hoher Sicherheit möglich. Ist das Ergebnis pathologisch, so besteht wiederum ein hohes Risiko für die Entwicklung der genannten Schwangerschaftskomplikationen (vgl. Tabelle 2.2).

Die in Abhängigkeit vom Untersuchungszeitpunkt in der Literatur ermittelten Werte für uteroplazentare

Abb. 2.6. Sektiorate (*SR*), APGAR-Scores nach 1 und 5 min, Azidoserate (Nabelarterien-pH < 7,20), Transferrate an die Neonatologie (*NT*) und IUGR-Rate in Abhängigkeit vom Dopplerbefund bei Gestosepatientinnen (*DS o. b.* unauffälliges Ergebnis der Dopplersonographie, *DS path.* abnormes Ergebnis der Dopplersonographie jeweils an den uteroplazentaren und umbilikalen Gefäßen)

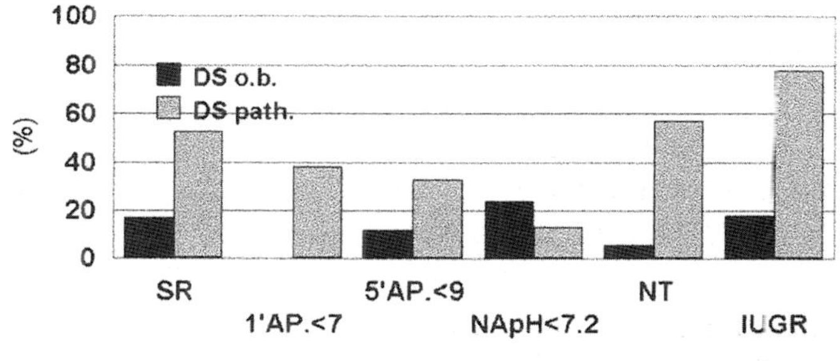

	SR	1'AP.<7	5'AP.<9	NApH<7.2	NT	IUGR
■ DS o.b.	17	0	12	24	6	18
▨ DS patl	53	38	33	13	57	78

Tabelle 2.2. Diagnostische Wertigkeit der Dopplersonographie im Screening für SIH und assoziierte Faktoren (Bewley et al. 1991; Bower et al. 1993; Hanretty et al. 1989; Steel et al. 1990; Todros et al. 1995). (*CW* continuous wave, *PW* pulsed wave, *FD* Farbdoppler, *ODFD* operative Entbindung wegen fetal distress, *n.s.* nicht signifikant)

Erstautor	*n*	Gefäß	Zeitpunkt der US [SSW]	Technik	Doppler-kriterium	Outcome-variable	Sensitivität [%]	Spezifität [%]	PPW [%]	NPW [%]
Steel 1990	1,014	A. arcuata	18+24 (Testresultat)	CW	RI>0,8 (zumindest 1 pathologische Seite)	SIH	39	91	25	–
						Proteinurie	63	89	10	–
						IUGR	100	90	13	–
Bewley 1991	925	A. arcuata+ A. uterina jeweils beideits	16–24	CW	AVRI (avg von 4 RI) >95 Perzentile	1. IUGR, SIH, IUFT Blutung, ODFD	13	97	67	72
						2. IUGR 3. Perzentile ‚SIH+ Proteinurie, Vorz. Pl. Lösung, IUFT	21	95	25	94
Bower 1993	2,058	A. uterina	1,18–22	CW	Notch (RI >95 Perzentile) (zumindest 1 Seite)	SIH (ohne Proteinurie)	16	85	7	93
						PE	82	87	12	99,5
			2,24	FD	Notch (zumindest 1 Seite)	SIH (ohne Proteinurie)	5	95	6	94
						PE	78	96	28	99,5
Todros 1995	916	A. uterina beidseits	19–24 (26–31)	CW+PW	mean A/B-Ratio (rechts+links ROC)	SIH	59	69	2	98
						SIH +Indikation zur Entbindung	100	69	2	100
Hanretty 1989	543	„Utero-plazentar"	26–30	CW	A/B-Ratio >95 Perzentile	IUGR	n.s.			
						fetal distress	n.s.			
		Nabel-arterie	34–36	CW	A/B-Ratio >95 Perzentile	IUGR	[a]			

Gefäße für Sensitivität und Spezifität zur Erfassung von klinisch schweren Verlaufsformen von SIH sind in Tabelle 2.2 zusammengefaßt (Bewley et al. 1991; Bower et al. 1993; Hanretty et al. 1989; Steel et al. 1990; Todros et al. 1995). Die Sensitivität für eine unkomplizierte SIH ist gering, die klinisch relevanten komplizierten Verlaufsformen und die Präeklampsie werden dagegen mit einer Sensitivität von 80–100% vorausgesagt. Interessant erscheint auch, daß ein Notch in der A. uterina als qualitative Beschreibung der Hüllkurve ein besserer Prädiktor für schlechtes fetales Outcome zu sein scheint als die Widerstandsindizes (Bower et al. 1993; Thaler et al. 1992).

Für die Praxis ist daraus abgeleitet wichtig, daß rund 1/4 bis 1/3 aller Patienten mit pathologischem Dopplersonogramm der Uterinarterie eine schwere Verlaufsform der SIH oder Präeklampsie im Verlauf der Schwangerschaft entwickeln werden, so daß die Betreuung der Schwangeren entsprechend intensiviert werden muß (Bower et al. 1993; Grab 1994). Dagegen

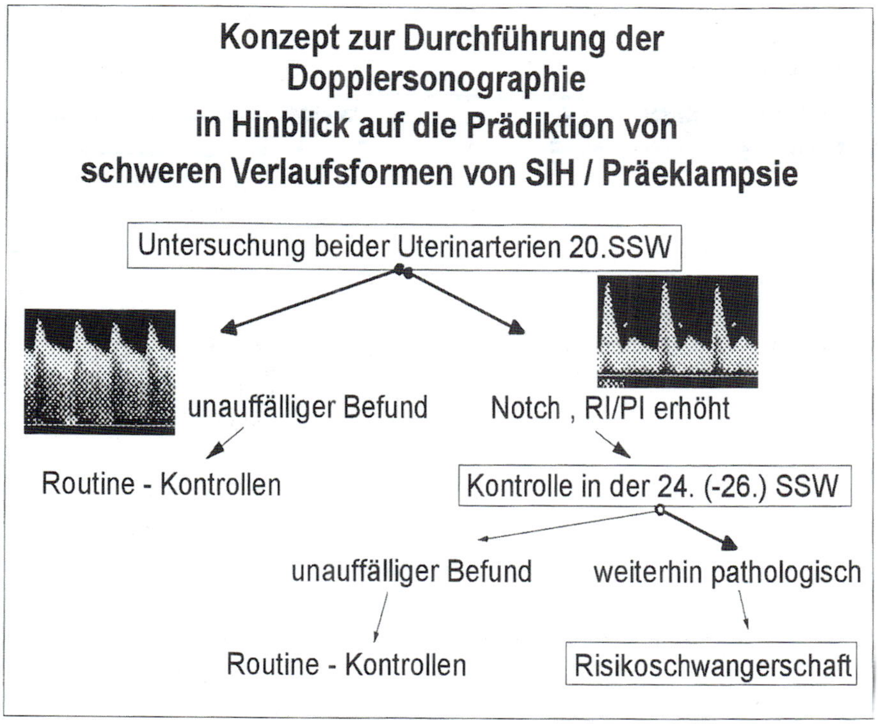

Abb. 2.7. Konzept zur Durchführung der Dopplersonographie in Hinblick auf die Prädiktion von schweren Verlaufsformen von SIH/Präeklampsie

kann bei unauffälligem Befund in diesem Gefäß (unter Beachtung des Gestationsalters, s. oben) mit einem negativen prädiktiven Wert zwischen 90 und 100% die Schwangere begründet beruhigt und die Kontrollintervalle verlängert werden.

Als Vorschlag für die Durchführung der prädiktiven dopplersonographischen Untersuchung sei folgendes *Konzept* empfohlen (Abb. 2.7): Die Untersuchung beider Uterinarterien findet um die 20. SSW statt. Dies sollte im Rahmen der Mutter-Paß- bzw. Mutter-Kind-Paß-Konzepte der deutschsprachigen Länder gut praktikabel sein: Es folgt die Überprüfung der Flußkurven 1. auf das Vorhandensein einer Inzisur und 2. die Bestimmung des RI- oder PI-Mittelwerts beider Uterinarterien (bester Prädiktor des Outcomes; Hofstaetter et al. 1996). Beim pathologischen Befund (ein- oder beidseitiger Notch, pathologischer mittlerer RI/PI oder pathologischer RI/PI der Uterinarterie der ipsilateralen Seite bei deutlich lateralisierter Plazenta) findet die Kontrolle in der 24., spätestens 26. SSW statt. Weiteres Management der Schwangerschaft erfolgt in Abhängigkeit vom Ergebnis dieser Untersuchung.

Fehlerquellen

Fehlerquellen in der Anwendung der Methode ergeben sich unserer Erfahrung nach aus fehlerhafter Meßtechnik, fehlerhafter Befundinterpretation und falschem Meßzeitpunkt aufgrund der Mißachtung der Physiologie der Plazentaentwicklung.

Eine fehlerhafte Meßtechnik besteht in der Ableitung von falsch zugeordneten Sonogrammen: Ein falsch-positiver Meßwert kann entstehen, wenn ein Uterinasignal abgeleitet und als Arkadensignal interpretiert wird oder wenn ein Signal von der A. iliaca externa abgeleitet und als Uterinasignal interpretiert wird. Es werden also die jeweils physiologischerweise höheren RI-, PI- oder A/B-Ratio-Werte eines Gefäßes einem solchen mit physiologischerweise niedrigeren Indexwerten zugeordnet. Hier kann im Zweifelsfall nur die exakte anatomische Zuordnung mittels B-Bild/PW-Doppler, sicherer jedoch mittels Farbdoppler das Problem lösen. Die Zuhilfenahme des Farbdopplers ist zwar an höhere finanzielle Mittel gebunden, allerdings verbessert er nachweislich die prädiktiven Werte im Hinblick auf das vorauszusagende Ereignis, so daß die zunehmende Verbreitung solcher Geräte zu einer Verbesserung der Diagnostik und damit auch zu einer Renaissance der Dopplersonogaphie der uteroplazentaren Gefäße geführt hat (Hofstaetter 1996).

Die Fehlerquelle durch fälschliche Befundinterpretation besteht bei der Untersuchung der Arkadenarterien darin, daß nur der niedrigste Widerstandsindexwert herangezogen wird. Es ist fraglich, ob diese niedrigen Werte, ganz abgesehen von der generellen Frage der Repräsentativität von Meßwerten aus Arkadenarterien, die Endstrombahn widerspiegeln, so daß sich hier die Gefahr der falsch-negativen Befunde ergibt. Die Empfehlung bei diesem Problem ist wiederum die Ableitung der Uterinasignale. Letztendlich können sich Fehlerquellen durch verfrühte und nicht kontrollierte Untersuchungen vor Ende des 2. Trimenons ergeben, hierbei besteht die Gefahr falsch-positiver Befunde und damit unnötiger Kontrollen und unnötiger Verunsicherung der Schwangeren.

Literatur

Arabin B (1990) Doppler flow measurements in uertoplacental and fetal vessels. Pathophysiologal and clinical significance. Springer, Berlin Heidelberg New York

Arduini D, Rizzo G, Romanini C, Mancuso S (1987) Uteroplacental blood flow velocity waveforms as predictors of pregnancy-induced hypertension. Eur J Obstet Gynecol Reprod Biol 26:335–341

Bewley S, Cooper D, Campbell S (1991) Doppler investigation of uteroplacental blood flow resistance in the second trimester: a screening study for preeclampsia and intrauterine growth retardation. Br J Obstet Gynecol 98:871–879

Bower S, Bewley S, Cambell S (1993) Improved prediction of preeclampsia by two-stage screening of uterine arteries using the early diastolic notch and color Doppler imaging. Obstet Gynecol 82:78–83

Brosens I, Robertson WB, Dixon HG (1967) The physiological response of the vessels of the placental bed to normal pregnancy. J Pathol Bacteriol 93:569

Brosens IA, Robertson WB, Dixon HG (1972) The role of the spiral arteries in the pathogenesis of preeclampsia. Obstet Gynecol Ann 1:177–191

Brosens IA (1977) Morphological changes in the utero-placental bed in pregnancy hypertension. Clin Obstet Gynaecol 4:573—593

Campbell S, Pearce JMF, Hackett G, Cohen-Overbeck T, Hernandez J (1986) Qualitative assessment of uteroplacental blood flow: Early screening test for high-risk pregnancies. Obstet Gynecol 68:649–653

Chambers SE, Johnstone FD, Muir BB, Hoskins P, Haddad NG, McDicken WN (1988) The effects of placental site on the arcuate artery flow velocity waveform. J Ultrasound Med 7:671–673

Fendel H, Jörn H, Fendel M, Scheffen I, Funk A (1992) Doppler-Flußprofile bei hypertensiven Erkrankungen und Diabetes mellitus in der Schwangerschaft. Gynäkologe 25:297–305

Fleischer A, Schulman H, Farmakides G, Bracero L, Grunfeld L, Rochelson B, Koenigsberg M (1986) Uterine artery Doppler velocimetry in pregnant women with hypertension. Am J Obstet Gynecol 154:806–813

Födisch HJ (1977) Neue Erkenntnisse über die Orthologie und Pathologie der Plazenta. Enke, Stuttgart

Giles WB, Trudinger BJ, Baird PJ (1985) Fetal umbilical artery flow velocity waveforms and placental resistance: pathological correlation. Br J Obstet Gynecol 92:31–38

Grab D (1994) Dopplersonographie. In: Risikofaktoren der kindlichen Entwicklung: Klinik und Perspektiven. Steinkopff, Darmstadt

Grab D, Hütter W, Sterzik K, Terinde R (1992) Reference values for resistance index and pulsatility index of uteroplacental Doppler flow velocity waveforms based on 612 uneventful pregnancies. Gynecol Obstet Invest 34:82–87

Gudmundsson S, Marsal K (1988) Ultrasound Doppler evaluation of uteroplacental and fetoplacental circulation in pre-eclampsia. Arch Gynecol Obstet 243:199–206

Hanretty KP, Primrose MH, Neilson JP, Whittle M (1989) Pregnancy screening by Doppler uteroplacental and umbilical artery waveforms. Br J Obstet Gynecol 96:1163–1167

Hanretty KP, Whittle MJ, Rubin PC (1988) Doppler uteroplacental waveforms in pregnancy-induced hypertension: a re-appraisal. Lancet I:850–852

Hofstaetter C, Dubiel M, Gudmundsson S, Marsal K (1996) Uterine artery color Doppler assisted velocimetry and perinatal outcome. Acta Obstet Gynecol Scand 75:612–619

Pearce JMF, Campbell S, Cohen-Overbeck T, Hackett G, Hernandez J, Roysten JP (1988) References, ranges and sources of variation for indices of pulsed Doppler flow velocity waveforms from the uertoplacental and fetal circulation. Br J Obstet Gynecol 95:248–256

Pijnenborg R, Bland JM, Robertson WB, Brosens I (1983) Uteroplacental arterial changes related to interstitial trophoblast migration in early pregnancy. Placenta 4:397–414

Schaffer H, Lassmann R, Staudach A, Steiner H (1989) Aussagewert qualitativer Doppler-Untersuchungen in der Schwangerschaft. Ultraschall Klin Prax 4:8–15

Schulman H, Ducey J, Farmakides G, Guzman E, Winter D, Penny B, Chi-Lee BS (1987) Uterine artery Doppler velocimetry: The significance of divergent systolic/diastolic ratios. Am J Obstet Gynecol 157:1539–1542

Standardkommission der Arbeitsgemeinschaft Doppler-Sonographie und maternofetale Medizin (AGDMFM) (1996) Standards in der Perinatalmedizin – Doppler-Sonographie in der Schwangerschaft. Geburtshilfe Frauenheilkd 56:69–73

Steel SA, Pearce JM, McParland P, Chamberlain GV (1990) Early Doppler ultrasound screening in prediction of hypertensive disorders or pregnancy. Lancet 335:1548–1551

Thaler I, Weiner Z, Itskovitz J (1992) Systolic or diastolic notch in uterine artery blood flow velocity waveforms in hypertensive pregnant patients: relationship to outcome. Obstet Gynecol 80:277–282

Todros T, Ferrazzi E, Arduini D et al (1995) Performance of Doppler Ultrasonography as a screening test in low risk pregnancies: Results of a multicenter study. J Ultrasound Med 14:343–348

Trudinger BJ, Cook CM (1990) Doppler umbilical and uterine flow waveforms in severe pregnancy hypertension. Br J Obstet Gynecol 97:142–148

Trudinger BJ, Giles WB, Cook CM (1985) Uteroplacental blood flow velocity-time waveforms in normal and complicated pregnancy. Br J Obstet Gynecol 92:39–45

Wallenberg HCS, Hutchinson DL, Schuler HM, Stolte LA, Janssens J (1973) The pathogenesis of placental infarction. Am J Obstet Gynecol 117:841–846

Prädiktion von „fetal distress"

H. Steiner

Einleitung

Die Dopplersonographie kann einen Beitrag zur Vermeidung von „fetal distress" durch rechtzeitige Erkennung des Problems leisten. Vor allem eignet sie sich zur Erfassung von chronischem „fetal distress" im Sinne von längerfristiger, in den meisten Fällen progredienter Verschlechterung der Plazentafunktion. Die prädiktive Kapazität der Dopplersonographie soll anhand der klinischen und laboranalytischen Meßparameter für „fetal distress", namentlich die fetalen bzw. Nabelschnurblutgase und -laktat, der operativen Entbindungsfrequenz und der perinatalen Mortalität und Morbidität aufgezeigt werden.

Diastolischer Flußverlust/Flußumkehr – ARED-Flow

Ein treffsicheres Zeichen für „fetal distress" stellt der ARED (absent or reversed enddiastolic flow) -Flow an der Nabelarterie dar. Während die Diagnosestellung eines Rückwärtsflusses eindeutig ist, wird der Nullfluß teils unterschiedlich definiert (Abb. 2.8). Wir verstehen darunter einen kompletten distolischen Flußverlust, während andere auch eine Reduktion der diastolischen Frequenzen unter 5% des systolischen Maximums [Resistenceindex (RI) $\geq$ 0,95] bereits als Nullfluß bezeichnen (Vetter 1991). Beim ARED-Flow ist eine optimale Untersuchungstechnik von besonderer Bedeutung, da durch den hohen plazentaren und peripher-fetalen Widerstand einerseits und die dadurch bedingte Belastung des fetalen Herzens mit folgender Reduktion der Auswurfleistung andererseits, die zu messenden Geschwindigkeiten sehr niedrig sind (Rizzo u. Arduini 1991). Daher spielt hier der dopplersonographische Einstrahlwinkel und die Filterwahl eine besondere Rolle (vgl. Kap. 1.4). In der täglichen Praxis ergibt sich daraus die Gefahr der falsch positiven Befunde.

Die Inzidenz des ARED-Flow ist insgesamt gering; sie variiert in Abhängigkeit vom zu betreuenden Kollektiv. An unserer Abteilung liegt sie knapp unter 1% aller Schwangerschaften (Steiner et al. 1994). Wenngleich dieser Befund v. a. in der Praxis des niedergelassenen Arztes oder im Kreiskrankenhaus bzw. Standardspital nicht sehr häufig ist, spielt er aufgrund des hohen Risikopotentials doch eine wesentliche Rolle. In einer Metaanalyse von Farine et al. (1995), die die Daten aus 31 Studien zusammenfaßt, beträgt die perinatale Mortalität bei den insgesamt 940 Feten mit ARED-Flow 36%. Die Rate an hypertensiven Erkrankungen betrug bei 524 ARED-Schwangerschaften 57%. Weiters wird aus dieser Untersuchung deutlich, daß bei ARED-Flow das Risiko für Malformationen mit 11% und für Chromosomenanomalien mit 6% wesentlich erhöht ist. Auch in der 1990 durchgeführten Umfrage an den deutschsprachigen Kliniken war die pe-

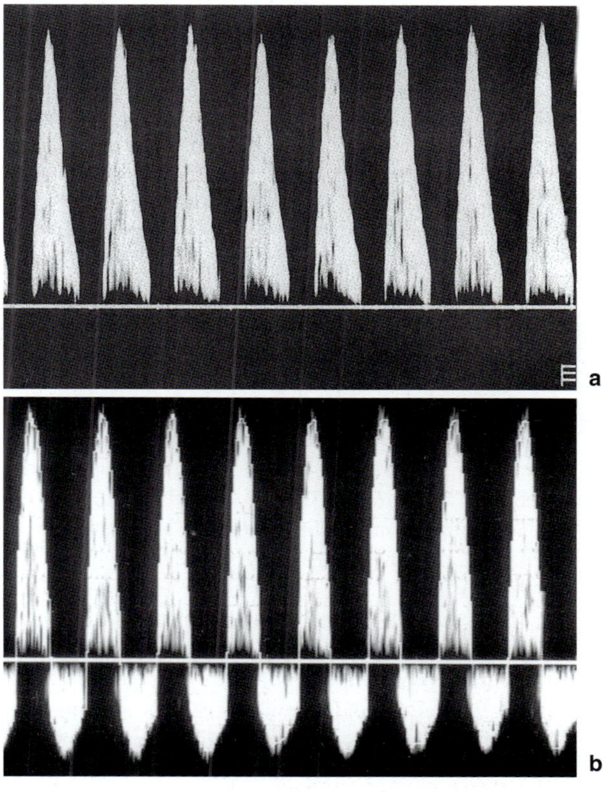

Abb. 2.8 a, b. Fetal-distress-Zeichen ARED-flow. **a** Diastolischer Nullfluß, **b** Rückwärtsfluß in der Nabelarterie

rinatale Mortalität bei Nullfluß (AEDF)/Rückfluß (REDF) mit 43/50% sehr hoch, ebenso die fetale Hypoxierate (80/100%) und Azidoserate (48/100%) (Schneider et al. 1993). Die mittlere Beobachtungsdauer zwischen erstmals diagnostiziertem ARED-Flow und pathologischem CTG betrug 12 (1–53) Tage. Auch hier lag die Rate an Fehlbildungen mit 10% in der gleichen Größenordnung, woraus ersichtlich wird, daß bei diesem dopplersonographischen Befund die Diagnostik bei der Plazentafunktionsstörung und „fetal distress" nicht enden darf, sondern daß eine umfassende Abklärung durchgeführt werden muß.

Der überwiegende Teil der Fälle mit ARED-Flow ist mit einer chronischen Plazentafunktionsstörung assoziiert. So zeigt sich bei jenen Feten, bei denen Ende der 80er bis Anfang der 90er Jahre bei ARED-Flow eine Nabelvenenpunktion zur Karyotypisierung und Blutgasanalyse durchgeführt wurde, daß diese Feten intrauterin in einem „steady state" gemessen im Vergleich zum Normalkollektiv signifikant niedrigere pH-, pO_2- und höhere pCO_2- und Laktatwerte in der Nabelvene aufweisen (Steiner et al. 1995). Wenn man wiederum zwischen AEDF- und REDF- Feten vergleicht, zeigten letztere einen signifikant niedrigeren Nabelarterien- und -venen-pH sowie höhere Laktat- und pCO_2-Werte in der Nabelvene. Während auch Weiner (1990) bei ARED-Flow und Chordozentese keinen Fall mit gänzlich unauffälligen Blutgasen fand, waren bei Nicolaides et al. (1988) bei 7/59 Feten die Blutgasbefunde unauffällig. Dennoch ist daraus abzuleiten, daß bei ARED-Feten zum Meßzeitpunkt die Wahrscheinlichkeit der Hypoxämie und Azidämie sehr hoch, und bereits vorweggenommen, auch und vor allem das Risiko für „fetal distress" während der Wehentätigkeit äußerst hoch ist.

Der typische dopplersonographische Status bei ARED-Flow über die Nabelarterie hinaus beweist nichtinvasiv die Blutumverteilung (Redistribution) durch eine Abnahme der diastolischen Frequenzen und damit Zunahme der Widerstandsindizes bis hin zum ARED-Flow in der fetalen Aorta, sowie eine Zunahme der Geschwindigkeiten und eine Abnahme der Widerstandsindizes in der A. cerebri media (ACM). Inwieweit der neuerliche Anstieg des RI/PI im zerebralen Dopplersonogramm als Ausdruck einer Zunahme von „fetal distress" gewertet werden kann, steht noch zur Diskussion (Chandran et al. 1991; Chitrit et al. 1995; Erz u. Gonser 1995; Ulrich et al. 1996). Dieser Effekt wurde auch als fragliche „präfinale" oder „ominöse" Normalisierung der zerebrovaskulären Zirkulation bezeichnet (Chitrit et al. 1995; Erz u. Gonser 1995). Diskutiert wird jedenfalls eine Begrenzung des Blutumverteilungsmechanismus abhängig von einem unteren Grenzwert des pO_2 (Chandran et al. 1991). Laut dieser Hypothese entwickelt sich dann bei weiterem Absinken des pO_2 aufgrund einer zunehmenden Verschlechterung des chronischen Fetal-distress-Zustands in weiterer Folge ein Hirnödem. Dies führt wiederum dazu, daß die diastolischen Geschwindigkeiten in der ACM wieder ab- und damit die Werte der Widerstandsindizes wieder zunehmen. Aus einer Studie zu dieser Frage von Ulrich et al. (1996) wäre auch abzuleiten, daß dieser Effekt ein prognostisch ungünstiges Zeichen darstellt. Aus heutiger Sicht erscheint es allerdings noch problematisch, die auf einer Verbesserung der Situation im fetoplazentaren Kompartment und also auf einer Abnahme des „fetal distress" beruhenden Fälle mit Anstieg der Widerstandsindizes in der ACM von den zuvor geschilderten (gegenteiligen) Zuständen zu unterscheiden. Dopplersonographisch mittels Indexmessungen an der ACM allein (qualitative Analyse) dürfte dies nicht möglich sein. Hier sind die Befunde der zerebralen Durchblutung in Abhängigkeit von den Flußkurven des arteriellen und venösen Stromgebiets zu interpretieren.

Dopplersonographie und Blutgase

Der gute Vorhersagewert der Dopplersonographie in bezug auf die Blutgassituation in utero bei ARED-Flow-Feten wurde bereits im vorangegangenen Kapitel abgehandelt. Darüber hinaus erhebt sich die Frage, ob auch aus unauffälligen oder mäßig pathologischen dopplersonographischen Befunden Rückschlüsse auf den aktuellen Blutgasstatus und damit auf fetales Wohlergehen oder aber eine Beeinträchtigung des Zustands gezogen werden können. Im eigenen Untersuchungskollektiv an Schwangerschaften evaluiert, in welchem Chordozentesen aus verschiedenen Gründen durchgeführt werden mußten, überwogen die Fälle mit chronischer plazentarer Insuffizienz (Steiner et al. 1994). Dementsprechend zeigte sich die beste Korrelation zwischen dopplersonographischem Meßwert an der Nabelarterie und Blutgaswert [Nabelarterien (NA)-RI und Nabelvenen (NV)-pH, $r = -0{,}71$, $p < 0{,}001$]. Die Korrelation zwischen Blutgasen und ACM war geringer. Will man mittels Dopplersonographie der Nabelarterie (RI) eine Azidämie voraussagen oder besser ausschließen, so ist dies bei einem Grenzwert für den NA-RI von 0,80 (≥pathologisch) und einem NV-pH von 7,30 (≤pathologisch, entspricht intrauterin einer zweifelsfreien Azidämie) mit folgenden prädiktiven Werten möglich: Sensitivität 93%, Spezifität 83%, positiver Vorhersagewert 62%, negativer Vorhersagewert 97% bei einer Prävalenz von 24%. Die prädiktiven Werte für verschiedene „cut-offs" an der Nabelarterie und ACM sind in Tabelle 2.3 wiedergegeben. Weitere Korrelationskoeffizienten zwischen dopplersonographischen Befunden abhängig vom ge-

Tabelle 2.3. Diagnostische Wertigkeit der Dopplersonographie für die Voraussage einer Azidämie (pH < 7,30, Chordozentesenabelvenenblutgase; *NA* Nabelarterie, *ACM* A. cerebri media, *RI* = Resistanceindex), (Steiner et al. 1994)

Grenzwert	Sensitivität [%]	Spezifität [%]	Positiver Vorhersagewert [%]	Negativer Vorhersagewert [%]	Prävalenz [%]
NA-RI ≤ 0,80	93	83	62	97	24
NA-RI ≤ 0,85	86	85	63	95	24
ACM-RI ≤ 0,70	64	95	82	89	24
ACM-RI ≤ 0,75	71	93	77	91	24

Tabelle 2.4. Korrelation zwischen dopplersonographischen Befunden und Chordozentesenabelvenenblutgasen (*r* Korrelationskoeffizient, *AO* fetale Aorta, *NA* Nabelarterie, *ACM* A. cerebri media, *MBFV* mean blood flow volume, *PI* Pulsatilitätsindex, *RI* Resistanceindex)

Jahr	Autoren	Gefäß	Parameter	r (pH)	r (pCO_2)	r (pO_2)
1990	Soothill et al.	AO	MBFV	0,58	−0,54	0,73
1990	Ferrazzi et al.	NA	PI	−0,98	0,86	–
1990	Bilardo et al.	AO	MBFV	0,54	−0,59	0,51
		AO	PI	−0,57	0,57	−0,47
1990	Vyas et al.	ACM	PI	–	–	0,46
		ACM	MBFV	0,79	–	–
1990	Bonnin et al.	NA	RI	−0,74	0,57	−0,78
1990	Steiner et al.	NA	RI	−0,71	0,45	−0,55
		ACM	RI	0,55	−0,18	0,19

wählten Gefäß sowie vom Analyseparameter (qualitativ: Index; quantitativ: Blutflußvolumen) und Blutgasen aus anderen Untersuchungen sind in Tabelle 2.4 angeführt (Bilardo et al. 1990; Bonnin et al. 1992; Ferazzi et al. 1988; Scoothill et al. 1993; Steiner et al. 1994; Vyas et al. 1990). Für die Praxis bleibt festzuhalten, daß mittels Dopplersonographie die azidosegefährdeten Feten mit hoher Wahrscheinlichkeit identifiziert werden können, und daß bei unauffälligem dopplersonographischem Ergebnis die Wahrscheinlichkeit bzw. das Risiko für das Vorhandensein einer Azidose (und damit einer intrauterinen Asphyxie) äußerst gering ist.

Klinische Fetal-distress-Diagnostik

Mittels Dopplersonographie kann das Fetal-distress- bzw. Asphyxierisiko vorausgesagt werden. In einer eigenen prospektiven Untersuchung zeigte sich, daß mit zunehmender Pathologie am Nabelarteriendopplersonogramm (als Ausdruck der plazentaren Perfusionsstörung vergesellschaftet mit der plazentaren Insuffizienz) die Verschlechterung folgender klinischer Parameter signifikant assoziiert war: das erreichte Gestationsalter, die IUGR-Rate, die Sektiorate und die Transferrate an die Neonatologie (Steiner et al. 1994). Analysiert man die Sektiorate in Abhängigkeit vom dopplersonographischen Befund an der NA, so beträgt sie im Normalkollektiv 9,4%. Sie verdoppelt sich (18,4%) bei einem Befund der Blutflußklasse (BFK) 3 (RI zwischen 2- und 3facher Standardabweichung) und verdreifacht sich (29,2%) bei BFK 4 (>3SD, jedoch noch vorhandener diastolischer Fluß); sie steigt auf 80% bei BFK 5 (diastolischer Flußverlust). Für die Praxis ist daraus eine Entscheidungshilfe im geburtshilflichen Vorgehen zur Frage des Entbindungsmodus, z.B. auch bei der Frage der Einleitung bei intrauteriner Wachstumsrestriktion (IUGR)und (mäßig) pathologischem Dopplerbefund abzuleiten: Bei einem Befund entsprechend der BFK 3 (bzw. 4) besteht dementsprechend immerhin eine Chance von rund 80% (bzw. 70%) für eine vaginale Entbindung.

In der Aussage gleichlautende Untersuchungen wurden von der Arbeitsgruppe aus Malmö publiziert (Gudmundsson u. Marsal 1991; Laurin et al. 1987). Sie fanden bei normalem NA-Dopplerbefund eine operative Entbindungsfrequenz aus der Fetal-distress-Indikation (Sektiones und vaginal operative Entbindungen) von 10%, bei abnormen Dopplerbefunden der BFK 1 [erhöhter Pulsatilitätsindex (PI), jedoch vorhandener diastolischer Fluß] 45%, bei abnormen Befunden der BFK 2 oder 3 (ARED) 96%. Für die Praxis ist hieraus und aus den oben angeführten Daten zu entnehmen, daß bei ARED-Flow-Schwangerschaften ein vaginaler Entbindungsversuch nur in ganz speziel-

Tabelle 2.5. Diagnostische Wertigkeit der Dopplersonographie für die Voraussage von „fetal distress" in selektionierten Risikoschwangerschaften (*AO* fetale Aorta, *NA* Nabelarterie, *AEDV* *a*bsent enddiastolic velocity, *S/D* S/D-Ratio)

Jahr	Autor	Kollektiv-größe	„fetal distress" [%]	Gefäß	Parameter/ Index	Sensitivität [%]	Spezifität [%]	Positiver Vorhersagewert [%]	Negativer Vorhersagewert [%]
1987	Laurin et al.	159	19	AO	AEDV	83	90	66	96
1987	Rochelson et al.	161	13	NA	S/D	57	72	24	92
1988	Berkowitz et al.	172	12	NA	S/D	43	81	24	91
1988	Farmakides et al.	140	27	NA	S/D	53	76	45	81
1990	Lowery et al.	146	27	NA	S/D	33	88	50	78

len Ausnahmesituationen zulässig ist. In diesen Studien wurde auch noch parallel zur prädiktiven Wertigkeit für eine notwendige operative Entbindung wegen „fetal distress" jene in Hinblick auf die IUGR-Erkennung untersucht. Die gute Diskriminanz aus normalen und abnormen (BFK 1/BFK 2–3) Dopplerbefunden für die operative Entbindungsfrequenz wurde für die IUGR-Diagnostik nicht erreicht (35/68/95%). In einer Literaturübersicht zu diesem Thema fand Marsal (1996) für die Vorhersage von „fetal distress" höhere prädiktive Werte als für IUGR (Sensitivität 47–94 vs. 42–91%, positive Vorhersagewerte 57–83 vs. 29–81%). Damit wird klar, daß die Dopplersonographie besser geeignet ist, „fetal distress" vorausszuzusagen, als IUGR. Weitere prädiktive Werte über die Wertigkeit der Fetal-distress-Diagnostik in selektionierten Risikokollektiven können der Tabelle 2.5 entnommen werden (Berkowitz et al. 1988; Farmakides et al. 1988; Laurin et al. 1987; Lowery et al. 1990; Rochelson et al. 1987).

Auch die Dopplersonographie fetaler Venen hat sich für die Fetal-distress-Diagnostik als informativ erwiesen. Die Untersuchung der Nabelvene ist technisch einfach durchzuführen. Unter physiologischen Bedingungen findet sich ein nicht pulsatiler, konstanter Blutfluß (Abb. 2.9a). Dagegen ist das Vorhandensein von Nabelvenenpulsationen ein sehr valides Zeichen für „fetal distress", allerdings stellt es einen sehr späten Hinweis dar, der mit einer hohen perinatalen Mortalität einhergeht (Arduini et al. 1993; Gudmundsson et al. 191991) (Abb. 2.9b). Arduini et al. (1993) fanden eine deutliche Risikoerhöhung bei Feten mit ARED-Flow, wenn Pulsationen im Nabelvenendopplersonogramm zu finden waren, im Gegensatz zu jenen, wo diese nicht vorhanden waren. Diese Risikoerhöhung äußerte sich in der deutlich kürzeren Latenz bis zum Auftreten von Spätdezelerationen und in der neonatalen Mortalität (62,5% mit Pulsationen vs. 19,04% ohne Pulsationen).

Im zeitlichen Ablauf früher zeigen sich Veränderungen in der Ductus-venosus-Hämodynamik, die geeignet erscheinen, „fetal distress" einzuschätzen. Auch hier ist eine Zunahme der Pulsatilität bis hin zu Rückwärtsflußanteilen als Folge der Kammerkontraktion als Fetal-distress-Zeichen anzusehen (Hecher et al. 1995; Kiserud et al. 1994), (Abb. 2.10). Über detailiertere Zusammenhänge, den pathophysiologischen Hintergrund und über andere Gefäße des venösen Kompartments wird in Kap 2.9 berichtet.

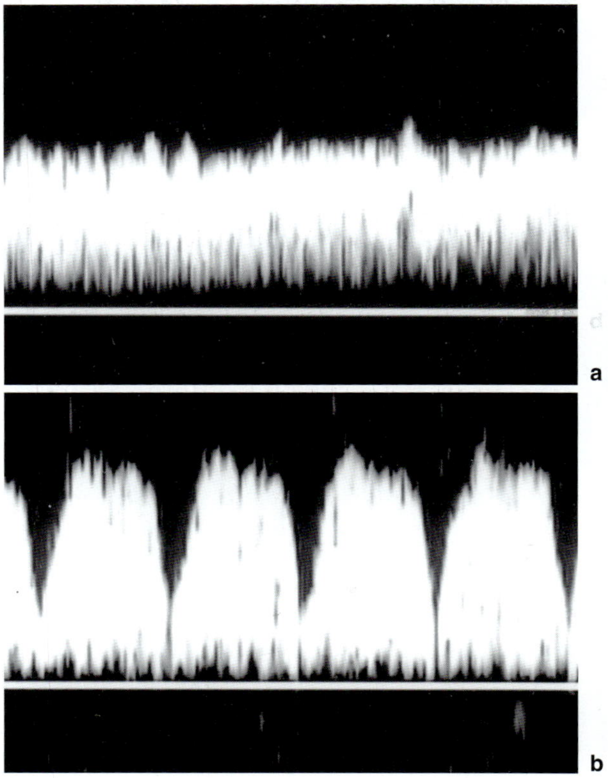

Abb. 2.9 a, b. Unauffälliges (**a**) und pathologisches (**b**) Dopplersonogramm der Nabelvene. In Abwesenheit von Atemexkursionen oder Singultus des Feten zeigt die Nabelvene normalerweise einen weitgehend kontinuierlichen Fluß. Bei „fetal distress" zeigt die Nabelvene markante Pulsationen

a

b

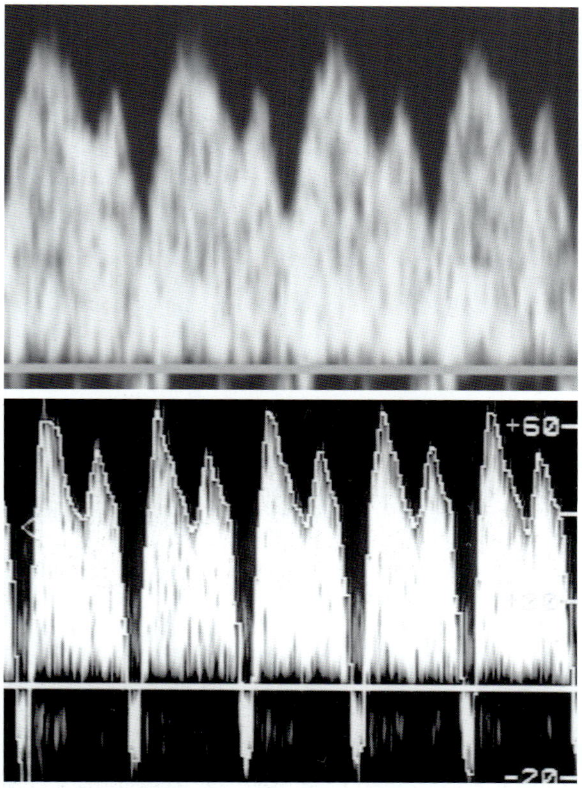

Abb. 2.10 a, b. Unauffälliges (a) und pathologisches (b) Dopplersonogramm des Ductus venosus. Man beachte die deutliche Zunahme der Inzisur im Dopplersonogramm bis zur Darstellung von Rückwärtsflußanteilen zum Zeitpunkt der atrialen Kontraktion (A-Welle)

Methodenvergleich

Im Vergleich fetaler Überwachungsmethoden zur Asphyxiediagnostik zeichnet sich eine Überlegenheit der Dopplersonographie ab (Arabin et al. 1995; Soothill et al. 1993; Yoon et al. 1993). Arabin et al. (1995) fanden eine Überlegenheit der Dopplersonographie im Vergleich zum antenatalen CTG mittels Nachweis der Blutumverteilung in der Voraussage von „fetal distress“ im weiteren Verlauf der Schwangerschaft. In einer Studie von Soothill et al. (1993) zur Prädiktion der hypoxischen Morbidität bei der Geburt (pathologisches CTG während der Geburt, welches eine Notfallsektion erfordert, 5-min-Apgar-Score <7, Nabelvenen-pH bei der Geburt <7,15 oder Notwendigkeit der Aufnahme des Neugeborenen an der Neonatologie) an einem Risikokollektiv (IUGR) war die Dopplersonographie (NA-PI) den anderen nichtinvasiven Tests CTG und biophysikalischem Profil (BPP) überlegen. Zum selben Ergebnis kommt eine Studie, welche ebenfalls die prädiktive Wertigkeit des PI der Nabelarterie mit dem biophysikalischen Profil vergleicht (Yoon et al. 1993). In einer logistischen Regression zeigt der PI die strengste Korrelation zu Azidämie und Hyperkapnie im Vergleich zum gesamten BPP als auch zu den einzelnen Komponenten, CTG, fetalen Atembewegungen, fetalen Bewegungen oder dem fetalen Tonus.

Dopplersonographische Fetal-distress-Kaskade

Zusammenfassend zeichnet sich eine dopplersonographisch zu verfolgende Verschlechterung der Hämodynamik im uteroplazento-fetalen Kompartment bis hin zur manifesten Asphyxie und zum intrauterinen oder

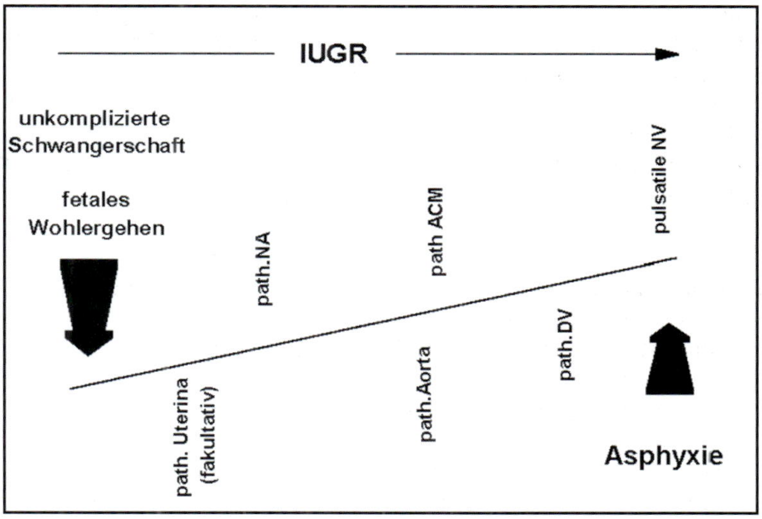

Abb. 2.11. Dopplersonographische Fetal-distress-Kaskade

postnatalen Tod des Feten bzw. Kindes ab (Abb. 2.11). Die ersten Veränderungen finden sich im typischen Fall an der Nabelarterie, evtl vorher auch bereits an den uteroplazentaren Gefäßen. Mit zunehmender Verschlechterung bedient sich der Fetus des Kompensationsmechanismus der Blutumverteilung zum Gehirn, diagnostizierbar an der ACM, auch mittels Verteilungsverhältnissen zu Aorta oder Nabelarterie. Die Blutumverteilung ist auch zugunsten von Nebennieren und Koronarien (heart sparing effect) dopplersonographisch nachweisbar, wobei aber noch unklar ist, ob dies einen zusätzlichen diagnostischen Benefit mit sich bringt, noch dazu, wo diese Untersuchung technisch sehr anspruchsvoll sind (Chaoui 1996; Mari et al. 1996). In der weiteren Kaskade sind Veränderungen in den großen Venen, im Ductus venosus und zuletzt in der Nabelvene als höchstes Alarmsignal zu finden. Die Untersuchung der Strömungsverhältnisse in den fetalen Venen könnte in Zukunft ein differenzierteres Management bei Feten mit ARED-Flow in der Nabelarterie v. a. bei sehr niedrigem Gestationsalter ermöglichen. Abschließend muß jedoch betont werden, daß Abweichungen von der geschilderten Kaskade aufgrund der Vielzahl an Einflußfaktoren (zugrundeliegende mütterliche Pathologie, Plazentapathologie, Einlinge/Mehrlinge, unterschiedliche Management- und Therapiekonzepte) beobachtet werden können.

Literatur

Arabin B, Ragosch V, Mohnhaupt A (1995) From biochemical to biophysical placental function tests in fetal surveillance. Am J Perinatol 12:168–171

Arduini D, Risso G, Romanini C (1993) The development of abnormal heart rate patterns after absent end-diastolic velocity in umbilical artery: Analysis of risk factors. Am J Obstet Gynecol 168:43–50

Berkowitz GS, Mehalek KE, Chitkara U, Rosenberg J, Cogswell C, Berkowitz RL (1988) Doppler umbilical velocimetry in the prediction of adverse outcome in pregnancies at risk for intrauterine growth retardation. Obstet Gynecol 71:742–746

Bilardo CM, Nicolaides KH, Campbell S (1990) Doppler measurements of fetal and uteroplacental circulations: relationship with umbilical venous blood gases measured at cordocentesis. Am J Obstet Gynecol 162:115–120

Bonnin P, Guyot B, Bailliart O, Benard C, Blot P, Martineaud JP (1992) Relationship between umbilical and fetal cerebral blood flow velocity waveforms and umbilical venous blood gases. Ultrasound Obstet Gynecol 2:18–22

Chandran R, Serra Sera V, Sellers SM, Redman CW (1991) Fetal middle cerebral artery flow velocity waveforms – a terminal pattern. Case report. Br J Obstet Gynecol 98:937–938

Chaoui R (1996) The fetal"heart-sparing effect" detected by the assessmant of coronary blood flow: a further ominous sign of fetal compromise ? Ultrasound Obstet Gynecol 7:5–9

Chitrit Y, Zorn B, Filidori M, Bucourt M, Chasseray JE, Caubel P (1995) Ominous normalization of middle cerebral artery flow velocity waveforms preceeding fetal death: case report. Fetal Diagn Ther 10:106–110

Erz W, Gonser M (1995) Dopplersonographie der fetalen A. cerebri media: Präfinale Normalisierung des zerebralen Blutflusses? Geburtshilfe Frauenheilkd 55:407–410

Farine D, Kelly EN, Ryan G, Morrow R, Knox Ritchie JW (1995) Absent and reversed umbilical artery end-diastolic velocity. In: Copel J, Reed KL (eds) Doppler ultrasound in obstetrics and gynecology. Raven Press, New York, pp 187–197

Farmakides G, Schulman H, Winter D, Ducey J, Guzman E, Penny B (1988) Prenatal surveillance using nonstress testing and Doppler velocimetry. Obstet Gynecol 71:184–187

Ferazzi E, Pardi G, Bauscaglia M et al (1988) The correlation of biochemical monitoring versus umbilical flow velocity measurements of the human fetus. Am J Obstet Gynecol 159:1081–1087

Gudmundsson S, Huhta J, Wood D et al (1991) Venous Doppler ultrasonography in the fetus with nonimmune hydrops. Am J Obstet Gynecol 164:33–37

Gudmundsson S, Marsal K (1991) Blood velocity waveforms in the fetal aorta and umbilical artery as predictors of fetal outcome: a comparison. Am J Perinatol 8:1–6

Hecher K, Campbell S, Doyle P, Harrington K, Nicolaides K (1995) Assessment of fetal compromise by Doppler ultrasound investigation of the fetal circulation. Arterial, intracardiac, and venous blood flow velocity studies. Circulation 91:129–138

Kiserud T, Eik-Nes SH, Blaas HG, Hellevik LR, Simenson B (1994) Ductus venosus blood velocity and the umbilical circulation in the seriously growth-retarded fetus. Ultrasound Obstet Gynecol 4:109–114

Laurin J, Marsal K, Persson PH, Lingman G (1987) Ultrasound measurement of fetal blood flow in predicting fetal outcome. Br J Obstet Gynecol 94:940–948

Lowery CL, Henson BV, Wan J, Brumfield CG (1990) A comparison between umbilical velocimetry and standard antepartum surveillance in hospitalized high-risk patients. Am J Obstet Gynecol 162:710–714

Mari G, Uerpairojkit B, Abuhamad AZ, Copel JA (1996) Adrenal artery velocity waveforms in the appropriate and small-for-gestational-age fetus. Ultrasound Obstet Gynecol 8:82–86

Marsal K (1996) Impact of Doppler ultrasound on clinical management. 5th International Symposium on Doppler-Ultrasound in the Fetal Examination. Lech, Austria

Nicolaides KH, Bilardo CM, Soothill PW, Campbell S (1988) Absence of end diastolic frequencies in umbilical artery: a sign of fetal hypoxia and acidosis. Br Med J 297:1026–1027

Rizzo G, Arduini D (1991) Fetal cardiac function in intrauterine growth retardation. Am J Obstet Gynecol 165:876–882

Rochelson B, Schulman H, Farmakides G et al (1987) The significance of absent end-diastolic velocity in Umbilical artery velocity waveforms. Am J Obstet Gynecol 156:1213–1218

Schneider KTM, Dumler EA, Lippert A (1993) Umfrage zur Verbreitung und Anwendung der Dopplersonographie im

deutschsprachigen Raum. Geburtshilfe Frauenheilkd 53:56–60
Soothill PW, Ajayi RA, Campbell S, Nicolaides KH (1993) Prediction of morbidity in small and normally grown fetuses by fetal heart rate variability, biophysical profile score and umbilical artery Doppler studies. Br J Obstet Gynecol 100:742–745
Soothill PW, Nicolaides KH, Bilardo CM, Campbell S (1986) Relation of fetal hypoxia in growth retardation to mean blood velocity in the fetal aorta. Lancet II :1118–1120
Steiner H, Schaffer H, Spitzer D, Staudach A (1994) Umbilical artery Doppler velocimetry classes and fetal outcome. J Matern Fetal Invest 4:163–166
Steiner H, Schaffer H, Spitzer D, Zajc M, Staudach A (1994) The relationship between middle cerebral artery and umbilical artery Doppler velocimetry and fetal blood gas balance and lactate. Eur J Ultrasound 1[Suppl 1]:35
Steiner H, Staudach A, Spitzer D, Schaffer KH, Gregg A, Weiner CP (1995) Growth deficient fetuses with absent or reversed umbilical artery end-diastolic flow are metabolically compromised. Early Hum Dev 41:1–9
Ulrich S, Weiss E, Kalder M, Hitschold T, Berle P (1996) Dopplersonographische Verlaufsmessungen der A. cerebri media bei enddiastolischem Nullflow in den Nabelarterien in Relation zum fetalen outcome. Z Geburtshilfe Neonatol 200:21–24
Vetter K (1991) Dopplersonographie in der Schwangerschaft. Edition Medizin, VCH, Weinheim
Vyas S, Nicolaides KH, Bower S, CampbellS (1990) Middle cerebral artery flow velocity waveforms in fetal hypoxaemia. Br J Obstet Gynecol 97:797–803
Weiner CP (1990) The relationship between the umbilical artery systolic/diastolic ratio and umbilical blood gas measurement in specimens obtained by cordocentesis. Am J Obstet Gynecol 162:1198–1202
Yoon BH, Romero R, Roh CR et al (1993) Relationship between the biophysical profile score, umbilical artery Doppler velocimetry, and fetal blood acid-base status determined by cordocentesis. Am J Obstet Gynecol 169: 1586–1594

Zerebrale Durchblutung und dopplersonographische Befunde

H. Steiner und H. Schaffer

Einleitung

Die zerebrale Durchblutung des Feten ist in vielen Fällen von Interesse, weil dadurch physiologische Abläufe, Veränderungen im Sinne von adaptiven Regulationsmechanismen und natürlich auch Zeichen ablaufender Pathologie beobachtet werden können. Die Dopplersonogramme der zerebralen Gefäße können fast immer mittels gepulstem Doppler (evtl. unter Zuhilfenahme des Farbdopplers) zuverlässig abgeleitet werden. In der Mehrzahl der Indikationen erfolgt die Analyse mittels Indexbestimmung, also mittels qualitativer Signalanalyse. Bei manchen Indikationen erscheint auch eine quantitative Analyse zweckmäßig; Maximalgeschwindigkeiten oder über einen Herzzyklus gemittelte Maximalgeschwindigkeiten können etwa bei der Frage der Anämiediagnostik, der Blutgruppensensibilisierungen, aber auch in ausgewählten Fällen bei Wachstumsrestriktion und bei der Frage der Blutumverteilung diagnostisch relevante Ergebnisse liefern.

Bezüglich der Meßtechnik und der normalen Flußmuster darf auf die Kap 1.4 u. 1.5 verwiesen werden. In der Praxis hat sich die Messung an der A. cerebri media (ACM) durchgesetzt, daneben können auch die A. carotis interna, A. carotis communis und A. cerebri anterior sowie posterior untersucht werden. Der Untersuchung der ACM ist der Vorzug zu geben, da sie aufgrund des meistens vorzufindenden guten Einstrahlwinkels leicht abzuleiten ist. Darüber hinaus sind die Meßergebnisse im Gegensatz zu allen anderen Gefäßabschnitten weitgehend unabhängig von fetalen Verhaltenszuständen (Noordam et al. 1994).

Indikationen

Die Mehrzahl der Indikationen ergeben sich bei auffälligem Dopplerbefund an der Nabelarterie und uteroplazentaren Gefäßen, die wiederum auf der Indikationsliste der „Arbeitsgemeinschaft für Dopplersonographie und maternofetale Medizin" basieren sollten. Bei unauffälligen Befunden im uteroumbilikoplazentaren Gefäßbett bei den großen Indikationsgruppen [small for gestational age (SGA), schwangerschaftsinduzierte Hypertonie (SIH), Präeklampsie, Zustand nach diesen Indikationen] besteht in aller Regel kein Grund zur Untersuchung der zerebralen Durchblutung. Bei pathologischen uteroumbilikoplazentaren Dopplerbefunden sind zerebrale Strömungsmessungen jedoch wichtig, um das Verhandensein bzw. das Ausmaß der Adaptationsvorgänge (Blutumverteilung) im Feten zu erfassen und Trends (Verbesserung, Verschlechterung) erkennen zu können.

Weitere Indikationen stellt die Anämiediagnostik bei Blutgruppensensibilisierung, fetalen Infektionen und fetomaternaler Transfusion dar. Darüber hinaus kann die Dopplersonographie bei auffälligen zerebralen Ultraschallbefunden („Zysten", echogene Strukturen) diagnostische Hinweise liefern. In ausgewählten Fällen können auch um den Termin zusätzliche Informationen aus der Dopplersonographie der zerebralen Gefäße gezogen werden. Diese Indikationen werden detailliert besprochen.

Abschließend soll festgestellt werden, daß auf die Sicherheitsaspekte bei der zerebralen Dopplersonographie besonderes Augenmerk gelegt werden muß (vgl. Kap. 1.7). Untersuchungen im zerebralen Perfusionsgebiet sollen aus diesen Gründen in aller Regel erst ab oder kurz vor dem Interventionsalter erfolgen, d.h. erst dann, wenn die Messungen mögliche klinische Konsequenzen nach sich ziehen.

Einflußfaktoren auf die zerebralen Flußmuster

Verschiedene physiologische und pathologische sowie externe, artifizielle Einflüße können das Dopplersonogramm verändern, dessen man sich bewußt sein sollte.

Primär beeinflußt das *Gestationsalter* sehr wesentlich das Dopplersonogramm. Während am Beginn der 2. Schwangerschaftshälfte die Indexmessungen (RI, PI, A/B-Ratio) einen leichten Anstieg zu verzeichnen haben, sinken die Impedanz- bzw. Widerstandswerte im 3. Trimenon gleichbedeutend mit einer Zunahme der diastolischen Frequenzen. Ursächlich dafür dürfte die Ausweitung des zerebralen Stromgebiets durch das Wachstum v.a. des Großhirns sein. Hin zum Termin ist dieser Anstieg der diastolischen Shiftfrequenzen noch markanter (*Termineffekt*), darauf wird noch gesondert eingegangen. Ein bereits erwähnter physiologischer Einflußfaktor sind die fetalen Verhaltenszustände, die sich jedoch nicht auf das Stromgebiet der ACM (Neozerebrum) auswirken. Desgleichen sind hier fetale *Atembewegungen* zu erwähnen, weswegen in Analogie zu anderen Gefäßbereichen Flußkurven nur in deren Absenz verwertet werden sollten.

Externe Einflüsse durch Druck auf das Gefäß durch den Schallkopf sind ein praktisch relevanter Einflußfaktor. Vyas et al. (1990) konnten zeigen, daß mit Zunahme des Druckes auf das mütterliche Abdomen die mittlere Blutflußgeschwindigkeit in der ACM abnimmt und der Pulsatilitätsindex (PI) zunimmt; d.h., daß durch zu hohe Druckaufwendung bei einem Flußmuster mit normalem endiastolischem Fluß ein „reverse flow" (was das auch immer bedeuten mag) artifiziell erzeugt werden kann. Es ist aber von Bedeutung, wenn bei erhöhten diastolischen Frequenzen ein niedrigerer Wert vorgetäuscht wird. Dadurch kann eine Blutumverteilung übersehen werden. Keinen Einfluß hingegen hat der *Zugangsweg* zur Messung. Lewinsky et al. (1991) fanden eine gute Korrelation zwischen transabdominal und transvaginal gemessenem PI in der ACM sowohl bei unauffälligen als auch bei wachstumsretardierten Feten. Auf die weiteren Einflußfaktoren soll detaillierter eingegangen werden.

Termineffekt

Vetter (1991) wies auf das Absinken der Widerstandsindizes der Zerebralarterien um den Termin hin. Im eigenen Kollektiv zeigt sich im Gegensatz zur fetalen Aorta und Nierenarterie sowie Nabelarterie, die um den Termin keine Veränderungen zeigen, eine signifikante und zunehmende Abnahme des Resistanceindex (RI) ab der 39. Woche (Abb. 2.12). Der physiologische oder pathophysiologische Hintergrund dieser hämodynamischen Veränderungen ist noch unklar.

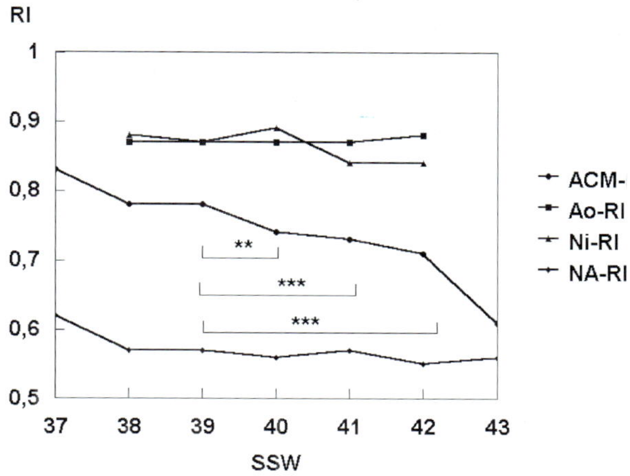

Abb. 2.12. Dopplersonographie um den Termin. Resistanceindices (*RI*) der A. cerebri media (*ACM*), fetalen Aorta (*Ao*), Nabelarterie (*NA*) und Nierenarterie (*Ni*) in Abhängigkeit vom Gestationsalter in Schwangerschaftswochen (*SSW*)

Hypothetisiert könnte dahingehend werden, daß dies durch eine „physiologische" Insuffizienz der Plazenta am Ende der Gestationszeit bedingt ist. Möglicherweise besteht auch ein Zusammenhang mit der Geburts- und Wehenauslösung. Letzteres wird durch Verlaufsbeobachtungen unterstützt, die eine konstante Abnahme des RI in der ACM bis hin zur Geburt nach spontanem Wehenbeginn (Spontangeburt) zeigen (Tabelle 2.6). Damit kann auch die Wahrscheinlichkeit einer „Spontangeburt" und eines spontanen Wehenstarts abgeschätzt werden (Tabelle 2.7). Beispielsweise beträgt die Wahrscheinlichkeit einer „Spontangeburt" innerhalb der nächsten 10 Tage bei einem RI in der ACM < 0,66 95%, beim selben Grenzwert (RI<0,66) innerhalb der nächsten 4 Tage 55%. Diese Zahlen gelten nur für den Zeitraum zwischen der 37. und 42. Woche. Von praktischem Nutzen können diese Messungen der ACM sein, wenn eine relative Indikation zur Zervixreifung und Geburtseinleitung gesehen wird, weil dadurch möglicherweise die Zahl der Interventionen verringert werden kann, wenn die Wahrscheinlichkeit eines spontanen Wehenbeginns hoch ist. Einschränkend muß hinzugefügt werden, daß von longitudinalen Messungen allerdings auch bekannt ist, daß nicht immer ein koninuierlicher RI-Abfall be-

Tabelle 2.6. Dopplersonographie um den Termin. Verlaufsuntersuchungen der *RI* der A. cerebri media (*ACM*) in Abhängigkeit vom Zeitintervall zwischen Dopplersonographie und Geburt nach spontanem Einsetzen der Wehen (*Spontangeburt*), Geburten nach Priming und nach Einleitung (Vergleich der Mittelwerte ± Standardabweichung)

ACM-RI [Tage vor Geburt]	≥11 Tage	10–4 Tage	3–0 Tage
Spontangeburt	0,78 ± 0,06 (*n* = 61)	0,75 ± 0,08 (*n* = 98)	0,72 ± 0,08 (*n* = 76)
Priming	0,84 ± 0.03 (*n* = 0,03)	0,90 ± 0,11 (*n* = 5)	0,73 ± 0,02 (*n* = 4)
Einleitung	0,81 ± 0,02 (*n* = 5)	0,70 ± 0,10 (*n* = 7)	0,66 ± 0,07 (*n* = 7)

Tabelle 2.7. Dopplersonographie um den Termin. Verlaufsuntersuchungen der *RI* der A. cerebri media (*ACM*) und Berechnung der Wahrscheinlichkeit einer Geburt nach spontanem Einsetzen der Wehen ($n=325$)

ACM-RI	>10 Tage vor Partus [%]	10–0 Tage vor Partus [%]	3–0 Tage vor Partus [%]
<0,66	5	95	55
0,66–0,70	9	91	44
0,71–0,75	33	67	30
0,76–0,80	30	70	27
>0,80	39	61	18

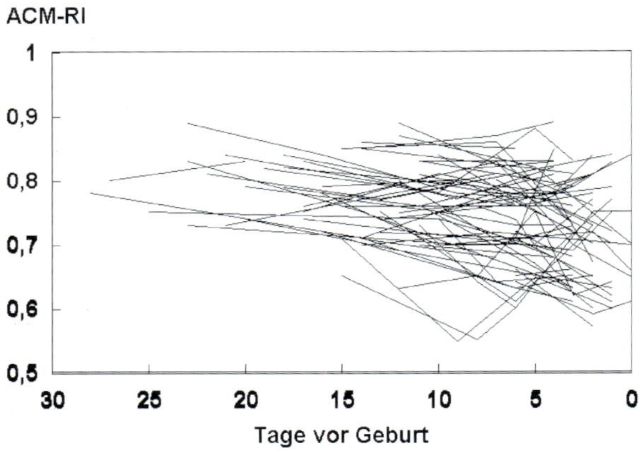

Abb. 2.13. Dopplersonographie um den Termin. Longitudinale Untersuchung der Resistanceindices (*RI*) der A. cerebri media (*ACM*) in Abhängigkeit von den Tagen vor der „Spontangeburt" ($n=67$)

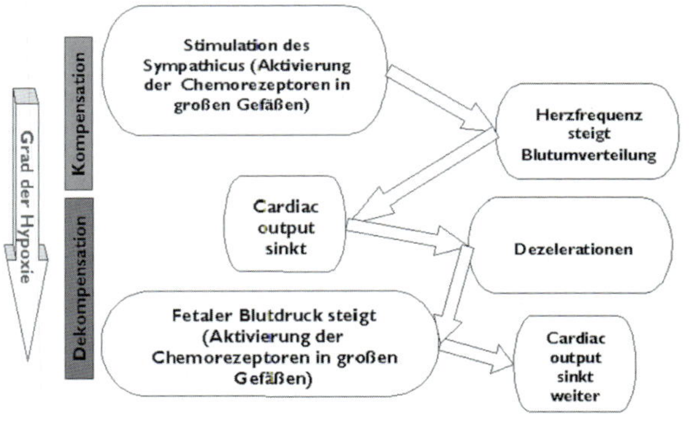

Abb. 2.14. Regulationsmechanismen des fetalen Herz-Kreislauf-Systems auf Hypoxie

obachtet wird, sondern daß es im Einzelfall auch zu einem Anstieg des RI vor der „Spontangeburt" kommen kann (Abb. 2.13).

Im Gegensatz zum RI findet sich in unseren Untersuchungen bei den *quantitativen* Messungen (Geschwindigkeiten) an der ACM kein Termineffekt. Weder die Maximalgeschwindigkeit noch die über einen Herzzyklus gemittelte Geschwindigkeit zeigen um den Termin eine Veränderung. Dasselbe gilt für die quantitativen Messungen an der fetalen Aorta und der Nierenarterie. Es ist offensichtlich, daß weiterhin Erklärungsbedarf und damit Forschungsbedarf in Hinblick auf die zugrundeliegenden physiologischen Mechanismen besteht.

Blutumverteilung – „brain sparing"

Dem Feten stehen *Regulationsmechanismen* des Herz-Kreislauf-Systems zur Adaptation auf Hypoxie zur Verfügung (Abb. 2.14). Einerseits erfolgt die Adaptation vornehmlich über die Regulation der Herzfrequenz (die Adaptation des Herzschlagvolumens hat beim Feten nicht den Stellenwert wie etwa beim Erwachsenen), andererseits über die Blutumverteilung. Die Blutumverteilung zum Gehirn wird auch als „Sparschaltung" oder Brain-sparing-Effekt bezeichnet (Saling 1966). Sie kann dopplersonographisch als Erniedrigung des RI bzw. PI in den zerebralen Arterien unter die 5. Perzentile oder als Erhöhung der quantitativ gemessenen Geschwindigkeiten über den Normbereich nachgewiesen werden. Natürlich ist nicht jede Veränderung, wie eben beschrieben, als Brain-sparing-Effekt zu interpretieren, da auch andere ursächliche pathophysiologische Veränderungen, wie z. B. die Adaptation auf eine fetale Anämie, diese dopplersonographischen Effekte an den Zerebralarterien zeigen können. Jedoch fehlt bei letzterem Beispiel der „Spareffekt" im übrigen fetalen Kreislauf, d. h. die Abnahme des Blutflußvolumens. Im Gegenteil dazu finden sich bei Anämie zerebral wie zentral (Aorta) die Befunde des hyperdynamen Kreislaufs. Aus diesen Gründen ist es sinnvoll, zur Diagnose der Blutumverteilung auch die Blutströmung an der fetalen Aorta und/oder der Nabelarterie (NA) zu messen. Durch eine Ratio aus RI bzw. PI der ACM/Aorta, ACM/NA, NA/ACM oder Aorta/ACM kann sich die Blutumverteilung zuverlässig nachweisen und quantifizieren lassen (Abb. 2.15). Letzteres dient dazu, Trends zu verfolgen. Diese Trends können dann in das Gesamtbild der verschiedenen Befunde und Überwachungsergebnisse einer Schwangerschaft einfließen.

Zur Frage, ob das Ergebnis der zerebralen Durchblutungsmessung besser in Relation zur fetalen Aorta oder zur Nabelarterie gesetzt werden sollte, d.h. welche *Ratio* verwendet werden sollte, ist zu sagen, daß die Messung der fetalen Aorta die hämodynamischen Veränderungen des Feten natürlich besser widerspiegelt als die der Nabelarterie, die nur indirekt über den erhöhten plazentaren Widerstand als Ursache für eine fetale Hypoxie eine Aussage über den Adapationsmechanismus geben kann. Hingegen ist ein Argument für die Verwendung der Nabelarterie jenes der oftmals beobachteten sehr schlechten Qualität des aortalen Dopplersignals, da bei Längslage des Feten mit den heute üblichen Curved-array-Scannern häufig bei schlechten Einstrahlwinkeln gearbeitet werden muß. Demgegenüber ist die Messung der Nabelarterie bekanntlich viel einfacher und gut reproduzierbar. Zudem sollte eine chronisch progrediente Adaptation, die üblicherweise plazentar bedingt ist oder mit einer plazentaren Perfusionsstörung einhergeht, in der Ratio mit der Nabelarterie früher meßbar sein als in einer der aortalen Rationes, wo zudem der Bereich der Pathologie ein sehr enger ist (RI> 0,9) und wo daher der potentielle Meßfehler auch aus diesem Grund eine erheblichere Rolle spielt. Als Fazit gilt, daß vom Prinzip her eine Ratio aus ACM und Aorta zu bevorzugen ist, um die Zentralisation des Feten nachzuweisen. Die geschilderten Aspekte jedoch sollten Beachtung finden, und unter bestimmten Umständen mag es sinnvoll sein, eine Ratio aus ACM und Nabelarterie zur Diagnostik heranzuziehen.

Seit langem wurde der Brain-sparing-Effekt als Adaptationsmechanismus des wachstumsretardierten Feten dopplersonographisch nachgewiesen (Wladimiroff et al. 1987). Die typischen dopplersonographischen Befunde sind die Erhöhung des PI in der Nabelarterie bzw. die Erniedrigung an der Carotis interna (ICA) sowie als direktes Maß für die Blutumverteilung die Erhöhung des PI für die NA/ICA-Ratio. Eine Vielzahl von Studien auch unter Einbeziehung der ACM und der fetalen Aorta wurden zu diesem Thema mit gleichlautenden Ergebnissen publiziert.

Beim Thema der Blutumverteilung und Zentralisation darf nicht unerwähnt bleiben, daß es auch möglich ist, die Zentralisation dopplersonographisch an der Nebenniere, Milz und am Herzen (heart sparing) nachzuweisen (Abuhamad et al. 1995; Chaoui 1996; Mari et al. 1996). Es handelt sich um physiologisch und dopplersonographisch interessante Beobachtungen; inwieweit diesen Messungen in Zukunft eine diagnostische oder klinische Bedeutung zukommen wird, bleibt abzuwarten.

„brain sparing" und „fetal outcome"

Da es sich bei der Blutumverteilung um einen Adaptationsmechanismus auf eine ablaufende Pathologie [Hypoxie, plazentare Insuffizienz, intrauterine Wachstumsrestriktion (IUGR)] handelt, ist es nicht verwunderlich, daß mit Diagnosestellung auch ein *Risikokollektiv* identifiziert wird. So waren in einer Untersuchung von Huber (1995) bei einem erniedrigten RI in der ACM<10. Perzentile und einem erhöhten RI in der NA oder Aorta fetalis>90. Perzentile die Befundrisiken (Präeklampsie, IUGR, Oligohydramnie und vorzeitige Wehentätigkeit) signifikant häufiger als im Kontrollkollektiv. In der selben Studie fand sich im Brain-sparing-Kollektiv eine Abnahme der Häufigkeit von Spontanentbindungen und eine Zunahme der Gesamtsektiorate, die v.a. auf Kosten der Zunahme der primären Schnittentbindungen geht (die sekundären Schnittentbindungen waren nicht vermehrt). Da die Dopplerbefunde den Klinikern bekannt waren und kein standardisiertes Vorgehen im Studienprotokoll vereinbart war, liegt hier eine mögliche Bias. Hingegen konnten diese Umstände keinen relevanten Einfluß auf das „fetal outcome" haben: Das schlechtere Outcome war in der Brain-sparing-Gruppe zu finden, nämlich eine Zunahme der Geburtsgewichte unter der 10. Perzentile und der unreifen Neugeborenen, der Neonatologieverlegungs-, Beatmungs- und Intubationsfrequenz sowie eine gehäufte Frequenz angeborener Fehlbildungen. Letzteres konnte ja auch bereits für den dopplersonographischen Befund des ARED-Flows in der Nabelarterie beobachtet werden.

Auch Gramellini et al. (1992) fanden, daß eine Erniedrigung der MCA/NA-Ratio als Ausdruck der Blutumverteilung mit einem schlechten perinatalen Outcome einherging. Sie fanden eine Verschlechterung in bezug auf das Gestationsalter und der Frequenz an SGA-Kindern zum Zeitpunkt der Geburt, in bezug auf die Sektiofrequnz wegen „fetal distress", Nabelvenen-pH, 5-min Apgar-Scores, Neonatologietransferraten und Aufenthaltsdauer sowie neonatalen Komplikationen. Zu ähnlichen Ergebnissen kamen auch Scherjon et al. (1993) bei sehr kleinen Frühgeborenen, was das unmittelbare „fetal outcome" (Geburtsgewicht, Nabelschnur-pH-Werte und Apgar-Scores) anbelangt. Sie fanden keine Assoziation zwischen „brain sparing" und intrakraniellen Blutungen, periventrikulären Echodensitäten oder dem Ergebnis der neurologischen Untersuchung nach Prechtl oder Touwen nach 6 bzw. 12 Monaten. Die Autoren schlußfolgern, daß damit bestätigt wird, daß der Brain-sparing-Effekt ein Mechanismus zur Verhinderung von fetaler zerebraler Hypoxie und nicht ein Zeichen bevorstehender Hirnschädigung sei.

Können nun aus diesen Beobachtungen des schlechteren „fetal outcome" bei „brain sparing" Richtlinien für das *Management* abgeleitet werden? Da mit der Blutumverteilung eine Zunahme der Befundrisiken, eine schlechteres „fetal und neonatal outcome" verbunden ist, ist eine engmaschige Überwachung obligat. Dies wird in unseren Breiten üblicherweise unter stationären Bedingungen durchgeführt. Des weiteren liegt das Managementproblem darin, daß die Zeitdauer der kompensierten Adaptation (Blutumverteilung) nicht abgeschätzt werden kann. Sie ist abhängig von der klinischen Situation (IUGR, Präeklampsie, HELLP-Syndrom, andere Risikofaktoren), vom Gestationsalter, von der möglichen Beeinflußung durch Nikotinkarenz, Herausnahme aus dem Arbeitsprozeß, Bettruhe und sicherlich auch von Faktoren, deren Zusammenhang noch nicht oder nur ungenügend bekannt ist (z.B. vorzeitige Wehentätigkeit). Wichtig ist hier die Beobachtung und Dokumentation des Trends hin zu einer eventuellen Verschlechterung. Die Entscheidung über eine eventuelle Entbindung auf welchem Wege auch immer muß im klinischen Gesamtzusammenhang getroffen werden: Vorliegen einer IUGR, IUGR und Wachstumsstopp über mehr als 2 Wochen, Präeklampsie, übrige Dopplerbefunde, CTG? An dieser Stelle muß auf das Kap. 2.13 verwiesen werden. Festgestellt werden sollte jedoch abschließend, daß „brain sparing" allein keine Entbindungsindikation darstellt und daß auch zu dieser Frage keine prospektiv-randomisierten Studien vorliegen.

Dezentralisation – Reredistribution

Vyas et al. (1990) wiesen daraufhin, daß der zerebrale Adaptationsmechanismus (Redistribution) auf Hypoxie Grenzen hat. So wurde die maximale Reduktion des PI an der ACM bei einem fetalen pO_2 (Kordozentese) von 2–4 Standardabweichungen unter dem gestationsalterabhängigen normalen Mittelwert gemessen. Wenn das Sauerstoffdefizit dann noch größer wird, tendiert der PI wieder dazu anzusteigen, was als mögliches Zeichen der Entwicklung eines Hirnödems interpretiert wurde (Reredistribution).

Auch andere Autoren beschäftigten sich mit diesem Phänomen des Anstiegs des RI bzw. PI in den Zerebralarterien als mögliches terminales Zeichen. Chandran et al. (1991) beschrieben diesen terminalen Anstieg vor dem fetalen Tod in einer Kasuistik. Andere Autoren sprachen in diesem Zusammenhang von „präfinaler" oder „ominöser" Normalisierung (Chitrit et al. 1995; Erz u. Gonser 1995). Ulrich et al. (1995) beobachteten in einem kleinen Kollektiv, daß jene Kinder, welche präpartal diese Dezentralisation zeigten, im Vergleich mit einer Brain-sparing-Gruppe und einer Gruppe mit konstant niedrigem RI in der ACM die höchste Rate an neurologischen Defiziten zum Zeitpunkt der Entlassung aufwiesen.

Es dürfte aufgrund der bisherigen Evidenz also tatsächlich so sein, daß Dezentralisation ein schlechtes prognostisches Zeichen darstellt, welches es zu vermeiden gilt. Wie unterscheidet man aber die Dezentralisation als Verschlechterung von einem durch Verbesserung der hämodynamischen und Gesamtsituation bedingten Anstieg des PI bzw. RI? Diese Differenzierung kann nur unter Zuhilfenahme der übrigen arteriellen und venösen Dopplerbefunde erfolgen. Kommt es dopplersonographisch insgesamt zu einer Verschlechterung (z.B. Zunahme der Pathologie in der Nabelarterie – Reverse-Flow und/oder Zunahme der Pulsatilität im Ductus venosus, Pulsationen der Nabelvene) muß ein Anstieg des PI in der ACM als Dezentralisation interpretiert werden.

Wertigkeit von Doppleruntersuchungen um den Geburtstermin

In Ergänzung zu den physiologischen Veränderungen und Beobachtungen im Zusammenhang mit dem spontanen Wehenbeginn stellt sich die Frage, inwieweit eine Erniedrigung des RI in der ACM, was vor der 36. Woche als Kompensationsmechanismus und Risikofaktor interpretiert werden muß, eine fetale Gefährdung anzeigen kann. Aus eigenen bisherigen Untersuchungen muß schlußgefolgert werden, daß eine Erniedrigung des RI in der ACM keinen Hinweis auf ein erhöhtes Azidoserisiko, einen schlechten Apgar-Score, ein niedriges Geburtsgewicht, die Häufigkeit vaginal-operativer Entbindungen oder die Notwendigkeit neonatologischer Transferierungen gibt (Abb. 2.16), d.h., daß damit kein erhöhtes peripartales Risiko vergesellschaft zu sein scheint.

Auch Arabin et al. (1993) fanden im Methodenvergleich bei *Übertragung* zur Vorraussage der drohenden Hypoxie anhand der „Receiver-operator-characteristics- (ROC-) Kurven" keinen Vorteil bei der Anwendung der Dopplersonographie. Hier war das konventionelle CTG (Fischer-Score) sowohl der Dopplersonographie (Ratio aus RI – A. carotis communis/Nabelarterie) als auch dem Oxytocinbelastungstest und vibroakustischen Stimulationstest überlegen.

Weitere Indikationen und Krankheitsbilder

Bezüglich der Untersuchung der zerebralen Perfusion in Hinblick auf die *Anämiediagnostik* bei Blutgruppensensibilisierung, fetalen Infektionen und fetoma-

a
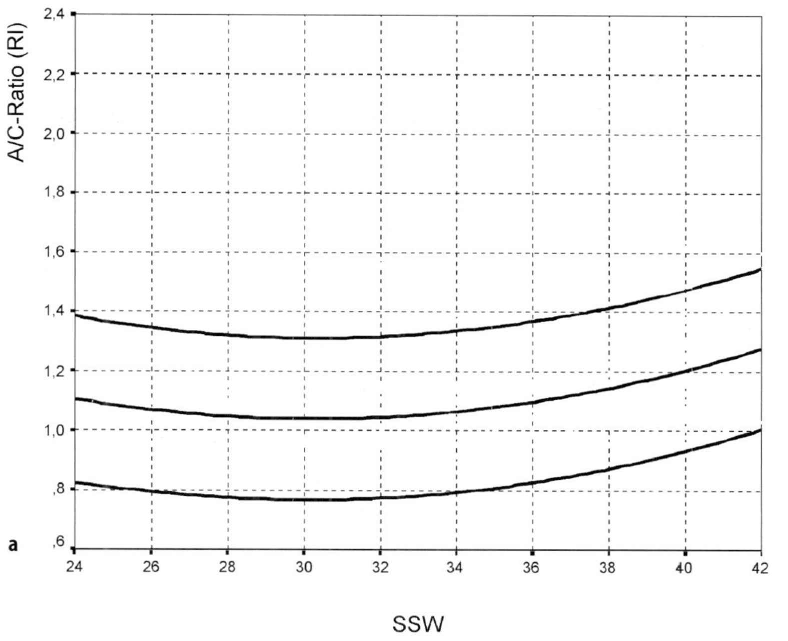

b
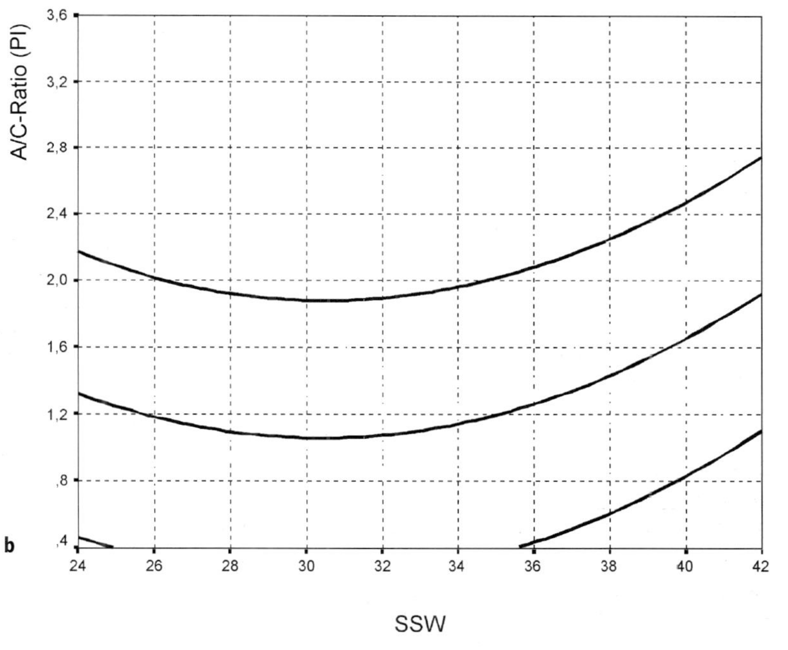

Abb. 2.15 a, b. A/C- (Aorta/A. cerebri media) Ratio für Resistanceindex (*RI*) (**a**) und Pulsatilityindex (*PI*) (**b**) nach H. Schaffer. 95-%-Konfidenzintervall ($n = 422$). Erhöhungen über die 95,7-Perzentile zeigen Blutumverteilung an

ternalen Transfusionen darf auf das Kap. 2.7 verwiesen werden.

Daneben können auffällige zerebrale Dopplersonogramme durch *intrazerebrale Pathologien* bedingt sein, bzw. für solche indikativ sein. Wir beobachteten bei einem Feten in der 34. Woche ausgeprägte Rückwärtsflußanteile in der ACM, was durch den intrazerebralen Druckanstieg bei intrakranieller Blutung verursacht wurde. Auch Ben-Chetrit et al. (1991) berichten über einen Fall mit „Reverse-Flow" in der ACM bei fetalem Subduralhämatom. Zystische intrazerebrale Strukturen sollten auch mittels Farb- und ggf. gepulstem Doppler untersucht werden, da nur dadurch die Diagnose oder der Ausschluß einer AV-Fistel oder eines Aneurysmas, z. B. der V. galeni möglich ist. Hier findet man niedrigpulsatile bis venöse Flußkurven.

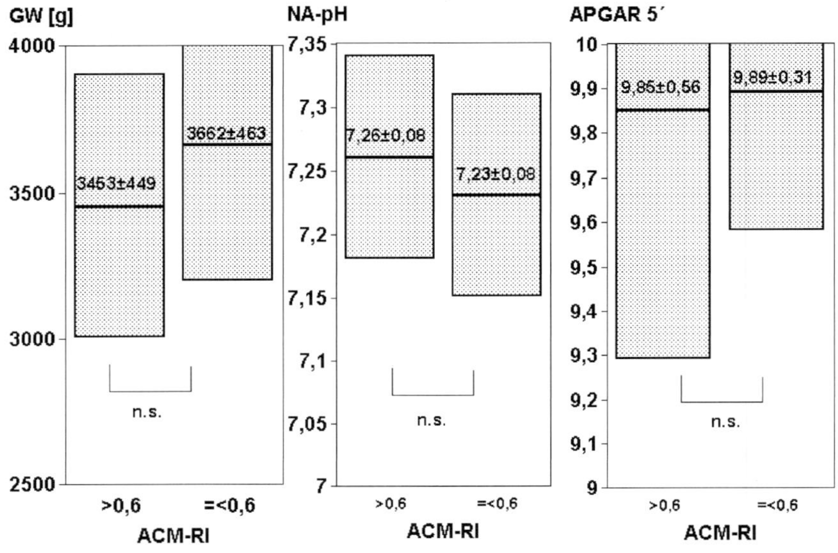

Abb. 2.16. Geburtsgewicht, Nabelarterien (*NA*)-pH und 5-min-Apgar in Abhängigkeit vom Resistanceindices (*RI*) der A. cerebri media (*ACM*). Vergleich der Mittelwerte ± Standardabweichung ($n = 124$), *n. s.* nicht signifikant

Voigt (1995) beschrieb auch einen Zusammenhang zwischen Dopplersonogramm und Perfusionsdruck bei fetalem Hydrozephalus. Die Anwendung der Dopplersonographie hierbei als Prognostikum hat bislang keine allgemeine Verbreitung gefunden.

Ergänzend soll darauf hingewiesen werden, daß nun auch die zerebralen venösen Kompartments Gegenstand erster dopplersonographischer Studien sind. Die praktische Relevanz dieser Untersuchungen erfordert allerdings noch detailliertere Erkenntnisse.

Literatur

Abuhamad AZ, Mari G, Bagdan D, Evans AT (1995) Doppler flow velocimetry of the splenic artery in the human fetus: is it a marker of chronic hypoxia? Am J Obstet Gynecol 172:820–825

Arabin B, Snyders R, Nicolaides KH, Versmold HK, Weitzel HK, Giffei J, Saling E (1993) Systematische antepartuale fetale Erhebung („Safe“). Ein Konzept für die fetale Funktionsdiagnostik bei drohender Hypoxie. Geburtshilfe Frauenheilkd 53:835–842

Ben-Chetrit A, Anteby E, Lavy Y, Zacut D, Yagel S (1991) Increased middle cerebral artery blood flow impedance in fetal subdural hematoma. Ultrasound Obstet Gynecol 1:357–358

Chandran R, Serra Serra V, Sellers SM, Redman CWG (1991) Fetal middle cerebral artery flow velocity waveforms – a terminal pattern. Case report. Br J Obstet Gyecol 98:937–938

Chaoui R (1996) The fetal „heart-sparing effect“ detected by the assessment of coronary blood flow: a further ominous sign of fetal compromise. Ultrasound Obstet Gynecol 7:5–9

Chitrit Y, Zorn B, Filidori M, Bucourt M, Chasseray JE, Caubel P (1995) Ominous normalization of middle cerebral artery flow velocity waveforms preceeding fetal death: case report. Fetal Diagn Ther 10:106–110

Erz W, Gonser M (1995) Dopplersonographie der A. cerebri media: Präfinale Normalisierung des cerebralen Blutflusses? Geburtshilfe Frauenheilkd 55:407–410

Gramellini D, Folli MC, Raboni S, Vadora E, Merialdi A (1992) Cerebral-umbilical Doppler ratio as a predictor of adverse perinatal outcome. Obstet Gynecol 79:416–420

Huber A (1995) Brain sparing Effekt. Dissertation, Technische Universität München

Lewinsky RM, Farine D, Ritchie JWK (1991) Transvaginal Doppler assessment of the fetal cerebral circulation. Obstet Gynecol 78:637–640

Mari G, Uerpairojkit B, Abuhamad AZ, Copel JA (1996) Adrenal artery velocity waveforms in the appropriate and small-for-gestational-age fetus. Ultrasound Obstet Gynecol 8:82–86

Noordam MJ, Hoekstra FME, Hop WCJ, Wladimiroff JW (1994) Doppler colour flow imaging of fetal intracerebral arteries relative to fetal behavioural states in normal pregnancies. Early Hum Dev 39:49–56

Saling E (1966) Die Sauerstoff-Sparschaltung des fetalen Kreislaufes. Geburtshilfe Frauenheilkd 4:413–419

Scherjon SA, Smolders-DeHaas H, Kok JH, Zondervan HA (1993) The „brain-sparing“ effect: Antenatal cerebral Doppler findings in relation to neurologic outcome in very preterm infants. Am J Obstet Gynecol 169:169–175

Ulrich S, Weiss E, Kalder M, Hitschold T, Berle P (1996) Dopplersonographische Verlaufsmessungen der A. cerebri media bei enddiastolischem Nullflow in den Nabelarterien in Relation zum fetalen outcome. Z Geburtshilfe Neonatol 200:21–24

Vetter K (1991) Dopplersonographie in der Schwangerschaft. Edition Medizin, VCH, Weinheim

Voigt HJ (1995) Diagnostisch-therapeutisches Konzept bei Hydrocephalus. Gynäkologe 28:346–355

Vyas S, Campbell S, Bower S, Nicolaides KH (1990) Maternal abdominal pressure alters fetal cerebral blood flow. Br J Obstet Gynecol 97:740–742
Vyas S, Nicolaides KH, Bower S, Campbell S (1990) Middle cerebral artery flow velocity waveforms in fetal hypoxaemia. Br J Obstet Gynecol 97:797–803
Wladimiroff JW, v. d. Wijngaard JAGW, Degani S, Noordam MJ, v. Eyck J, Tonge HM (1987) Cerebral and umbilical arterial blood flow velocity waveforms in normal and growth-retarded pregnancies. Obstet Gynecol 69:705–709

Mehrlingsschwangerschaften und Dopplersonographie

K. Vetter und Ö. Kilavuz

Einführung

Mehrlingsschwangerschaften stellen eine Domäne der Dopplersonographie in der Schwangerschaft dar. Dies kommt u.a. dadurch zum Ausdruck, daß zumindest die Schwangerschaft mit diskordantem Wachstum der Kinder eine Indikation zur Dopplersonographie entsprechend den Mutterschaftsrichtlinien darstellt.

Bei Mehrlingsschwangerschaften versagen die bei Einlingen mit Erfolg eingesetzten einfachen Überwachungsmethoden, wie Inspektion, Palpation, Fundusstand, Bauchumfang etc., um Aussagen über ein einzelnes Mehrlingskind zu machen. Aus diesem Grund sind ultraschallabhängige Methoden wie CTG, Sonographie, Dopplersonographie und Farbdopplersonographie unverzichtbare Hilfsmittel bei der Überwachung von Mehrlingsschwangerschaften.

Je enger die Verwandtschaft von Mehrlingen, desto wichtiger ist der Einsatz der biophysikalischen Untersuchungsmethoden. Während bei den dichorialen Mehrlingen insbesondere selektive Versorgungsengpässe mit dem Effekt gestörten bzw. diskordanten Wachstums einzelner Feten im Vordergrund stehen, kommen bei den monochorialen Mehrlingen noch Probleme der Kommunikation zwischen den Feten, wie das fetofetale Transfusionssyndrom (FFTS) und die TRAP-Sequenz hinzu. Bei monoamnioten Mehrlingen spielen schließlich gegenseitige Verwicklungen eine nicht unerhebliche Rolle. Auf die speziellen morphologischen und funktionellen Probleme unvollständig getrennter Mehrlinge wird lediglich hingewiesen.

Mutterschaftsrichtlinien

In den aktuellen Mutterschaftsrichtlinien der Kassenärztlichen Bundesvereinigung in Deutschland ist die Dopplersonographie als indizierte Untersuchung bei Risikoschwangerschaften in der 2. Schwangerschaftshälfte gemäß einem Risikokatalog vorgesehen. Neben den Risiken, die bei Einlingsschwangerschaften auftreten können, ist das diskordante Wachstum ein Spezifikum der Mehrlingsschwangerschaft. Nach Meinung des Autors – und dies wird am Ende des Kapitels deutlich sein – sollte jede Zwillingsschwangerschaft, insbesondere aber jede monochoriale Zwillingsschwangerschaft per se als Indikation für die Durchführung dopplersonographischer Untersuchungen gelten.

Studien zur Dopplersonographie bei Mehrlingen

Schon relativ früh versprach man sich einen Gewinn durch die Resultate der Dopplersonographie bei der Überwachung von Mehrlingsschwangerschaften. Die selektive Erfassung hämodynamischer Parameter ist hier besonders willkommen, da die einfachen Methoden, die bei Einlingen die Basis der Erfassung von Risiken ist, bei Mehrlingen leicht versagen.

Entsprechend finden sich schon in den 80er Jahren einige Arbeiten, die zum Sinn der Doppleruntersuchung als Screeninguntersuchung, aber auch bei schon festgestellten Risiken Stellung beziehen. Einschränkend muß aber auch festgehalten werden, daß sich bei der Risikoselektion in der letzten Zeit insbesondere die Eihautdiagnostik zur Feststellung der Chorionizität bewährt hat, die in den vorgestellten Arbeiten noch nicht im heutigen Ausmaß zur Verfügung stand.

1985 publizierten Giles u. Trudinger die erste größere Studie zur Dopplersonographie bei insgesamt 76 Mehrlingen. Sie untersuchten die S/D-Ratio (das Verhältnis zwischen Maximum S und diastolischen Minimum D der Hüllkurve) in den Nabelschnurarterien. Eine abnorme Erhöhung der S/D-Ratio identifizierte in 26 von 33 Fällen Feten mit Wachstumsretardierung, während in allen 32 Schwangerschaften mit normalgroßen Kindern normale Werte gefunden wurden. Die Sensitivität betrug 0,79, die Spezifität 1,0. Die ersten Resultate im Zusammenhang mit diskordantem Wachstum und vermutetem fetofetalem Transfusionssyndrom waren dagegen eher anekdotischer Natur.

Die Frage, ob eine Wachstumsstörung eher präplazentarer oder plazentarer Natur ist, wurde durch Giles et al. (1993) bearbeitet. Er konnte zeigen, daß in

Fällen mit auffälligem Dopplerbefund eines Zwillings und diskordantem Wachstum eine selektive Plazentapathologie vorliegen kann, die in diesen Fällen nicht für das Konzept einer präplazentaren Störung spricht, die bei Einlingen mit pathologischen Dopplerbefunden in den Aa. uterinae gern angenommen wird.

1987 publizierten Nimrod et al. (1987) eine Studie an 30 Zwillingsschwangerschaften, die mit dem Ziel durchgeführt worden war, Hinweise für einen ungünstigen Schwangerschaftsverlauf zu finden. Bestimmt wurden die S/D-Ratio in den Nabelschnurarterien und in der Aorta descendens, außerdem der Pulsatilitätsindex (PI); zusätzlich wurden Strömungsmengen in der Aorta bestimmt. Summarisch ergaben sowohl einige der Einzelwerte als auch die Indizes, insbesondere aber auch die Strömungsmenge fast identische Vorhersagewerte für einen ungünstigen Schwangerschaftsausgang mit einer Sensitivität um 0,50 und einer Spezifität um 0,89. Die Dopplersonographie wurde als vielversprechend eingestuft.

Mit dem Ziel, diskordantes Wachstum von Zwillingen möglichst frühzeitig zu erkennen, war die Studie von Gerson et al. (1987) an 52 Zwillingspaaren und 4 Drillingsschwangerschaften durchgeführt worden. Das Ergebnis war eine recht gute Vorhersage, die mit anderen Methoden nicht möglich war mit einer Sensitivität von 0,82, einer Spezifität von 0,98 und einem mit 0,82 recht hohen κ-Index.

Einen eher komplizierten Ansatz wählten Saldana et al. (1987). Sie versuchten, durch paarweise Unterschiede in der S/D-Ratio $\geq 0{,}4$ bei 69 Zwillingsschwangerschaften eine Gewichtsdifferenz von ≥ 350 g im 3. Trimenon zu entdecken. Mit einem Vorhersagewert von 0,42 war das Ergebnis enttäuschend. Dafür war der Vorhersagewert für einen normalen Gewichtsbefund bei einem Unterschied der S/D-Ratio $<0{,}4$ mit 0,91 erheblich günstiger.

Die erste in gleicher Weise an 43 Zwillingsschwangerschaften durchgeführte Untersuchung stammte von Farmakides et al. (1985). Er hatte allerdings eine Sensitivität von 0,73 und eine Spezifität von 0,82 errechnet. Grundsätzlich stellt sich bei beiden Untersuchungen die Frage, ob der gewählte Ansatz einer paarweisen Differenzbildung sinnvoll ist.

Den Einfluß einer Dopplersonographie der Nabelschnurarterien bei 28–32 SSW auf das klinische Management und die perinatalen Daten analysierte die Arbeitsgruppe von Giles (1988). Die Bekanntgabe der Dopplerresultate an die behandelnden Ärzte, nachdem von einer „Kontrollgruppe“ Dopplerdaten lediglich blind gesammelt worden waren, ergab eine signifikante Absenkung der perinatalen Mortalität, der fetalen Todesfälle und der Inanspruchnahme neonatologischer Intensivpflege.

Dieselbe Arbeitsgruppe kam zu ähnlich überzeugenden Ergebnissen bei Drillingsschwangerschaften (Giles et al. 1993) mit einem engen Zusammenhang zwischen Veränderungen in den Sonogrammen der Nabelschnurarterien und Entwicklungsstörungen einzelner Drillinge.

Hastie et al. (1989) konnten der Dopplersonographie weniger diagnostisches Gewicht zusprechen. Sie hatten bei 89 konsekutiven Zwillingsschwangerschaften monatlich einmal die Aa. umbilicales untersucht und bezüglich einer Wachstumsretardierung eine Sensitivität von 0,29 bei einem positiven Vorhersagewert von 0,34 gefunden.

Divon untersuchte 58 Zwillingsschwangerschaften im 3. Trimenon (Divon et al. 1989) und stellte fest, daß die Entdeckung der 18 diskordanten Feten mit keiner der angewandten Methoden, auch nicht mit der Dopplersonographie der Nabelschnurarterien, in allen Fällen gelang. Lediglich eine Kombination von Biometrie und Dopplersonographie führte zu einem positiven Vorhersagewert von 0,73 und einem negativen Vorhersagewert von 0,90.

Gaziano et al. (1991) kamen aufgrund der Untersuchung von 94 Zwillings- und 7 Drillingsschwangerschaften zu der Auffassung, daß die Dopplersonographie einen wertvollen Beitrag zur Überwachung von Mehrlingsschwangerschaften leisten kann.

In einer prospektiven longitudinalen Untersuchung, bei der neben der A. umbilicalis auch die A. carotis interna untersucht wurde, stellten Degani et al. (1988, 1990) die Nützlichkeit dieser Untersuchung zur frühen Feststellung von Risiken fest. Bei einem PI (Pulsatilitätsindex nach Gosling) der A. carotis interna $\leq 1{,}2$ waren die Werte erfolgversprechend mit einer Sensitivität von 0,83, einer Spezifität von 0,95, einem positiven Vorhersagewert von 0.91 und einem negativen Vorhersagewert von 0,91. Später berechnete er die mittlere Zeit eines diagnostischen Vorsprungs vor der Biometrie zur Feststellung einer Wachstumsstörung mit 3,7 Wochen (Degani et al. 1992). Allerdings war die Trefferquote insgesamt nicht perfekt mit einer Sensitivität von 0,58 und einem positiven Vorhersagewert von 0,71. Eine Steigerung der Sensitivität ließ sich auch hier durch die Kombination mit der Biometrie erreichen (Sensitivität = 0,84).

Kurmanavicius untersuchte 32 Zwillingspaare im Hinblick auf Wachstumsretardierung und diskordantes Wachstum (Kurmanavicius et al. 1992). Eine Veränderung des Resistance-Index (RI nach Pourcelot) um 0,1 hatte eine Sensitivität von 0,78, eine Spezifität von 0,96, einen positiven Voraussagewert von 0,88 und einen negativen Voraussagewert von 0,92. Aufgrund dieser Ergebnisse wurde empfohlen, die Dopplersonographie in das Management von Mehrlingsschwangerschaften einzubauen.

Doppleruntersuchungen bei Zwillingen 1 Woche vor der Geburt wiesen laut Jensen (1992) mit einem erhöhten RI auf plazentare Versorgungsstörungen hin

Tabelle 2.8. In der Literatur beschriebene Zusammenhänge zwischen dopplersonographischem Befund und klinischem Ergebnis (+ positiver Zusammenhang, – kein Zusammenhang, *Uterina* A. uterina, *NSA* A. umbilicalis, *ICA* A. carotis interna, *MCA* A. cerebri media, *Pl-Hist* Plazentahistologie, *IUGR* intrauterine Wachstumsretardierung, *NICU* neonatologische Intensivabteilung)

	Uterina	NSA	Aorta	ICA	MCA	Pl-Hist
Diskordantes Wachstum + IUGR	–	+				+
Ungünstiger Ausgang		+	+	+		
Intrauteriner Tod		+				
Aufenthalt in NICU		+				
Perinatale Mortalität		+				
Respiratorische Mangelversorgung (CTG)		+			+	

und zwar sowohl nutritive mit konsekutiv niedrigem Geburtsgewicht als auch respiratorische mit späten Dezelerationen im CTG.

Jensen (1993) untersuchte außerdem Zusammenhänge zwischen den Resultaten der Dopplersonographie der Aa. umbilicales und der Differenz des pO_2 von Mehrlingen bei der Geburt >0,1 kPa. Bei einem RI>0,75 waren der positive Vorhersagewert 0,64 und die Spezifität 0,78.

Beim Vergleich der systolisch-diastolischen Variabilität der Strömungskurven der Aa. umbilicales bei normalen Einlingen und Zwillingen konnte Shah et al. (1992) nachweisen, daß bei Wachstumsstörung eines Zwillings dessen Indizes im Verlauf der Schwangerschaft ansteigen statt – wie üblich – abzufallen.

Bei 91 Zwillingsschwangerschaften untersuchte Grab die Blutströmung in den uteroplazentaren wie auch in den fetoplazentaren Arterien (Grab et al. 1993) im Hinblick auf die Entwicklung diskordanten Wachstums. Die Trefferquote war, auch wenn lediglich die letzten Messungen vor der Geburt herangezogen wurden, nur mäßig mit einer Sensitivität von 0,60, einer Spezifität von 0,66, einem positiven Vorhersagewert von 0,33 und einem negativen Vorhersagewert von 0,85.

Bisher wenig hilfreich war die Echokardiographie mit der Bestimmung von Geschwindigkeiten im Ein- und Ausstromtrakt des Herzens (Rizzo et al. 1994), möglicherweise wegen der unterschiedlichen Ursachen für eine Wachstumsstörung.

Weniger positiv klingen die Resultate von Faber et al. (1995), die den Wert eines Screenings bezüglich der geburtshilflichen Ergebnisse untersucht haben. Betrachtet wurden die Aa. uterinae für die uteroplazentare Zirkulation, die Aa. umbilicales für die fetoplazentare Zirkulation, sowie die Aorta descendens und die A. cerebri media für den Kreislauf des Feten. Es konnte gezeigt werden, daß sich die Werte nicht von denen bei Einlingsschwangerschaften unterscheiden. Nach Bildung von Scores sowohl für die Dopplerbefunde als auch für die Kinder wurden die Zusammenhänge untersucht. Bei einer Sensitivität von nur 0,25 und einer Spezifität von 0,63 wurde das Ergebnis als unzureichend für ein Screening beurteilt (Tabelle 2.8).

Zusammenfassend sprechen die meisten Ergebnisse dafür, daß insbesondere nutritive Störungen bei Zwillingen früher als mit anderen Methoden erkannt werden, und daß Risikosituationen durch den Einsatz der Dopplersonographie und entsprechendes Management reduziert bzw. entschärft werden können.

Theoretische Überlegungen

Was konnte erwartet werden?

Zunächst leuchtet ein, daß bei einer dichorialen wie bei einer monochorialen Situation eine uteroplazentare Versorgungsstörung zur Unterversorgung beider Feten führen kann, schwerlich jedoch zur selektiven Unterversorgung eines einzelnen Feten. Das bedeutet, daß die Frage nach diskordantem Wachstum nicht durch die Untersuchung der uteroplazentaren Blutströmung beantwortet werden kann.

Eine Analyse der fetoplazentaren Blutströmung bei einer dichorialen Situation vermittelt das Bild der selektiven Versorgung eines Kindes. Damit sollten mit der Analyse der systolisch-diastolischen Variabilität der Aa. umbilicales diejenigen Feten erfaßbar sein, deren Zottenzirkulation qualitativ beeinträchtigt ist. Auf diese Weise sind diejenigen nicht erfaßbar, deren Plazentafläche bzw. -volumen klein ist und die deshalb ungenügend versorgt sind. Hierfür wäre es notwendig, quantitative Messungen der absoluten Geschwindigkeiten bzw. von Flußvolumina durchzuführen, was in den vorliegenden Studien nicht der Fall war.

Bei einer monochorialen Situation sind die fetoplazentaren Verhältnisse erheblich komplexer, ja eigentlich selten mit Sicherheit beurteilbar. Dies ist durch die nahezu obligat vorkommenden Anastomosen bedingt, die eine Beurteilung selektiver Versorgungseinheiten fast unmöglich machen.

Der Kreislauf des Feten bietet eine große Zahl an Möglichkeiten, die Versorgungslage bzw. die Reaktionen darauf zu analysieren. Im Zentrum stand ursprünglich die Aorta descendens, die einerseits die Herzauswurfleistung, andererseits die Peripherie des Feten, aber auch die der Plazenta repräsentiert. Erheblich einfacher zu interpretieren sind Gefäße, die nur eine Endstrombahn versorgen, wie die Hirngefäße, die Herzkranzgefäße oder die Nierenarterien. So ist von der A. cerebri media zu erwarten, daß sie insbesondere die Redistribution von Blut zugunsten des Hirns bei knappen respiratorischen Verhältnissen erkennen läßt. Leider zeigen sich dieselben Veränderungen – eine Erhöhung insbesondere der diastolischen Strömungsgeschwindigkeiten – auch bei Aktivität des Feten und um den Geburtstermin, so daß eine einfache Interpretation ohne Würdigung der aktuellen Situation nicht möglich ist.

Aufgrund dieser theoretischen Überlegungen ist es nicht erstaunlich, daß die Zusammenhänge zwischen Blutströmungsanalyse und Klinik nicht so eng sind wie man es sich wünschen könnte. Doch gerade unter diesen Umständen dient die Dopplersonographie als Differentialdiagnostikum. Die vorliegenden Resultate regen andererseits dazu an, sich zusätzlich wieder der quantitativen Strömungsbestimmung zuzuwenden.

Besonderheiten von Zwillingsschwangerschaften im Licht der Dopplersonographie

Acardius acranius und TRAP

Ein spezifisches Problem der Mehrlingsschwangerschaft ist die teilweise oder vollständige Versorgung einer Zwillingsanlage mit Acardius acranius durch einen gesunden Zwilling. Dabei kommt es zu einer Umkehr der umbilikalen Blutströmung (twin reversed arterial perfusion: TRAP). Das Herz des einen versorgt 2 Kreisläufe und entsprechend kommt es häufig relativ früh zur Dekompensation (Donnenfeld et al. 1991). Die Dopplersonographie mit Spektral- aber auch mit Farbdoppler spielt bei der Diagnose dieses Problems die entscheidende Rolle (Benson et al. 1998; Hecher et al. 1996; Ishimatsu et al. 1993; Kirkinen et al. 1989; Shalev et al. 1992). In Einzelfällen kann eine rudimentäre autonome Zirkulation nachgewiesen werden (Pavlova et al. 1996), die eine Dekompensation des gesunden Zwillings zu verhindern vermag.

Gekreuzte Nabelschnurumschlingungen

Ein weiteres Spezifikum der monoamnialen Schwangerschaft sind Nabelschnurumschlingungen, bei denen ein Fet den anderen gefährdet. Auch wenn therapeutische Konsequenzen nicht eindeutig nützlich sind [47], so ist doch allein die sichere Feststellung Vorbedingung für entsprechende Überlegungen. Die Umschlingungen werden am einfachsten mit dem farbcodierten Doppler festgestellt [3].

Die Nabelschnurarterien weisen dank Ihrer Länge und dem entsprechenden dämpfenden Strömungswiderstand eine „glatte" Strömungskurve auf. Hindernisse wie Nabelschnurknoten, vermögen dieses Bild zu stören, indem eine frühdiastolische Inzisur (Notch) sichtbar wird (Jakobi et al. 1994). Dies kann auch bei Mehrlingen mit gekreuzten Nabelschnurumschlingungen gefunden (Abuhamad et al. 1995) und als Hinweis auf eine Komplikation gewertet werden.

Ein anderes Phänomen ist die Kompression der Nabelschnurvene, die im farbcodierten Doppler durch eine deutlich erhöhte Strömungsgeschwindigkeit sichtbar gemacht werden kann (Belfort et al. 1993).

Insertio velamentosa und Vasa prävia

Insertionsanomalien und vasa prävia sind insbesondere bei monochorialen Mehrlingen häufiger anzutreffen als bei dichorialen Mehrlingen oder bei Einlingen (Vogel 1995) und spielen deshalb eine größere Rolle, weshalb gezielt nach ihnen geschaut werden kann. Ihre Darstellung ist eine Domäne der farbcodierten Dopplersonographie (Raga et al. 1995).

Monochoriale Mehrlinge mit Störungen der Kreislaufkommunikation

Bei monochorialen Zwillingen ist es sehr wahrscheinlich, daß die Kreisläufe miteinander kommunizieren. Makroskopische oberflächliche Anastomosen auf der Chorialplatte können arterioarterielle, venovenöse oder sehr selten arteriovenöse (AV) sein. Die AV-Anastomosen sind gewöhnlich indirekte oder tiefe Verbindungen über kapilläre Verbindungen in geteilten Kotyledonen, dem sog. „3. Kreislauf". Die Kombination einer arterio-arteriellen Anstomose mit einem geteilten Kotyledon galt früher als einer der wichtigsten Kommunikationstypen (Arts u. Lohmann 1971). In den meisten Fällen sind die Verbindungen balanciert und bieten keine Probleme für die Kinder. In einigen Fällen können unabhängig davon Wachstumsunterschiede auftreten.

Bei einer Untersuchung von 23 monochorialen Plazenten konnten Anastomosen in 20 Fällen festgestellt werden; 3 hatten ein fetofetales Transfusionssyndrom. Insgesamt wurden in dieser Untersuchung 14 verschiedene Verbindungstypen beschrieben (Arts u. Lohmann 1971).

In einer anderen Untersuchung wurden 20 monochoriale Plazenten untersucht, von denen 10 die Basis eines fetofetalen Transfusionssyndroms waren. Im Vergleich fanden sich signifikant weniger Anastomosen in den Fällen mit Transfusionssyndrom; in 7 von 10 Fällen konnten lediglich tiefe AV-Anastomosen gesehen werden (Bajoria et al. 1995). Dies legte den Schluß nahe, daß ein Mangel an gegenregulierenden Anastomosen einer der Ausgangsfaktoren für ein fetofetales Transfusionssyndrom ist. Oberflächliche Anastomosen erlauben eine Blutströmung in beiden Richtungen und vermögen dadurch ein Ungleichgewicht auszugleichen, das durch tieferliegende AV-Anastomosen bedingt ist. Die klinisch ungünstigsten Entwicklungen traten dann auf, wenn weder arterioarterielle, noch venovenöse Anastomosen existierten (Machin et al. 1996).

Die Anastomosen können schon seit längerem mittels bildgebendem und Dopplerultraschall sichtbar gemacht werden (Erskine et al. 1986). Seit der Einführung der farbcodierten Dopplersonographie ist dies um einiges leichter geworden (Donner et al. 1995; Hecher et al. 1995).

Polyhydramnion-Oligohydramnion-Sequenz

Die Polyhydramnion-Oligohydramnion-Sequenz ist ein beschreibender Überbegriff für Zwillinge mit diskordanten Befunden, deren Leitsymptom eine Ungleichheit der Fruchtwassermengen ist. Das Phänomen beschäftigt die Geburthelfer seit vielen Jahren, so Schatz (1882, 1900), und eine Lösung scheint gerade auch durch den Einsatz der Dopplersonographie immer näher zu rücken. Nicht in jedem Fall ist ein fetofetales Transfusionssndrom die Ursache der Ungleichheit der Fruchtwassermengen. So hatten 6 von 33 konsekutiven Schwangerschaften mit einer Polyhydramnion-Oligohydramnion-Sequenz eine dichoriale Plazenta und damit keine Gefäßanastomosen (Reisner et al. 1995) und konnten somit auch kein fetofetales Transfusionssyndrom haben. Über die Ursachen dieser Konstellation gibt es einige Spekulationen (Vetter 1993) und immer wieder Vorschläge zur Lösung des differentialdiagnostischen Dilemmas.

Bestechend ist der Vorschlag von Fouron (Lachapelle et al. 1997), durch Echokardiographie festzustellen, ob der kleinere Zwilling der Spender für das Transfusionssyndrom ist und deshalb Zeichen eines hyperdynamischen Kreislaufs aufweisen sollte oder ob er lediglich mangelversorgt ist und die gleichen Symptome aufweist wie ein Donor bei einem FFTS aber bezüglich des Kreislaufs auf „Sparflamme" gestellt ist. So ist die Differentialdiagnose für den quasi trocken liegenden Zwilling („stuck twin") ein renales Problem, wie renale Agenesie (Kuller et al. 1994) oder aber ein sekundär renales Problem im Rahmen einer Versorgungsstörung.

Fetofetales Transfusionssyndrom

Da die Differentialdiagnose nicht in allen Fällen der Literatur eindeutig geklärt ist, dürfte ein Teil der widersprüchlichen Mitteilungen auf den diagnostischen Unklarheiten beruhen. Dennoch sollen einige Dopplerbefunde vorgestellt werden: Einige Autoren fanden diskordante Befunde (Blickstein 1990; Yamada et al. 1991); andere konnten Donor und Rezipient nicht anhand der dopplersonographischen Daten der Aa. umbilicales unterscheiden (Dickinson et al. 1995; Giles et al. 1990; Pretorius et al. 1988).

Ein großer Unterschied im PI der A. umbilicalis wurde vor dem Eintreten eines Hydrops fetalis gefunden. Der PI nahm mit einer Besserung des Befindens wieder ab (Ohno et al. 1994). In einigen Fällen können die Interferenzen der gemeinsamen Kreisläufe im Bereich AV-Anastomosen mit gegenläufigen interferierenden Wellen sichtbar gemacht werden (Hecher et al. 1994). Dopplersonographisch feststellbare Unterschiede in der Nierendurchblutung stehen in engem Zusammenhang mit einer unterschiedlichen Urinproduktion der Zwillinge (Mari et al. 1993).

Der klinische Verlauf und die Phasen der Dekompensation bzw. Rekompensation können dopplersonographisch verfolgt werden, insbesondere durch Beobachtung des zentralen Kreislaufs. Beim Donor können in den Aa. umbilicales ein frühdiastolischer Notch, ein diastolischer Block bis hin zum holodiastolischen Block oder gar Rückwärtströmung auftreten. Pre- und Afterload sind beim Akzeptor in der Schlußphase erhöht. Die Zeichen einer Herzinsuffizienz auf der Basis einer dilatativen Tricuspidalinsuffizienz mit Regurgitation kann sichtbar gemacht werden (Zosmer et al. 1994). Die venösen Sonogramme weisen auf eine Erhöhung des zentralen Venendruckes hin (Hecher et al. 1995; Rozzo et al. 1994; Weiner u. Ludomirski 1994). Infolge dessen treten häufig Pulsationen in der V. umbilicalis auf. Auch beim Akzeptor können, insbesondere wenn sich ein Hydrops placentae entwikkelt hat, pathologische Strömungsbefunde im fetoplazentaren Strombett gefunden werden. Wenn der Fetus überlebt, kann er schließlich eine pulmonale Hypertonie aufweisen, aber auch eine letale Kardiomyopathie mit Endokardfibroelastose (Zosmer et al. 1994). Andererseits kann es auch zu einer Remission eines Hydrops kommen (Achiron et al. 1992). Der Ausgang ist im Einzelfall schwer voraussagbar.

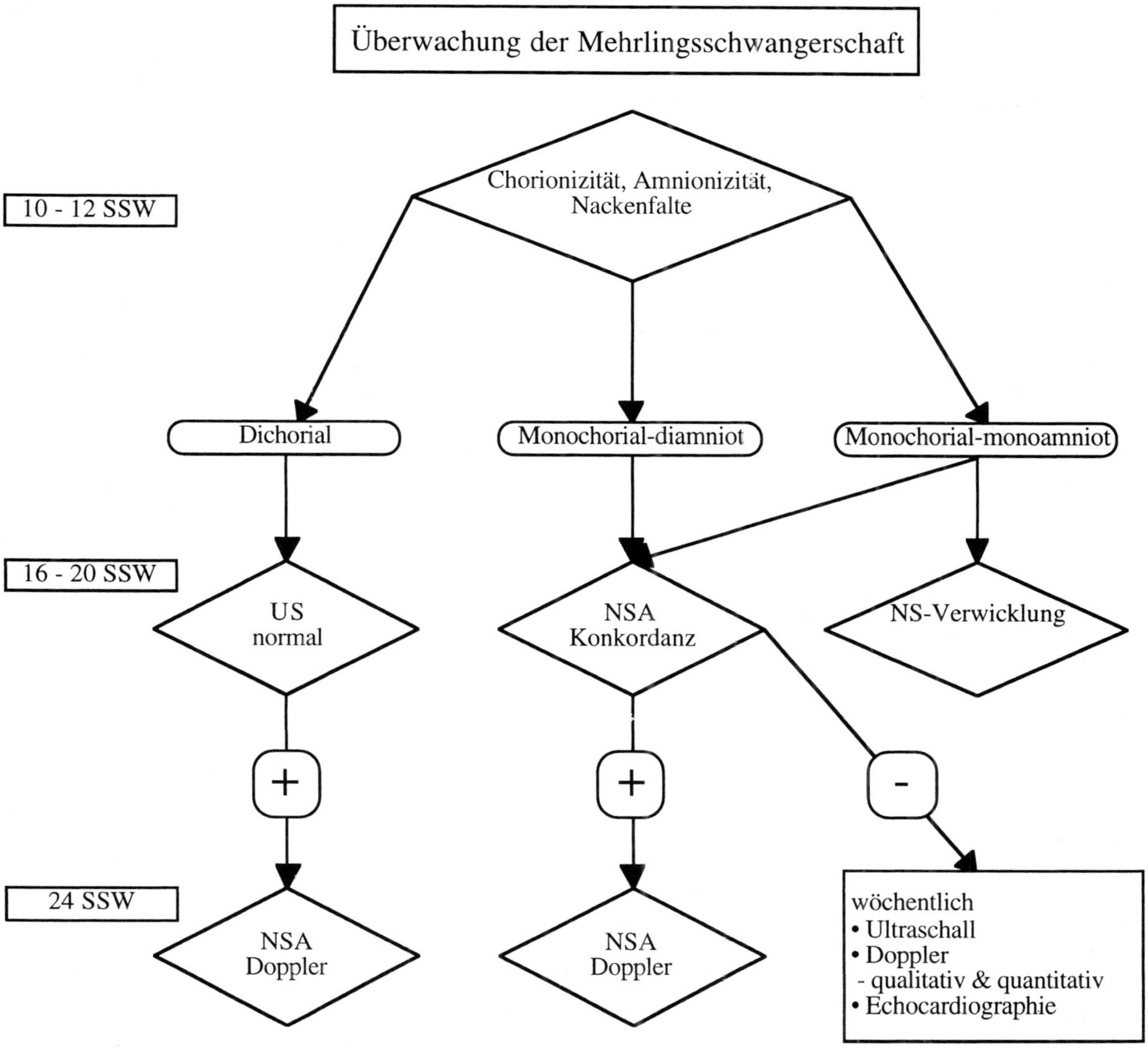

Abb. 2.17. Empfohlene sonographische Diagnostik bei Mehrlingsschwangerschaft

Nach dem intrauterinen Tod des einen ist der andere Zwilling stark gefährdet, da sein Widerpart nun fehlt. Es kommt zu den verschiedensten Reaktionen, z.B. eine Thromboemboliesequenz in ca. 25% der Fälle. Im Kreislauf ist es insbesondere eine Instabilität, die sich durch varible Strömungskurven auszeichnen kann (Lander et al. 1993), aber auch durch eine umgekehrte fetofetale Transfusion, bei der der überlebende Zwilling in kurzer Zeit sehr viel Blut in den anderen pumpen kann ohne etwas davon zurückzubekommen (Jou et al. 1993).

Zusammenfassung

Bildgebender Ultraschall und Dopplersonographie sind integrale Überwachungsmethoden für die Mehrlingsschwangerschaft. Unsere Empfehlungen zum Einsatz gehen vereinfacht aus Abb. 2.17 hervor.

Die Dopplersonographie erlaubt insbesondere bei der mit einfachen Mitteln schwer überwachbaren Zwillingsschwangerschaft einen Einblick in Physiologie und Pathophysiologie der nicht selten mit Problemen behafteten Schwangerschaft. Frühes Erkennen einer pathologischen Entwicklung ermöglicht eine Verbesserung der perinatalen Ergebnisse. Deshalb sollte der Einsatz der Dopplersonographie nicht auf die Zwillingsschwangerschaft mit diskordantem Wachstum beschränkt bleiben, da gerade ihre Frühentdekkung eine Domäne dieser Methode ist.

„Given the limitations of present knowledge, serial assessment of twins beginning in the midtrimester with ultrasound observation, and adding combinations of Doppler velocimetry and nonstress testing in the third trimester, seems to represent the most reasonable current clinical approach to twin well-being." (Devoe u. Ware 1995).

Literatur

Abuhamad AZ, Mari G, Copel JA, Cantwell CJ, Evans AT (1995) Umbilical artery flow velocity waveforms in monoamniotic twins with cord entanglement. Obstet Gynecol 86:674–677

Achiron R, Rabinovitz R, Aboulafia Y, Diamant Y, Glaser J (1992) Intrauterine assessment of high-output cardiac failure with spontaneous remission of hydrops fetalis in twin-twin transfusion syndrome: use of two-dimensional echocardiography, Doppler ultrasound, and color flow mapping. J Clin Ultrasound 20:271–277

Aisenbrey GA, Catanzarite VA, Hurley TJ, Spiegel JH, Schrimmer DB, Mendoza A (1995) Monoamniotic and pseudomonoamniotic twins: sonographic diagnosis, detection of cord entanglement, and obstetric management. Obstet Gynecol 86:218–222

Arts NFT, Lohmann AHM (1971) The vascular anatomy of monochorionic diamniotic twin placentas and the transfusion syndrome. Europ J Obstet Gynecol 3:83–93

Bajoria R, Wigglesworth J, Fisk NM (1995) Angioarchitecture of monochorionic placentas in relation to the twin-twin transfusion syndrome. Am J Obstet Gynecol 172:856–863

Belfort M, Moise K, Kirshon B, Saade G (1993) The use of color flow Doppler ultrasonography to diagnose umbilical cord entanglement in monoamniotic twin gestations. Am J Obstet Gynecol 168:601–604

Benson C, Bieber F, Genest D, Doubilet P (1989) Doppler demonstration of reversed umbilical blood flow in an acardiac twin. J Clin Ultrasound 17:291–295

Blickstein I (1990) The twin-twin transfusion syndrome. Obstet Gynecol 76:714–722

Degani S (1990) Fetal Doppler velocimetry in twins. Am J Obstet Gynecol 163:1100–1101

Degani S, Gonen R, Shapiro I, Paltiely Y, Sharf M (1992) Doppler flow velocity waveforms in fetal surveillance of twins: a prospective longitudinal study. J Ultrasound Med 11:537–541

Degani S, Paltiely J, Lewinsky R, Shapiro I, Sharf M (1988) Fetal internal carotid artery flow velocity time waveforms in twin pregnancies. J Perinat Med 16:405–409

Devoe L, Ware D (1995) Antenatal assessment of twin gestation. Semin Perinatol 19:413–423

Dickinson JE, Newnham JP, Phillips JM (1995) The role of Doppler ultrasound in the prediction of therapeutic success in twin-twin transfusion syndrome. J Matern Fetal Invest 5:39–43

Divon M, Girz B, Sklar A, Guidetti D, Langer O (1989) Discordant twins – a prospective study of the diagnostic value of real-time ultrasonography combined with umbilical artery velocimetry. Am J Obstet Gynecol 161:757–760

Donnenfeld A, van de Woestijne J, Craparo F, Smith C, Ludomirsky A, Weiner S (1991) The normal fetus of an acardiac twin pregnancy: perinatal management based on echocardiographic and sonographic evaluation. Prenat Diagn 11:235–244

Donner C, Noel JC, Rypens F, Van Kerkem J, Avni F, Rodesch F (1995) Twin-twin transfusion syndrome – possible roles for Doppler ultrasound and amniocentesis. Prenat Diagn 15:60–63

Erskine RLA, Ritchie JWK, Murnaghan GA (1986) Antenatal diagnosis of placental anastomosis in a twin pregnancy using Doppler ultrasound. Br J Obstet Gynecol 93:955–959

Faber R, Viehweg B, Burkhardt U (1995) Prädiktive Wertigkeit dopplersonographischer Befunde bei Geminischwangerschaften. Zentralbl Gynaekol 117:353–357

Farmakides G, Schulman H, Saldana L, Bracero L, Fleischer A, Rochelson B (1985) Surveillance of twin pregnancy with umbilical arterial velocimetry. Am J Obstet Gynecol 153:789–792

Gaziano E, Knox G, Bendel R, Calvin S, Brandt D (1991) Is pulsed Doppler velocimetry useful in the management of multiple-gestation pregnancies? Am J Obstet Gynecol 164:1426–1431

Gerson A, Wallace D, Bridgens N, Ashmead G, Weiner S, Bolognese R (1987) Duplex Doppler ultrasound in the evaluation of growth in twin pregnancies. Obstet Gynecol 70:419–423

Giles W, Trudinger B, Cook C, Connelly A (1988) Umbilical artery flow velocity waveforms and twin pregnancy outcome. Obstet Gynecol 72:894–897

Giles W, Trudinger B, Cook C, Connelly A (1990) Doppler umbilical artery studies in the twin-twin transfusion syndrome. Obstet Gynecol 76:1097–1099

Giles W, Trudinger B, Cook C, Connelly A (1990) Umbilical artery waveforms in triplet pregnancy. Obstet Gynecol 75:813–816

Giles W, Trudinger B, Cook C, Connelly A (1993) Placental microvascular changes in twin pregnancies with abnormal umbilical artery waveforms. Obstet Gynecol 81:556–559

Giles WB, Trudinger BJ, Cook CM (1985) Fetal umbilical artery flow velocity-time waveforms in twin pregnancies. Br J Obstet Gynaecol 92:490–497

Grab D, Hutter W, Haller T, Sterzik K, Terinde R (1993) Diskordantes Wachstum bei Geminigravidität – Stellenwert der Dopplersonographie. Geburtshilfe Frauenheilkd 53:42–48

Hastie S, Danskin F, Neilson J, Whittle M (1989) Prediction of the small for gestational age twin fetus by Doppler umbilical artery waveform analysis. Obstet Gynecol 74:730–733

Hecher K, Jauniaux E, Campbell S, Deane C, Nicolaides K (1994) Artery-to-artery anastomosis in monochorionic twins. Am J Obstet Gynecol 171:570–572

Hecher K, Reinhold U, Gbur K, Hackeloer B (1996) Unterbrechung des umbilikalen Blutflusses bei einem akardischen Zwilling durch endoskopische Laserkoagulation. Geburtshilfe Frauenheilkd 56:97–100

Hecher K, Ville Y, Nicolaides K (1995) Color Doppler ultrasonography in the identification of communicating vessels in twin-twin transfusion syndrome and acardiac twins. J Ultrasound Med 14:37–40

Ishimatsu J, Nakanami H, Hamada T, Yakushiji M (1993) Color and pulsed Doppler ultrasonography of reversed umbilical blood flow in an acardiac twin. Asia Oceania J Obstet Gynaecol 19:271–275

Jakobi P, Weiner Z, Goren T, Thaler I (1994) Systolic notch in umbilical artery flow velocity waveforms associated with a tight true knot of the cord. J Matern Fetal Invest 4:119–121

Jensen O (1992) Doppler velocimetry in twin pregnancy. Eur J Obstet Gynecol Reprod Biol 45:9–12

Jensen O (1993) Doppler velocimetry and umbilical cord blood gas assessment of twins. Eur J Obstet Gynecol Reprod Biol 49:155–159

Jou H, Ng K, Teng R, Hsieh F (1993) Doppler sonographic detection of reverse twin-twin transfusion after intrauterine death of the donor. J Ultrasound Med 12:307–309

Kirkinen P, Herva R, Rasanen J, Airaksinen J, Ikaheimo M (1989) Documentation of paradoxical umbilical blood supply of an acardiac twin in the antepartum state. J Perinat Med 17:63–65

Kuller JA, Coulson CC, McCoy MC, Altman GC, Thorp JM, Katz VL (1994) Prenatal diagnosis of renal agenesis in a twin gestation. Prenatal Diagn 14:1090–1092

Kurmanavicius J, Hebisch G, Huch R, Huch A (1992) Umbilical artery blood flow velocity waveforms in twin pregnancies. J Perinat Med 20:307–312

Lachapelle M, Leduc L, Cote J, Grignon A, Fouron J (1997) Potential value of fetal echocardiography in the differential diagnosis of twin pregnancy with presence of polyhydramnios-oligohydramnios syndrome. Am J Obstet Gynecol 177:388–394

Lander M, Oosterhof H, Aarnoudse J (1993) Death of one twin followed by extremely variable flow velocity waveforms in the surviving fetus. Gynecol Obstet Invest 36:127–128

Machin G, Still K, Lalani T (1996) Correlations of placental vascular anatomy and clinical outcomes in 69 monochorionic twin pregnancies. Am J Med Genet 61:229–236

Mari G, Kirshon B, Abuhamad A (1993) Fetal renal artery flow velocity waveforms in normal pregnancies and pregnancies complicated by polyhydramnios and oligohydramnios. Obstet Gynecol 81:560–564

Nimrod C, Davies D, Harder J, Dempster C, Dodd G, McDicken N, Nicholson S (1987) Doppler ultrasound prediction of fetal outcome in twin pregnancies. Am J Obstet Gynecol 156:402–406

Ohno Y, Ando H, Tanamura A, Kurauchi O, Mizutani S, Tomoda Y (1994) The value of Doppler ultrasound in the diagnosis and management of twin-to-twin transfusion syndrome. Arch Gynecol Obstet 255:37–42

Pavlova M, Fouron J, Proulx F, Lessard M (1996) Importance of intrauterine diagnosis of rudimentary autonomic circulation in an acardiac twin. Arch Mal Coeur Vaiss 89:629–632

Peek M, McCarthy A, Kyle P, Sepulveda W, Fisk N (1997) Medical amnioreduction with sulindac to reduce cord complications in monoamniotic twins. Am J Obstet Gynecol 176:334–336

Pretorius D, Manchester D, Barkin S, Parker S, Nelson T (1988) Doppler ultrasound of twin transfusion syndrome. J Ultrasound Med 7:117–124

Raga F, Ballester M, Osborne N, Bonilla-Musoles F (1995) Role of color flow Doppler ultrasonography in diagnosing velamentous insertion of the umbilical cord and vasa previa. A report of two cases. J Reprod Med 40:804–808

Reisner DP, Mahony BS, Petty CN et al (1993) Stuck twin syndrome: Outcome in thirty-seven consecutive cases. Am J Obstet Gynecol 169:991–995

Rizzo G, Arduini D, Romanini C (1994) Cardiac and extracardiac flows in discordant twins. Am J Obstet Gynecol 170:1321–1327

Saldana L, Eads M, Schaefer T (1987) Umbilical blood waveforms in fetal surveillance of twins. Am J Obstet Gynecol 157:712–715

Schatz F (1882) Zur Frage über die Quelle des Fruchtwassers und über Embryones papyracei. Arch Gynaekol 19:329

Schatz F (1900) Die Gefäßverbindungen der Plazentakreisläufe eineiiger Zwillinge, ihre Entwicklung und ihre Folgen. Arch Gynaekol 60:201, 559–584

Shah Y, Gragg L, Moodley S, Williams G (1992) Doppler velocimetry in concordant and discordant twin gestations. Obstet Gynecol 80:272–276

Shalev E, Zalel Y, Ben-Ami M, Weiner E (1992) First-trimester ultrasonic diagnosis of twin reversed arterial perfusion sequence. Prenat Diagn 12:219–222

Vetter K (1993) Considerations on growth discordant twins. J Perinat Med 21:267–272

Vogel M (1995) Atlas der morpholgischen Plazentadiagnostik. 2 ed. Springer, Berlin

Weiner CP, Ludomirski A (1994) Diagnosis, pathophysiology, and treatment of chronic twin-to-twin transfusion syndrome. Fetal Diagn Ther 9:283–290

Yamada A, Kasugai M, Ohno Y, Ishizuka T, Mizutani S, Tomoda Y (1991) Antenatal diagnosis of twin-twin transfusion syndrome by Doppler ultrasound. Obstet Gynecol 78:1058–1061

Zosmer N, Bajoria R, Weiner E, Rigby M, Vaughan J, Fisk N (1994) Clinical and echographic features of in utero cardiac dysfunction in the recipient twin in twin-twin transfusion syndrome. Br Heart J 72:74–79

Dopplersonographie in der Frühschwangerschaft und bei der Übertragung

M. Kolben und S. Maurer

Einführung

Aufgrund der potentiellen Schädigungsmöglichkeit der Frucht durch die gepulste Dopplersonographie (s. auch Kap. Sicherheitsaspekte) und der fehlenden klinischen Konsequenzen aus möglicherweise pathologischen Befunden ist eine Indikation zur Dopplersonographie vor der 18. Schwangerschaftswoche (SSW) außerhalb von kontrollierten Studien selten gegeben. Die im folgenden berichteten Studienergebnisse von dopplersonographischen Untersuchungen in der Frühschwangerschaft wurden daher auch in der Regel bei Patientinnen mit nicht intakten Schwangerschaften bzw. bei Frauen, die einen Schwangerschaftsabbruch erhalten sollten, erhoben.

Normalbefunde von embryonalen und fetoplazentaren Gefäßen

Embryonale arterielle Gefäße sind mittels farbkodierter transvaginaler Dopplersonographie bereits sehr früh in der Schwangerschaft darstellbar (Aorta fetalis und A. umbilicalis ab der 5. SSW, A. cerebri media ab der 8. SSW) (Kurjak et al. 1994a). Mit zunehmender Invasion des Trophoblasten kommt es im Verlaufe des 1. Trimenons zu kontinuierlicher Abnahme des plazentaren Widerstands. Physiologischerweise werden daher in der Frühschwangerschaft arterielle Flußmuster beobachtet, die in der 2. Schwangerschaftshälfte als hochpathologisch klassifiziert werden: der diastolische Flußverlust in der A. umbilicalis ist vor der 13. SSW normal, erst nach der 18. SSW ist ein diastolischer Fluß im Regelfall vorhanden (Guzman et al. 1990). Die Veränderungen des Pulsatilitätsindex (PI) in den arteriellen Gefäßen in der Zeit von der 4. bis zur 12. SSW zeigt Tabelle 2.9.

Die dopplersonographische Messung venöser Gefäße gelingt in der Frühschwangerschaft nicht immer. Sehr geübte Untersucher können in der 12. bis 15. SSW die V. umbilicalis in 82%, den Ductus venosus in 89% und die V. cava inferior in 45% auffinden (Huisman et al. 1993). In der V. umbilicalis läßt sich in dieser Zeitspanne ein kontinuierlicher Vorwärtsfluß darstellen, Pulsationen sind vor der 15. SSW bisweilen nachweisbar (van Splunder et al. 1995). Der Ductus venosus zeigt einen pulsatilen systolisch-diastolischen Vorwärtsfluß, in der V. cava inferior wird in der Systole und Frühdiastole ein Vorwärts-, in der Spätdiastole ein Rückwärtsfluß gemessen.

Normalbefunde von mütterlichen und uteroplazentaren Gefäßen

Bei der Messung mütterlicher arterieller Gefäße sollte auf die exakte anatomische Zuordnung geachtet werden, da die Pulsatilität mit zunehmender Nähe des Gefäßes zur Plazenta abnimmt. Der Hauptstamm der A. uterina kann transvaginal auf Höhe des inneren Muttermundes dargestellt werden. Ähnlich wie außerhalb der Schwangerschaft zeigt sich bei der Dopplersonographie der A. uterina im 1. Trimenon ein hoch pulsatiles Signal, oftmals einhergehend mit einer postsystolischen Inzisur (Notch). Infolge der abnehmenden Elastizität der Gefäßwand bei fortschreitender Trophoblastinvasion verschwindet diese Inzisur bei gesunden Schwangeren etwa bis zur 24. SSW. Die Aa. arcuatae kommen innerhalb des äußeren Myome-

Tabelle 2.9. PI arterieller Gefäße im Verlaufe der ungestörten Frühschwangerschaft

Gefäß	SSW	PI
A. umbilicalis	6. bis 12.	Unverändert
Aorta fetalis	6. bis 12.	Abnehmend
Zerebrale Gefäße	8. bis 12.	Abnehmend
Uteroplazentare Gefäße	4. bis 12.	Abnehmend

triumdrittels zur Darstellung. Das charakteristische Flußmuster zeigt eine im Vergleich zur A. uterina deutlich geringere Pulsatilität. Radialarterien werden innerhalb des Myometriums, Spiralarterien nahe des aktiven Trophoblasten gefunden (Kurjak et al. 1994b).

Dopplersonographische Befunde bei gestörter Frühschwangerschaft

In unterschiedlichen pathologischen Situationen der Frühschwangerschaft wurden Veränderungen im Flußmuster embryonaler und uteroplazentarer Gefäße festgestellt.

Salim et al. (1994) beschreiben eine signifikante Erhöhung des Resistenz-Index (RI) in den Corpus-luteum-Gefäßen bei Schwangeren mit Abortus imminens, „missed abortion" und Abortus incompletus. Dagegen fanden Kurjak et al. (1994c) bei Schwangeren mit Abortus imminens keine signifikanten Unterschiede im RI von uteroplazentaren und embryonalen Gefäßen. Ebensowenig zeigt sich eine Korrelation zwischen RI und weiterem Verlauf der Schwangerschaft. Jauniaux et al. (1994) konnten bei „missed abortion" vor der 12. SSW in 70% der Fälle einen kontinuierlichen intervillösen Fluß nachweisen. Dieses Phänomen konnte bei intakter Schwangerschaft nicht vor der 12. SSW gefunden werden. Bei Patientinnen mit Extrauteringravidität zeigt der RI in Corpus-luteum-Gefäßen keine signifikanten Unterschiede zu gesunden Schwangeren (Kurjak et al. 1994a).

Interessante Einblicke in pathophysiologische Zusammenhänge gewährt die Dopplersonographie bei Patientinnen mit Trophoblasttumoren. Als Ausdruck einer verbesserten uterinen Perfusion kann bei der Blasenmole ein gegenüber der normalen Schwangerschaft deutlich reduzierter RI in den uteroplazentaren Gefäßen beobachtet werden (Kurjak et al. 1994a). Bei der invasiven Mole ist der RI noch niedriger als bei der Blasenmole. Die niedrigsten Werte finden sich bei Patientinnen mit Chorionkarzinom; interessanterweise wird unter Chemotherapie eine deutliche Zunahme der RI-Werte beschrieben (Kurjak et al. 1994d).

Obwohl bei manchen Komplikationen im Vergleich zu ungestörten Schwangerschaften signifikant unterschiedliche dopplersonographische Befunde beschrieben werden, erbringt die Methode bei Anwendung vor der 18. SSW keine klinisch relevanten Zusatzinformationen.

Dopplersonographie im mittleren Trimenon

Von verschiedenen Autoren wurde die Bedeutung der Dopplersonographie in uteroplazentaren Gefäßen als Screeningmethode zur Identifizierung von Risikoschwangeren untersucht, die im weiteren Verlauf hypertensive Komplikationen entwickelt haben. So haben Steel et al. (1990) über 1014 Nulliparae berichtet, bei denen in der 18. SSW (Median) eine dopplersonographische Untersuchung der uteroplazentaren Gefäße durchgeführt wurde. Bei 12% der Patientinnen mit pathologischen Flußmustern (RI>0,58) persistierte dieser Befund noch in der 24. SSW. In dieser Gruppe war die Häufigkeit verschiedener mit eingeschränkter Plazentaperfusion zusammenhängender Schwangerschaftskomplikationen signifikant gehäuft (Tabelle 2.10). In Steels Kollektiv zeigten Schwangere, die im weiteren Verlauf hypertensive Komplikationen aufwiesen und bei denen in der 24. SSW normale dopplersonographische Befunde erhoben wurden, bezüglich IUGR-Rate, Häufigkeit der Proteinurie sowie Sectiorate ein besseres „Outcome" als eine vergleichbare Gruppe Schwangerer mit pathologischen Dopplerbefunden in der 24. SSW. McParland et al. (1990) haben ein Risikokollektiv – nach denselben Kriterien wie bei Steel beschrieben – identifiziert. In einer prospektiv randomisierten Doppelblindstudie an insgesamt 100 Risikoschwangeren führte die Verabreichung von 75 mg Acetylsalicylsäure täglich zu einer signifikanten Reduktion der Präeklampsierate (2 vs. 19%) sowie einer vor der 37. SSW auftretenden Hypertonie (0 vs. 17%). Lediglich tendenzielle Veränderungen zeigten sich bei der Gesamtfrequenz der schwangerschaftsinduzierten Hypertonie (13 vs. 25%) und der Rate an hypotrophen Neugeborenen (15 vs. 25%).

Tabelle 2.10 Bedeutung pathologischer Dopplerflußbefunde in uteroplazentaren Gefäßen (Steel et al. 1990)

Komplikation	Normaler Fluß [%]	Pathologischer Fluß [%]	*p*
SIH	5	25	<0,001
Präeklampsie	0,8	10	<0,001
Vorzeitige Wehen	0,7	15	<0,001
Asymmetrische IUGR	3	20	<0,001
Geburtsgewicht <10. Perzentile	7	27	<0,001
Perinatale Todesfälle	1	4	0,03

SIH schwangerschaftsinduzierte Hypertonie, *IUGR* intrauterine growth retardation.

Bower et al. (1993) berichten über ein 24fach erhöhtes Risiko für die Entwicklung einer Präeklampsie bei Schwangeren, bei denen in der 18. bis 22. SSW die Persistenz der in der Frühschwangerschaft physiologischen postsystolischen Inzisur (Notch) in der A. uterina darzustellen war. Mires et al. (1995) konnten ein 14fach erhöhtes Risiko für die Entwicklung einer Präeklampsie bei einem bilateralen „notching" der Aa. uterinae in der 24. SSW zeigen. Ein unilateraler „Notch" der A. uterina hingegen korrelierte nicht mit den oben angeführten Komplikationen. Möglicherweise ist auf der plazentafernen Seite die Persistenz der postsystolischen Inzisur als physiologisch zu betrachten, da diese Veränderung hier nicht zwangsläufig einen erhöhten plazentaren Widerstand repräsentiert.

Die Beurteilung sowohl quantitativer als auch qualitativer Parameter der uteroplazentaren Flußmuster im mittleren Trimenon erlaubt eine Selektion Schwangerer mit erhöhtem Risiko für hypertensive Komplikationen und konsekutive fetale Hypotrophie. In einem so selektionierten Risikokollektiv scheint die Verabreichung von niedrig dosierter Acetylsalicylsäure (z.B. 50–100 mg/Tag) einen Benefit für Mutter und Kind zu bewirken (Harrington et al. 1991).

Dopplersonographie bei der Übertragung

Von Vetter et al. (1989) werden die Veränderungen der uteroplazentofetalen Hämodynamik in den letzten 4 Wochen vor der Geburt als „Termineffekt" bezeichnet. Hierunter wird eine deutliche Weitstellung der Aorta, eine Reduktion der mittleren Strömungsgeschwindigkeit in diesem Gefäß und eine diastolische Geschwindigkeitszunahme in den intrakraniellen Arterien zusammengefaßt.

Nur wenige Autoren haben Daten zur Dopplersonographie nach dem errechneten Geburtstermin publiziert. Signifikante Veränderungen werden in der Übertragungssituation lediglich für die Aorta fetalis einheitlich von einigen Autoren beschrieben (Battaglia et al. 1995; Jörn et al. 1993; Rightmire et al. 1987). Mit zunehmender Terminüberschreitung nimmt die mittlere Flußgeschwindigkeit in diesem Gefäß ab. Trotz dieses Abfalls dürfte aufgrund der Größenzunahme des Gefäßquerschnitts der fetalen Aorta der absolute Blutfluß konstant bleiben oder sogar noch zunehmen. Aufgrund der Tatsache, daß die Plazentation etwa im mittleren Trimenon abgeschlossen ist, kommt es zu keiner weiteren Widerstanderniedrigung in den Aa. uterinae; es finden sich keine signifikanten Veränderungen des RI. Für die Flußverhältnisse in der A. umbilicalis und A. cerebri media werden in der Literatur unterschiedliche Angaben gemacht. Teilweise werden keine signifikanten tragzeitabhängigen Veränderungen gefunden, teils wird über eine Abnahme des RI in der A. cerebri media und in der A. umbilicalis berichtet (Arduini et al. 1991; Battaglia et al. 1995; Jörn et al. 1993).

Pearce et al. (1991) beschreiben 534 Schwangere, die zwischen der 42+0/7 und 46+4/7 SSW dopplersonographisch untersucht wurden. In diesem Kollektiv fanden sie in 11 Fällen (2%) einen diastolischen Flußverlust in der A. umbilicalis. Bei 10 dieser 11 Feten erfolgte eine operative Entbindung wegen drohender intrauteriner Asphyxie. Der diastolische Flußverlust in der A. umbilicalis stellt einen hochpathologischen Befund dar, der meist im Rahmen der extremen Frühgeburtlichkeit beobachtet wird. In den seltenen Fällen, in denen ein diastolischer Flußverlust gegen Ende der Schwangerschaft festgestellt wird, sollte stets eine genetische Untersuchung zum Ausschluß einer fetalen Chromosomenanomalie erfolgen. Die Tatsache, daß Pearce et al. in 2% genetisch gesunder, übertragener Feten diesen hochpathologischen Befund in der A. umbilicalis erheben konnten, ist wohl damit zu erklären, daß aufgrund der deutlichen Terminüberschreitung in seinem Kollektiv (42+0/7 bis 46+4/7 SSW) ein erheblicher Anteil ausgeprägter plazentarer Funktionsstörungen zu finden war.

Arduini et al. (1990) untersuchten an 45 Schwangeren mit einem Gestationsalter von mehr als 42 SSW den Einfluß von Sauerstoffgabe an die Mutter (8 l/min 60% O_2 über Maske) auf die Flußverhältnisse in der fetalen A. carotis interna. Bei 9 der 45 Feten führte die Sauerstoffapplikation zu einem Anstieg des PI. Innerhalb dieser Gruppe zeigte sich eine signifikant erhöhte Rate an Notfallschnittentbindungen, Notwendigkeit der Reanimation und Intensivbehandlung der Neugeborenen. Die Reaktion des Feten auf Sauerstoffgabe an die Mutter, die sich in einem Anstieg des PI in der A. carotis interna äußert, ist möglicherweise durch eine beginnende fetale Notsituation in Folge einer verminderten Plazentafunktion bedingt.

Neben den in der Regel untersuchten Gefäßen (A. umbilicalis, Aorta fetalis, intrakranielle Gefäße, Aa. uterinae) haben Arduini et al. (1991) die A. renalis von 97 Feten nach der 40. SSW gemessen und festgestellt, daß der Pulsatilitätsindex (PI) nicht mit der Übertragungszeit korreliert. Ferner fand sich auch keine Abhängigkeit der Fruchtwassermenge vom PI in der A. renalis.

Die Dopplersonographie besitzt in Terminnähe und bei der Übertragung lediglich eine eingeschränkte klinische Bedeutung (Weiner et al. 1993). So kann bei unauffälligen Befunden in der A. umbilicalis und A. cerebri media eine suffiziente Plazentafunktion angenommen werden. Bei Auftreten eines erhöhten diastolischen Flusses in den intrakraniellen Arterien ist dieser Befund jedoch als physiologisch zu werten (sog. Termineffekt). Geburtshilfliche Konsequenzen ergeben sich hieraus nicht. In den – sehr seltenen – Fällen von „hochpathologischen" Dopplerflußbefunden in Terminnähe (z.B. enddiastolischer Flußverlust in der A. umbilicalis) sollte stets das eventuelle Vorliegen einer Chromosomenanomalie bei der Planung des geburtshilflichen Managements bedacht werden.

Literatur

Arduini D, Rizzo G, Romanini C, Mancuso S (1990) Doppler assessment of fetal blood flow velocity waveforms during acute maternal oxygen administration as predictor of fetal outcome in post-term pregnancy. Am J Perinatol 7:258–262

Arduini D, Rizzo G (1991) Fetal renal artery velocity waveforms and amniotic fluid volume in growth-retarded and post-term fetuses. Obstet Gynecol 77:370–373

Battaglia C, Artini PG, Ballestri M, Bonucchi D, Galli PA, Bencini S, Genazzani AP (1995) Hemodynamic, hematological and hemorrheological evaluation of post-term pregnancy. Acta Obstet Gynecol Scand 74:336–340

Bower S, Schuchter K, Campbell S (1993) Doppler ultrasound screening as part of routine antenatal scanning: prediction of pre-eclampsia and intrauterine growth retardation. Br J Obstet Gynaecol 100:989–994

Guzman ER, Schulman H, Karmel B, Higgins P (1990) Umbilical artery Doppler velocimetry in pregnancies of less than 21 weeks duration. J Ultrasound Med 9:655–659

Harrington KF, Campbell S, Bewley S, Bower S (1991) Doppler velocimetry studies of the uterine artery in the early prediction of pre-eclampsia and intra-uterine growth retardation. Europ J Obstet Gynecol Reprod Biol 42:14–20

Huisman TWA, Stewart PA, Wladimiroff JW, Stijnen T (1993) Flow velocity waveforms in the ductus venosus, umbilical vein and inferior vena cava in normal human fetuses at 12–15 weeks of gestation. Ultrasound Med Biol 19:441–445

Jauniaux E, Zaidi J, Jurkovic D, Campbell S, Hustin J (1994) Comparison of colour Doppler features and pathological findings in complicated early pregnancy. Hum Reprod 9:2432–2437

Jörn H, Funk A, Fendel H (1993) Doppler-Ultraschalldiagnostik bei Terminüberschreitung. Geburtshilfe Frauenheilkd 53:603–608

Kurjak A, Zudenigo D, Funduk-Kurjak B, Shalan H, Predanic M, Sosic A (1993) Transvaginal color Doppler in the assessment of the uteroplacental circulation in normal early pregnancy. J Perinat Med 21:25–34

Kurjak A, Zudenigo D, Predanic M, Kupesic S (1994a) Recent advances in the Doppler study of early fetomaternal circulation. J Perinat Med 22:419–439

Kurjak A, Zalud I, Predanic M (1994 b) Transvaginal color Doppler in early pregnancy: rational and clinical potential. J Perinat Med 22:475–482

Kurjak A, Kupesic S, Zudenigo D (1994 c) Doppler ultrasound in all three trimesters of pregnancy. Curr Opin Obstet Gynecol 6:472–478

Kurjak A, Zalud I, Predanic M, Kupesic S (1994 d) Transvaginal color and pulsed Doppler of uterine blood flow in the first and early second trimesters of pregnancy: normal versus abnormal. J Ultrasound Med 13:43–47

McParland PJ, Pearce JM, Chamberlain GVP (1990) Doppler ultrasound and aspirin in recognition and prevention of pregnancy-induced hypertension. Lancet 335:1552–1555

Mires GJ, Christie AD, Leslie J, Lowe E, Patel NB, Howie PW (1995) Are 'notched' uterine arterial waveforms of prognostic value for hypertensive and growth disorders of pregnancy? Fetal Diagn Ther 10:111–118

Pearce JM, McParland PJ (1991) A comparison of Doppler flow velocity waveforms, amniotic fluid columns, and the non stress test as a means of monitoring post-dates pregnancies. Obstet Gynecol 77:204–208

Rightmire DA, Campbell S (1987) Fetal and maternal Doppler blood flow parameters in postterm pregnancies. Obstet Gynecol 69:891–894

Salim A, Zalud I, Farmakides G, Schulman H, Kurjak A, Latin V (1994) Corpus luteum blood flow in normal an abnormal pregnancy: evaluation with transvaginal color and pulsed Doppler sonography. J Ultrasound Med 13: 971–975

van Splunder IP, Stijnen T, Wladimiroff JW (1995) Fetal pressure gradient estimations across the ductus venosus in early pregnancy using Doppler ultrasonography. Ultrasound Obstet Gynecol 6:334–339

Steel SA, Pearce JM, McParland P, Chamberlain GVP (1990) Early Doppler ultrasound screening in prediction of hypertensive disorders of pregnancy. Lancet 335:1548–1551

Vetter K, Favre Y, Suter T, Huch R, Huch A (1989) Dopplersonographisch ermittelte spezifisch hämodynamische Veränderungen im Kreislauf von Feten in den letzten 4 Wochen vor Geburt. Z Geburtshilfe Perinat 193:215–218

Weiner Z, Reichler A, Zlozover M, Mendelson A, Thaler I (1993) The value of Doppler sonography in prolonged pregnancies. Eur J Obstet Gynecol Reprod Biol 48:93–97

Anämie – Blutgruppensensibilisierung

H. Steiner und H. Schaffer

Klinischer Hintergrund

Die Abklärung einer möglichen fetalen Anämie hat bei Blutgruppensensibilisierungen, sowie bei Hinweiszeichen bei der Ultraschalluntersuchung (Hydrops fetalis) oder auffälligen, anämieverdächtigen fetalen Herzfrequenzmustern zu erfolgen. Die Diagnosestellung der Anämie erfolgt mittels Chordozentese, sie ist zuverlässig und bietet den Vorteil der gleichzeitigen Abnahmemöglichkeit von fetalem Blut für verschiedene Labortests, um die Ursache der Anämie festzustellen bzw. eine Differentialdiagnostik bei Hydrops durchführen zu können (Blutgruppenbestimmung, direkter Coombs-Test, Hämatopoeseparameter, serologische Tests wie Parvovirusdiagnostik, Proteinbestimmungen, ergänzendes fetales Labor, ggf. Karyotypisierung, Nabelvenendruckmessung) (Weiner et al. 1991, Weiner 1993). Ihr Nachteil ist die Invasivität und damit das Restrisiko. Während beim sonographischen Bild des Hydrops fetalis die Chordozentese zur Diagnostik und gegebenenfalls Therapie unverzichtbar erscheint, erhebt sich bei nicht-hydrophischen Feten beim Problem der Blutgruppensensibilisierung oder aber auch bei einer evtl. notwendigen neuerlichen Chordonzentese, auch aus anderen Indikationen (Parvovirusinfektion, fetomaternale Transfusion), die Frage, ob auch durch nichtinvasive Methoden der Grad der Anämie und damit Notwendigkeit oder Zeitpunkt einer neuerlichen Chordozentese abgeschätzt werden kann.

Die Überwachung einer durch Blutgruppensensibilisierung komplizierten Schwangerschaft erfolgt nicht fetal-invasiv mittels mütterlicher Antikörpertiterbestimmung. Ab einem zu definierenden Grenzwert steigt die Wahrscheinlichkeit der fetalen Anämie und in Abhängigkeit vom Gestationsalter wird entweder für die invasive Diagnostik (Amniozentese mit Spektrophotometrie/Liley-Schema oder Chordozentese) oder für die Entbindung entschieden (Weiner 1994). Neben der Antikörpertiterbestimmung im mütterlichen Serum, die nach wie vor auch kontrovers diskutiert wird, ist auch die sonographische Diagnostik unzufriedenstellend, weil keiner der Parameter wie Plazentadicke, Nabelvenendurchmesser, Bauchumfang oder intraperitoneales Volumen die Anämie zufriedenstellend voraussagt (Nicolaides et al. 1988; Spinnato 1992; Weiner 1994). Lediglich bei schwerer Anämie ist diese Voraussage allein mittels Ultraschall durch Nachweis der Hydropisierung des Feten verläßlich (Grannum et al. 1988). Allerdings liegt dabei der Hämatokrit des Nabelschnurblutes in den allermeisten Fällen unter 15%. Zweifellos will man, wenn möglich, nicht erst in diesem dekompensierten Stadium des Krankheitsprozesses in die Behandlung einsteigen. Darüber hinaus hat sich die Computeranalyse der fetalen Herzfrequenz bislang ebenfalls nicht als diagnostische Methode für die Anämie etabliert (Economides et al. 1992).

Pathophysiologie

Das pathophysiologische Konzept für den Einsatz der Dopplersonographie in der Anämiediagnostik liegt im Nachweis des hyperdynamischen Kreislaufs. Um eine adäquate Sauerstoffversorgung aufrechtzuerhalten, wird im Fall der fetalen Anämie das Blutvolumen durch Steigerung der Erythropoese vermehrt, die vorhandenen (zahlenmäßig) verminderten Erythrozyten werden als Kompensation durch Steigerung des cardiac output mit höheren Geschwindigkeiten durch das Gefäßsystem gepumpt (Huikeshoven et al. 1985). Zusätzlich sinkt durch den Abfall des Hämatokritwerts die Viskosität des Blutes, was ebenfalls zu einer Steigerung der Geschwindigkeiten der Erythrozyten führt. Die Korrelation zwischen Blutviskosität und Dopplersonographie wurde bereits untersucht (Giles u. Trudinger 1986; Jouppila et al. 1986), von klinischer Bedeutung ist allerdings die Korrelation zwischen Dopplersonographie und fetalem Hämatokrit oder Hämoglobinkonzentration.

Diagnostischer Wert der Dopplersonographie

Bei der Diagnostik der Anämie sind die in der Geburtshilfe überwiegend angewandten *qualitativen* Signalanalysen, zumindest beim nicht-hydropischen Feten, unbrauchbar. Es zeigt sich anhand des Resistance-Index (RI) der fetalen Aorta kein Unterschied zwischen anämischen und nichtanämischen Feten (Abb. 2.18). Auch die Widerstandsindizes der A. cerebri media und der Venen (Ductus venosus, V. hepatica dextra, V. cava inferior) zeigen keinen Unterschied (Hecher et al. 1995). Das ist dadurch begründet, daß sich bei Anämie sowohl die systolischen als auch die diastolischen Geschwindigkeiten und damit die Frequenzverschiebungen verändern. Das Verhältnis zwischen systolischen und diastolischen Frequenzmaximum bleibt zwar nicht ident, jedoch ist der Unterschied diagnostisch nicht relevant. Righmire und Mit. fanden auch keine Veränderung des Pourcelot-Index der Nabelarterie bei rhesussensibilisierten im Vergleich zu gesunden Feten (Rightmire et al. 1986). Allerdings beobachtete er bei drei hydropischen Feten die höchsten Indizes, was als Ausdruck der erhöhten Impedanz in der fetoplazentaren Zirkulation (Hydrops placentae?) zu interpretieren ist.

Die pathophysiologischen Veränderungen bei Anämie sind jedoch anhand von *quantitativen* Messungen faßbar. Auf die Problematik der quantitativen Signalanalyse wurde ja bereits im Kap. 1.3 eingegangen. Prinzipiell können auch hier quantitative Messungen in Form von Messungen der 1. maximalen Geschwindigkeiten (systolisches Maximum, peak velocity, $V_{max\ sys}$), 2. über einen Herzzyklus gemittelten, maximalen Gechwindigkeiten ($V_{mean\ max}$, time average maximum velocity=TAMV), 3. über einen Herzzyklus gemittelten, intensitätsgewichteten mittleren Geschwindigkeiten ($V_{mean\ mitt}$, time average of spatial average velocity=TASAV) und 4. des Blutvolumens angewandt werden. Letzteres allerdings ist mit einem höheren Meßfehler durch die Schwierigkeit der korrekten Messung des Gefäßdurchmessers behaftet, was sich auch in den geringeren Korrelationskoeffizienten zeigt (Kirkinen u. Jouppila 1983).

Quantitative Messungen werden sinnvollerweise an den großen fetalen Gefäßen durchgeführt, an welchen eine korrekte Winkelbestimmung möglich ist. Dies sind die großen fetalen Arterien, die Aorta und A. cerebri media (ACM), sowie die Venen, die Nabelvene, die V. cava inferior und der Ductus venosus (Bilardo et al. 1989; Copel et al. 1988, 1989; Hecker et al. 1995; Kirkinen u. Jouppila 1983; Nicolaides et al. 1990; Oepkes et al. 1993; Rightmire et al. 1986; Steiner et al. 1995; Warren et al. 1987). Die für den klinischen Gebrauch notwendigen Referenzwerte für die quantitative Signalanalyse sind im Kap. 1.4 angeführt.

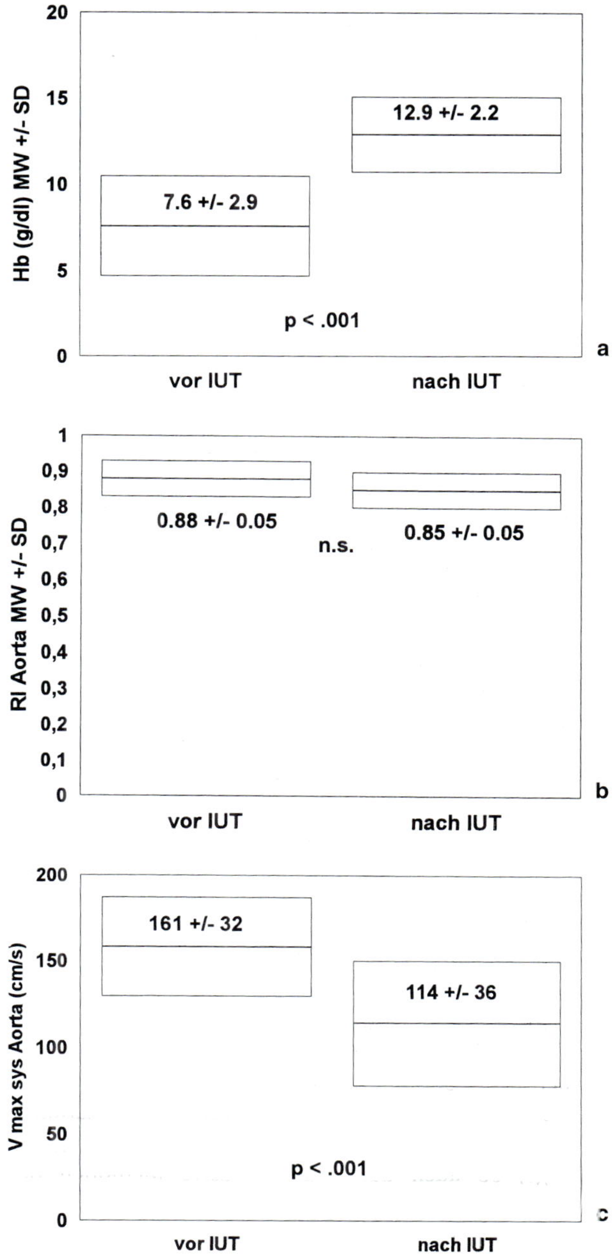

Abb. 2.18 a–c. Einfluß der intrauterinen intravaskulären Transfusion (IUT)/der Anämie auf die Dopplerparameter anhand der Messungen an der fetalen Aorta ($n=16$) **a** Hämoglobinkonzentrationen in der Nabelvene, **b** RI der fetalen Aorta und **c** systolische Maximalgeschwindigkeiten ($V_{max\ sys}$) der fetalen Aorta, jeweils vor und nach untrauterinen Transfusionen (*Hb* Hämoglobinkonzentration, *n.s.* nicht signifikant)

In eigenen Untersuchungen fanden wir bei anämischen Feten auch tatsächlich höhere Geschwindigkeiten in der *Aorta* im Vergleich zu nichtanämischen Feten (Nabelvenenpunktionsdaten, Abb. 2.18). In einem größeren Kollektiv von 112 Nabelvenenpunktionen

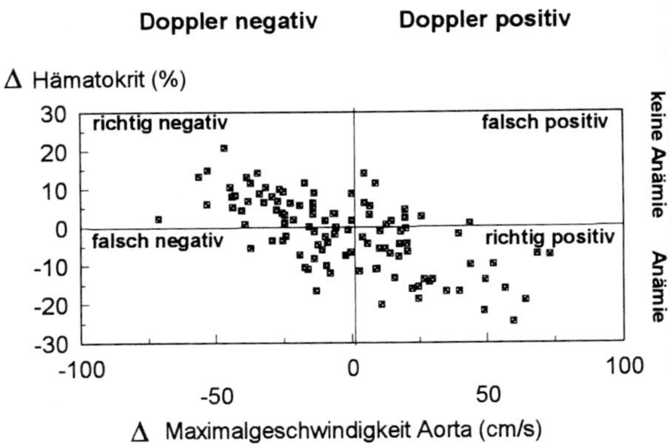

Abb. 2.19. Dopplersonographie an der fetalen Aorta zur Diagnose der Anämie. Die Meßwerte werden gestationsalterunabhängig als Differenz (Δ) zwischen der gemessenen Maximalgeschwindigkeit bzw. Hämatokritwert (Chordozentese) und dem gestationsalterabhängigen oberen (95%) Konfidenzlimit der Maximalgeschwindigkeit bzw. unteren (95%) Konfidenzlimit des Hämatokritwertes dargestellt (vgl. Steiner et al. 1995)

betrugen die gemittelten Maximalgeschwindigkeiten (±SD) betrugen 143,6±28,4 cm/s im Vergleich zu 112,7±29 cm/s beim Kontrollkollektiv (jeweils 21.–36. SSW, $p<0{,}001$) (Steiner et al. 1995). Es bestand eine signifikante Korrelation zwischen der Maximalgeschwindigkeit der Aorta und dem mittels Chordozentese gemessenen Hematokrit. Die Korrelationskoeffizienten errechneten sich mit $r=-0{,}66$ ($p<0{,}001$) für das Gesamtkollektiv der (intrauterin, intravaskulär) transfundierten und nichttransfundierten Fälle, bzw. mit $r=-0{,}72$ ($p<0{,}001$) für die Ersteingriffe vor Transfusion. Eine höhere Korrelation vor intrauterinen Transfusionen wurde auch in anderen Untersuchungen gefunden (Copel et al. 1988). Für die Praxis ist die Voraussage einer Anämie für das klinisch relevante Gestationsalter zwischen der 21. und 36. SSW wichtig (Abb. 2.19). Diese war mit folgenden prädiktiven Werten möglich: Sensitivität 64%, Spezifität 74%. Positiver bzw. negativer Vorhersagewert 73 bzw. 66% bei einer Prävalenz der Anämie von 52%. Die Dopplersonographie erreicht damit zwar nicht die für einen diagnostischen Test, auf dem sich das klinische Management begründen sollte, optimale Prädiktivität, sie liegt aber im Vergleich zu den anderen nicht-invasiven Methoden, der mütterlichen Antikörpertiterbestimmung und der Sonographie, sieht man vom hydrophischen Feten ab, dennoch höher.

Mari fand auch in der *A. cerebri media* höhere Maximalgeschwindigkeiten bei anämischen Feten (Mari et al. 1995, 1997). Er empfiehlt die Graduierung der dopplersonographischen Ergebnisse in Risikozonen, mittels welcher die Wahrscheinlichkeit der Anämie im Risikokollektiv der Blutgruppensensibilisierung eingeschätzt werden kann (Mari et al. 1995). Durch die einfachere Meßtechnik im Vergleich zur Aorta und durch den in der Regel guten Einstrahlwinkel mag von mancher Seite diesem Gefäß der Vorzug gegeben werden.

Auch im *venösen* Kompartment konnte die anämiebedingte hyperdyname Kreislaufsituation durch erhöhte gemittelte Geschwindigkeiten in der Nabelvene und im Ductus venosus nachgewiesen werden (Gill et al. 1984; Hecher et al. 1995; Jouppila u. Kirkinen 1984; Kirkinen u. Jouppila 1983; Oepkes et al. 1993). Demgegenüber waren in der V. cava inferior und in der V. hepatic dextra die Geschwindigkeiten nicht signifikant erhöht (Hecher et al. 1995). Offensichtlich ist die Hyperdynamik des Kreislaufes nur in den zentralen hämodynamischen Kompartments (Nabelvene, Ductus venosus) ausgeprägt. Wie in den fetalen Arterien war auch in den Venen selbst bei ausgeprägter Anämie keine Erhöhung der Pulsatilität festzustellen. Bei Hydropisierung des Feten wird eine Zunahme der Pulsatilität in den präkordialen Venen auch beim anämischen Feten nicht als Anämie-bedingt, sondern als herzinsuffizienzbedingt interpretiert (Hecher et al. 1995).

Intrakardial fanden Copel et al. (1989) sowie Rizzo et al. (1990) anhand dopplersonographischer Messungen des rechtsventrikulären, linksventrikulären und kombinierten Auswurfvolumens ebenfalls hyperdyname Verhältnisse, während in der Untersuchung von Hecher et al. (1995) die Erhöhung der Geschwindigkeiten an den AV-Klappen das Signifikanzniveau nicht erreichte. Allerdings muß bei erhöhten Flußgeschwindigkeiten und damit Flußvolumen in den großen Arterien und Venen zwangsläufig auch das Herzschlagvolumen erhöht sein, was bei fehlender Dilatation der AV-Klappenfläche durch Erhöhung der Geschwindigkeiten passieren muß. Die physiologische Rechtsdominanz des Feten war auch bei Anämie nicht verändert, der erhöhte Auswurf wurde durch Steigerung des Schlagvolumens erreicht (Copel et al. 1989).

Im Gegensatz zu nichthydropischen befinden sich *hydropische* Feten in unterschiedlichen Stadien der Dekompensation, sodaß neben Viskositäts- und Hyperdynamiefaktoren auch die Herzleistung, sowie Pfortader- und Nabelvenenhypertension aufgrund der Leberparenchymvermehrung durch die stark steigende Hämatopoese, einen Einfluß auf die Geschwindigkeiten des zirkulierenden Blutvolumens haben. Als Ausdruck dieser Einflußfaktoren und des unterschiedlichen Stadiums des Krankheitsverlaufes fanden Nicolaides et al. (1990) in einem Hydropskollektiv keine Korrelation zwischen (in diesem Fall aortalen) Geschwindigkeiten und fetalem Hämatokrit oder Hämoglobinkonzentration. Bei anämischen hydropischen Feten können die Geschwindigkeiten in der fetalen Aorta auch wieder abnehmen, d.h. für die Praxis, daß der Grad der Anämie bei hydropischen Feten mittels Dopplersonographie nicht abgeschätzt werden kann. Allerdings ist hier das sonographische Bild nach Ausschluß von anderen Hydropsursachen ohnehin hinweisend für den schweren Grad der Anämie. Allerdings kann man in longitudinal verfolgten Fällen auch bei hydropischen Feten aus der Zunahme oder Abnahme der Geschwindigkeiten Rückschlüsse auf den Krankheitsverlauf ziehen (Warren et al. 1987).

Nach *intrauterinen Erythrozytentransfusionen* (IUT) findet man nach Adaptierung des Kreislaufs mit Zunahme des Hämatokrits eine Abnahme der Geschwindigkeiten (Abb. 2.18). Kurz nach der Transfusion können allerdings noch erhöhte Geschwindigkeiten gemessen werden, ein Steady-state ist üblicherweise nach 24 h erreicht (Oepkes et al. 1993). Dies bedeutet, daß im Falle man eine Nachblutung aus der Punktionsstelle befürchten oder die Hämatokrit-/Hämatoglobinkontrolle (Rückprobe) am Ende der Transfusion nicht repräsentativ gemessen werden konnte, in den Stunden nach der Transfusion dopplersonographisch eine Anämie nicht ausschließen kann. Neben den Richtlinien für die Notwendigkeit einer erneuten Transfusion bei Blutgruppensensibilisierungen (Ausgangshämatokrit, Retikulozytenzahl, direkter Coombs-Test (Weiner 1994)) kann auch die Dopplersonographie durch die Messung neuerlich steigender Geschwindigkeiten dafür Hinweise geben. Wor allem aber stellt sie im Falle von therapiebedürftigen fetalen Anämien, die nicht durch Blutgruppensensibilisierung bedingt sind, und man sich damit auf ein rein empirisches Vorgehen stützen müßte, für uns ein wichtiges Diagnostikum und Managementkriterium dar. In diesem Fall kann bei Abklingen des Hydrops und Verbesserung der dopplersonographischen Befunde auf weitere invasive Eingriffe verzichtet werden, die Schwangerschaft wird im folgenden nicht-invasiv überwacht.

Für die *Überwachung von intrauterinen Transfusionen* stellt in unseren Augen die Dopplersonographie ein wichtiges Verfahren dar (Steiner et al. 1995). Zum einen erscheint uns die Dopplersonographie eines gut einsehbaren Bereiches der Nabelschnur von Vorteil, wenn die Überwachung der fetalen Herzfrequenz während der Zeit der intravaskulären Transfusion bei ungünstiger Lage des Feten und schlechter Beurteilbarkeit der Herzregion Schwierigkeiten bereitet. Zum anderen kann nicht nur die Herzfrequenz beurteilt werden, sondern auch Änderungen des Widerstandes des Nabelarteriendopplersonogramms etwa bei Einwirkungen auf die Nabelarterie (versehentliche Punktion der Arterie, Nabelschnurtamponade). Ferner kann auch die korrekte Positionierung der Punktionskanüle in der Nabelvene dopplersonographisch kontrolliert werden, indem bei der Injektion von Erythrozytenkonzentrat die Flußgeschwindigkeit entsprechend zunimmt.

Zusammenfassend muß herausgestrichen werden, daß die in der pränatalen Überwachung vornehmlich angewandte „qualitative" Dopplersonographie (qualitative Signalanalyse) für die Anämiediagnostik nicht anwendbar ist, sondern quantitative Messungen zu erfolgen haben. Der Nachweis der hyperdynamen Kreislaufsitutation ist zumindest beim nichthydropischen Feten hinweisend auf eine Anämie, dies kann an den großen Arterien, der Aorta und der A. cerebri media, sowie an der Nabelvene und am Ductus venosus erfolgen. Der Grad der Anämie korreliert signifikant mit den gemessenen Geschwindigkeiten, die prädiktiven Werte sind allerdings als suboptimal einzuschätzen. Letzteres hat natürlich die Gewichtung der Methode im klinischen Einsatz zu beeinflussen. Beim hydropischen anämischen Kind besteht keine Korrelation der Geschwindigkeiten mit der Anämie, die Dopplersonographie wird hier als Zustandsdiagnostikum vor allem zur Überwachung der Herzleistung bzw. zur Diagnostik der Herzinsuffizienz herangezogen.

Für die Praxis erscheint uns die fetale Aorta das zu bevorzugende Gefäß für die Anämiediagnostik zu sein:

- Veränderungen bei Anämie wirken sich hier am deutlichsten aus (Hecher et al. 1995).
- Die Anforderungen an die Meßtechnik sind zwar bei allen quantitativen Messungen hoch, im Vergleich zu den Venen wird aber üblicherweise die Messung an den Arterien als einfacher erachtet.
- Die Einstellung des Dopplereinstrahlwinkels ist aufgrund der Gradlinigkeit und der Länge des Gefäßes exakter möglich.
- Alle diese Faktoren wirken sich auf die diagnostische Wertigkeit aus.

Für den klinischen Einsatz empfiehlt sich die Dopplersonographie bei Blutgruppensensibilisierung nicht als alleiniges Diagnostikum und Managementkriterium, sondern als Entscheidungshilfe für die Notwendigkeit oder den Zeitpunkt einer invasiven Diagnostik, in unseren Augen vor allem für diese Frage in Zusammenhang mit der Repunktion. Dies ist vor allem auch bei anderen Indikationen (fetale Infektion, fetomaternale Transfusion) von Bedeutung, wo systematische Entscheidungshilfen fehlen und empirische Kriterien herangezogen werden müssen. Die Dopplersonographie kann damit helfen, invasive Eingriffe zu reduzieren oder zu erübrigen, sie kann eine zusätzliche Überwachungsmethode darstellen, im Falle ein invasiver Zugang aus welchen Gründen auch immer nicht möglich ist. Ihre Bedeutung für die Sicherheit von intrauterinen intravaskulären Transfusionen ist für uns außer Diskussion. Abschließend muß jedoch festgehalten werden, daß der Einsatz der Methode bei der Anämiediagnostik aufgrund der limitierten Erfahrungen noch nicht als international akzeptiert angesehen werden kann. Die gegebenen Richtlinien entsprechen dem gegenwärtigen Stand der Literatur und sie werden an unserer Abteilung im geschilderten Ausmaß eingesetzt.

Literatur

Bilardo CM, Nicolaides KH, Campbell S (1989) Doppler studies in red cell isoimmunization. Clin Obstet Gynecol 32:719–727

Copel JA, Grannum PA, Belanger K et al (1988) Pulsed Doppler flow-velocity waveforms before and after intravascular transfusion for severe erythroblastosis fetalis. Am J Obstet Gynecol 158:768–774

Copel JA, Grannum PA, Green JJ et al (1989) Pulsed Doppler flow-velocity waveforms in the prediction of fetal hematocrit of the severly isoimmunized pregnancy. Am J Obstet Gynecol 161:341–344

Copel JA, Grannum PA, Green JJ et al (1989) Fetal cardiac output in the isoimmunized pregnancy: a pulsed Doppler-echocardiographic study of patients undergoing intravascular intrauterine transfusion. Am J Obstet Gynecol 161:361–365

Economides DL, Selinger M, Ferguson J et al (1992) Computerized measurements of heart rate variation in fetal anemia caused by rhesus alloimmunization. Am J Obstet Gynecol 167:689–683

Giles WB, Trudinger BJ (1986) Umbilical cord whole blood viscosity and the umbilical artery flow velocity time waveforms: a correlation. Br J Obstet Gynaecol 93:466–470

Gill RW, Warren PS, Kossof G et al. (1984) Umbilical venous flow in normal and complicated pregnancy. Ultrasound Med Biol 10:346–363

Grannum PA, Copel JA, Moya FR et al (1988) The reversal of hydrops fetalis by intravascular intrauterine transfusion in severe isoimmune fetal anemia. Am J Obstet Gynecol 158:914–919

Hecher K, Snijders R, Campbell S et al. (1995) Fetal venous, arterial, and intracardiac bloow flows in red cell isoimmunization. Obstet Gynecol 85:122–128

Huikshoven FJ, Hope ID, Power GG et al (1985) A comparison of sheep and human fetal oxygen delivery systems with use of a mathematical model. Am J Obstet Gynecol 151:449–455

Jouppila P, Kirkinen P (1984) Umbilical vein blood flow in the human fetus in cases of maternal and fetal anemia and uterine bleeding. Ultrasound Med Biol 10:365–370

Jouppila P, Kirkinen P, Puukka R (1986) Correlation between umbilical vein blood flow and umbilical blood viscosity in normal and complicated pregnancies. Arch Gynecol 237:191–197

Krikinen P, Jouppila P (1983) Umbilical vein blood flow in rhesus-isoimmunization. Br J Obstet Gynecol 90:640–643

Mari G, Adrignolo A, Abuhamad AZ et al. (1995) Diagnosis of fetal anemia with Doppler ultrasound in the pregnancy complicated by maternal blood group immunization. Ultrasound Obstet Gynecol 5:400-405

Mari G, Rahman F, Olofsson P et al. (1997) Increase of fetal hematocrit decreases the middle cerebral artery peak systolic velocity in pregnancies complicated by Rhesus alloimmunization. J Maternal-Fetal Med 6:206–208

Nicolaides KH, Fontanarosa M, Grabbe SG et al (1988) Failure of ultrasonographic parameters to predict the severity of fetal anemia in rhesus isoimmunization. Am J Obstet Gynecol 158:920–926

Nicolaides KH, Bilardo CM, Campbell S (1990) Prediction of fetal anemia by measurement of the mean blood velocity in the fetal aorta. Am J Obstet Gynecol 162:209–212

Oepkes D, Vandenbussche FP, Van Bel F et al (1993) Fetal ductus venosus blood flow velocities before and after transfusion in red cell alloimmunized pregnancies. Obstet Gynecol 82:237–241

Rightmire DA, Nicolaides KH, Rodeck CH et al (1986) Fetal blood velocities in Rh isoimmunization: Relationship to gestational age and to fetal hematocrit. Obstet Gynecol 68:233–236

Rizzo G, Nicolaides KH, Arduini D et al (1990) Effects of intravascular fetal blood transfusion on fetal intracardiac Doppler velocity waveforms. Am J Obstet Gynecol 163:1231–1238

Spinnato JA (1992) Hemolytic disease of the fetus: a plea for restraint. Obstet Gynecol 80:873–877

Steiner H, Schaffer H, Spitzer D et al (1995) The relationship between peak velocity in the fetal descending aorta and hematocrit in rhesus isoimmunization. Obstet Gynecol 85:659–662

Steiner H, Schaffer H, Spitzer D et al (1995) Überwachung von Nabelschnurpunktionen und intravaskulären Transfusionen mittels Dopplersonographie. Geburtshilfe Frauenheilkd 55:204–206

Warren PS, Gill RW, Fisher CC (1987) Doppler flow studies in rhesus isoimmunization. Semin Perinatol 11:375–378

Weiner CP, Williamson RA, Wenstrom KD et al (1991) Management of fetal hemolytic disease by cordocentesis: 1. Prediction of fetal anemia. Am J Obstet Gynecol 165: 546–553

Weiner CP (1993) Umbilical pressure measurement in the evaluation of nonimmune hydrops. Am J Obstet Gynecol 168:347–352

Weiner CP (1994) Fetal hemolytic disease. In: James DK, Steer PJ, Weiner CP, Gonik B (eds) High risk pregnancy. WB Saunders, London Philadelphia, pp 783–801

Einsatz des Continuous-wave-Dopplers

D. GRAB

Einführung

Die Continuous-wave(CW)-Dopplersonographie stellt im uteroplazentaren und fetoplazentaren Kompartiment eine zeit- und kostensparende Alternative zu den aufwendigeren gepulsten und farbcodierten Systemen dar. Das Untersuchungsprinzip ist einfach (Abb. 2.20): Von einem Ultraschallkristall werden kontinuierlich Ultraschallenergien abgestrahlt und den reflektierten Ultraschallwellen durch ein zweites Kristall empfangen. Dabei ist die Frequenzverschiebung (Δf) zu der Geschwindigkeit des Körpers proportional. Werden die in einem Blutgefäß strömenden Erythrozyten mittels einer Ultraschallsonde beschallt, so erfahren die reflektierten Schallwellen in Abhängigkeit vom Einstrahlwinkel α an der Blutströmungsgeschwindigkeit V_i eine Frequenzverschiebung (Δf). Diese liegt bei den üblicherweise verwendeten Ultraschallfrequenzen (2–7,5 MHz) im Kilohertzbereich und kann nach entsprechender Verstärkung direkt über einen Lautsprecher hörbar gemacht werden. Trennt man die Frequenzverschiebungen mittels eines Spektralanalysers auf und bildet sie über einen Monitor zweidimensional (2D) über die Zeit ab, können arterielle und venöse Blutströmungsprofile dargestellt werden (Grab et al. 1992). In Tabelle 2.11 sind in der Geburtsmedizin relevante Blutgefäße aufgelistet. Aufgrund der fehlenden Tiefenselektivität der CW-Dopplersonographie kommt diese Methode nur im uteroplazentaren und fetoplazentaren Kompartment in Betracht. Dort können mit gepulsten und CW-Systemen vergleichbare Ergebnisse erzielt werden (Chan et al. 1991). In fetalen Gefäßen sind gepulste Systeme und die unmittelbare B-Bildkontrolle (Duplexverfahren) erforderlich. Da mit den CW-Stiftsonden der Einstrahlwinkel nicht exakt gemessen werden kann, können nur die aus der Hüllkurve ermittelten winkelunabhängigen Indexwerte (Resistance-Index, RI; Pulsatility-Index, PI), nicht jedoch Flußgeschwindigkeiten bestimmt werden. Eine Ausnahme stellen Messungen am fetalen Herzen dar: Da die CW-Dopplersonographie nicht durch das Aliasing-Phänomen limitiert ist, können mit der CW-Dopplersonographie extrem hohe Flußgeschwindigkeiten, wie sie beispielsweise bei AV-Klappeninsuffizienten auftreten können, gemessen und die Insuffizienz entsprechend quantifiziert werden. Wird die Klappenebene im apikalen

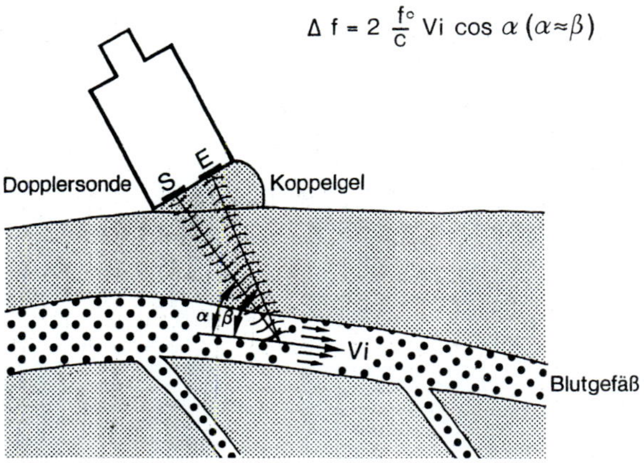

Abb. 2.20. Schematische Darstellung der Ableitung eines Dopplersignals von einem Blutgefäß mittels eine CW-Dopplersonde. *S* Sendekristall, *E* Empfängerkristall, α Einstrahlwinkel, β Reflexionswinkel, *Vi* Blutströmungsgeschwindigkeit, Δf Frequenzshift, f_0 Sendefrequenz, *c* Schallgeschwindigkeit im Gewebe

Tabelle 2.11. Für geburtshilfliche Doppleruntersuchungen relevante Blutgefäße entsprechend den Richtlinien der European Study Group on Prenatal Diagnosis (*CW* continuous wave, *PW* pulse wave)

Gefäß	Dopplertechnik
Uteroplazentar	
A. uterina	CW-, PW-Farbdoppler
A. arcuata	CW-, PW-Farbdoppler
Fetoplazentar	
A. umbilicalis	CW-, PW
V. umbilicalis	CW-, PW
Fetal	
Aorta	PW-Farbdoppler
A. cerebri media	PW-Farbdoppler
A. carotis interna	PW-Farbdoppler
A. carotis communis	PW-Farbdoppler

Vierkammerblick eingestellt, ist eine Winkelkorrektur nicht erforderlich. Diese Untersuchungstechnik bleibt aber dem echokardiographisch versierten Untersucher zur Bestätigung und Differentialdiagnose von Herzfehlern im Rahmen des Stufenkonzepts vorbehalten. Für den breiten Einsatz in der Geburtsmedizin ist der CW-Doppler auf die Messung der winkelunabhängigen Dopplerindizes in uteroplazentaren Gefäßen und in der Nabelschnur zu beschränken.

Uteroplazentares Kompartment (A. uterina und A. arcuata)

Die A. uterina wird in der Leistenregion lateral des Uterus abgeleitet. Weiter distal oder am Fundus uteri abgeleitete Blutströmungsprofile entsprechen Arkadenarterien. Die dort abgeleiteten Meßparameter weisen eine geringe Reproduzierbarkeit auf, so daß den aszendierenden Uterushauptästen die größere klinische Relevanz zukommt. Die Visualisierung der Gefäße ist im Duplexverfahren oft schwierig und wesentlich zeitraubender als mit CW-Systemen. Nur mit farbcodierten Geräten können die Gefäße des kleinen Beckens mit einem vergleichbaren zeitlich geringen Aufwand dargestellt werden. Da sich die Flußprofile der iliakalen Gefäße leicht von den in der gleichen Region ableitbaren uterinen Arterien unterscheiden lassen, ist ein CW-Doppler zur Untersuchung des uteroplazentaren Kompartments völlig ausreichend. Die RI und PI nehmen im 1. und am Anfang des 2. Trimenons signifikant ab. Mit abgeschlossener Trophoblastinvasion findet sich physiologischerweise ein Blutströmungsprofil mit hohen enddiastolischen Flüssen (Abb. 2.21a). Niedrige enddiastolische Flüsse und eine frühdiastolische Inzisur spiegeln eine ausgebliebene Trophoblastinvasion mit enggestellten Spiralarterien wieder (Abb. 2.21b). Tabelle 2.12 und 2.13 zeigen die im uteroplazentaren Kompartment mittels CW-Doppler ermittelten Normwerte (Grab et al. 1991; Grab et al. 1992; Hütter et al. 1991) Die Meßwerte hängen von der Plazentalage ab: Bei lateralisierter Plazenta sind die ipsilateralen Meßwerte signifikant niedriger als die kontralateralen. Die Unterschiede sind jedoch für die Aa. uterinae nur minimal und liegen unterhalb der zu erwartenden biologischen Variabilität (Grab et al. 1991). In Tabelle 2.12 bleibt die Plazentalage daher unberücksichtigt. Demgegenüber weisen die Indexwerte der Aa. arcuatae je nach Position der Plazenta Unterschiede bis zu 20% auf. Tabelle 2.13 zeigt eine Zusammenstellung der Grenzwerte für RI und PI der Aa. arcuatae für Meßwerte bei medial liegender Plazenta sowie für ipsilaterale und kontralaterale Meßwerte bei lateralisierter Plazenta.

Bewley et al. (1991) konnten mit fast 1000 CW-Doppleruntersuchungen zeigen, daß bei pathologischer uteroplazentarer Durchblutung das relative Risiko für einen intrauterinen Fruchttod um den Faktor 5,4 erhöht ist. Bei pathologischem uteroplazentaren Doppler liegt das relative Risiko für eine vorzeitige Plazentalösung bei 9,8, für eine Präeklampsie bei 5,3 und für eine schwere Wachstumsretardierung (<3.

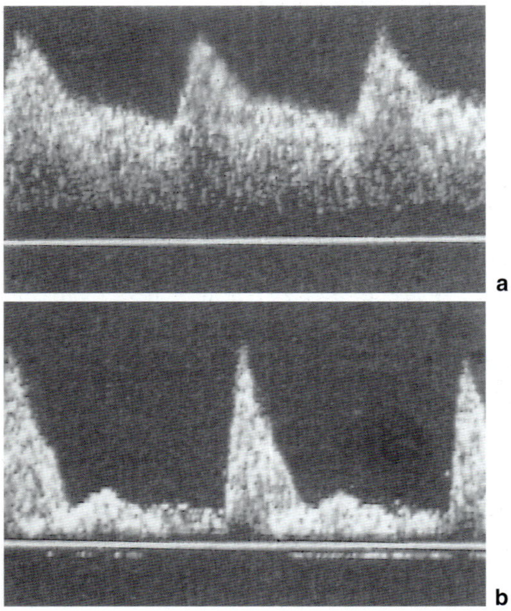

Abb. 2.21. Arterielles Blutströmungsprofil der A. uterina im 2. Trimenon der Schwangerschaft, **a** normales Flußprofil, **b** pathologisches Flußprofil mit frühdiastolischer Inzisur und erniedrigtem enddiatolischen Fluß

Tabelle 2.12. A. uterina RI und PI: 70., 90. und 95., Perzentile. Die Plazentalage muß nicht berücksichtigt werden (Grab et al. 1991)

Perzentile	RI			PI		
	70	90	95	70	90	95
	0,46	0,54	0,58	0,86	1,06	1,15

Tabelle 2.13. A. arcuata, RI und PI: 70., 90. und 95. Perzentile bei medial gelegener oder lateralisierter Plazenta (Grab et al. 1991)

Perzentile	RI			PI		
	70	90	95	70	90	95
Plazenta Mitte	0,38	0,48	0,52	0,68	0,88	1,02
Plazenta ipsilateral	0,36	0,44	0,49	0,63	0,80	0,89
Plazenta kontralateral	0,42	0,52	0,57	0,77	0,97	1,07

Perzentile) bei 4,0. Dies entspricht den Ergebnissen im eigenen Kollektiv (Grab et al. 1992): Messungen bei 1312 Einlingsschwangeren zeigten, daß pathologische uteroplazentare Flußkurven (RI > 90. Perzentile und Inzisur) mit einer Sensitivität von 88 und einer Spezifität von 90% schwere Verläufe einer Präeklampsie erfassen. Im Untersuchungskollektiv lag der positive Vorhersagewert für die Kombination aus Schwangerschaftshochdruck und Wachstumsretardierung bei 35%, wobei pathologische Muster mehrere Wochen vor der Ausprägung der klinischen Symptomatik auftreten können. Bemerkenswert ist auch der hohe negative Vorhersagewert von 99%.

Chan et al. (1995) konnten zeigen, daß die Testvalidität von CW-Doppleruntersuchungen der uterinen Durchblutung im 2. Trimenon besser ist als im 3.: Vergleicht man Messungen in der 20., 28. und 36. Schwangerschaftswoche (SSW) erreicht man mit der frühesten Messung die beste Testvalidität. Der RI erwies sich als zuverlässigster Meßparameter und die 90. Perzentile als der trennschärfste Schwellenwert.

Harrington et al. (1996) haben im Rahmen von 1326 antenatalen Ultraschalluntersuchungen, die zwischen der 19. und 21. SSW zum Ausschluß von Fehlbildungen durchgeführt wurden, zusätzlich mittels CW-Doppler die uterine Perfusion gemessen; 191 Patientinnen mit auffälligen Blutflußprofilen (RI > 0,55 und Inzisur) wurden 4 Wochen später nochmals mit einem gepulsten System gedopplert. Bei 110 Patientinnen persistierte der pathologische uterine flow. Mit dem Kriterium „persistierend pathologischer Blutfluß“ konnten im Untersuchungskollektiv schon im 2. Trimenon mit einer Sensitivität von 77 und einer Spezifität von 93% diejenigen Schwangerschaften erfaßt werden, bei denen im weiteren Verlauf eine Präeklampsie auftrat. Der positive Vorhersagewert betrug 31 und der negative Vorhersagewert 99%.

Uterine CW-Doppleruntersuchungen können zur Risikostratifizierung herangezogen werden: Pathologische Meßwerte sollten engmaschigere klinische und sonographische Kontrollen nach sich ziehen, während bei normaler uteroplazentarer Durchblutung das Überwachungsraster gelockert werden kann.

Fetoplazentares Kompartment (A. umbilicalis)

Messungen der A. umbilicalis haben in der Geburtsmedizin eine zentrale Bedeutung. Divon (1996) konnte in einer Metaanalyse von 8 prospektiven Studien zeigen, daß der Einsatz umbilikaler Blutflußmessungen der perinatale Mortalität um 1/3 senkt. Die meisten umbilikalen Dopplerstudien wurden mit dem CW-Doppler durchgeführt. Gepulste Messungen zeigten, daß vom fetalen zum plazentaren Nabelschnuransatz ein Widerstandsgradient besteht (Bruner et al. 1994). Daher sind RI- und PI-Werte am fetalen Ansatz etwas höher als am plazentaren Ansatz, die Unterschiede sind aber nur marginal. Um bei CW-Un-

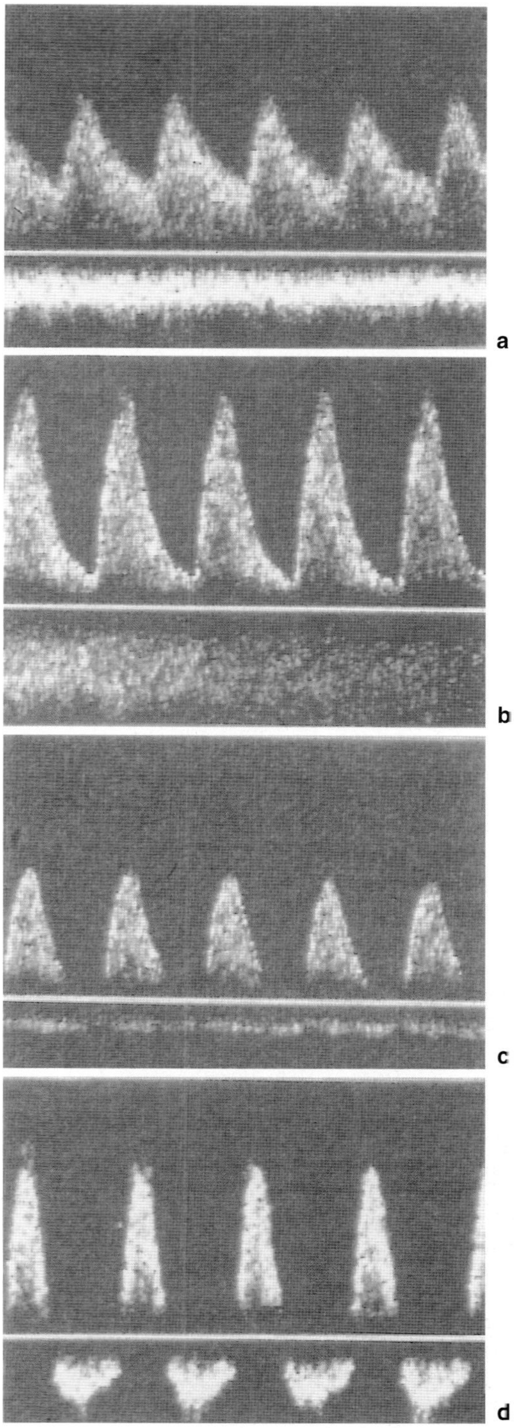

Abb. 2.22. Fetoplazentare Bluttrömungsmuster; **a** normale sägezahnartiges Flußmuster, **b** erniedrigter enddiastolischer Fluß, **c** aufgehobener enddiastolischer Fluß, **d** diastolischer Rückwärtsfluß

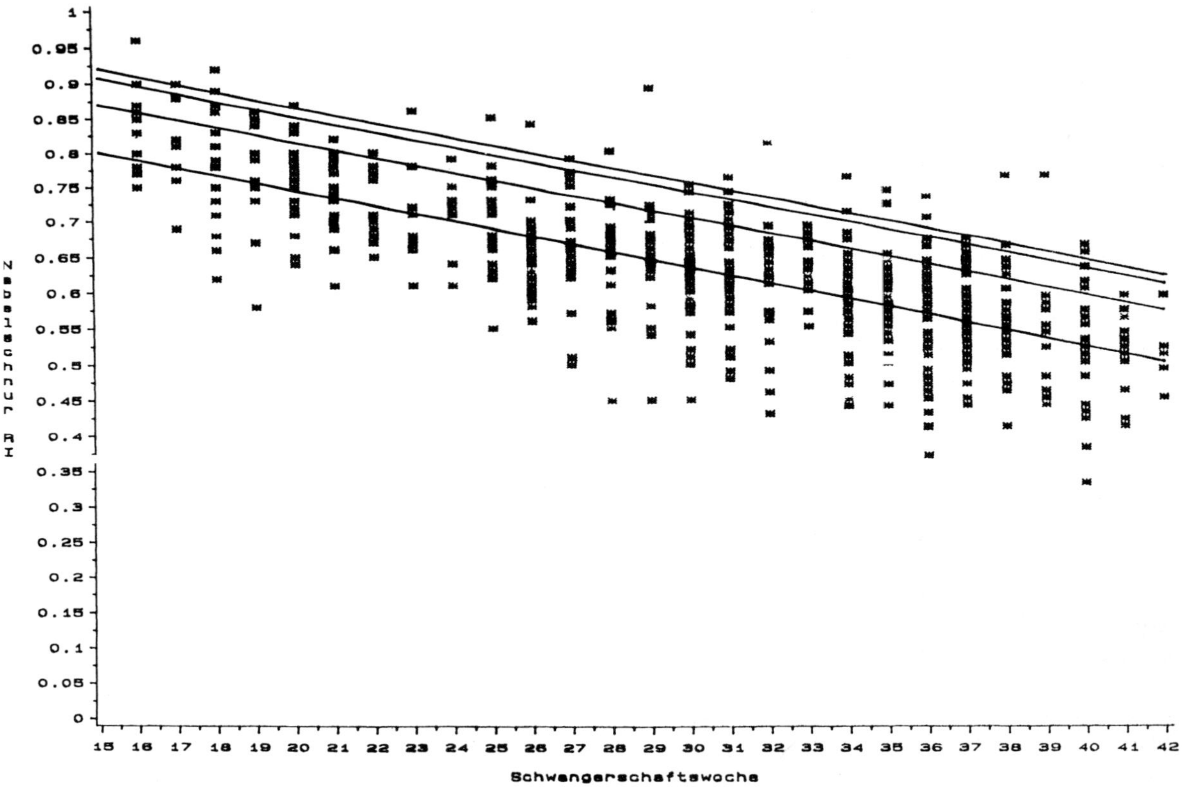

Abb. 2.23. CW-Dopplermessungen in der A. umbilicalis: Ergebnisse einer Querschnittstudie in einem Kollektiv von 616 Schwangeren mit unauffälligem Schwangerschaftsverlauf und -Ausgang. Der RI ist gegen die SSW aufgetragen. *Durchgezogene Linien* Regressionsgrade, 75, 90 und 95% Toleranzgrenze (Haller 1994)

tersuchungen reproduzierbare Ergebnisse zu erhalten, sollte in einer frei flottierenden Nabelschnurschlinge gemessen werden. Dazu wird die Nabelschnur zunächst im B-Mode dargestellt und der Meßort bestimmt. Nach Aufsetzen der CW-Sonde sollten Nabelarterie und -vene getrennt im Vorwärts- bzw. Rückwärtskanal sichtbar sein. Das Signal muß durch leichtes Abkippen der Stiftsonde solange optimiert werden, bis der größtmögliche Dopplershift erreicht wird, um Artefakte zu vermeiden. Die Messungen können nur im fetalen Ruhezustand (keine fetalen Körper- oder Atembewegungen) reproduzierbar durchgeführt werden. Dies ist gewährleistet, wenn mindestens 3–5 gleichförmige Herzzyklen mit dem für die Nabelarterie typischen sägezahnartigen Muster aufgezeichnet sind und die im Gegenkanal dargestellte Nabelvene einen kontinuierlichen Fluß aufweist (Abb. 2.22). Die Pulsatilität der Kurven nimmt mit zunehmender Zottenausreifung im gesamten Schwangerschaftsverlauf linear ab (Forgarty et al. 1990; Hütter et al. 1991; Hüneke et al. 1995). Die Abb. 2.23 zeigt die Ergebnisse einer im eigenen Kollektiv zwischen 16 und 42 SSW durchgeführten Querschnittsstudie bei 616 Schwangeren mit normalem Schwangerschaftsverlauf und Schwangerschaftsausgang. Werte über der 90. Perzentile charakterisieren ein Kollektiv mit einem deutlich erhöhten Hypoxierisiko. Ist der (end)diastolische Fluß aufgehobenem [(end)diastolischer Block] oder im Gegenkanal dargestellt (Rückwärtsfluß, „reverse flow"), sollte zunächst durch Änderung des Einstrahlwinkels überprüft werden, ob das Muster reproduzierbar ist oder ein Artefakt vorliegt. Bei reproduzierbarem (end)diastolischem Flußverlust oberhalb 20 SSW oder „reverse flow" sind weiterführende Untersuchungen zum Ausschluß von Chromosomenaberrationen sowie fetale gepulste Doppleruntersuchungen zu empfehlen. Mit Ausnahme extrem unreifer Feten, die möglicherweise noch von einem expektativen Vorgehen unter engmaschigen CTG-Kontrollen profitieren können (Arduini et al. 1993), sollte baldmöglichst die elektive Sektio durchgeführt werden.

Mittels CW-Dopplersonographie können normale, eingeschränkte und hochgradig pathologische Perfusionsverhältnisse in der Nabelschnur zuverlässig voneinander differenziert werden.

Zusammenfassung

Im uteroplazentaren und fetoplazentaren Kompartiment spielt die mangelnde Tiefenselektivität der CW-Dopplersonographie keine Rolle. Der Vorteil der CW-Dopplersonographie gegenüber der gepulsten Dopplersonographie liegt in der wesentlich einfacheren Gerätetechnik: So sind die CW-Systeme wesentlich preisgünstiger, leichter handhabbar und besser transportabel. Trotz fehlender B-Bild-Kontrollen erwiesen sich CW-Doppleruntersuchungen der A. uterina und der A. umbilicalis als erstaunlich gut reproduzierbar (Hütter et al. 1991).

Im eigenen Krankengut konnten dopplersonographische Messungen der A. uterina mit Sensitivitäten und Spezifitäten von jeweils fast 90% bei einem positiven Vorhersagewert von 35 und einem negativen Vorhersagewert von 99% diejenigen Schwangerschaften identifzieren, die durch schwere Verläufe des Schwangerschaftshochdruckes kompliziert waren (Grab et al. 1992). Flußprofile in der A. umbilicalis können zur Risikostratifizierung bei Wachstumsretardierung herangezogen werden.

Untersuchungen fetaler Arterien wie der fetalen Aorta, der fetalen A. cerebri media, der Nierenarterien, der Ausflußbahnen des Herzens sowie fetaler Venen wie des Ductus venosus sind mit CW-Geräten allerdings nicht durchführbar. Daher sind für hämodynamische Untersuchungen am Feten gepulste Systeme erforderlich; hilfreich erweist sich hier zusätzlich die Möglichkeit der Farbkodierung. Mittels dieser Technologien können engmaschige hämodynamische Untersuchungen schwer hypoxiegefährdeter Feten durchgeführt werden.

Damit lassen sich dopplersonographische Untersuchungen in 2 Stufen gliedern:

Für die Ableitung uteroplazentarer Gefäße und der A. umbilicalis sind Continuous-wave- und gepulste Systeme gleichermaßen geeignet. Messungen in diesen Kompartimenten, die einfach und kostengünstig mit CW-Systemen durchgeführt werden können, sind für eine Differenzierung zwischen normal- und mangeldurchbluteten Feten völlig ausreichend.

Dagegen ist für eine differenzierte Untersuchung schwer hypoxiegefährdeter Feten sowie zum Fehlbildungsausschluß und -nachweis insbesondere am fetalen Herzen und den großen fetalen Gefäßen der Einsatz eines gepulsten Systems eine unabdingbare Voraussetzung.

Literatur

Arduini D, Rizzo G, Ramanini C (1993) The development of abnormal heart rate patterns after absent end-diastolic velocity in umbilical artery: Analysis of risk factors. Am J Obstet Gynecol 168:43–50

Bewley S, Cooper D, Campbell S (1991) Doppler investigation of uteroplacental blood flow resistance in the second trimester: a screening study for pre-eclampsia and intrauterine growth retardation. Br J Obstet Gynaecol 98:871–879

Bruner JP, Sheppard CG, Reed GW, Boehm FH (1994) The umbilical artery Doppler ultrasonographic gradient: confirmation, cause, and comparison of continuous-wave and duplex ultrasonographic pulsed wave measurements. J Perinatol 14:386–392

Chan FY, Pun TC, Lam C, Khoo J, Lee CP, Lam YH (1995) Pregnancy screening by uterine artery Doppler velocimetry – which criterion performs best? Obstet Gynecol 85:595–602

Chan FU, Pun TC, Lee CP, Lam C, Khoo J, Leong L (1991) A comparative study of continuous- and pulsed-wave Doppler velocimetry in fetal and uteroplacental circulation. J Ultrasound Med 10:277–280

Divon MY (1995) Randomized controlled trials of umbilical artery Doppler velocimetry: how many are too many? Ultrasound Obstet Gynecol 6:377–379

Forgarty P, Beattie B, Harper A, Dornan J (1990) Continuous wave Doppler flow velocimetry waveforms from the umbilical artery in normal pregnancy. J Perinat Med 18:51–57

Grab D, Sterzik K, Terinde R (1992) Ultraschalluntersuchungen in der Schwangerschaft: Technische Grundlagen und klinische Sicherheit. Geburtshilfe Frauenheilkd 52:721–729

Grab D, Hütter W, Ehmann I, Keim T, Terinde R (1992) CW-Dopplersonographie in der Schwangerschaft – diagnostische Wertigkeit und klinische Anwendung. In: Fendel H, Funk A, Jung H (Hrsg) Pränatale Dopplerdiagnostik. Steinkopf, Darmstadt

Grab D, Hütter W, Sterzik K, Terinde R (1992) Reference values for Resistance and Pulsatility Index of uteroplacental Doppler flow velocity waveforms based on 612 uneventful pregnancies. Gynecol Obstet Invest 34:82–87

Grab D, Hütter W, Keim T, Stahl C, Terinde R (1991) Der Einfluß der Plazentalokalisation auf die uteroplazentare Durchblutung. Ultraschall Klin Prax 6:105–108

Haller T (1994) Diagnostische Wertigkeit der continuous-wave Dopplersonographie in der Geburtsmedizin. Dissertationsschrift. Universität Ulm

Harrington K, Cooper D, Lees C, Hecher K, Campbell S (1996) Doppler ultrasound of the uterine artery: the importance of bilateral notching in the prediction of preeclampsia, placental abruption or delivery of a small-for-gestational-age baby. Ultrasound Obstet Gynecol 7:182–188

Hüneke B, Holst A, Schröder HJ, Carstensen MH (1995) Normalbereiche für die relativen Doppler-Indizes A/B-Ratio, Resistance-Index und Pulsatilitäts-Index der Arteria uterina und Arteria umbilicalis bei ungestörter Schwangerschaft. Geburtshilfe Frauenheilkd 55:616:622

Hütter W, Grab D, Keim T, Wolf A, Terinde R (1991) Reproduzierbarkeit von continuous-wave Doppleruntersuchungen in der Schwangerschaft. Z Geburtshilfe Perinat 195:100–106

Hütter W, Grab D, Keim T, Wolf A, Terinde R (1991) CW-Dopplersonographie im 2. und 3. Schwanterschaftstrimenon – Normalwerte. Ultraschall Med 12:127–133

Dopplersonographie des venösen fetalen Kreislaufsystems

K. Hecher

Anatomie und Physiologie

Die Darstellung der venösen Blutgefäße gelingt am besten mittels Farbdopplersonographie in bestimmten sagittalen und transversalen Schnittebenen durch das fetale Abdomen. Der mittsagittale Schnitt erlaubt die beste Darstellungsmöglichkeit für den Ductus venosus, der in direkter Verlängerung der V. umbilicalis steil ansteigend zum Herz verläuft. Sein Ursprung liegt an der Stelle, wo der kranialwärts gerichtete subhepatische Verlauf der V. umbilicalis sich in einen horizontal nach rechts gerichteten, zur Vereinigung mit den Portalvenen, verändert. Die Mündungsstelle an der V. cava inferior stellt eine Erweiterung vor dem rechten Vorhof dar, in die auch die hepatischen Venen einmünden. Die V. cava inferior läuft parallel zur Wirbelsäule rechts vor der Aorta abdominalis und in ihrem letzten Abschnitt in leicht anteriorer Richtung zum rechten Vorhof (Abb. 2.24). In einer schrägen Querschnittsebene durch das Abdomen lassen sich ebenfalls V. umbilicalis und Ductus venosus darstellen. Die 3 Hauptstämme der hepatischen Venen sind in einer etwas kranial gelegenen transversalen Ebene darstellbar.

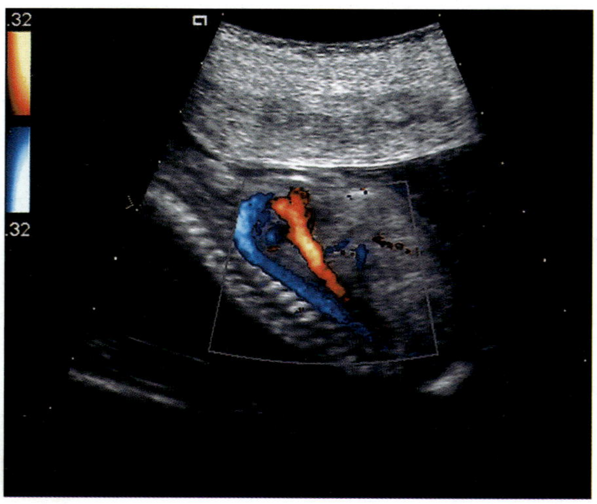

Abb. 2.24. Sagittalschnitt durch den fetalen Thorax und das Abdomen. Der Hals ist links oben, die Wirbelsäule hinten. Sonographische Darstellung des Blutflusses in der Aorta und der V. cava inferior (*blau* Aortenbogen und deszendierende Aorta, *rot* V. cava inferior und Füllung des rechten Ventrikels)

Der Ursprung des Ductus venosus ist durch die Farbdopplersonographie eindeutig identifizierbar, da es an dieser Stelle zu einem abrupten Anstieg der Blutflußgeschwindigkeiten kommt. Dies ist dadurch bedingt, daß unter physiologischen Bedingungen etwa 40–55% des Blutes, welches über die Umbilikalvene von der Plazenta kommt, durch den Ductus venosus fließt. Der Gefäßquerschnitt des Ductus venosus mißt jedoch nur etwa 1/3 von dem der V. umbilicalis. Das besondere Charakteristikum des Blutflusses im Ductus venosus stellen die hohen Geschwindigkeiten entlang einem niedrigen Druckgradienten von nur 0–3 mmHg dar (Kiserud et al. 1994). Zur Aufzeichnung der Flußkurven sollte das Meßvolumen immer an der Stelle positioniert werden, wo durch die Farbdarstellung die höchsten Geschwindigkeiten angezeigt werden, nämlich an seinem Ursprung an der V. umbilicalis (Abb. 2.25). In der V. cava inferior sollte dies in dem Teilstück proximal der Einmündung der Nierenvenen, jedoch distal des subdiaphragmalen venösen Zusammenflusses und in den hepatischen Venen in einem der 3 Hauptstämme erfolgen.

Dem Ductus venosus kommt eine besondere Stellung unter den herznahen venösen Blutgefäßen zu, da durch diesen shunt das am höchsten oxygenierte Blut von der V. umbilicalis direkt zum Herzen geleitet wird. Im herznahen Teil der V. cava inferior findet keine Durchmischung des sauerstoffarmen Blutes aus der distalen V. cava inferior und des sauerstoffreichen Blutes aus dem Ductus venosus statt. Das Blut aus dem Ductus venosus fließt vielmehr mit einer deutlich höheren Geschwindigkeit als das Blut aus der V. cava inferior und vornehmlich Richtung Foramen ovale und durch dieses direkt zum linken Herzen und die Aorta ascendens und somit über die Koronararterien zum Myokard und über die Karotiden zum Gehirn (Edelstone u. Rudolph 1979; Schmidt et al. 1996). Im Gegensatz dazu strömt das Blut aus der distalen V. cava inferior und aus der V. cava superior zum größten Teil durch die Trikuspidalklappe in die rechte

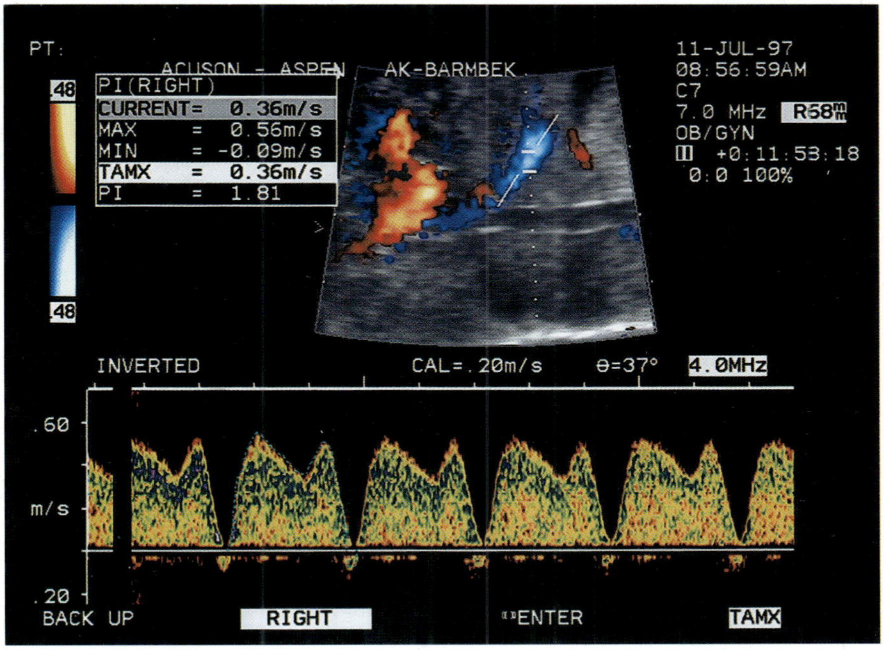

Abb. 2.25. Der venöse Zusammenfluß unmittelbar vor dem rechten Vorhof (*rot*) im Sagittalschnitt. Das Herz ist links. Der Blutfluß im Ductus venosus ist *blau* dargestellt und das Meßvolumen ist in seinem proximalen Anteil plaziert. Die V. cava inferior ist das horizontal verlaufende Gefäß, in das der Ductus venosus einmündet. Dort ist kein Farbsignal zu sehen, da die Ultraschallwellen orthograd einfallen. Die Flußkurven im Ductus venosus zeigen hohe Pulsatilität mit einer kleinen Flußumkehr während der Vorhofkontraktion

Kammer und von dort über den Truncus pulmonalis und Ductus arteriosus in die Aorta descendens.

Die 3 Phasen der fetalen venösen Blutflußkurven sind ein Abbild der intrakardialen Druckverhältnisse (Abb. 2.26). Während der Systole (S) entsteht durch die Ausweitung der Vorhöfe der größte Druckgradient zwischen den venösen Gefäßen und dem Herzen, so daß während dieser Phase die höchsten Blutflußgeschwindigkeiten auftreten. Sie entsprechen dem 1. Gipfel der venösen Flußkurven. Nach einem Trog folgt ein 2. Gipfel in der frühen Diastole (D), welcher der E-Welle des atrioventrikulären Einstroms entspricht. Die Druckdifferenz zwischen Vorhöfen und Ventrikel und die Öffnung der atrioventrikulären Klappen haben den passiven Einstrom des Blutes in die Ventrikel zur Folge. In der späten Diastole kommt es zum höchsten Druckaufbau in den Vorhöfen, da diese sich kontrahieren. Dies führt zur A-Welle des atrioventrikulären Einstroms. Während dieser Phase ist das foramen ovale geschlossen und die präferentielle Strömung des Blutes aus dem Ductus venosus vom rechten zum linken Vorhof ist unterbrochen (Schmidt et al. 1996). Die venösen Flußgeschwindigkeiten sind während dieser Phase am niedrigsten (a-Welle; „a“ steht für „atrial contraction“). In der V. cava inferior kann während dieser Phase der Blutfluß sistieren oder sogar in umgekehrter Richtung erfolgen (Abb. 2.27), also vom Herzen weg, was in den hepatischen Venen fast immer der Fall ist. Im Gegensatz dazu ist der Blutfluß im Ductus venosus im Normalfall während des gesamten Herzzyklus zum Herzen gerichtet und zeigt hohe Blutflußgeschwindigkeiten (Abb. 2.26). In der V. umbilicalis fließt das Blut deutlich langsamer und mit gleichmäßiger Geschwindigkeit ohne Pulsationen. Die Druckpulswellen, die vom Herzen entgegengesetzt zur venösen Blutstromrichtung ausgehen, verlieren hier aufgrund der abrupten Weiterstellung des Gefäßquerschnitts vom Ductus venosus zur V. umbilicalis ihre Wirkung.

Mit zunehmendem Gestationsalter nehmen auch die Blutflußgeschwindigkeiten zu, während die Pulsatilität der Flußkurven abnimmt. Diese Veränderungen im Verlauf der fetalen Entwicklung sind durch die Abnahme des plazentaren Widerstands und somit der kardialen Nachlast (Afterload) und mit einer Reifung der diastolischen ventrikulären Funktion zu erklären. Verschiedene Indizes und deren Referenzbereiche in bezug auf das Gestationsalter wurden beschrieben: der dem Resistance-Index entsprechende Ductus-venosus-Index [(S–a)/S] (De Vore u. Horenstein 1993), die S/a-Ratio, der „peak velocity index“ [(S–a)/D] und der Pulsatility-Index [(S–a)/time-averaged maximum velocity] (Hecher et al. 1994). Sie ermöglichen eine Quantifizierung der Flußkurvenpulsatilität und zeigen daher mit zunehmendem Gesta-

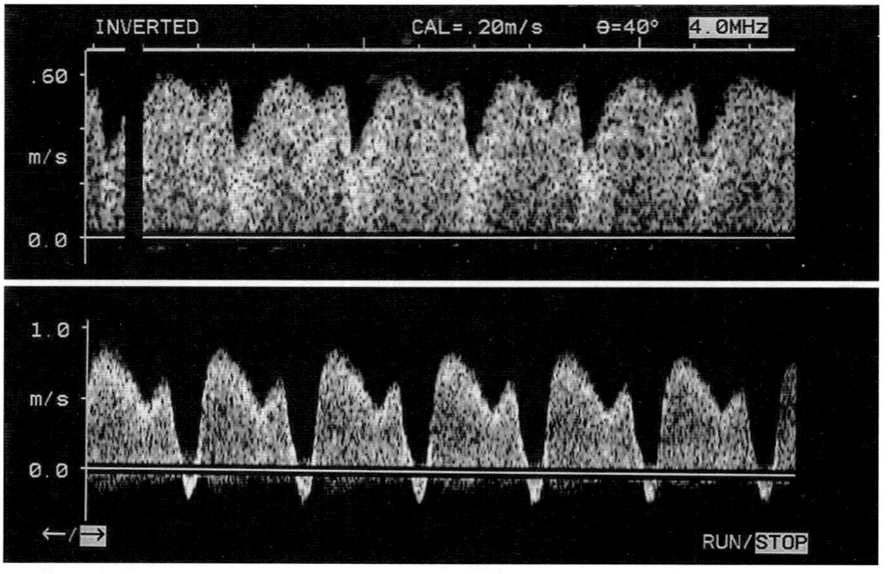

Abb. 2.26, Normale (*oben*) und pathologische (*unten*) Flußkurven im Ductus venosus. Der 1. Gipfel stellt die Maximalgeschwindigkeit während der Systole dar, der 2. das Maximum während der frühen Diastole, und der Nadir zeigt die niedrigste Geschwindigkeit während der Vorhofkontraktion (späte Diastole) an. Letztere ist im Normalfall (*oben*) deutlich positiv, also die Flußrichtung zum Herzen gerichtet, während sie bei hochpathologischen Kurvenformen (*unten*) umgekehrt, also vom Herzen weg, gerichtet ist

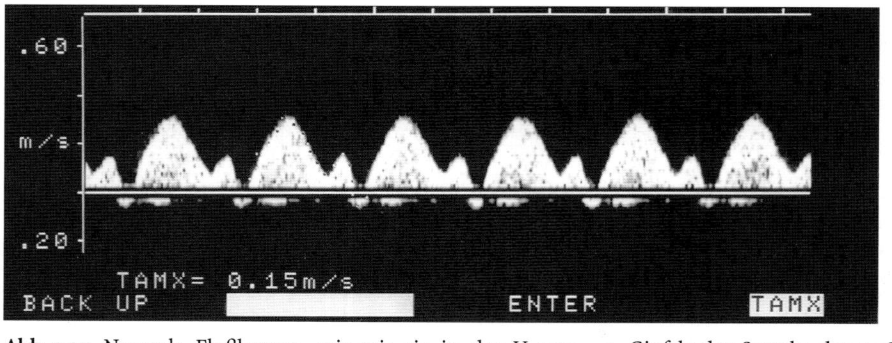

Abb. 2.27. Normale Flußkurven, wie wir sie in der V. cava inferior oder den hepatischen Venen finden. Auch hier entsprechen die höchsten Geschwindigkeiten während des 1. Gipfels der Systole, der 2. Gipfel der frühen Diastole und der in diesen Gefäßen normale minimale retrograde Blutfluß der Vorhofkontraktion während der späten Diastole

tionsalter eine signifikante Abnahme der berechneten Werte. Die höchsten Blutflußgeschwindigkeiten werden im Ductus venosus gemessen, während die Flußkurven der hepatischen Venen die größte Pulsatilität aufweisen.

Pathologie

Bei fetaler Hypoxämie oder Hypovolämie mit vermindertem Blutfluß in der V. umbilicalis findet eine Umverteilung des Blutflusses vom intrahepatischen Gefäßsystem zugunsten des Ductus venosus statt und es fließen dann etwa 60–70% des umbilikalen Blutes durch den Ductus venosus. Unter extremen Bedingungen, wie verminderter Blutfluß und niedriger Druck in der Umbilikalvene oder hoher Hämatokrit, wie sie bei Feten mit ausgeprägter Wachstumsretardierung vorkommen, scheint der größte Teil des Blutes durch den Ductus venosus zu strömen und daher ist auch eine Beeinträchtigung der Perfusion der Leber zu erwarten (Kiserud et al. 1997). Hypoxie und ein erhöhtes Afterload führen im Tierexperiment zu einer Zunahme der Amplitude der Pulsationen in der V. cava, bedingt durch das Auftreten einer Flußumkehr während der Vorhofkontraktion (Reuss et al.

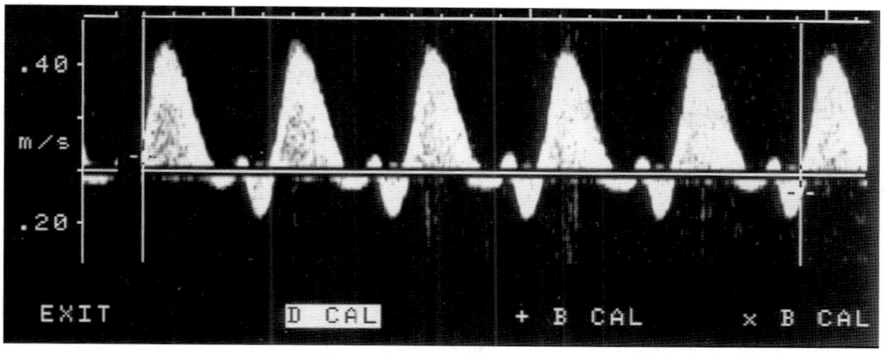

Abb. 2.28. Pathologische Flußkurven in einer hepatischen Vene mit deutlicher Akzentuierung des retrograden Flusses während der Vorhofkontraktion. Der 2. Gipfel während der frühen Diastole zeigt nur minimale Geschwindigkeiten und auch zwischen Systole und Diastole tritt eine Flußumkehr auf (Rezipient bei einem Zwillingstransfusionssyndrom)

1983). Der systemische arterielle Widerstand hat also einen wichtigen Einfluß auf den venösen Rückfluß und die Füllung des rechten Herzens. Ein erhöhter plazentarer Widerstand und eine periphere Vasokonstriktion, wie sie bei der fetalen Kreislaufzentralisation bei fetaler Hypoxämie auftreten, verursachen eine Erhöhung der rechtskardialen Nachlast durch einen Widerstandsanstieg in der Aorta descendens. Dadurch steigt der rechtsventrikuläre enddiastolische Druck an und es kann zur Zunahme der Pulsatilität venöser Blutflußkurven bis hin zum Auftreten von herzschlagsynchronen Pulsationen in der V. umbilicalis kommen. Allerdings ist der Frank-Starling-Mechanismus in begrenztem Ausmaß auch am fetalen Herzen wirksam. Mit der Reifung der fetalen kardialen Funktion scheint auch die zunehmende Fähigkeit zur Autoregulation gegeben zu sein. So ist das Herz des Neugeborenen in der Lage, auf eine Zunahme des Afterload mit einer Steigerung der Kontraktilität zu reagieren und dadurch das Schlagvolumen auf verschiedenen Ebenen des Afterload aufrecht zu erhalten (Klautz et al. 1995).

Andererseits kann ein erhöhtes Preload durch Volumenbelastung z.B. bei Hypervolämie und bestimmten Hydropszuständen entstehen und dadurch zu abnormen venösen Flußkurven führen. Im Tierversuch können durch i.v.-Flüssigkeitszufuhr an den Feten Pulsationen in der Umbilikalvene ausgelöst werden, und diese sind mit einem Anstieg des Spitzendruckes in der V. cava inferior verbunden (Reed et al. 1996). Dies bestätigt die Hypothese, daß abnormen Pulsationen venöser Blutflußkurven ein erhöhter zentralvenöser Druck zugrunde liegt.

Die erhöhte Pulsatilität von Flußkurven der V. cava inferior und hepatischer Venen wird durch eine Zunahme des retrograden Blutflusses während der Vorhofkontraktion verursacht (Abb. 2.28). Im Ductus venosus nehmen die Blutflußgeschwindigkeiten während der späten Diastole ebenfalls ab und schließlich kann es auch hier zu einem Sistieren oder sogar zu einer Umkehr der Blutflußrichtung nach rückwärts in Richtung V. umbilicalis kommen (Abb. 2.25 u. 2.26). Herzschlagsynchrone Pulsationen in der V. umbilicalis scheinen die Prognose von Feten mit nicht immunologischem Hydrops oder schwerer intrauteriner Wachstumsretardierung zu verschlechtern. Die Mortalitätsrate lag über 60% wenn solche Pulsationen vorhanden waren, verglichen mit weniger als 20% wenn keine Pulsationen vorhanden waren (Arduini et al. 1993; Gudmundsson et al. 1991; Indik et al. 1991). Diese Ergebnisse leiten über zur Diskussion über die klinische Wertigkeit der Untersuchung des venösen Teils des fetalen Kreislaufsystems.

Klinischer Einsatz bei intrauteriner Wachstumsretardierung

Eine fetale Wachstumsretardierung aufgrund einer Plazentafunktionsstörung geht mit einem Hungerzustand des Kindes einher. Die Hypoxämie löst eine bevorzugte Durchblutung von Gehirn, Myokard und Nebennieren aus. Diese Organe stellen die wichtigsten Zentren zur Adaptation und Reaktion auf Streßsituationen dar und um den Organismus vor substantiellen Langzeitschäden zu schützen wird der Blutstrom, verglichen mit den übrigen Regionen des Körpers, bevorzugt dorthin umverteilt. Das geschieht durch eine Senkung des Widerstands in diesen zentralen Kreislaufbereichen, während der Widerstand in der Peripherie erhöht ist. Diese Kreislaufzentralisation kann als Adaptationsmechanismus angesehen werden und ist in der Lage, die Mangelernährung und Hypoxämie hämodynamisch zu kompensieren und den Zustand des Feten noch über einen gewissen Zeitraum stabil zu halten. Allerdings hat jeder Kompensationsmechanismus ein Limit und es stellt sich die

Frage, welche Parameter das Erreichen dieses Limits anzeigen, idealerweise noch bevor es zu einer Notfallsituation für den Feten kommt.

Eine Querschnittstudie an einem Risikokollektiv von über 100 Feten konnte darüber mehr Aufschluß geben (Hecher et al. 1995). Feten mit einer Kreislaufzentralisation und in deren Verhalten auch bereits andere auffällige Befunde (CTG, biophysikalisches Profil) zu erheben waren, hatten eine gegenüber zentralisierenden Feten mit sonst jedoch normalen biophysikalischen Parametern deutlich erhöhte Pulsatilität venöser Flußkurven. Die Indexwerte zeigten auf der venösen Seite signifikante Unterschiede zwischen beiden Gruppen, während dies auf der arteriellen Seite nicht der Fall war. Daraus läßt sich schließen, daß nach erfolgter Kreislaufzentralisation dieser Kompensationsmechanismus ein Plateau erreicht und auf der arteriellen Seite keine weiteren Veränderungen mehr eintreten, die eine Zunahme der fetalen Belastung und somit Gefährdung erkennen lassen würden. Veränderungen der venösen Blutflußkurven hingegen treten im Zeitraum nach der Ausbildung eines *steady state* der Umverteilung des arteriellen Blutes auf (Abb. 2.29). Damit im Einklang stehende Schlüsse ließen sich auch aus Vergleichen der dopplersonographischen Befunde mit den durch Chordozentese gewonnenen Blutgaswerten ziehen (Hecher et al. 1995). Bei einer mittelgradigen Azidämie zeigten bereits fast alle Feten einen pathologisch niedrigen Pulsatilitätsindex der A. cerebri media, während die Mehrheit der Messungen im Ductus venosus noch innerhalb der Normbereiche lag, allerdings mit einer großen Streubreite. Erst bei stärker ausgeprägten Azidämien lagen einheitlich pathologisch erhöhte Werte für den Pulsatilitätsindex im Ductus venosus vor. Auffällige Entwicklungen der venösen Flußkurvenformen scheinen objektivierbaren Veränderungen im CTG voraus zu gehen, wie erste Longitudinalstudien mit computerisierten CTG-Analysen zeigen (Hecher u. Hackelöer 1997). Daraus ergibt sich die Möglichkeit der Überwachung von prämaturen wachstumsretardierten Feten durch die Dopplersonographie der herznahen Venen.

Es ist wichtig zu betonen, daß nicht einzelne Messungen und Befunde überbewertet werden sollen, sondern aus der Zusammenschau der Befunde und durch Trendanalysen die bestmögliche Einschätzung der fetalen Situation zu erwarten ist. Das Ziel ist, den optimalen Zeitpunkt zur Entbindung dieser Kinder zu finden, d.h. einerseits die Schwangerschaft so weit wie möglich fortlaufen zu lassen, um zu frühe Entbindungen und dadurch induzierte und auf Prämaturität beruhende Risiken zu vermeiden und andererseits nicht zu lange zu warten um Notfallsituationen und schwere Azidämien zu verhindern.

Eine chronische Hypoxämie führte im Tierversuch zu einer Verstärkung des maximalen myokardialen Blutflusses (Reller et al. 1992). Durch diesen Mechanismus ist eine bevorzugte myokardiale Oxygenierung gewährleistet und ein Herzversagen tritt vorerst nicht ein. Dies ist der Zeitraum wo zwar Veränderungen in arteriellen Blutflußkurven zu sehen sind, nicht aber auf der venösen Seite. Fortschreitende Veränderungen des venösen Blutflusses kündigen die Grenze der Kompensationsmechanismen und ein drohendes Herzversagen aufgrund einer myokardialen Hypoxie an. Veränderungen im CTG mit einer signifikanten Abnahme der Herzfrequenzvariation sind je nach Gestationsalter und abhängig vom Vorhandensein oder Nichtvorhandensein einer Präeklampsie innerhalb unterschiedlicher Zeitintervalle zu erwarten. Bei früh eintretender Wachstumsretardierung und ohne begleitende maternale Probleme ist die Kompensationsfähigkeit besser und länger aufrecht zu erhalten als im umgekehrten Fall (Arduini et al. 1993; Hecher u. Hackelöer 1997). Der verminderte Energieverbrauch eines asketisch lebenden früh wachstumsretardierten Kindes erlaubt es, eine Stabilität über längere Zeit zu gewährleisten, während ein an eine vorerst gute Energieversorgung gewöhnter Fetus bei längerdauernden Versorgungsproblemen relativ schnell die Grenzen seiner Belastbarkeit erreicht. Neue Daten epidemiologischer Studien bestärken allerdings die Hypothese, daß trotz der Fähigkeit des Feten, sich einer Unterernährung anzupassen und dadurch zu überleben, dauerhafte Veränderungen in Physiologie und Metabolismus des Körpers zu kardiovaskulären Erkrankungen im Erwachsenenalter führen können (Barker et al. 1993).

Abb. 2.29 a, b. a Flußkurven in fetalen arteriellen (*links*) und venösen (*rechts*) Gefäßen bei ausgeprägter Wachstumsretardierung im frühen 3. Trimenon. Es findet sich eine ausgeprägte Zentralisation mit hohen diastolischen Flußgeschwindigkeiten in der A. cerebri media (*oben*) und diastolischem Nullfluß mit enddiastolischer Flußumkehr in der deszendierenden thorakalen Aorta (*unten*). Demgegenüber zeigt der Ductus venosus (*oben*) zwar bereits erhöhte Pulsatilität, aber noch eindeutig positiven Fluß während der Vorhofkontraktion und die Flußkurven der V. cava inferior (*unten*) sind von normaler Pulsatilität. **b** Graphische Darstellung von Longitudinalstudien fetaler arterieller und venöser Blutflußanalysen bezogen auf die jeweiligen Referenzbereiche (untere Grenze: 5. Perzentile, obere Grenze: 95. Perzentile). Gemessen wurden die Pulsatilitätsindizes (*PI, PIV*) von Flußkurven der in **a** genannten Gefäße. *Links oben* ist die Ratio zwischen A. cerebri media (*ACM*) und A. thoracalis (*AT*) dargestellt. Aus den *oberen Graphiken* ist ersichtlich, daß sich nach der arteriellen Kreislaufumstellung durch eine zerebrale Widerstandssenkung ein Plateau einstellt und keine weiteren Tendenzen zu erkennen sind. Dazu im Gegensatz zeigen sich sowohl im Ductus venosus (*DV*) wie auch in der V. cava inferior (*IVC*) deutliche Trends mit ansteigenden PI-Werten ▶

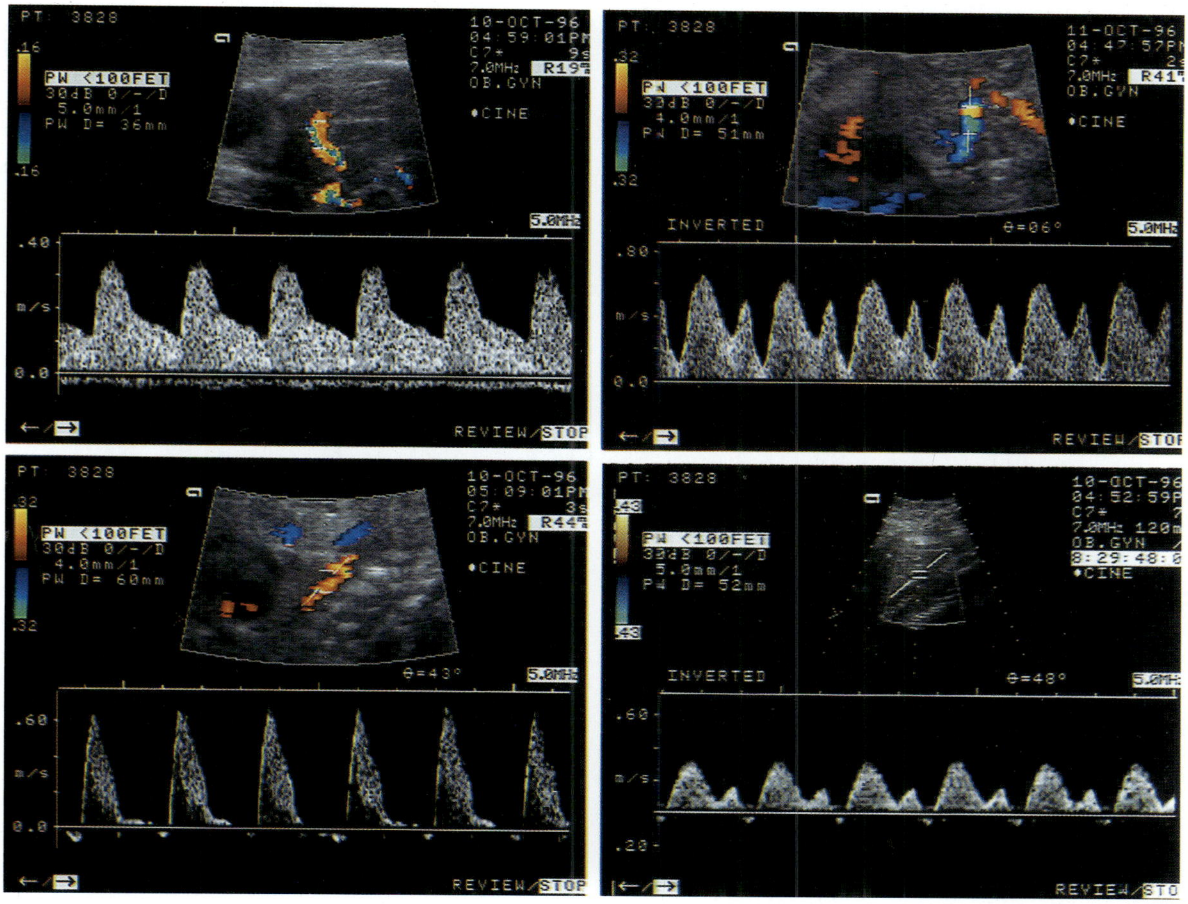

a

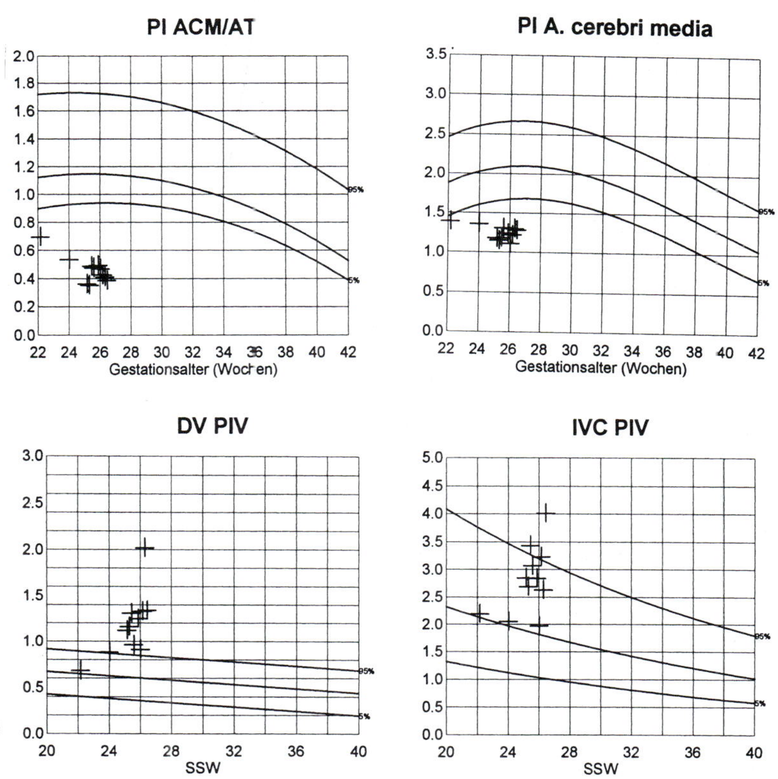
PI ACM/AT
Gestationsalter (Wochen)
PI A. cerebri media
Gestationsalter (Wochen)
DV PIV
SSW
IVC PIV
SSW

b

Hydrops fetalis und Herzerkrankungen

Bei Vorliegen kongenitaler Herzerkrankungen können normale oder abnorme venöse Blutflußkurven gefunden werden. Ob venöse Doppleruntersuchungen einen Rückschluß auf die Prognose erlauben, kann nur durch prospektive Untersuchungen geklärt werden. Normale Dopplerbefunde lassen jedoch nicht in jedem Fall auf eine gute Prognose schließen. Umgekehrt gehen aber abnorme Flußkurven häufig mit der Entwicklung eines Hydrops einher wodurch sich die Prognose deutlich verschlechtert (Silverman 1985). Eine Trikuspidalinsuffizienz muß nicht unbedingt mit abnormen venösen Flußkurven einhergehen. Die Regurgitation von Blut in den rechten Vorhof findet während der Systole statt, der verstärkte Rückfluß von Blut in das venöse Gefäßsystem jedoch während der späten Diastole. Beide Befunde kommen jedoch häufig bei einem kongestiven Herzversagen vor, wie z. B. beim Rezipienten eines Zwillingstransfusionssyndroms (Abb. 2.28), dessen Kreislauf durch eine Hypervolämie stark belastet ist (Hecher et al. 1995). Dadurch kann es dann auch zur Ausbildung eines Hydrops kommen. Einerseits erlauben also Untersuchungen des venösen Blutflusses bei Herzfehlern das Risiko bezüglich der Entwicklung eines Hydrops fetalis abzuschätzen, andererseits können solche Untersuchungen beim Vorliegen eines Hydrops unbekannter Genese wertvolle Information darüber geben, ob ein kardiales Versagen diesem zugrunde liegen könnte.

Fetale Arrhythmien, wie supraventrikuläre Tachykardien oder Bradykardien aufgrund eines AV-Blockes, können ebenfalls zu einem Hydrops führen. Die Zusammenhänge zwischen dem Auftreten einer Trikuspidalinsuffizienz, abnormen venösen Flußkurven und der Entwicklung eines Hydrops wurden bei Feten mit supraventrikulärer Tachykardie untersucht (Gembruch et al. 1993, 1995). Die Trikuspidalinsuffizienz blieb noch unterschiedlich lange nach einer medikamentösen Kardioversion bei supraventrikulärer Tachykardie bestehen, die abnormen venösen Flußmuster hingegen änderten sich schlagartig, sobald die Tachykardie sistierte. Dabei zeigte sich, daß die kritische Herzfrequenz bei 210 Schlägen/min lag. Über diesem Wert kam es zum Auftreten eines nur monophasischen antegraden Flusses während der Systole, gefolgt von einem retrograden Fluß während der Diastole, darunter zeigte sich wieder ein biphasischer (S und D) antegrader Fluß. Eine inadäquate Sauerstoffversorgung des Myokards während der Tachykardie wurde dafür und für die daraus resultierende Kardiomyopathie verantwortlich gemacht.

Ganz anders ist die Situation bei einer fetalen Anämie. Wie gezeigt werden konnte, ist die Pulsatilität venöser Flußkurven nicht erhöht (Hecher et al. 1995). Kongestives Herzversagen ist also nicht der primäre Mechanismus für das Entstehen eines Hydrops, sondern tritt erst im Endstadium einer schweren Anämie auf, wenn kardiale Adaptationsmechanismen nicht mehr ausreichend kompensieren können. Im Tierversuch konnte gezeigt werden, daß beim Hydrops bei schwerer Anämie der Druck im rechten Vorhof unverändert blieb, aber das Schlagvolumen und der koronare Blutfluß zunahmen (Davis et al. 1996). Ein Hydrops tritt in diesem Fall also nicht wegen eines Herzversagens, sondern trotz erfolgreicher kardialer Adaptation auf. Andere Mechanismen, wie z. B. ein erniedrigter kolloidosmotischer Druck, müssen dafür verantwortlich sein.

Schlußfolgerungen

Analysen der Kurven von Blutflußgeschwindigkeiten in den herznahen fetalen Venen geben wichtige Informationen über die myokardiale Funktion. Bei verschiedenen Krankheiten die entweder direkt das Herz-Kreislauf-System betreffen, wie Vitien und bestimmte Hydropsformen, oder sekundär nach einer gewissen Zeit schädigend auf die Myokardfunktion wirken, wie eine chronische, plazentar bedingte Mangelversorgung, können pathologische Flußmuster gesehen werden. Diese zeigen eine kardiale Dekompensation an. Eine Indikation zur Untersuchung des venösen Blutflusses liegt nur bei den angeführten Problemen vor, dann steht jedoch dem Erfahrenen ein wertvolles Werkzeug zur Überwachung der fetalen kardialen Funktion zur Verfügung. Das fetale Monitoring bei schwerer intrauteriner Wachstumsretardierung erfordert kurzfristige Kontrolluntersuchungen und longitudinale Trendanalysen, da individuelle Variationen dynamischer Funktionen, wie es fetale Blutfluß- und Herzfrequenzregulationen sind, keine objektivierbaren Entscheidungsgrundlagen aufgrund einmaliger Meßergebnisse bieten. Ob dadurch das Management und letztendlich das Outcome dieser Schwangerschaften auch im Hinblick auf die neonatale und Langzeitmorbidität dieser Kinder verbessert werden kann, werden prospektiv randomisierte Studien zeigen.

Literatur

Arduini D, Rizzo G, Romanini C (1993) The development of abnormal heart rate patterns after absent end-diastolic velocity in umbilical artery: analysis of risk factors. Am J Obstet Gynecol 168:43–50

Barker DJP, Gluckman PD, Godfrey KM, Harding JE, Owens JA, Robinson JS (1993) Fetal nutrition and cardiovascular disease in adult life. Lancet 341:938–941

Davis LE, Hohimer AR, Giraud GD, Reller MD, Morton MJ (1996) Right ventricular function in chronically anemic fetal lambs. Am J Obstet Gynecol 174:1289–1294

DeVore GR, Horenstein J (1993) Ductus venosus index: a method for evaluating right ventricular preload in the second-trimester fetus. Ultrasound Obstet Gynecol 3:338–342

Edelstone DI, Rudolph AM (1979) Preferential streaming of Ductus venosus blood to the brain and heart in fetal lambs. Am J Physiol 237:724–729

Gembruch U, Redel DA, Bald R, Hansmann M (1993) Longitudinal study in 18 cases of fetal supraventricular tachycardia: Doppler echocardiographic findings and pathophysiologic implications. Am Heart J 125:1290–1301

Gembruch U, Krapp M, Baumann P (1995) Changes of venous blood flow velocity waveforms in fetuses with supraventricular tachycardia. Ultrasound Obstet Gynecol 5:394–399

Gudmundsson S, Huhta JC, Wood DC, Tulzer G, Cohen AW, Weiner S (1991) Venous Doppler ultrasonography in the fetus with nonimmune hydrops. Am J Obstet Gynecol 164:33–37

Hecher K, Campbell S, Snijders R, Nicolaides K (1994) Reference ranges for fetal venous and atrioventricular blood flow parameters. Ultrasound Obstet Gynecol 4:381–390

Hecher K, Campbell S, Doyle P, Harrington K, Nicolaides K (1995) Assessment of fetal compromise by Doppler ultrasound investigation of the fetal circulation. Arterial, intracardiac, and venous blood flow velocity studies. Circulation 91:129–138

Hecher K, Snijders R, Campbell S, Nicolaides K (1995) Fetal venous, intracardiac, and arterial blood flow measurements in intrauterine growth retardation: relationship with fetal blood gases. Am J Obstet Gynecol 173:10–15

Hecher K, Ville Y, Snijders R, Nicolaides K (1995) Doppler studies of the fetal circulation in twin-twin transfusion syndrome. Ultrasound Obstet Gynecol 5:318–324

Hecher K, Snijders R, Campbell S, Nicolaides K (1995) Fetal venous, arterial, and intracardiac blood flows in red blood cell isoimmunization. Obstet Gynecol 85:122–128

Hecher K, Hackelöer BJ (1997) Cardiotocogram compared to Doppler investigation of the fetal circulation in the premature growth retarded fetus: longitudinal observations. Ultrasound Obstet Gynecol 9:152–161

Indik JH, Chen V, Reed KL (1991) Association of umbilical venous with inferior V. cava blood flow velocities. Obstet Gynecol 77:551–557

Kiserud T, Hellevik LR, Eik-Nes SH, Angelsen BAJ, Blaas HG (1994) Estimation of the pressure gradient across the fetal Ductus venosus based on Doppler velocimetry. Ultrasound Med Biol 20:225–232

Kiserud T, Stratford L, Hanson M (1997) Umbilical flow distribution to the liver and the Ductus venosus: An in vitro investigation of the fluid dynamic mechanisms in the fetal sheep. Am J Obstet Gynecol 177:86–90

Klautz RJM, Teitel DF, Steendijk P, van Bel F, Baan J (1995) Interaction between afterload and contractility in the newborn heart: evidence of homeometric autoregulation in the intact circulation. J Am Coll Cardiol 25:1428–1435

Reed KL, Chaffin DG, Anderson CF (1996) Umbilical venous Doppler velocity pulsations and inferior V. cava pressure elevations in fetal lambs. Obstet Gynecol 87:617–620

Reller MD, Morton MJ, Giraud GD, Wu DE, Thornburg KL (1992) Maximal myocardial blood flow is enhanced by chronic hypoxemia in late gestation fetal sheep. Am J Physiol 263:1327–1329

Reuss M L, Rudolph AM, Dae MW (1983) Phasic blood flow patterns in the superior and inferior venae cavae and umbilical vein of fetal sheep. Am J Obstet Gynecol 145:70–78

Schmidt KG, Silverman NH, Rudolph AM (1996) Assessment of flow events at the Ductus venosus-inferior V. cava junction and at the foramen ovale in fetal sheep by use of multimodal ultrasound. Circulation 93:826–833

Silverman NH, Kleinman CS, Rudolph AM, Copel JA, Weinstein EM, Enderlein MA, Golbus M (1985) Fetal atrioventricular valve insufficiency associated with nonimmune hydrops: a two-dimensional echocardiographic and pulsed Doppler ultrasound study. Circulation 72:825–832

Dopplersonographie bei der Diagnostik von fetalen Fehlbildungen

R. Chaoui

Einleitung

Die Einführung der Farbdopplersonographie in die pränatale Diagnostik hat sich Mitte bis Ende der 80er Jahre auf das Gebiet der fetalen Echokardiographie konzentriert (s. Kap. 3.4). Mit der Verbesserung der Geräteempfindlichkeit wurde zunehmend mehr die Dopplersonographie der fetalen und uteroplazentare Einheit unter Hinzuziehung der Farbdopplertechnik untersucht. Dabei konnten manche Gefäße, wie die A. cerebri media leichter dargestellt, Messungen an Gefäßen wie die Aa. uterinae zuverlässiger und reproduzierbar gefunden und manche andere Gefäße wie die A. umbilicalis und Aorta mit einem günstigen Winkel eingestellt werden. Der Beitrag der (Farb-) Dopplersonographie im Rahmen des pränatalen Fehlbildungsscreenings war lange Zeit umstritten. Erste Berichte über die Bedeutung bei der Entdeckung einer Aneurysma der V. galeni stammen zwar von Mitte der 80er Jahre, aber es blieben kasuistische Beiträge. Erst mit der routinemäßigen Anwendung von Dopplergeräten, v.a. mit der Farbdoppleroption, konnte seit Anfang der 90er Jahre eine Zunahme der Berichte beobachtet werden.

Beim Einsatz der Dopplersonographie bei fetalen Fehlbildungen sollte man gleich zwischen dem Einsatz der Farbdopplersonographie in der Entdeckung einer Anomalie und der Dopplersonographie der peripheren Gefäße (A. umbilicalis, A. cerebri media etc.) bei bekannter Anomalie unterscheiden. In dem kleinen Kapitel sollen v.a. allgemein bekannte Ergebnisse dargestellt werden.

Die Dopplersonographie der peripheren Gefäße bei fetalen Fehlbildungen ist erstaunlicherweise relativ selten untersucht worden. Bei Fehlbildungen findet man häufiger als sonst pathologische Dopplerindizes in der Umbilikalarterie. Diese korrelieren nach Trudinger (1993) v.a. mit einem niedrigen Geburtsgewicht aber nicht mit dem „fetal outcome". So berichtet der Autor bei Feten mit einer major-fetalen Fehlbildung über einen niedrigen Geburtsgewicht in 28% der Fälle mit normalen Dopplerindizes, gegenüber 62% ($p < 0{,}001$) bei pathologischen Dopplerwerten. In diesem Sinne soll festgehalten werden, daß keine Korrelation zwischen Schweregrad der Anomalie bzw. ihrer Prognose und den Dopplerwerten besteht. Fehlbildungen, die z.B. letal enden, wie eine bilaterale Nierenagenesie (Potter-Syndrom), kombinierte ventrale und dorsale Spaltbildungen, ein thanatophorer Zwergwuchs usw. weisen in den meisten Fällen unauffällige Dopplerwerte auf. Dagegen können in diesen Gefäßen die Dopplerwerte in den Fällen pathologisch sein, in denen die fetoplazentare Perfusion gestört ist, wie z.B. bei einer plazentaren Entwicklungsstörung. Beispiele dafür sind assoziierte Chromosomenstörungen (v.a. bei Triploidie, Trisomie 18,13 und manchmal Down-Syndrom) (Trudinger 1993). Andererseits können bei einer schweren Beeinträchtigung der kardialen Hämodynamik, die mit einer Verminderung der Pumpleistung des Herzens einhergeht, pathologische „Indizes gefunden werden. Vor allem sind es die Feten mit einem Herzfehler, der durch einen nicht-immunologischen Hydrops fetalis (NIHF) kompliziert wird.

Unabhängig von diesen Situationen kann aber der korrekte Einsatz der Farb- und Spektraldopplertechnik bei *gezielter* Fragestellung zu einer Bereicherung der Diagnose führen. Daher kann im folgenden der Stellenwert der Methode nur anhand von einigen Krankheitsbildern erläutert werden.

Einer der wichtigen Haupteinsätze der Dopplersonographie besteht in der *Differentialdiagnose der Oligo- bzw. Anhydramnie.* Hier sind v.a. die Sichtsverhältnisse für eine optimale B-Bild-Analyse eingeschränkt und in Frage kommen meistens 4 Gruppen: der vorzeitige Blasensprung, die intrauterine Wachstumsretardierung, die bilaterale Agenesie (Potter-Syndrom) bzw. multizystische Degeneration der Nieren und eine Gruppe von nicht spezifischen anderen Fehlbildungen. Die Dopplersonographie ermöglicht eine gute Abgrenzung, denn während beim Potter-Syndrom und beim Blasensprung die Widerstandsindizes in der A. umbilicalis im Normbereich liegen, sind sie bei der Wachstumsretardierung pathologisch. Ferner hilft der Einsatz der Farbdopplertechnik in der Darstellung der Nierenarterien, so daß trotz schlechte Sicht in B-Bild eine Agenesie der Nieren ausgeschlossen oder bestätigt werden kann.

Die Dopplersonographie der Umbilikalarterie kann bei den *Chromosomenanomalien* pathologisch sein, denn in solchen Fällen liegt häufig eine gestörte Gefäßentwicklung in den Plazentazotten. So finden Trudinger u. Cook (1985) in 72% der Fälle mit einer Aneuploidie pathologische Dopplerwerte. Aus unseren Erfahrungen finden wir, daß im 2. Trimenon diese Werte oft im Normbereich liegen, daß aber in den letzten Wochen der Schwangerschaft eine Verschlechterung zu verzeichnen ist, die sogar als Zeroflow in der A. umbilicalis imponieren kann. Hier sollte daher als Faustregel gelten, daß ein Zeroflow in der A. umbilicalis, wenn nicht mit den typischen Zeichen einer Trophoblastenkrankheit assoziiert, wie z. B. pathologische Werte in den Aa. uterinae, schwere IUGR und Oligohydramnie, den dringenden Verdacht auf eine Chromosomenanomalie darstellt. Genauso ist es in den Fällen mit der Kombination IUGR und Polyhydramnie.

Die Dopplersonographie des Herzens und der peripheren Gefäßen ist auch demzufolge in der *Differentialdiagnose des NIHF* von Bedeutung. Denn beim Nachweis von AV-Klappeninsuffizienzen und retrograde Wellen in den venösen Gefäßen kann die kardiale Komponente erfaßt werden und mögliche pathogenetische Mechanismen verstanden werden (Abb. 2.30). Bei ausgeprägten Formen von NIHF kann (auch bei normaler kardialer Funktion) durch den Hydrops der Plazenta bedingt, eine Verschlechterung der Widerstandsindizes in der Plazenta beobachtet werden bis hin zum ARED-Flow, die einem pathologischen CTG und dem Fruchttod vorausgeht.

Neben diesen Hauptgruppen von Indikationen in denen die Dopplersonographie eine wichtige Hilfe in der Differentialdiagnostik sowie in der Einschätzung der fetalen Gefährdung bietet, kann die Methode bei den *einzelnen fetalen Fehlbildungen* ebenfalls zu einer verbesserten diagnostischen Sicherheit bzw. zu einer „Funktionseinschätzung" des betroffenen Organs verhelfen. Es muß an dieser Stelle betont werden, daß solche Fälle eher im Zusammenhang mit Forschungsarbeiten bearbeitet werden und weniger für den Routineeinsatz oder den Einzelfall geeignet sind.

So fanden Vogt et al. (1995) beispielsweise, daß die Dopplersonographie der A. cerebri media bei Feten mit einem *Hydrocephalus* in der Entdeckung einer Zunahme des intrakraniellen Druckes behilflich ist. Bei Feten mit einer *multizystischen Nierendegeneration* findet man erhöhte Indizes in der A. renalis und bei *Hydronephrose* korreliert der Schweregrad der Stauung mit einer Zunahme des Pulsatilitätsindex (PI).

Der Stellenwert der Farbdopplerdiagnostik in der Entdeckung und Präzisierung von Fehlbildungen wurde bis auf die kasuistischen Beiträge wenig wissenschaftlich untersucht. In der Abteilung „Pränatale Diagnostik und Therapie der Frauenklinik der Charité" haben wir unsere Daten von 3,5 Jahren analysiert. Dabei fanden wir unter den 10 024 untersuchten Schwangeren in 1708 Fällen fetale Erkrankungen bzw. Normabweichung (exklusive Herz). Den Stellenwert der Farbdopplersonographie wurde dabei je nach Organsystem untersucht, ob die Farbe die Diagnose erleichtert hat oder sie ausschlaggebend beeinflußt hat.

Plazenta und Nabelschnur

Besonders wichtig erscheint uns die Hilfe der Farbdopplersonographie bei Auffälligkeiten der Nabelschnur (Abb. 2.31). So kann durch Darstellung der beiden Aa. umbilicales lateral der fetalen Harnblase diese mit Sicherheit von anderen zystischen Strukturen im fetalen Abdomen abgegrenzt werden. In dieser Einstellung sind bereits ab der 13. Schwangerschaftswoche (SSW) gleichzeitig Aussagen zur Anzahl der Nabelschnurgefäße und ggf. zur Seitenlokalisation bei Agenesie einer Umbilikalarterie möglich. Denn die singuläre Umbilikalarterie ist nicht nur ein Hinweiszeichen für chromosomale Aberrationen, sondern ist nicht selten mit anderen Anomalien vergesellschaftet. Bei den Nabelschnurauffälligkeiten half die Farbdarstellung sogar in 77% ($n=76/99$), bei den Plazentaanomalien in 19% ($n=7/37$) weiter. Bei den Plazentaauffälligkeiten sind es nicht unklare Fälle von Placenta praevia, sondern die Diagnostik der Vasa praevia, der Insertio velamentosa, des Chorangioms und bei unklaren Septen (Amnionstrang sive Uterusseptum), die in Frage kommen.

Nieren

Die Nieren sind wie bereits oben beschrieben einer der wichtigsten Einsatzgebiete der Farbdopplersonographie. Bei einer Ultraschalluntersuchung stellen wir regelmäßig den Abgang der Nierenarterien aus der Aorta dar (Abb. 2.32). So wurden in unserer Studie 12% ($n=36/304$) der Nierenfehlbildungen vor Hinzuschalten der Farbdopplersonographie nicht diagnostiziert. Die Diagnose von z. B. Becken-, Doppel- und Hufeisennieren sowie einer einseitigen Nierenagenesie gelang erst durch das Aufsuchen der Aa. renales mittels Farbdopplersonographie.

Kopf

10% ($n=24/249$) der von uns gesehenen ZNS-Auffälligkeiten konnten ebenfalls im B-Bild allein nur unzureichend beschrieben werden. Bei vermeintlich zysti-

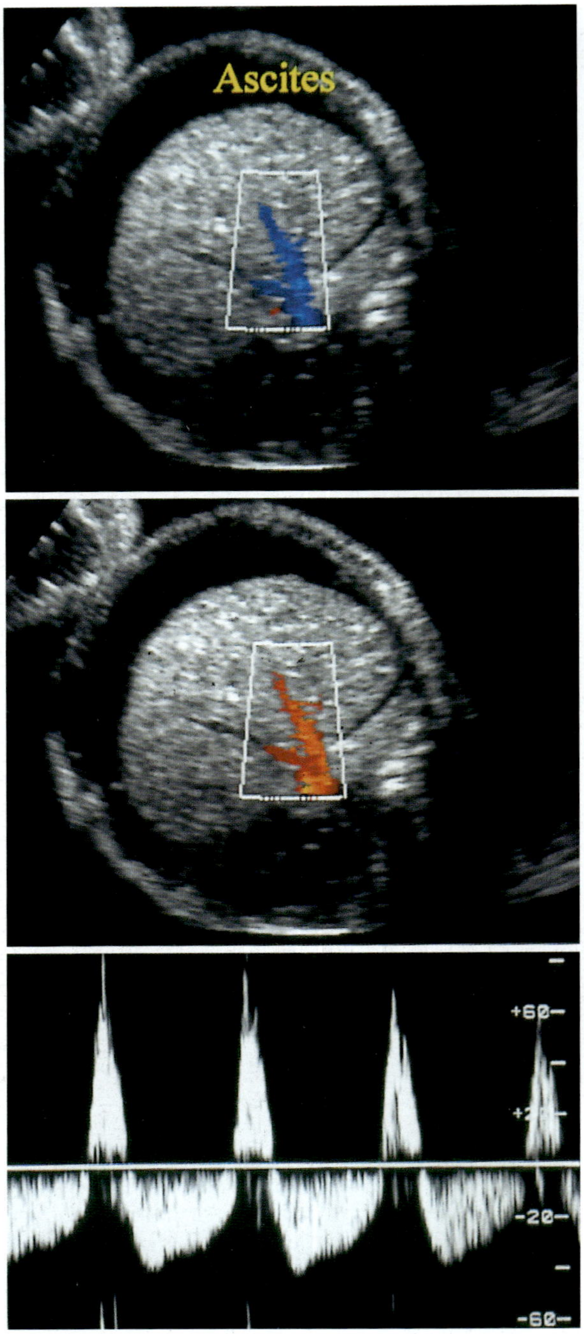

Abb. 2.30 a–c. Bei diesem Feten mit Hydrops fetalis findet man beim Farbdoppler der Lebervenen einen Pendelfluß. Denn in (**a**) fließt das Blut zum Herzen hin (*blau*) und in (**b**) vom Herzen zurück in die Leber (*rot*). Im Spektraldoppler (**c**) läßt sich auch der Pendelfluß darstellen. Eine kardiale Beteiligung des Hydrops mit Herzinsuffizienz liegt hier vor

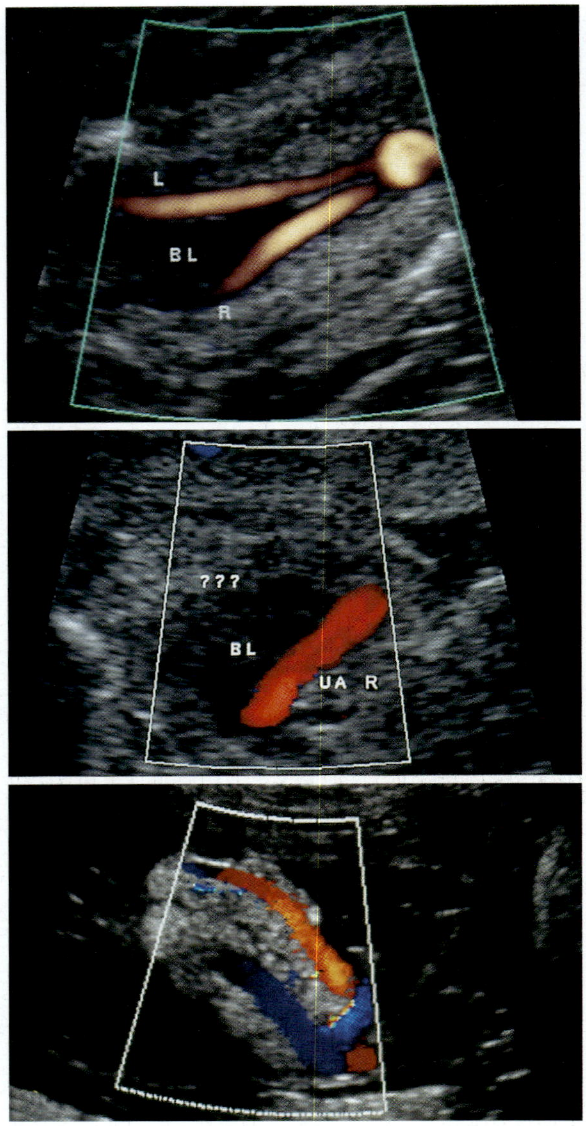

Abb. 2.31 a–c. a Powerdopplerdarstellung der Harnblase (*BL*) mit beiden Umbilikalarterien links (*L*) und rechts (*R*) davon. Bei diesem Feten (**b**) fehlt die linke Umbilikalarterie und die rechte (*UA R*) ist angelegt. Beim Feten in **c** liegt ein Hämangiom der Nabelschnur vor und die Umbilikalarterien und -vene verlaufen durch den Tumor

schen Malformationen im Bereich des fetalen Gehirns lieferte die Anwendung der Farbdopplersonographie durch Darstellung von Blutflüssen in den echoleeren Arealen wichtige differentialdiagnostische Hinweiszeichen. Nur so gelang die Unterscheidung von z. B. fetaler Porenzephalie und einem Aneurysma der V. galeni (Abb. 2.33 b). Ein wichtiger diagnostischer Schritt bei der Diagnostik der Agenesie des Corpus callosums scheint nicht nur die indirekte dezente Zeichen, wie die Kranialisierung des 3. Ventrikels und Lateralisierung der 2. Ventrikels, sondern auch der abnorme Verlauf der A. pericallosa, so daß die sagittale Einstellung zusätzliche Informationen über die Pathogenese von hydrozephalen Entwicklungen liefert. Ferner kann der Befund bei kleinen Enzephalozelen mittels

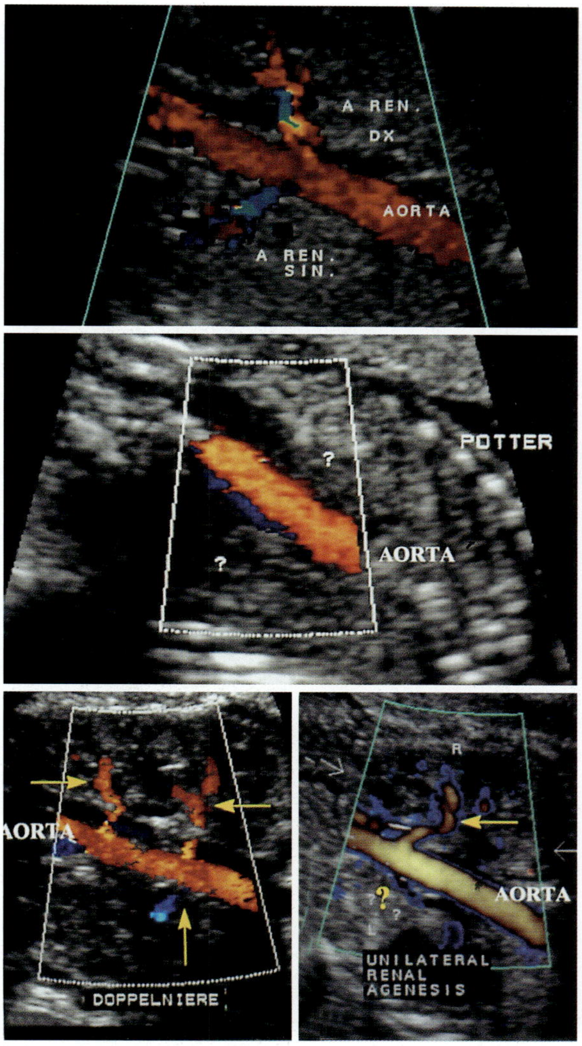

a b c,d

Abb. 2.32a–d. Beim unauffälligen Feten in **a** sieht man im Koronalschnitt die Aorta descendens mit dem Abgang beider Nierenarterien. Beim Feten in **b** fiel die Oligohydramnie auf und mit dem Doppler stellt man durch das Fehlen der Nierenarterien die Diagnose „Nierenagenesie" (Potter-Syndrom). Beim Feten in **c** erschein die Niere vergrößert, denn es handelt sich um eine Doppelniere mit Versorgung durch 2 Gefäße. Beim Feten in **d** fällt das Fehlen einer Nierenarterie auf bei unilateraler Nierenagenesie

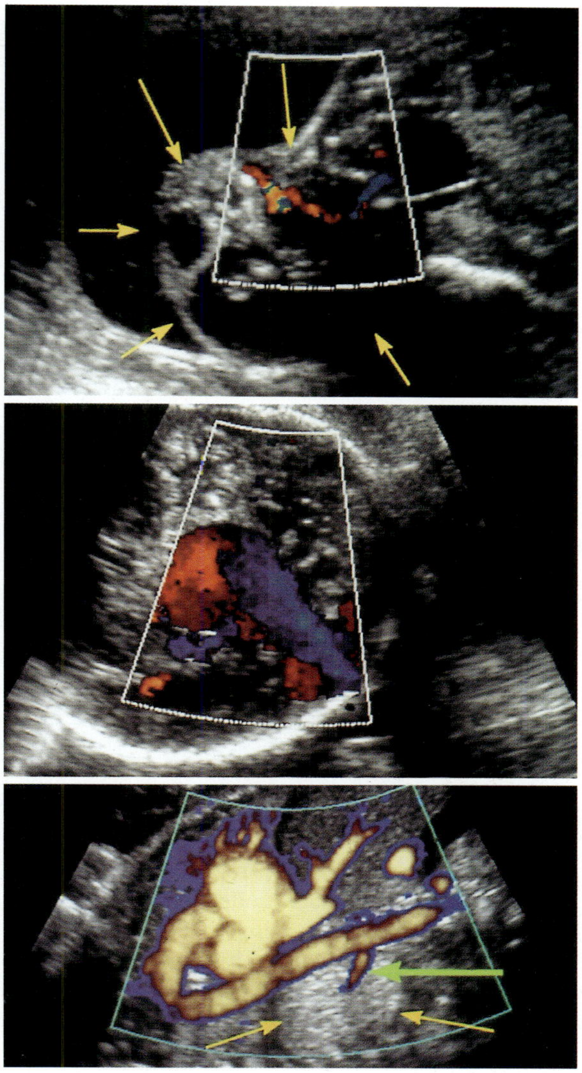

a b c

Abb. 2.33a–c. a Hier liegt ein Steißbeinteratom vor (*Pfeile*) und im Farbdoppler ist die Versorgung darstellbar. **b** Als „Hydrozephalus" aufgefallen, findet man bei diesem Feten mittels Farb-Doppler, daß die echoarme Struktur ein Aneurysma der V. galeni darstellt. **c** Bei der echogenen Lungenstruktur (*Pfeile*) handelt es sich um eine Lungensequestration. Dabei wird die direkte Versorgung aus der Aorta dargestellt (*grüner Pfeil*)

Farbe bestätigt werden. Auf die Dopplersonographie der A. cerebri media bei Hydrozephalie sind wir bereits eingegangen.

Thorax

Die Farbdopplersonographie hilft weiterhin enorm in der Differenzierung von unklaren Befunden im Thoraxraum. Unklare Zyste, eine echogene Lunge oder die Herzverschiebung sind oft im B-Bild wichtige Hinweiszeichen, die eine Differentialdiagnostik bedürfen. Hierbei hilft die Farbe in einigen Fällen entscheidend. So waren in unserer Studie immerhin 15% Fälle (9/58) mit Thoraxanomalien, die von der Farbdopplerdiagnostik profitierten. Vor allem ist die Diagnose eines bronchopulmonalen Sequesters durch die Darstellung der systemischen Gefäßversorgung erhärtet und somit von einer kleinzystischen adenomatoiden Malformation der Lunge abgrenzbar (Abb. 2.33c). Die Abklärung intrathorakaler Strukturen bei der kongenitalen Zwerchfelldefekten gelang ebenfalls zuverlässig nur anhand der Gefäßverläufe. So kann die Darstellung von Leber- bzw. Milzgefäßen im Thoraxraum zur Hilfe in der Feststellung der prolabierten Organe verwendet werden.

Fetales Abdomen

Bei der Differentialdiagnose der zystischen Strukturen im Abdomen gelang in 13% ($n=22/173$) die Diagnose ebenfalls erst mittels Farbdopplersonographie. Beispiele hierfür sind die Persistenz der rechten Umbilikalvene, eine Fehlbildung in der die Umbilikalvene rechts der Gallenblase verläuft. Dies kommt zwar isoliert vor, kann aber auch Teil von komplexen Fehlbildungen sein. Die Ektasie der Umbilikalvene wird oft mit einer Ovarialzyste verwechselt und kann mit dem Doppler einfach differenziert werden. Die Differenzierung zwischen Omphalozele und Gastroschisis und die Identifikation der prolabierten Organe ist v.a. in der Frühschwangerschaft vereinfacht.

Fetale Tumoren

Auch bei der Differenzierung fetaler Tumore, die bereits im B-Bild diagnostiziert werden, kann die Farbdopplersonographie ihren Beitrag leisten (Abb. 2.33). Die Darstellung der Vaskularisation des Steißbeinteratoms z.B., charakterisiert durch hohe Blutflüsse bei niedrigen Gefäßwiderständen, hilft zum einen, den intraabdominellen Anteil dieses Tumors abzugrenzen, zum anderen, Diffentialdiagnosen wie die Myelomeningozele auszuschließen (Abb. 2.33a). Ferner fanden wir Lymphangiome oder Hämangiome am Hals und am Kopf, die mittels Farbdoppler einfacher differenziert werden konnten. Bei Entdeckung eines fetalen Tumors kann seine Perfusion erfaßt, sowie die kardiale Situation analysiert werden (av-Fistel und Herzinsuffizienz). Ferner kann beim Nachweis von unklaren runden echoarmen Strukturen (Gefäß oder Zyste?) die Farbdopplersonographie in der Differenzierung behilflich sein. Beispiele dafür sind, wie bereits erwähnt, die Abgrenzungen eines „Hydrozephalus" von einem Aneurysma der V. galeni oder einer Urachuszyste von einer Ektasie der Umbilikalvene oder einer Plazentazyste von einer -vakuole etc.

Bewegungen von Fruchtwasser

Die Farbdopplersonographie ist aber nicht nur in der Lage Blutflüsse darzustellen, sondern auch Fruchtwasserbewegungen im respiratorischen und gastrointestinalen System, also auch sehr langsame Flüsse zu visualisieren. Hierdurch gelang in unserem Patientengut die Darstellung abnormaler oronasopharyngealer Flüsse bei Lippen-Kiefer-Gaumen-Spalten oder der sog. Widerstandsperistaltik bei Duodenalatresien.

Schlußfolgerungen

Zusammenfassend kann gesagt werden, daß der Einsatz der Farb- und Spektraldopplersonographie bei vorliegen von fetalen Fehlbildungen v.a. im Bereich der Differentialdiagnostik liegt: die wichtigsten Krankheitsbilder sind hier das Oligohydramnion, der immunologische und nichtimmunologische Hydrops fetalis. Der Einsatz des Dopplers in der Zustandsdiagnostik des Feten mit (Verdacht auf) Fehlbildung weist seltener als man erhofft hat, pathologische Befunde auf. Zu erwarten sind v.a. pathologische Dopplerwerte bei Feten mit einer Chromosomenstörung, mit einem ausgeprägten Hydrops, bei Störung der kardialen Funktion und bei unterschiedlichen Fehlbildungen im präfinalen Stadium vor dem Fruchttod. Bei einzelnen Organauffälligkeiten und unklaren Befunden hilft aber der Einsatz dieser Technik in der Differentialdiagnostik und der Sicherung der Diagnose. Während im B-Bild die Struktur analysiert

Tabelle 2.14. Organe und die Bedeutung des Einsatzes der Dopplersonographie zur Diagnsotik und Differentialdiagnostik

Organsytem	Einsatz der Farbdopplersonographie
Nabelschnur, Plazenta	Singuläre Umbilikalarterie, Hypoplasie der Umbilikalarterie, Nabelvenenanomalien, Nabelschnur- und Plazentatumor, Vasa praevia, Placenta praevia
Niere	Hufeisen-, Becken-, Doppelniere, unilaterale Nierenagenesie, bilaterale Nierenagenesie, Ureterozele
ZNS	Agenesie des Corpus callosum, Aneurysma der V. galeni Enzephalozele
Abdomen	Differentialdiagnose: Zyste im Abdomen, inklusive Umbilikalvenenektasie, Persistenz der rechten Umbilikalvene, Heterotaxiesyndrom, Tumore, Teratome, Duodenalatresie
Thorax	Zwerchfelldefekt, Lungensequester, unklare Raumforderungen
Gesicht	Lippen-Kiefer-Gaumen-Spalte, Atemflüsse

werden kann, vermag die Farbdopplersonographie eine Information über die Hämodynamik zu geben. Somit ist sie auf keinen Fall eine alternative zur B-Bild-Untersuchung eines Feten sondern eine Ergänzung, nämlich eine wichtige und heutzutage kaum wegzudenkende diagnostische Hilfe (Tabelle 2.14).

Literatur

Trudinger BJ (1993) Doppler-Ultrasound studies and fetal abnormality. In: Drife JO, Donnai D (eds) Antenatal diagnosis of fetal abnormalities. Springer, Berlin Heidelberg New York, pp 113–125

Trudinger BJ, CookCM (1985) Umbilical and uterine artery flow velocity waveforms in pregnancy associated with major fetal abnormality. Br J Obstet Gynecol 92:666–670

Voigt HJ, Deeg KH, Rupprecht T (1995) Zerebrale Dopplersonographie bei fetalem Hydrocephalus. Z Geburtshilfe Neonat 199:23–28

Intrapartale Dopplersonographie

J. Gnirs und K. T. M. Schneider

Einleitung

Das CTG weist sub partu, ähnlich wie in der antepartalen Situation (s. Kap. 2.12), eine hohe Rate falsch-positiver Befunde (40–50%) auf (Gnirs u. Schneider 1996; Schneider 1994). Deshalb empfiehlt die Standardkommission der Deutschen Gesellschaft für Perinatale Medizin bei unklaren bzw. pathologischen FHF-Mustern die invasive Abklärung mittels fetaler Skalpblutanalysen (FSBA) (Rütgers 1989).

Da die FSBA nur eingesetzt werden kann, wenn der direkte Zugang zum Feten gewährleistet ist, war die Anwendung der Dopplersonographie zur Abklärung pathologischer CTG-Muster naheliegend (Brar et al. 1989; Feinkind et al. 1989; Jörn et al. 1993). Eigenen Untersuchungen zufolge ist die Durchführung einer fetalen Skalpblutanalyse in ca. 20% der Fälle wegen eines noch verschlossenen Muttermundes, pathologischen CTG-Mustern beim zweiten Zwilling oder bei Frühgeburten nicht durchführbar (Dumler et al. 1993).

Die Dopplersonographie ist das einzige antepartale Überwachungsverfahren, dessen Anwendung bei Hochrisikoschwangerschaften zu einer signifikanten Reduzierung intrauteriner Todesfälle und hypoxisch-ischämischer Enzephalopathien beigetragen hat (Neilson 1993). Im Rahmen von Cordozentesen wurde bei unauffälligen Dopplerbefunden kein Fall mit einer fetalen Hypoxämie bzw. Azidose beobachtet (Pardi et al. 1993). Dagegen sind hochpathologische Flußmuster wie ein „Zero-Flow" oder „Reverse-Flow" mit einer hohen Rate fetaler Azidosen (48–100%) vergesellschaftet und diesbezüglich nur in 1% falsch-positiv (Karsdorp et al. 1994; Nicolaides et al. 1988; Schneider 1994).

Die intrapartale Anwendung der Dopplersonographie schien möglich, weil in verschiedenen Untersuchungen gezeigt werden konnte, daß sich das Blutströmungsverhalten unter der Geburt durch Wehen zwar signifikant verändert, in wehenfreien Intervallen dagegen den Verhältnissen in der antepartalen Situation entspricht (Fendel et al. 1987; Stuart et al. 1981). Sofern die Messungen nicht während einer Wehe erfolgen, können damit die gleichen Beurteilungskriterien genutzt werden wie vor der Geburt. Da der Gefäßwiderstand im fetoplazentaren Kompartment mit dem Gestationsalter abnimmt, muß dieses auch sub partu bei der Bewertung der Dopplerbefunde berücksichtigt werden.

Aus Praktikabilitätsgründen erfolgten intrapartale Dopplermessungen bisher vorzugsweise in der A. umbilicalis (gepulste Duplexscanner oder Continuous-wave-Dopplergeräte), da dieses Gefäß leicht aufzufinden ist und die Befunde gut reproduzierbar sind. So ist die Inter- und Intraobservervariabilität mit 5–10% wesentlich geringer als beim CTG (im Mittel 54%), sofern man sich auf die Bestimmung von Indizes (A/B-Ratio, RI, PI) beschränkt (Gnirs 1995; Gnirs u. Schneider 1996; Schneider u. Loos 1989).

Nach Angabe einzelner Arbeitsgruppen waren der positive oder negative Vorhersagewert intrapartaler Doppleruntersuchungen in Kollektiven mit pathologischem Geburts-CTG bezüglich der Vorhersage einer Geburtsasphyxie/Azidose extrem hoch (90–100%!). Allerdings wurden die Dopplerbefunde meist mit relativ unspezifischen Zustandsparametern wie Mekoniumabgang, operativer Entbindung wegen *vermuteter Asphyxie* bzw. dem Apgar-Score, seltener mit dem Nabelschnur-pH (<7,20), abgeglichen. Gerade letzterer kann jedoch stark vom Geburtsmanagement beeinflußt werden. In eigenen Studien wurden dagegen die intrapartalen Befunde der Dopplersonographie direkt mit dem Säure-Basen-Status des Kindes unter der Geburt (FSBA) sowie unmittelbar post partum verglichen (Schneider u. Gnirs).

Pathophysiologische Grundlagen

Die Stimulation der Chemorezeptoren des fetalen Aortenbogens führt im Tierexperiment bei arterieller Hypoxämie des Feten, also schon präazidotisch, zu reflektorischen späten Dezelerationen und zu einer grundlegenden Umverteilung des kardialen Auswurfvolumens (Aldrich et al. 1995; Manning u. Harman 1990). Die ersten dopplersonographisch nachweisbaren Kreislaufanpassungen werden noch wesentlich früher erkennbar und nehmen je nach Schwere der Versorgungsstörung pathognomonische Muster an (Arduini et al. 1992; Gnirs 1995; Schneider 1993). Der Fetus „zentralisiert", vergleichbar den Verhältnissen bei Erwachsenen im Schock, d.h. der Blutfluß zu Gehirn, Herz, Nebennieren und Plazenta nimmt zu, während dieser zu den anderen Organen und Körperpartien abnimmt. Erst wenn sich im weiteren Verlauf eine Azidose entwickelt, kommt es zum Verschwinden der FHF-Akzelerationen (nicht reaktives CTG) (Porto 1987).

Diagnostischer Wert dopplersonographischer Befunde sub partu

Im Rahmen einer prospektiven Studie erfolgten bei 54 Schwangeren mit pathologischem intrapartalen CTG (Hewlett Packard HP 8040 A/HP M1350 A) dopplersonographische Messungen in der A. umbilicalis (Continuous-wave-Doppler: Kranzbühler logidop 2 oder gepulstes Dopplersystem: Toshiba SSA-250 A; Abb. 2.34). In allen Fällen (Meyer-Menk-Score <7) wurde jeweils gleichzeitig eine fetale Skalpblutanalyse zur weiteren Abklärung durchgeführt, wobei bei anhaltend pathologischem CTG die FSBA teilweise mehrfach wiederholt wurde (insgesamt 75 Einzelmessungen). Die Beurteilung der einzelnen Untersuchungsbefunde wurde nach den Kriterien in Tabelle 2.15 vorgenommen.

39% der Geburten wurden wegen drohender kindlicher Asphyxie operativ beendet. Aufgrund intrauteriner Reanimationsmaßnahmen oder einer Polysystolie wurde bei 59% der Gebärenden eine Bolustokolyse bzw. eine „Basistokolyse" appliziert. Das Gestationsalter lag im Median bei 40 SSW (maximal 42 SSW, minimal 36 SSW), die Geburtsgewichte variierten zwischen 2250 und 4450 (Median 3300) g. Da pathologische Geburtsverläufe für die Untersuchungen ausgewählt wurden, fanden sich im Untersuchungskollektiv in 20% Geburtsazidosen und in 28% kindliche Adaptationsstörungen (Apgar <7); 11% der Neugeborenen wurden auf die Neugeborenenintensivstation verlegt. Das Zeitintervall zwischen Untersuchung und Entbindung lag im Median bei 60 min.

Treffsicherheit der Überwachungsmethoden (CTG, FSBA, Dopplersonographie)

Die Kardiotokographie erfaßte die meisten Fälle, bei denen eine operative Entbindung wegen einer akuten fetalen Zustandsverschlechterung erfolgte, sowie solche mit einer Geburtsazidose (Nabelschnur-pH <7,20) bzw. einem erniedrigten Apgar-Wert (<7). Bei

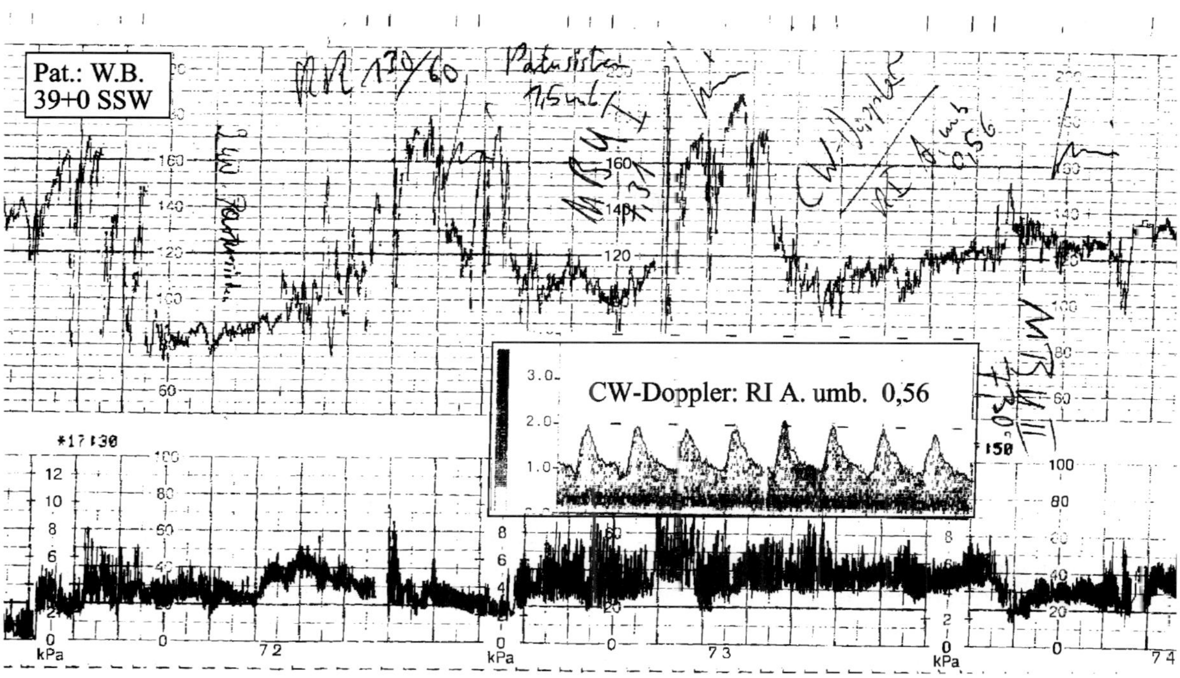

Abb. 2.34. Dopplersonographie (Continuous-wave-Doppler, RI A. umbilicalis 0,56) und fetale Skalpblutanalyse (Messung I: pH=7,31, Messung II: pH=7,30) bei pathologischem CTG sub partu (Meyer-Menk-Score 6). Zeitintervall bis zur Geburt 40 min. Zunächst Erholung des Feten (Meyer-Menk-Score 8), nach 32 min anhaltende Bradykardie (Forcepsextraktion: männliches Neugeborenes, 3400 g; Nabelschnur-pH 7,19; Apgar 7/8/10)

Tabelle 2.15. Beurteilungskriterien für die angewandten intrapartualen Überwachungsverfahren (*FSBA* fetale Skalpblutanalyse, *M.M.-Sc.* Meyer-Menk-Score)

	Unauffällig	Suspekt	Pathologisch
M.-M.-Sc.	8–10	5–7	<4
CTG (2-Punkte-Beurteilung)	Kein Handlungsbedarf	Kontrollbedürftig	Handlungsbedarf
FSBA	pH>7,2	pH>7,20<7,25 (Präazidose)	pH<7,20 (Azidose)
Dopplersonographie A. umbilicalis	RI<90. Perzentile		RI>90. Perzentile

Tabelle 2.16. Treffsicherheit der Überwachungsverfahren bezüglich operativer Entbindungen wegen drohender intrauteriner Asphyxie ($n=54$) (*FSBA* fetale Skalpblutanalyse, *PVV* positiver Vorhersagewert, *NVV* negativer Vorhersagewert, *M.M.-Sc.* Meyer-Menk-Score, Angaben in %)

	Falsch-positiv	Sensitivität	Spezifität	PVW	NVW
CTG	88	95	12	20	80
M.M.-Sc.	79	86	21	41	70
FSBA-pH<7,25	0	29	100	100	69
FSBA-pH<7,20	0	10	100	100	64
Dopplersonographie	19	24	81	46	62

Tabelle 2.17. Treffsicherheit der Überwachungsverfahren bezüglich des Auftretens einer Geburtsazidose (Nabelschnur-pH <7,20) im Vergleich zu CTG und FSBA ($n=54$) (*M.M.-Sc.* Meyer-Menk-Score, *PVV* positiver Vorhersagewert, *NVV* negativer Vorhersagewert, *FSBA* fetale Skalpblutanalyse, Angaben in %)

	Falsch-positiv	Sensitivität	Spezifität	PVW	NVW
CTG	91	91	9	20	80
M.M.-Sc.	81	82	19	21	80
FSBA-pH<7,25	9	18	91	33	81
FSBA-pH<7,20	2	9	98	50	81
Dopplersonographie	21	18	79	18	79

Tabelle 2.18. Treffsicherheit der Überwachungsverfahren bezüglich eines 1-min-Apgar-Werts <7 im Vergleich zu CTG und FSBA ($n=54$) (*M.M.-Sc.* Meyer-Menk-Score, *PVV* positiver Vorhersagewert, *NVV* negativer Vorhersagewert, *FSBA* fetale Skalpblutanalyse, Angaben in %)

	Falsch-positiv	Sensitivität	Spezifität	PVW	NVW
CTG	90	93	10	29	80
M.M.-Sc.	79	87	21	30	80
FSBA-pH<7,25	8	20	92	50	75
FSBA-pH<7,20	0	13	100	100	75
Dopplersonographie	16	33	84	46	76

globaler Beurteilung des FHF-Musters (Klassifizierung als unauffällig, suspekt oder pathologisch) betrug die Sensitivität 91–95%. Allerdings war hierbei die Rate falsch-positiver Befunde mit 88–91% ebenfalls sehr hoch. Erfolgte die CTG-Beurteilung standardisiert anhand des Meyer-Menk-Scores, so konnte die Falsch-positiv-Rate um ca. 10% gesenkt werden, was jedoch auch zu einer geringfügigen Abnahme der Sensitivität führte (Tabellen 2.16–2.18).

Die FSBA (pH <7,25) war wenig sensitiv (18–29%), wies jedoch die höchste Spezifität auf (91–100%) und war damit zur Abklärung der häufig falsch-positiven CTG-Befunde am besten geeignet.

Die Dopplersonographie stellte bezüglich der Treffsicherheit das „Bindeglied“ zwischen Kardiotokographie und FSBA dar. So war die Sensitivität umbilicaler Messungen des Resistance-Index (18–33%) zwar deutlich niedriger als die der FHF-Registrierungen, dafür lag die Spezifität mit 79–84% höher.

Methodenvergleich

In 87% aller Geburten war das CTG auch bei retrospektiver Analyse suspekt oder pathologisch (Meyer-Menk-Score <7), wogegen ein erhöhter Gefäßwiderstand in der A. umbilicalis (RI>90. Perzentile) lediglich in 26% und ein erniedrigter pH-Wert bei der fetalen Skalpblutanalyse (<7,25/<7,20) nur in 11 bzw. 4% zu beobachten war. Grundsätzlich identifizieren die genannten Verfahren bei unauffälligem Testergebnis besser den unbeeinträchtigten als bei pathologischem Befund den tatsächlich azidosegefährdeten Feten (negativer Vorhersagewert 79–81%, positiver Vorhersagewert 18–50%).

Im unmittelbaren Abgleich mit fetalen Skalpblutanalysen (pH<7,25/pH<7,20) wies wiederum das CTG die höchste Sensitivität (83%/100%), allerdings auch die höchste Rate falsch-positiver Befunde (85%) auf. Wurde zur CTG-Beurteilung der Meyer-Menk-Score genutzt, so konnte die Falsch-positiv-Rate um 13% reduziert werden. Bei Anwendung der intrapartalen Dopplersonographie waren falsch-positive Befunde (22–24%) seltener (Tabelle 2.19). Allerdings wurden 2 Fälle beobachtet, bei denen die initiale FSBA bzw. die Dopplersonographie durchgehend unauffällig waren und sich dennoch bei seriellen fetalen Blutgasanalysen eine Präazidose bzw. Azidose nachweisen ließ (falsch-negative Befunde). Im direkten Vergleich mit dem Zustand des Kindes während und nach der Geburt zeigte sich, daß die Dopplersonographie bezüglich der Vorhersage einer Geburtsazidose (Nabelschnur-pH <7,20) mit 79% zwar eine höhere Spezifität als das CTG (19%) besitzt, der FSBA (Spezifität je

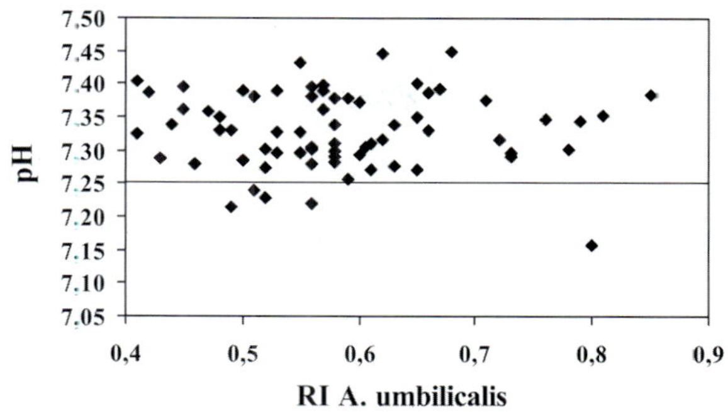

Abb. 2.35. Ergebnisse fetaler Skalpblutanalysen und gleichzeitig durchgeführter dopplersonographischer Untersuchungen sub partu (Einzelmessungen)

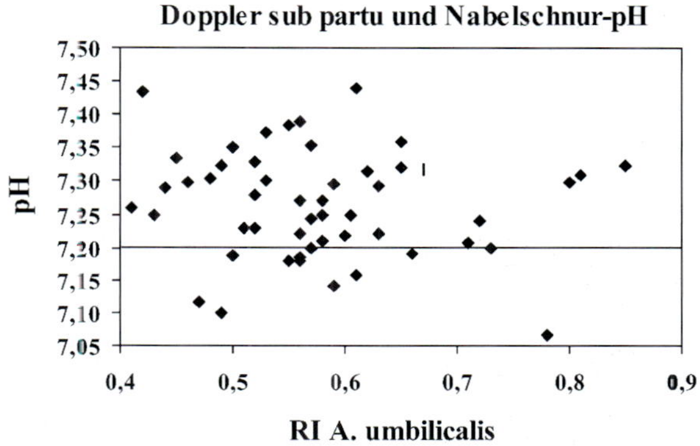

Abb. 2.36. Postpartale Nabelschnur-pH-Werte unmittelbar und letzte dopplersonographische Untersuchung vor der Geburt (DT 60 min, Median)

Tabelle 2.19. Treffsicherheit der Kardiotokographie und Dopplersonographie sub partu bezüglich eines mittels FSBA diagnostizierten pH-Wertes <7,25 (*n*=75 Einzelmessungen; *M.M.-Sc.* Meyer-Menk-Score, *PVV* positiver Vorhersagewert, *NVV* negativer Vorhersagewert, Angaben in %)

	Falsch-positiv	Sensitivität	Spezifität	PVW	NVW
CTG	85	83	15	8	91
M.M.-Sc.	72	83	28	9	95
Dopplersonogaphie	24	20	76	6	93

Tabelle 2.20. Korrelationen pathologischer Befunde der intrapartual eingesetzten Überwachungsverfahren mit verschiedenen Geburtsparametern (*NICU* Neugeborenenintensivstation, *FSBA* fetale Skalpblutanalyse, r-Werte)

	OP Asph.	1-min-Apgar	NS-pH	NICU
CTG global	0,37 [a]	n.s.	n.s.	n.s.
FSBA-pH	0,43 [b]	0,41 [b]	0,53 [b]	-0,27 [c]
RI A. umbilicalis	n.s.	n.s.	n.s.	0,26 [c]

[a] $p<0{,}01$; [b] $p<0{,}005$; [c] $p<0{,}05$.

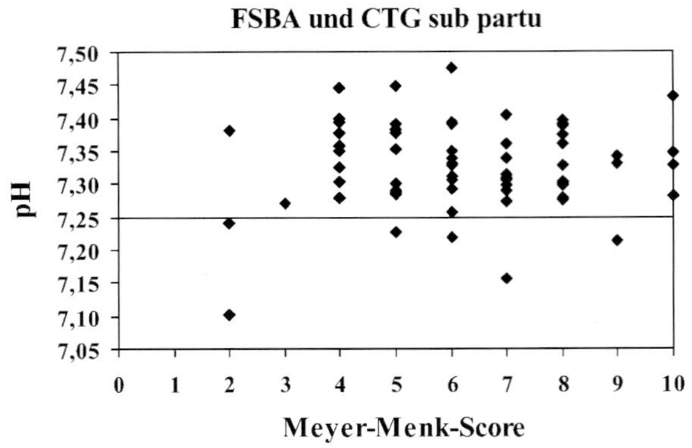

Abb. 2.37. Meyer-Menk-Score in den letzten 30 min vor Durchführung einer FSBA (Einzelmessungen)

nach „Cut-off-Wert" 91–98%) aber deutlich unterlegen ist.

Letztlich korrelierten die Blutflußmessungen in der A. umbilicalis nicht signifikant mit den Ergebnissen der FSBA. Nur ein Fall mit einer intrapartalen Azidose (pH=7,157) wies einen deutlich erhöhten Gefäßwiderstand auf (RI=0,8; Abb. 2.35). Eine Häufung pathologischer intrapartaler Dopplerbefunde bei den post partum azidotischen Neugeborenen war nicht festzustellen (Abb. 2.36). Auch das CTG zeigte keine gute Korrelation mit den verschiedenen neonatalen „Outcome-Parametern". Lediglich hinsichtlich operativer Entbindungen wegen „drohende Asphyxie" konnte ein signifikanter Zusammenhang mit pathologischen FHF-Mustern beobachtet werden (r=0,37), wobei die FSBA hinsichtlich dieses Endpunktes treffsicherer war (r=0,53, Abb. 2.37, Tabelle 2.20).

Stellenwert intrapartaler Dopplerbefunde

Die Dopplersonographie ist unter Berücksichtigung der bislang vorliegenden Untersuchungsergebnisse, zumindest bei Messungen in der A. umbilicalis, nicht zur Diagnose einer akuten Azidose geeignet. Die Anwendung dieses Verfahrens spiegelt sub partu eher die Versorgungsverhältnisse wider, die unmittelbar vor Geburtsbeginn bereits bestanden hatten. Hieraus können gewissermaßen im Sinne eines „Labour-admission-Tests" Hinweise auf die fetalen Reserven abgeleitet werden, die unter der Geburt durch zusätzliche Einflußgrößen, wie z.B. eine pathologische Wehentätigkeit, weiter eingeschränkt werden. Eine solche Untersuchung zu Beginn der Geburt könnte evtl. zu einer noch besseren Risikoselektion beitragen.

Aus tierexperimentellen Untersuchungen ist bekannt, daß der tatsächlich meßbare Gefäßwiderstand in der A. umbilicalis gut mit den Dopplerindizes (z.B. A/B-Ratio, RI) korreliert (Malcus 1991). Eine schrittweise Embolisation der Plazenta führt zu zunehmend pathologischen Blutflußmustern bis hin zum enddiastolischen Flußverlust (Forouzan 1995).

Bei Überschreitung des Geburtstermines muß mit einem Verlust an Spezifität bei Doppleruntersuchungen gerechnet werden (Termineffekt) (Schneider et al. 1995). Dies bedeutet, daß antepartal als pathologisch einzustufende Befunde (periphere Gefäßwiderstandserhöhung >90. Perzentile, erniedrigter Gefäßwiderstand in den Gehirngefäßen <10. Perzentile=„brain sparing effect") nach Überschreiten des Geburtstermines nicht in gleichem Maße mit einer fetalen Beeinträchtigung assoziiert sind (s. Kap. 2.4). Umgekehrt stellt ein unauffälliger Dopplerbefund jedoch auch dann noch eine gute Rückversicherung für einen unbeeinträchtigten Feten dar.

Das CTG ist als Screeningverfahren zur Erkennung einer akuten fetalen Zustandsverschlechterung bzw. Azidose infolge seiner hohen Sensitivität gut geeignet und nach wie vor die Methode der Wahl. Dem Nachteil der geringen Spezifität und der hieraus resultierenden Gefahr „unnötiger" operativer Entbindungen kann durch additive Überwachungsverfahren begegnet werden.

Das einzige etablierte Verfahren zur Abklärung pathologischer CTG-Befunde ist die fetale Skalpblutanalyse (FSBA), die nach Angabe der Bayerischen Perinatalerhebung (BPE 1997) in 5,7% aller Geburten zum Einsatz kommt. Wie auch anhand eigener Untersuchungen gezeigt werden konnte, ist diese Methode hochspezifisch und bei pathologischem Testausfall mit der höchsten Rate post partum tatsächlich beeinträchtigter Kinder assoziiert. Im Gegensatz zur Kardiotokographie ist die FSBA jedoch kein kontinuierliches, sondern nur ein punktuell einsetzbares Überwachungsverfahren. Damit ist bei anhaltend pathologischen FHF-Mustern eine definitive Aussage über den weiteren Geburtsverlauf nur durch serielle Messungen (mindestens jedoch eine Zweipunktmessung) möglich, da nur so ein Trend z.B. in Richtung einer fetalen Azidose erkennbar wird. Vor Einsatz der fetalen Skalpblutanalyse sollten grundsätzlich die Möglichkeiten einer verbesserten CTG-Interpretation wie Standardisierung (FIGO-Richtlinien), regelmäßige Schulung des Personals oder spezifische Maßnahmen wie vibroakustische Stimulationstests genutzt werden. Hochpathologische CTG-Verläufe (terminale Bradykardie) bedürfen keiner weiteren Abklärung, da diese nur zu einer unnötigen Verzögerung operativer Interventionen führen würde.

Dem gelegentlich vorgebrachten Hinweis auf den invasiven Charakter der FSBA und eine hierdurch erschwerte Argumentation gegenüber den betroffenen Eltern muß entgegengehalten werden, daß eine u. U. vermeidbare Sectio caesarea wesentlich invasiver ist und mit einer deutlich höheren mütterlichen Morbidität (>20%) (BPE 1997) vergesellschaftet sein kann. Der gravierendste Nachteil dieser Untersuchungsmethode liegt darin, daß nicht jeder Fall mit pathologischem Geburts-CTG einer FSBA zugänglich ist. Da dann auch andere Interpretationshilfen wie die noch immer nicht ausreichend validierte fetale Pulsoxymetrie nicht anwendbar sind, muß die geburtshilfliche Entscheidung alleine aufgrund des CTG-Musters getroffen werden.

Die bisher vorliegenden Untersuchungsergebnisse sprechen dafür, bei pathologischem CTG und nicht durchführbarer FSBA trotz normalem Dopplerbefund diese Vorgehensweise beizubehalten. Die Spezifität der intrapartalen Dopplersonographie ist mit 79% (Nabelschnur-pH <7,20) und 76–78% (FSBA-pH <7,25/<7,20) nicht hoch genug, um die geburtshilfliche Entscheidung alleine von diesem Verfahren abhängig zu machen. Die Dopplerbefunde reflektieren nach eigenen Erfahrungen und den Angaben anderer Autoren nicht den intrapartal oder post partum ermittelten pH-Wert des Kindes (Fairlie et al. 1989; Schneider u. Gnirs 1996; Stuart et al. 1993). Es muß erst in weiterführenden Studien überprüft werden, ob überhaupt invasiv-diagnostische Maßnahmen durch Dopplermessungen im fetoplazentaren Strombett bzw. in der sub partu schlechter meßbaren Aorta fetalis oder A. cerebri media eingespart werden können. Nicht zuletzt aus forensischen Gründen sollte bis dahin uneingeschränkt den Richtlinien der Standardkommission für Perinatale Medizin entsprochen und zur Abklärung pathologischer FHF-Muster die FSBA genutzt werden.

Farbdopplersonographie

In neuerer Zeit wurde die farbkodierte Dopplersonographie zum Nachweis kindlicher Nabelschnurumschlingungen genutzt, die bei bis zu 1/3 aller Geburten festzustellen sind. Sie weist hierbei mit einer Sensitivität von 96% und einer Spezifität von 100% eine hohe Treffsicherheit auf. Es wird angenommen, daß Nabelschnurumschlingungen 12–40% aller pathologischen CTG-Veränderungen (insbesondere variable Dezelerationen) verursachen und zumindest bei eingeschränkter fetaler Kompensationsreserve gehäuft mit Geburtsazidosen vergesellschaftet sind (Funk et al. 1995; Herbst et al. 1997). In wieweit durch solche Untersuchungen jedoch nicht nur die Eltern in hohem Maße verunsichert werden, sondern auch Azidosen verhindert oder gar die Langzeitmorbidität betroffener Kinder verbessert werden kann, wurde bislang nicht anhand geeigneter Studien überprüft.

Literatur

Aldrich CJ, D'Antona D, Spencer JAD, Wyatt JS, Peebles DM, Delpy DT, Reynolds EOR (1995) Late fetal heart decelerations and changes in cerebral oxygenation during the first stage of labour. Br J Obstet Gynaecol 102:9–13

Arduini D, Rizzo G, Romanini C (1992) Changes of pulsatility index from fetal vessels preceding the onset of late decelerations in growth-retarded fetuses. Obstet Gynecol 79:605–610

Bayerische Perinatalerhebung (1998) BPE-Jahresbericht 1997, Kommission für Perinatologie und Neonatologie, Bayerische Landesärztekammer und Kassenärztliche Vereinigung Bayerns 1998. Zauner, Dachau

Brar HS, Platt LD, Paul RH (1989) Fetal umbilical blood flow velocity waveforms using Doppler ultrasonography in patients with late decelerations. Obstet Gynecol 73:363–366

Dumler EA, Gnirs J, Kolben M, Schneider KTM (1993) Anwendbarkeit und Relevanz der fetalen Skalpblutanalyse. Kritische Betrachtung von 83 Fällen im Jahr 1992. Gynäkol Geburtshilfe Rundsch 33 [Suppl. 1]:155–156

Fairlie FM, Lang GD, Sheldon CD (1989) Umbilical artery flow velocity waveforms in labour. Br J Obstet Gynaecol 96:151–157

Feinkind L, Abulafia O, Delke I, Feldman J, Minkoff H (1989) Screening with Doppler velocimetry in labor. Am J Obstet Gynecol 161:765–770

Fendel H, Fettweis P, Billet P, Werdin R, Sohn C, Giani G, Freiberg C (1987) Doppleruntersuchungen des arteriellen utero-fetoplazentaren Blutflusses vor und während der Geburt. Geburtshilfe Perinatol 191:121–129

Forouzan I (1995) Absence of end-diastolic flow velocity in the umbilical artery: a review. Obstet Gynecol Surv 50: 219–227

Funk A, Heyl W, Rother R, Winkler M, Rath W (1995) Subpartale Diagnose von Nabelschnurumschlingungen mittels farbcodierter Dopplersonographie und Korrelation zu kardiotokographischen Veränderungen während des Geburtsverlaufes. Geburtshilfe Frauenheilkd 55:623–627

Gnirs J (1995) Kineto-Kardiotokographie – Automatische Detektion der fetalen Bewegungsaktivität als integraler Bestandteil antepartualer CTG-Registrierungen und ihre Bedeutung für die fetale Zustandsdiagnostik. Habilitationsschrift, Universität München

Gnirs J, Schneider KTM (1996) Diagnostik der fetalen Bewegungsaktivität, fetaler Stimulationstests und der Komplexitätsanalyse des fetalen EKGs als Ergänzung der intrapartalen CTG-Überwachung. Gynäkologe 29:28–44

Herbst A, Wölner-Hanssen P, Ingemarsson I (1997) Risk factors for acidemia at birth. Obstet Gynecol 90:125–130

Jörn H, Fendel H, Funk A (1993) Die Wertigkeit von Doppler-Ultraschalluntersuchungen im Rahmen des geburtshilflichen Managements bei unerwarteten Befunden im Kardiotokogramm. Geburtshilfe Frauenheilkd 53:49–55

Karsdorp VHM, van Vugt JMG, van Geijn HP, Kostense PJ, Arduini D, Montenegro N, Todros T (1994) Clinical significance of absent or reversed end diastolic velocity waveforms in umbilical artery. Lancet 344:1664–1668

Malcus P, Hökegard KH, Kjellmer I, Lingman G, Marsál K, Rosen KG (1991) The relationship between arterial blood velocity waveforms and acid-base status in the fetal lamb during acute experimental asphyxia. J Matern Fetal Invest 1:29–34

Manning FA, Harman CR (1990) The fetal biophysical profile. In: Eden RD, Boehm FK (eds) Assessment and care of the fetus, Appleton & Lange, Norwalk, CT, pp 385–396

Neilson JP (1993) Doppler ultrasound in high risk pregnancies. In: Enkin MW, Keirse MJNC, Renfrew MJ, Neilson JP (eds) Cochrane database of systematic reviews, pregnancy and childbirth module, cochrane pregnancy and childbirth database. Oxford Disk Issue 2

Nicolaides KH, Bilardo CM, Soothill PW, Campbell S (1988) Absence of end diastolic frequencies in umbilical artery: a sign of fetal hypoxia and acidosis. Br Med J 297:1026–1027

Pardi G, Cetin I, Marconi AM et al. (1993) Diagnostic value of blood sampling in fetuses with growth retardation. N Engl J Med 328:692–696

Porto M (1987) Comparing and contrasting methods of fetal surveillance. Clin Obstet Gynecol 30:956–967

Rüttgers H (1989) Kardiotokographie. Standards in der Perinatalmedizin. Perinat Med 1:9–14

Schneider KTM, Loos W (1989) 10 Jahre geburtshilfliche Dopplersonographie – Entwicklung und Perspektiven. Geburtshilfe Frauenheilkd 49:407–415

Schneider KTM (1993) Dopplersonographie: Patientensicherheit und Einbindung der Methode in das klinische Management. Gynäkol Geburtshilfliche Rundsch 33:113–115

Schneider KTM (1994) Die Überwachung der Geburt aus forensischer Sicht. Gynäkologe 27:212–221

Schneider KTM, Huber A, Schelling M, Gnirs J (1995) Klinischer Stellenwert einer dopplersonographisch festgestellten Sauerstoffsparschaltung des Feten. In: Feldmann UW (Hrsg) Berichte 3. Kongreß der Deutschen Gesellschaft für Pränatal- und Geburtsmedizin Berlin. H. U. F. Verlag, Mülheim/Ruhr

Schneider KTM, Gnirs J (1996) Stellenwert der Dopplersonographie sub partu. Gynäkologe 29:45–51

Stuart B, Drumm JE, Fizgerald DE, Duignan NM (1981) Fetal blood velocity waveforms in uncomplicated labour. Br J Obstet Gynaecol 88:865–870

Stuart IP, Lindow SW, van der Elst CW (1993) Fetal acidosis and Doppler velocimetry of the umbilical arteries in labor. Ultrasound Obstet Gynecol 3:256–259

Wertigkeit der Dopplersonographie im Vergleich zu anderen Überwachungsverfahren

J. Gnirs

Einleitung

In den letzten Jahrzehnten nahm die perinatale Mortalität kontinuierlich ab. Diese Entwicklung war jedoch, trotz vielfältiger Bemühungen im vorgeburtlichen Überwachungsbereich, eher auf Verbesserungen der eigentlichen Geburtsüberwachung und der Neugeborenenintensivmedizin zurückzuführen. Die Rate intrauteriner Todesfälle, auf die heute ca. 60% aller perinatalen Todesfälle entfallen, blieb in der letzten Dekade dagegen weitgehend konstant. Auch die Inzidenz spastischer Zerebralparesen blieb durch die Etablierung zahlreicher vorgeburtlicher Überwachungsverfahren unbeeinflußt und beträgt nach wie vor 2–3‰ (Gnirs 1995). Bis zu 70% dieser prognostisch wie forensisch besonders problematischen kindlichen Hirnschäden entstehen nach neueren epidemiologischen Untersuchungen während der antepartalen Entwicklungsperiode (Nelson u. Ellenberg 1986; Rosen u. Dickinson 1992). Offensichtlich war die Mehrzahl der bisher für die fetale Zustandsdiagnostik genutzten Methoden nicht geeignet, rechtzeitig die gefährdeten Kinder zu identifizieren. Für eine adäquate Risikogeburtshilfe und eine nicht zuletzt ökonomisch sinnvolle Überwachungsstrategie ist die Kenntnis des diagnostischen und klinischen Wertes der Untersuchungsverfahren sowie ein straffes und konsequentes Managementkonzept unerläßlich.

Pathophysiologie

Im Zustand einer Hypoxämie/Azidose sind verschiedene adaptive Reaktionen des Feten zu beobachten, die prinzipiell durch geeignete biophysikalische Überwachungsmethoden erfaßt werden können.

- Intrauterine Sauerstoffmangelzustände führen zu einer Dysfunktion zentralnervöser Regulationsmechanismen, die sich in einer globalen Aktivitätsverminderung manifestiert (Hypotonie, Abnahme fetaler Atem- und Körperbewegungen). Die Reduktion der Körperbewegungen führt wiederum zu einem Verlust fetaler Herzfrequenzakzelerationen (nicht reaktives CTG), da deren Auftreten unmittelbar von der zugrunde liegenden Bewegungsaktivität abhängt (Gnirs 1995; Manning u. Harman 1990).
- Die Stimulation zentraler Chemorezeptoren, insbesondere im Aortenbogen, löst reflektorische späte Dezelerationen aus. Zusätzlich resultiert eine dem Schockzustand des Erwachsenen vergleichbare Blutflußumverteilung, die eine Zunahme der Durchblutung des Gehirns, des Herzens und der Nebennieren sowie eine Perfusionsverminderung in der Kreislaufperipherie (Körperoberfläche, Leber, Darm, Lunge, Nieren) bewirkt. Letztlich ist bei chronischer Hypoxämie des Feten häufig eine Abnahme der Fruchtwassermenge bis zur Ausbildung eines Oligohydramnions zu beobachten, die durch die reduzierte Nierendurchblutung (fetale Oligurie) verursacht wird.

Biophysikalische Überwachungsmethoden

Kardiotokographie

Die Kardiotokographie ist das antepartal am häufigsten eingesetzte biophysikalische Überwachungsverfahren. Sie wird bei nahezu allen Schwangerschaften angewandt (BPE 1997), obwohl die geburtshilflichen Fachgesellschaften das Verfahren vor der Geburt nur bei Risikoschwangerschaften als indiziert ansehen (Rüttgers 1989). Allerdings werden auch diese Empfehlungen nicht durch die 4 bislang vorliegenden prospektiv-randomisierten Studien zum antepartalen CTG gestützt, da nicht einmal in Risikokollektiven ein signifikanter Vorteil bezüglich der perinatalen Mortalität und Morbidität nachgewiesen werden konnte (Neilson 1996).

Für diese ungünstige Bilanz gibt es verschiedene Gründe. Der diagnostische Wert des CTG ist durch eine hohe Rate falsch-positiver Befunde belastet (im Mittel 65%). Außerdem weist die Methode eine hohe Inter- und Intraobservervariabilität auf, die je nach Prüfkriterium bis zu 83 bzw. 89% erreicht (Gnirs

Tabelle 2.21. FIGO-Richtlinien (1986) für die Beurteilung des antepartalen CTG

Parameter	Normal	Suspekt	Pathologisch
FHF-Baseline[bpm]	110–150	<110, >150	<100, >170
Oszillationsamplitude (Bandbreite) [bpm]	5–25	5–10 (>30 min), >25	<5 (>30 min), sinusoidales CTG
FHF-Akzelerationen[a]	>2 pro 10 min	Keine (>30 min)	
FHF-Dezelerationen[b]	Keine	Sporadische (inklusive DIP 0)	Prolongierte sporadische, periodische, schwere variable, späte

[a] Amplitude 15 bpm, Dauer 10 s.
[b] Amplitude 15 bpm, Dauer 10 s.

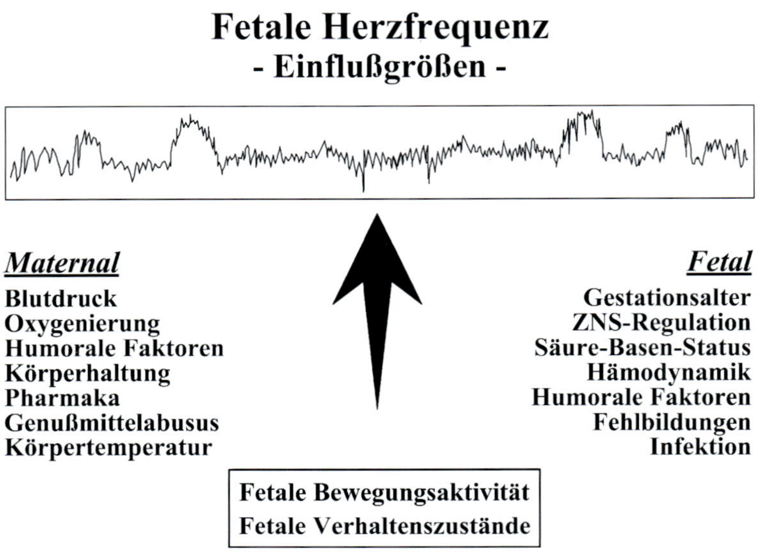

Abb. 2.38. Endogene und exogene Faktoren, die das fetale Herzfrequenzmuster beeinflussen können

1995). Die nur begrenzte Reproduzierbarkeit der CTG-Diagnostik ist u.a. darauf zurückzuführen, daß die Interpretation fetaler Herzfrequenzregistrierungen nicht nach einheitlichen Kriterien erfolgt. So werden z.B. von vielen Untersuchern die FIGO-Richtlinien (Rooth et al. 1987) als aktuellste Beurteilungsgrundlage nicht berücksichtigt (Tabelle 2.21).

Ferner werden zahlreiche Faktoren, die die fetale Herz-Kreislauf-Regulation beeinflussen, bei der CTG-Beurteilung nur bedingt oder überhaupt nicht berücksichtigt (Abb. 2.38). Wenngleich die Herzfrequenzmuster unreifer [<30 Schwangerschaftswochen (SSW)] und reifer (>37 SSW) Feten deutliche Unterschiede aufweisen, wurde das Gestationsalter bislang in keinem CTG-Beurteilungsscore berücksichtigt. So finden sich FHF-Dezelerationen und eingeengte Oszillationsmuster bis zur 30. SSW häufig auch bei völlig unbeeinträchtigten Feten.

Die größte Einschränkung des antepartalen CTG besteht allerdings in der nur wenige Tage bis Stunden betragenden Vorwarnzeit (Akutmarker) (Gnirs 1995). Dieser stehen die in der klinischen Praxis üblichen Wiederholungsintervalle von 1–3 Wochen gegenüber.

Fetale Bewegungsaktivität und Verhaltenszustände

Für die Beurteilung physiologischer FHF-Alterationen sind die dem Herzfrequenzmuster zugrundeliegende fetale Bewegungsaktivität und die hiermit assoziierten fetalen Verhaltenszustände von zentraler Bedeutung. Bereits nach 24 SSW wird eine unmittelbare „Koppelung“ zwischen fetalen Körperbewegungen und FHF-Akzelerationen erkennbar (Gnirs 1995; Pillai u. James 1990). Mit der weiteren Ausreifung des Feten nimmt diese noch deutlich zu, so daß nahe am Geburtstermin bei gesunden Feten 95% aller Akzelerationen durch Kindsbewegungen ausgelöst werden (Gnirs 1995). Diese kurzfristigeren FHF-Alterationen werden durch die 1982 von Nijhuis et al. beschriebenen fetalen Verhaltenszustände (Tiefschlaf, Aktivschlaf, Ruhig-wach-, Aktiv-wach-Zustand) überlagert. Diese sind durch periodisch wiederkehrende und in

ZUSTAND	1 F	2 F	3 F	4 F
Körperbewegungen	Isolierte „Startles“	Periodisch, häufig	Nicht vorhanden	Heftig, lange andauernd
Augenbewegungen	Nicht vorhanden	Konstant vorhanden	Vorhanden	Vorhanden
FHF	Stabil, geringe Variabilität	Häufige, kleine bis mäßige Akzelerationen, große Variabilität	Stabil, mäßige Variabilität	Instabil, oft tachykard, große und lange Akzelerationen
Beispiel	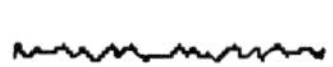	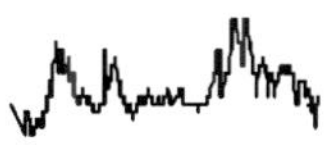	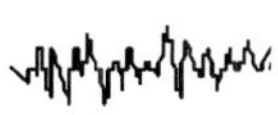	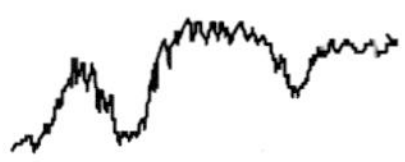
(FHF-Muster)	A	B	C	D

Abb. 2.39. Beurteilungsschema für die Klassifikation fetaler Verhaltenszustände (nach Nijhuis et al. 1982) [*1F* Tiefschlafzustand, *2F* Aktivschlafzustand (REM-Schlaf), *3F* Ruhig-wach-Zustand, *4F* Aktiv-wach-Zustand]

sich stabile Verlaufsmuster verschiedener biophysikalischer Parameter (Augenbewegungen, Körperbewegungen, FHF-Muster) charakterisiert (Abb. 2.39). Eindeutig klassifizierbare Zustände (Inter- und Intraobservervariabilität <15%) finden sich bei reifen Feten (>36 SSW) in ca. 80% der Registrierungen und sind ein Hinweis auf die zentralnervöse Ausreifung und neuromotorische Integrität des Feten (Gnirs u. Schneider 1994, 1996). Dieser verbringt nahezu 1/3 des Tages im Tiefschlaf, knapp 2/3 im Aktivschlaf und ca. 1/10 in wachem Zustand. Hiervon entfallen 1–3% auf den Ruhig-wach-Zustand und 6–8% auf den Aktiv-wach-Zustand, der durch lange Akzelerationen und Übergänge in Tachykardien gekennzeichnet ist.

Die während fetaler Tiefschlafperioden auftretenden silenten, nicht reaktiven Herzfrequenzmuster haben Ähnlichkeit mit denen komatöser Zustände des Erwachsenen. Solche Ruhephasen des Feten dauern meist 10–40 (Median 21) min, im Einzelfall aber bis zu 80 min (Gnirs 1995; Pillai u. James 1990). *Tiefschlaf- und Aktiv-wach-Zustände tragen in erheblichem Maße zur hohen Falsch-positiv-Rate des antepartalen CTG bei.* Die Differenzierung gegenüber einer fetalen Hypoxämie oder Asphyxie ist häufig schwierig.

Fetale Belastungstests

Wehenbelastungstest

Es war naheliegend, unklare FHF-Muster durch additive Interpretationshilfen abzuklären. Hierzu wird seit mehr als 30 Jahren in nahezu allen geburtshilflichen Abteilungen der Oxytocinbelastungstest (OBT) eingesetzt, zu dem bislang 143 Studien existieren. In einer Analyse von Thacker und Berkelman (1986) hatten 63% der damals 30 evaluierten Studien eine Falsch-positiv-Rate von mehr als 50 und 73% der Studien eine Rate falsch-negativer Befunde von mehr als 10%. Die Sensitivität lag bei akzeptabler Spezifität (>80%) mehrheitlich unter 50% (83% der Studien). Die Metaanalyse der insgesamt 4 durchgeführten prospektiv randomisierten Studien ergab keinen Benefit bezüglich der perinatalen Mortalität und Morbidität (Enkin et al. 1996).

In eigenen Untersuchungen wurden Schwangerschaften mit Terminüberschreitung (>40 SSW) u.a. mittels Dopplersonographie, CTG und sonographischer Fruchtwassermetrik überwacht. In einem Vergleichskollektiv mit gleich verteilten Risikofaktoren kam additiv zu dieser Standardüberwachung der OBT zur Anwendung. Die retrospektive Analyse ergab bei OBT-Überwachung eine doppelt so hohe Rate operativer Entbindungen wegen drohender Asphyxie (16 vs. 29%, $p<0{,}05$) sowie nahezu 3mal so viele Geburtseinleitungen (22 vs. 60%, $p<0{,}0001$) und Geburtsazidosen (8 vs. 23%, $p<0{,}005$). Die „Vorwarnzeit“ des OBT betrug dabei in Übereinstimmung mit anderen Arbeitsgruppen (Gnirs et al. 1997) lediglich 1–2 Tage

Tabelle 2.22. Kriterien für die Beurteilung des Stehstreßtests

Stehstreßtest (10-min-CTG im Stehen)	Normal	Pathologisch
≥3 Wehen	Undulatorischer Oszillationstyp ≥1 FHF-Akzeleration (bei fetalen Bewegungen)	Späte oder variable Dezelerationen <1 FHF-Akzeleration (bei fetalen Bewegungen)
<3 Wehen	≥1 FHF-Akzeleration (bei fetalen Bewegungen)	<1 FHF-Akzeleration (bei fetalen Bewegungen)

und war damit deutlich geringer als die der Dopplersonographie und Fruchtwassermetrik (4,5–10 Tage).

Die vorliegenden Ergebnisse sprechen aufgrund des geringen diagnostischen Wertes der Methode und des fehlenden Nachweises eines klinischen Nutzens nicht dafür, diesen unphysiologischen Test in der klinischen Routine – insbesondere zur Abklärung der wesentlich valideren, höhergradig pathologischen Dopplerbefunde (brain sparing effect, Zero-Flow, Reverse-Flow) – anzuwenden.

Stehstreßtest

Die konventionelle CTG-Überwachung erfaßt den fetalen Zustand lediglich unter Optimalbedingungen. So ist die uteroplazentare Perfusion in linker Halbseitenlage am besten, kann sich bei mütterlichem Lagewechsel jedoch deutlich verändern. Daneben ist die Kontraktionsfrequenz des Uterus im Stehen 2- bis 3fach höher als im Liegen (Schneider 1987). Damit hat auch die Körperhaltung der Mutter Einfluß auf das FHF-Muster (Schneider 1986).

Der sog. „Stehstreßtest" simuliert eine physiologische Belastung des Feten, die durch Veränderungen der uteroplazentaren Perfusion bei mütterlichen Lageänderungen (Liegen/Stehen) zustande kommt. Nach einer CTG-Registrierung in Halbseitenlage (20 min) wird diese für weitere 10 min fortgeführt, während die Schwangere steht. Bei Auftreten spontaner Wehen erfolgt die Bewertung wie bei einem OBT, andernfalls wie bei einem Nonstreßtest (Tabelle 2.22) (Gnirs 1995; Schneider et al. 1997). Nach eigenen Untersuchungen ist diese Methode hinsichtlich der diagnostischen Treffsicherheit (Spezifität >85%) und der Vorwarnzeit (3 Tage) dem invasiven OBT zumindest ebenbürtig (Gnirs et al. 1993, 1997).

Vibroakustischer Stimulationstest

Eine weitere Möglichkeit zur Abklärung suspekter CTG-Befunde stellen *vibroakustische Stimulationstests (VAS)* mit einem handelsüblichen Elektrolarynx (z. B. Fa. SMT Servox Medizintechnik GmbH, Köln) dar. Mit dieser Methode läßt sich weit zuverlässiger als mit anderen Stimulationsverfahren die fetale „Reaktivität" auf externe Reize überprüfen. Effektive Stimulationen des Feten werden vornehmlich bei Anwendung niedriger Schallfrequenzen (<500 Hz) mit hoher Schallintensität (110–120 dB) und bei direkter mechanischer Koppelung der Schallquelle mit der Bauchdecke (verringerter „Impedanzsprung") erreicht. Die zu Stimulationszwecken im angloamerikanischen Sprachraum inzwischen routinemäßig eingesetzten Elektrolarynges erfüllen diese Voraussetzungen in nahezu idealer Weise. Da die basalen, physiologischen Geräuschpegel in utero 60 dB (Streubereich 28–85 dB, Frequenzspektrum 25–500 Hz) erreichen, werden höherfrequente, rein akustische Schallsignale (Lautsprecher, Klingel etc.) aufgrund ihrer starken Abschwächung (Impedanzsprung Luft/Gewebe) häufig „maskiert", was eine adäquate Reizantwort des Feten unwahrscheinlich macht (Gnirs et al. 1987).

Durch vibroakustische Stimulationstests lassen sich zwar nach bisherigem Kenntnisstand die perinatale Morbidität und Mortalität nicht signifikant verbessern, aber Fehlbeurteilungen potentiell pathologischer (nicht reaktiver oder eingeengter) Herzfrequenzmuster infolge fetaler Ruhezustände signifikant auf die Hälfte reduzieren (Gnirs et al. 1993; Gnirs u. Schneider 1994; Neilson 1998) (Abb. 2.40). So war in einer pro-

Abb. 2.40 a, b. Fetale Herzfrequenzmuster und Bewegungsaktivität nach Stimulation mit einem Elektrolarynx (Fa. SMT Servox Medizintechnik, Köln) (*VAS* vibroakustische Stimulation, Pseudostimulation („Sham"). **a** CTG nicht reaktiv, keine fetalen Bewegungen (Tiefschlafzustand). Keine Reaktion nach Pseudostimulation, unmittelbarer Wechsel des FHF- und Bewegungsmusters nach VAS. Schwangerschaftsverlauf: Gestationsdiabetes, IUGR <5. Perzentile; Geburtseinleitung, Spontangeburt: weibliches Neugeborenes, 1910 g, Apgar 8/9/10, Nabelschnur-pH 7,22). **b** Keine fetale Reaktion nach VAS als Hinweis auf eine fortgeschrittene Beeinträchtigung fetalen Zustands. Im KCTG nur sehr kurze Einzelbewegungen; 11 min nach Stimulation ausgeprägte späte Dezeleration nach Uteruskontraktion. Schwangerschaftsverlauf: Präeklampsie, IUGR <5. Perzentile, Oligohydramnion. Mit 28+0 SSW intrauteriner Fruchttod (operative Intervention seitens der Eltern wegen der ungünstigen Prognose bei langfristig silentem CTG und schwerer Dystrophie abgelehnt); Geburtseinleitung, Spontangeburt: männliches Totgeborenes, 610 g, 2fache Nabelschnurumschlingung um den Hals ▶

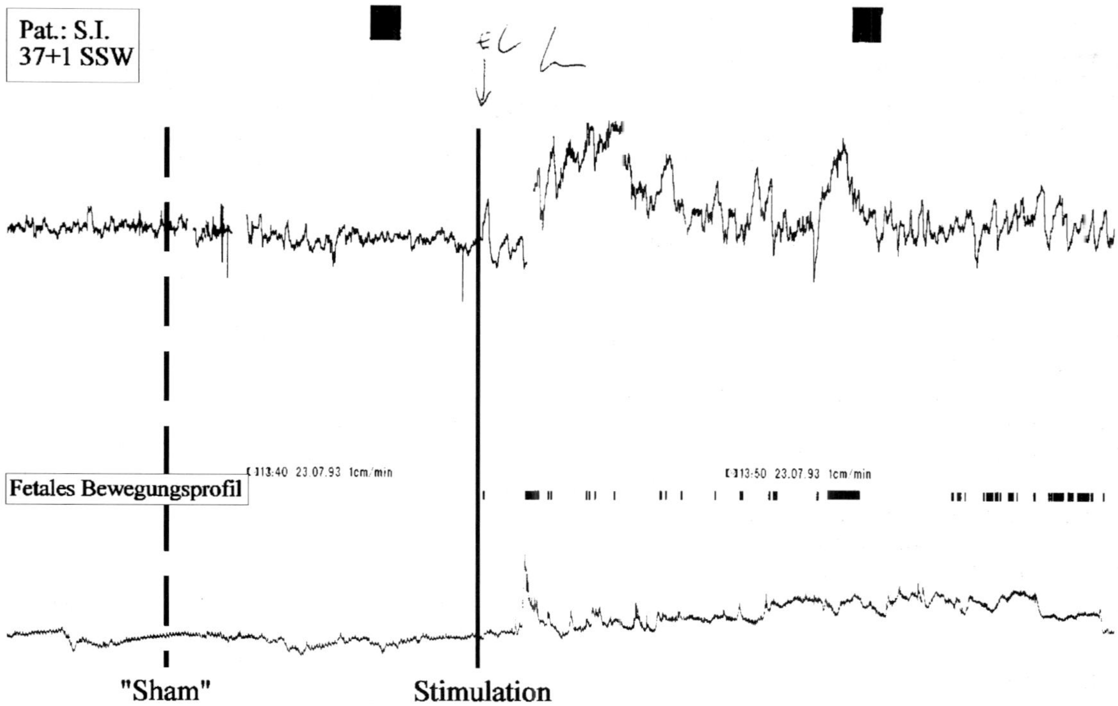
Pat.: S.I.
37+1 SSW
Fetales Bewegungsprofil
13:40 23.07.93 1cm/min
13:50 23.07.93 1cm/min
"Sham"
Stimulation

a

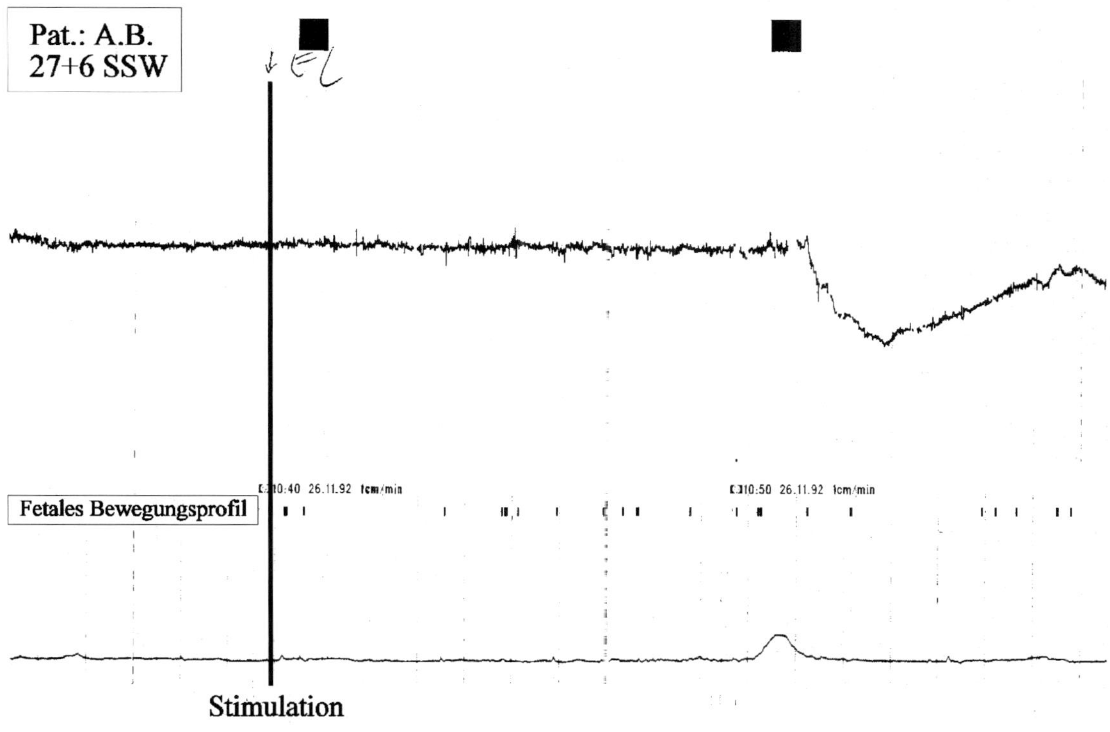
Pat.: A.B.
27+6 SSW
Fetales Bewegungsprofil
10:40 26.11.92 1cm/min
10:50 26.11.92 1cm/min
Stimulation

b

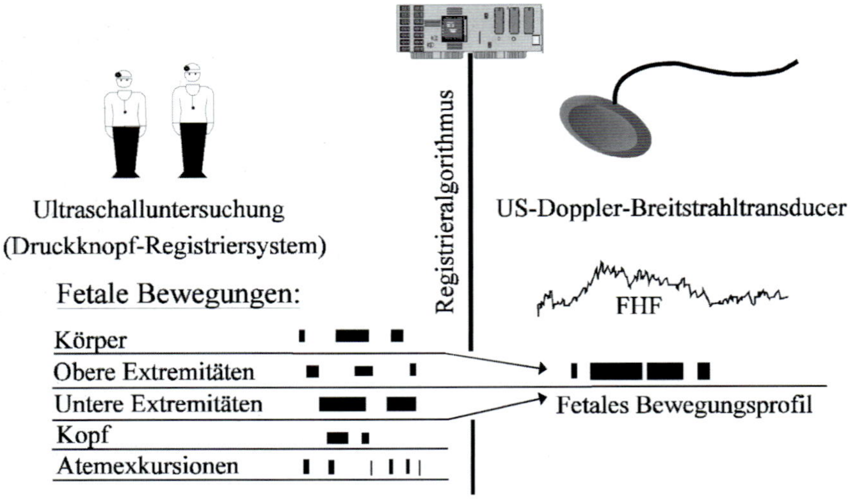

Abb. 2.41. Darstellung der für die Entwicklung der Kinetokardiotokographie durch 2 Untersucher erfaßten Untersuchungsvariablen (fetale Körperbewegungen, Arm- und Beinbewegungen, Atembewegungen, Kopfbewegungen), von denen letztlich fetale Körper- und Extremitätenbewegungen im Bewegungsprofil ausgegeben werden (Gnirs 1994)

spektiven Studie bei gesunden Feten in 86% ein Wechsel von einem Tiefschlafzustand zu einem anderen Aktivitätsmuster (mit „reaktivem CTG") zu beobachten. Obwohl wachstumsretardierte Feten ebenfalls häufig kurzfristige Alterationen der FHF zeigten (>80%), fand sich ein länger andauernder Wechsel (>3 min) zu einem höheren Aktivitätsniveau lediglich in 27% aller Stimulationen ($p<0{,}001$). Eine ausbleibende Reaktion des Feten (FHF-Akzelerationen, Zunahme der Bewegungsaktivität) nach vibroakustischer Stimulation spricht für fehlende Kompensationsmöglichkeiten und eine fortgeschrittene fetale Alteration. Damit wird nach eigenen Erfahrungen in mehr als 80% dieser Fälle binnen weniger Tage eine operative Entbindung wegen einer akut einsetzenden Dekompensation des Kindes notwendig (Gnirs u. Schneider 1997).

Das fetale Bewegungsprofil

Eine Reduzierung falsch-positiver CTG-Befunde kann auch durch den Einsatz der Kinetokardiotokographie erzielt werden. Diese Methode ermöglicht durch die zeitsynchron zum CTG erfolgende Darstellung des sog. *fetalen Bewegungsprofils* die Quantifizierung fetaler Körper- und Extremitätenbewegungen (Anzahl/Dauer). Im Abgleich mit der sonographischen Bewegungsregistrierung durch 2 Untersucher beträgt die Sensitivität der automatisierten Bewegungserfassung 81 und die Spezifität 98% (Abb. 2.41). Die Kenntnis der einem FHF-Muster zugrunde liegenden Bewegungsaktivität führt zu einer Verminderung falsch-positiver CTG-Befunde um 59% (Gnirs 1995).

Im Rahmen prospektiver Untersuchungen konnte gezeigt werden, daß es bei chronischer intrauteriner Mangelversorgung (IUGR) zur „Ökonomisierung" des fetalen Bewegungsverhaltens kommt. Die damit vergesellschaftete signifikant reduzierte Dauer der Körperbewegungen wird im Mittel bereits 2 Wochen vor einer akuten Dekompensation bzw. notfallmäßigen operativen Entbindung erkennbar. Als Beurteilungsgrundlage können Referenzwerte herangezogen werden, die zur Erarbeitung gestationsaltersabhängiger Perzentilenkurven ermittelt wurden (Abb. 2.42) (Gnirs et al. 1998). Die fetale Bewegungsaktivität erreicht bei unauffälligen Schwangerschaften ihr Maximum mit 34 SSW und nimmt dann bis zum Geburtstermin stetig ab. Für die Selektion von Risikoschwangerschaften wurde als „Cut-off-Wert" die 5. Perzentile dieser Referenzkurven definiert. Hierbei müssen mindestens 2 konsekutive 10-min-Intervalle einer KCTG-Registrierung eine entsprechend verminderte Bewegungsaktivität aufweisen (Tabelle 2.23).

Tabelle 2.23. Kriterien für die Beurteilung des im KCTG additiv erfaßten fetalen Bewegungsprofils

Fetales Bewegungsprofil	Normal	Pathologisch[a]
Anzahl fetaler Bewegungen (≥20 min)	≥5. Perzentile	<5. Perzentile
Dauer fetaler Bewegungen (≥20 min)	≥5. Perzentile	<5. Perzentile

[a] Bezogen auf 2 konsekutive 10-min-Intervalle.

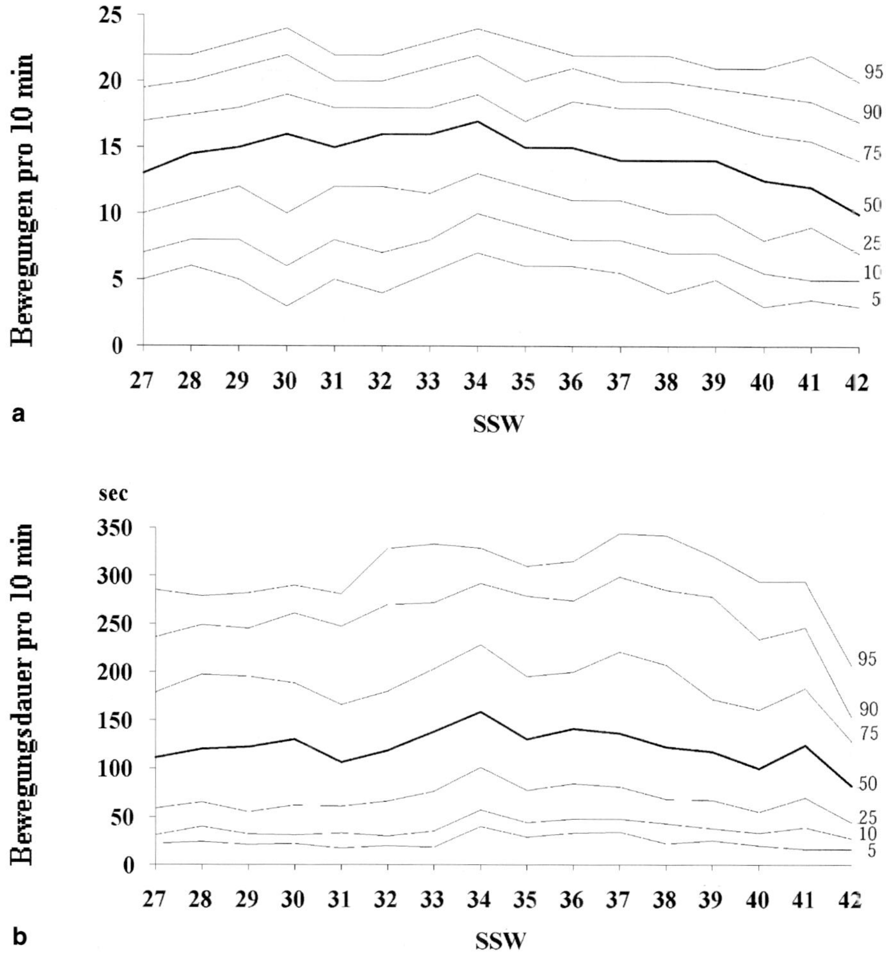

Abb. 2.42 a, b. a Perzentilenkurven für die im KCTG (Fa. Hewlett Packard HP M1350 A, HP M1353 A) registrierte Anzahl fetaler Bewegungen pro 10 min Untersuchungszeit. **b** Perzentilenkurven für die im KCTG registrierte Dauer fetaler Bewegungen pro 10 min Untersuchungszeit

Unter Berücksichtigung dieser Beurteilungskriterien liegt in Hochrisikokollektiven bezüglich der Endpunkte *Nabelschnur-pH* $<7{,}20$, *5-min-Apgar-Score* <7 und *operative Entbindung wegen fetalem Distress* die Sensitivität der Methode (Bewegungsfrequenz/20 min) bei 33, 12 bzw. 28%, die Spezifität bei 97, 97 und 98%, der positive Vorhersagewert bei 50, 66 und 98% und der negative Vorhersagewert bei 94, 72 bzw. 72% (Gnirs et al. 1998).

Ultraschalldiagnostik

Fruchtwassermetrik

Die Fruchtwassermenge nimmt von durchschnittlich 200 cm³ mit 16 SSW kontinuierlich auf 980 cm³ mit 34/35 SSW zu und bis zum Geburtstermin wieder auf 800 cm³ ab. Nach 20 SSW stellen die Nieren des Feten bzw. dessen Urin sowie exsudative Prozesse in den Lungenalveolen die hauptsächliche Produktionsquelle für das Fruchtwasser (FW) dar (Peipert u. Donnenfeld 1991). Selbst nach Überschreitung des Geburtstermins ist ein Oligohydramnion grundsätzlich als pathologisch zu bewerten.

Neben der sonographischen Vermessung des größten FW-Depots im vertikalen Durchmesser (Single-pocket-Methode) wird heute in der klinischen Routine häufig der sog. „amniotic fluid index" (AFI) eingesetzt, bei dem der Uterus auf Höhe des Nabels in 4 gedachte Quadranten eingeteilt wird und die vertikalen Durchmesser der jeweils größten FW-Nische (eine pro Quadrant) addiert werden (Abb. 2.43). Die kleinen Teile (Nabelschnur, Extremitäten) werden hierbei nicht berücksichtigt. Die Summe der Einzelmessun-

FW-Metrik (AFI) („Amniotic Fluid Index")	normal	pathologisch
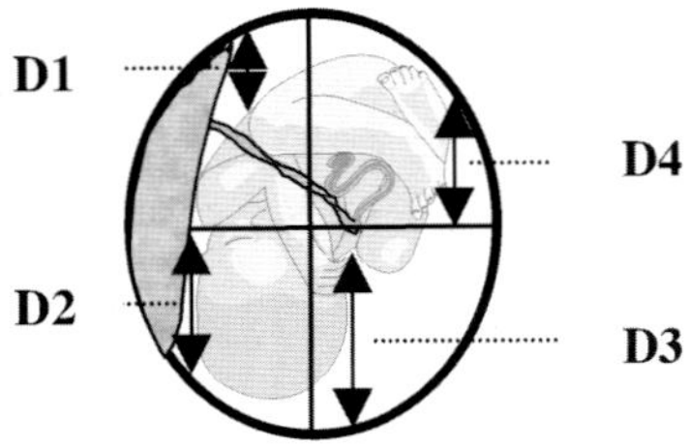	16.2 ± 5.3 cm	≤ 5.0 cm (Oligohydramnion) ≥ 24.0 cm (Polyhydramnion)

Abb. 2.43. Kriterien für die Beurteilung des „amniotic fluid index" (AFI): Cavum uteri auf Nabelhöhe in 4 Quadranten unterteilt, Summe der jeweils größten vertikalen Durchmesser der Fruchtwasserdepots D1–D4 (in cm)

gen entspricht dem AFI, der in Abhängigkeit vom Gestationsalter anhand von Normwertkurven interpretiert werden kann (Moore u. Cayle 1990; Phelan et al. 1987). Die Inter- (3–15,4%) und Intraobservervariabilität (7–14%) ist bei Bestimmung des AFI relativ gering (Gnirs 1995).

Für die Vorhersage einer Azidose liegt die Sensitivität der FW-Metrik, je nach Meßverfahren und Untersuchungskollektiv, bei 35–45%, die Spezifität bei 86–93%, der positive Vorhersagewert bei 38–50% und der negative Vorhersagewert bei 88–89% (Vintzileos et al. 1987; Vintzileos u. Tsampanos 1992).

Die sonographische Bestimmung der FW-Menge weist im Sinne eines „chronischen Verlaufsmarkers" früh auf eine fetale Gefährdung hin (Vorwarnzeit 8–12 Tage). Bei Terminüberschreitungen reduziert sich dieses Zeitintervall auf ca. 5 Tage, die FW-Metrik stellt in diesem Risikokollektiv aber den sensitivsten Parameter hinsichtlich der Vorhersage einer Geburtsazidose bzw. einer operativen Entbindung aus Asphyxiegründen (44%/70%) dar (Gnirs et al. 1997).

Plazentagrading

Die Beurteilung der sonomorphologischen Plazentastruktur erfolgt entsprechend der von Grannum beschriebenen Klassifikation (Grannum et al. 1979). Schwangerschaften mit einer Plazenta Grad 3 haben ein erhöhtes Risiko für das Auftreten pathologischer FHF-Muster sub partu (44%) und vorzeitiger Plazentalösungen (15%). Daneben findet sich signifikant gehäuft eine verminderte FW-Menge (Plazenta Grad 3: 17%, Plazenta Grad 0–2: 6%, $p < 0{,}005$) (Vintzileos et al. 1987).

Bislang existiert eine prospektiv randomisierte Studie zur routinemäßigen sonographischen Evaluation der Plazentastruktur (Neilson 1998). Der Einsatz dieses Verfahrens führte signifikant gehäuft zur Abklärung der Plazentafunktion mit Hilfe von damals noch üblichen Östriolbestimmungen sowie zu einem evtl. zufälligen Anstieg elektiver Entbindungen wegen drohender fetaler Asphyxie. Andererseits fanden sich bei Beurteilung der Plazentastruktur und entsprechendem Management seltener als in der Kontrollgruppe grünes Fruchtwasser, erniedrigte 5-min-Apgar-Werte und perinatale Todesfälle (Neilson 1998; Proud u. Grant 1987).

Ultraschallbiometrie

Da die Ultraschallbiometrie lediglich Rückschlüsse auf das Kindsgewicht oder das fetale Wachstum zuläßt, kann sie nur indirekte Hinweise auf den aktuellen Gesundheitszustand des Feten liefern (z.B. chronische Hypoxämie, Mangelversorgung). Damit trägt sie zwar zur Selektion von besonders gefährdeten Kindern bei (Sim et al. 1993), eine exakte fetale Zustandsdiagnostik erfordert allerdings immer den Einsatz weiterer Untersuchungsmethoden.

Wenngleich die Erkennung dystropher Feten die Domäne der erweiterten Ultraschallbiometrie (insbesondere Abdomenumfangsmessungen) ist, liegt je nach Prävalenz einer solchen Wachstumsstörung im untersuchten Kollektiv deren Sensitivität bei 39–50%, die Spezifität bei 74–90% und der positive Vorhersagewert bei 44–69% (Lin et al. 1990; Paulus 1990; Schneider 1993). Grundsätzlich sind in unselektierten Kollektiven sonographische Messungen ebensowenig wie die Dopplersonographie als Screeningmethode zur Erkennung des untergewichtigen (SGA-) Feten geeignet (Schneider 1993; Steiner er al. 1993). Abhängig von der Art der Meßparameter werden auch heute noch 25–50% der dystrophen Kinder übersehen. Nur die sonographisch erfaßte Oligohydramnie und die Kopf-Abdomen-Umfangsbestimmung erreichen bei Evaluation prospektiver Studien einen positiven Vorhersagewert von 55 bzw. 62% und liegen damit über einer möglicherweise zufallsbedingten Erkennungsrate. Eine der möglichen Ursachen für die eingeschränkte Treffsicherheit der Methode mag im Meß- bzw. Schätzfehler der Ultraschallbiometrie begründet sein. So muß bei Distanzmessungen mit einem Fehler von 10–17% und für die sonographische Gewichtsschätzung mit einem Fehler von 11–20% gerechnet werden (Bistoletti 1986; Cantanzarite 1987; Hansmann et al. 1985). Voraussetzung für eine suffiziente sonographische Wachstumskontrolle ist in jedem Fall die korrekte Bestimmung des Gestationsalters. Ferner steigt gerade die Treffsicherheit biometrischer Ultraschalluntersuchungen deutlich in präselektierten Subkollektiven mit anamnestischen oder befundeten Risiken wie SIH, IUGR in der vorhergehenden Schwangerschaft, Nikotinabusus etc. Solche Risikofaktoren sind leicht zu diagnostizieren und finden sich immerhin bei 75% aller Schwangerschaften mit Kindern, die bei Geburt untergewichtig sind (Chambers et al. 1989; Schneider 1993).

Entsprechend neuerer Studien läßt sich die Treffsicherheit der Ultraschalldiagnostik bei der Erkennung von SGA-Kindern nicht durch zusätzliche Einbindung anderer Überwachungsverfahren wie z.B. der Dopplersonographie erhöhen (Soothill et al. 1993). Dagegen sind weitere Verbesserungen durch individuell an die jeweilige Patientin angepaßte fetale Wachstumskurven zu erwarten, die verschiedene physiologische Einflußgrößen wie Größe und Gewicht der Mutter, Parität, ethnische Zugehörigkeit oder Geschlecht des Kindes berücksichtigen. Gardosi et al. (1992) konnten so 28% der unter Verwendung konventioneller Ultraschallwachstumskurven als hypotroph und 22% als makrosom eingestuften Feten dem Normbereich zuordnen, während 24 bzw. 26% der mit den angepaßten Perzentilen als zu klein oder zu groß beurteilten Kinder nicht erkannt und damit einem entsprechenden Risikomanagement nicht zugeführt worden wären.

Naturgemäß können Schwangerschaften, bei denen sich eine fetale Wachstumsretardierung (IUGR) entwickelt, zunächst durch Überwachungsverfahren identifiziert werden, die bei chronischer Hypoxämie die fetale Kompensation der Mangelsituation anzeigen (z.B. Dopplersonographie, Bewegungsprofil, Fruchtwassermetrik). Erst mit einer Verzögerung von durchschnittlich 8–14 Tagen, wird im Rahmen der Ultraschallbiometrie ein signifikantes Wachstumsdefizit erkennbar (Gnirs 1995).

Biophysikalisches Profil des Feten

Beim „biophysical profile score" wird die Kombination kardiotokographischer (Nonstreßtest) und sonographischer Untersuchungen (Quantifizierung fetaler Körper- und Atembewegungen, Beurteilung des fetalen Muskeltonus, sonographische FM-Metrik, in neuerer Zeit auch Plazentagrading) genutzt. Die Einbindung dieser Zustandsparameter impliziert letztlich auch die simultane Evaluation der sich nur bei chronischer Zustandsbeeinträchtigung im Sinne eines „Langzeitparameters" verändernden FM-Menge (Tabelle 2.24). Unabhängig von den anderen Variablen führt schon der Nachweis einer deutlich verminderten FM-Menge zu einem pathologischen Testresultat, weshalb diesem Parameter besondere Bedeutung zukommt (Lin u. Sheikh 1993; Vintzileos 1989). Durch den Verbund von Verfahren, die eine chronische Zustandsverschlechterung wie eine akute Dekompensation des Feten anzeigen, konnte die diagnostische Treffsicherheit gegenüber der alleinigen Anwendung dieser Methoden erhöht werden. Bezüglich der peri-

Tabelle 2.24. Beurteilungsschema für den biophysical profile score (unauffällig: 8–10 Punkte, suspekt: 5–7 Punkte, pathologisch: 4 Punkte)

Test	Score 2	Score 1	Score 0
FHF (pro 20 min Registrierzeit)	≥5 FHF-Akzelerationen, ≥15 bpm, ≥15 s	2–4 FHF-Akzelerationen, ≥15 bpm, ≥15 s	≥1 FHF-Akzeleration, ≥15 bpm, ≥15 s
Fetale Atembewegungen (FAB, pro 30 min Registrierzeit)	≥1 anhaltende Episode FAB, ≥60 s	≥1 anhaltende Episode FAB, 30–60 s	Fehlende FAB oder FAB <30 s
Fetale Großbewegungen (FGB, pro 30 min Registrierzeit)	≥3 FGB	1–2 FGB	Fehlende FGB
Fetaler Muskeltonus (pro 30 min Registrierzeit)	≥1 Episode mit Streckung und Beugung der Extremitäten und 1 Episode mit Streckung und Beugung des Körpers	≥1 Episode mit Streckung und Beugung der Extremitäten oder ≥1 Episode mit Streckung und Beugung des Körpers	Extremitäten in Streckstellung, keine Beugung, Hand geöffnet
Fruchtwassermenge (FW)	≥1 FW-Depot, ≥2 cm vertikaler Durchmesser	≥1 FW-Depot, 1–2 cm vertikaler Durchmesser	Größtes FW-Depot <1 cm vertikaler Durchmesser

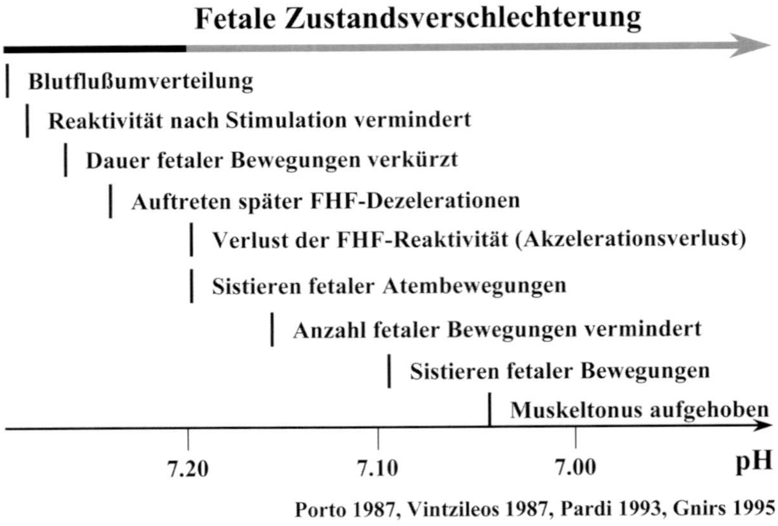

Abb. 2.44. Zustandsdiagnostik sub partu: Veränderungen biophysikalischer Parameter bei progredienter fetaler Hypoxämie/Azidose

natalen Morbidität und Mortalität liegt die Sensitivität im Mittel bei 51 und 61%, die Spezifität bei 87 bzw. 87%, der positive Vorhersagewert bei 69 bzw. 20% sowie der negative Vorhersagewert bei 95 und 98% (Thacker u. Berkelmann 1986). Bei massiver fetaler Alteration geben die kortikalen bzw. subkortikalen Zentren in umgekehrter zeitlicher Abfolge ihre Funktion auf, wie sie während der Embryonal- und Fetalentwicklung in Erscheinung traten (Porto 1987). Damit zeigt das mit 7–8 SSW aktiv werdende Funktionsareal für den fetalen Muskeltonus den Abschluß einer fetalen Zustandsverschlechterung an. Im Verbund mit den anderen Variablen des „biophysical profile score" kann durch diesen Parameter v. a. der positive Vorhersagewert bezüglich einer Azidose oder perinataler Todesfälle verbessert werden (Vintzileos u. Tsapanos 1992) (Abb. 2.44).

Wie bei allen Überwachungsverfahren nimmt mit zunehmend pathologischen Testresultaten die assoziierte Morbidität und Mortalität sprunghaft zu. So fand sich in entsprechenden Studien bei einem Score von 6 eine perinatale Mortalität von 3,1–6,1%, bei einem Score von 4 lag diese bei 7,6%, bei einem Score von 2 bei 15–20% und bei einem Score von 0 bei 48–60%) (Manning et al. 1990; Vintzileos u. Tsapanos 1992). Andererseits weist das biophysikalische Profil je nach Prüfkriterium eine z. T. hohe Rate falsch-positiver Befunde auf (im Mittel 67%, 0–98%) (Thacker u. Berkelmann 1986), die, wie bei der antepartalen CTG-Diagnostik, v. a. auf die häufig zu beobachtenden physiologischen Ruhezustände des Feten zurückzuführen ist.

Zum klinischen Nutzen des relativ aufwendigen „biophysical profile score" existieren im Abgleich mit der Kardiotokographie (Nonstreßtest) derzeit zwei prospektiv randomisierte Studien. Beide ergaben selbst in Risikokollektiven keine Vorteile gegenüber alleiniger Überwachung mit dem CTG (Neilson 1996). Allerdings fanden Tyrell et al. (1990) bei zusätzlicher Einbindung dieser Methode in dopplersonographisch überwachten Hochrisikokollektiven eine signifikant verminderte Zahl pathologischer 5-min-Apgar-Werte und hypoxisch-ischämischer Enzephalopathien. Im unmittelbaren Abgleich aller Variablen des „biophysical profile score" und der Dopplersonographie mit fetalen Blutgasanalysen (Cordozentese) (Bonnin et al. 1992; Nicolaides et al. 1988; Pardi et al. 1993; Yoon et al. 1993) erwies sich die Treffsicherheit pathologischer Dopplerbefunde bezüglich der Erkennung einer fetalen Azidose, Hyperkapnie und Hypoxie als deutlich überlegen.

Dopplersonographie

Die Vorwarnzeit der Dopplersonographie beträgt z. B. für Messungen in der A. umbilicalis bis zu 3 Wochen (Abb. 2.45) (Gnirs 1995). Die Befunde sind gut reproduzierbar (Inter-/Intraobservervariabilität bei Indexmessungen 5–10%). Während die Identifizierung des SGA-Feten weiterhin die Domäne der Ultraschallbiometrie bleibt, konnte einzig die Dopplersonographie in den 8 existierenden prospektiv-randomisierten Studien in Hochrisikokollektiven zu einer Halbierung der Rate intrauteriner Todesfälle und hypoxisch-ischämischer Enzephalopathien beitragen (Neilson 1998). Dies setzt allerdings ein konsequentes Managementkonzept voraus.

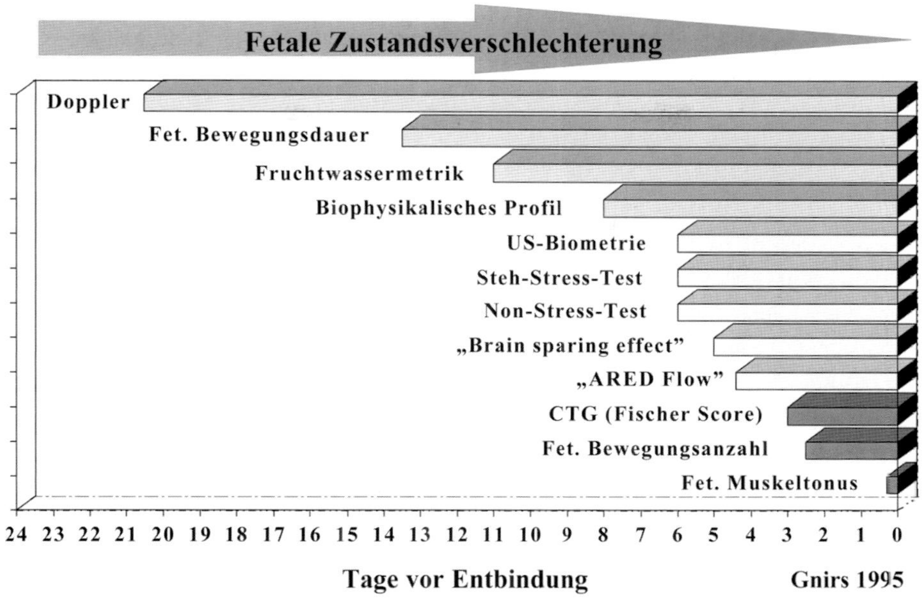

Abb. 2.45. „Vorwarnzeit" verschiedener biophysikalischer Überwachungsmethoden bis zur fetalen Dekompensation mit teilweise notfallmäßiger Entbindung bei Schwangerschaften mit schwerer fetaler Wachstumsretardierung (IUGR <5. Perzentile)

Die perinatale Mortalität und Morbidität nimmt mit dem Ausmaß pathologischer Dopplerbefunde zu. Liegt bei Auftreten eines „Brain-sparing-Effekts" die Perinatalsterblichkeit bei 1,5% und die Azidoserate bei ca. 10%, so steigt diese bei Zero- oder Reverse-Flow auf 39–75% bzw. 48–95% (Karsdorp et al. 1994; Schneider 1993a, b). Bezüglich der Azidosevorhersage ist der Befund eines Zero- oder Reverse-Flow nur in 1% falsch-positiv. Umgekehrt wurde in prospektiven Untersuchungen kein Fall mit normalen Dopplermessungen und pathologischen Befunden bei der fetalen Blutgasanalyse beobachtet (Nicolaides et al. 1988, Schneider 1993b). Hochpathologische Flußmuster (Zero-/Reverse-Flow) sind in bis zu 51% mit postpartalen Todesfällen, in bis zu 35% mit schweren Hirnblutungen und in bis zu 9% mit einer nekrotisierenden Enterokolitis (NEC) sowie entsprechender Folgemorbidität assoziiert (Karsdorp et al. 1994). Durch Einbindung von Dopplermessungen im venösen Kompartment (Pulsationen in der V. umbilicalis/Reverse-Komponente im Ductus venosus) kann der Zeitpunkt einer fetalen Dekompensation noch präziser eingegrenzt werden. Sind diese Zeichen einer Rechtsherzinsuffizienz nachweisbar, dann muß innerhalb weniger Stunden bis Tage mit der Dekompensation des Feten gerechnet werden. Es hat sich gezeigt, daß unreife Feten (<29 SSW) einen Zero-Flow (A. umbilicalis/Aorta fetalis) ca. 1 Woche länger tolerieren als Feten von mehr als 29 SSW (Arduini et al. 1993). Im Rahmen prospektiv-randomisierter Studien konnte gezeigt werden, daß sich die Rate intrauteriner Todesfälle und damit auch die perinatale Mortalität sowie hypoxisch-ischämische Encephalopathien durch Einsatz der Dopplersonographie in Verbindung mit einem konsequenten Managementkonzept auf etwa die Hälfte reduzieren lassen (Alfirevic u. Neilson 1995). Diese im Gegensatz zur rein kardiotokographischen Überwachung sehr günstigen Resultate sind u. a. darauf zurückzuführen, daß aufgrund der langen Vorwarnzeit und zuverlässigen Risikoselektion häufig früher bzw. rechtzeitig interveniert und eine fetale Notsituation vermieden werden kann.

Diesen Zahlen sind die Ergebnisse der jeweils zugehörigen Neugeborenenintensivstation gegenüberzustellen. Die Abteilung der Kinderklinik der TU-München hat z. B. jenseits 32 SSW eine tragzeitbezogene Überlebensrate von 98,7%; Hirnblutungen III. bzw. IV. Grades entwickeln 11% der Frühgeborenen. Stellt man diese Resultate dem intrauterinen Risiko bei reproduzierbarem Zero-/Reverse-Flow gegenüber, so ergeben sich außerhalb der extremen Frühgeburtlichkeit (>32 SSW) und nach Abschluß der Kortikoidlungenreifung auch bei noch unauffälligem CTG-Muster kaum Argumente für ein weiteres Zuwarten.

Hormonelle Schwangerschaftsüberwachung

Lange Zeit gehörte die Bestimmung biochemischer Parameter aus mütterlichem Serum oder Urin, vorzugsweise des „human placenta lactogen" (HPL) sowie des zu 90% vom Feten stammende freie Östriol

(E_3), zur Routineüberwachung von Risikoschwangerschaften. Trotz der Verfügbarkeit hochsensitiver Analyseverfahren ist die Reproduzierbarkeit und Vergleichbarkeit der Befunde eingeschränkt. So weisen die Messungen eine Variabilität infolge von Kurzzeitschwankungen von 5–10% für HPL und 10–30% für E_3 auf. Ferner ergeben sich Meßdifferenzen von bis zu 40%, sofern verschiedene Assays verwendet werden (Kleinstein u. Gips 1992; Ray 1987).

Je nach Prüfkriterium und gewähltem „Cut-off-Level" wird eine Sensitivität von 8–66% (IUGR 8–66%, operative Entbindung wegen drohender Asphyxie 17–56%, perinatale Mortalität 5–50%), eine Spezifität von 50–94%, ein positiver Vorhersagewert von 18–100% und ein negativer Vorhersagewert von 28–94% angegeben (Arabin et al. 1993; Bewley et al. 1992; Dudenhausen 1989; Spernol et al. 1989). Nicht zuletzt wegen der teilweise hohen Rate falsch-positiver (8–55%) und falsch-negativer Befunde (33–88%), jedoch auch aus Kostengründen, wurde die Anwendung hormoneller Überwachungsmethoden wieder verlassen und an deren Stelle die hinsichtlich der geburtshilflichen Ergebnisse weit effektivere Dopplersonographie als Screeningmethode für Risikoschwangerschaften in die deutschen Mutterschaftsrichtlinien aufgenommen (Ultraschallrichtlinien 1995).

Schlußfolgerung

Berücksichtigt man die bisher vorliegenden Studien, so ergibt sich ein abgestuftes Überwachungskonzept:

- Risikoselektion (Anamnese, befundete Risiken, z.B. SIH, Präeklampsie etc.).
- Dopplersonographische Untersuchungen im präselektierten Risikokollektiv (je nach Pathologie in Intervallen von 1–3 Wochen) sowie sonographische Kontrollen des fetalen Wachstums und der Fruchtwassermenge (lange Vorwarnzeit).
- Bei Auftreten pathologischer Befunde Verkürzung der Überwachungsintervalle (je nach Schweregrad der Pathologie Stunden bis Tage, Hospitalisierung ab „brain sparing effect") aufgrund des damit deutlich erhöhten Asphyxierisikos.
- Erst in dieser Phase engmaschige CTG-Kontrollen zur Erfassung einer *akuten* fetalen Dekompensation, da die Dopplersonographie hierfür weniger sensitiv ist.
- Zur Erhöhung der diagnostischen Treffsicherheit des CTG Einbindung zusätzlicher Interpretationshilfen, hierdurch Reduzierung falsch-positiver Befunde um:
  - K-CTG mit fetalem Bewegungsprofil 59%,
  - vibroakustischer Stimulationstest 48%,
  - Stehstreßtest 20%,
- Die Anwendung eines OBT bietet nach Sichtung der Literatur keine größere Sicherheit,
- Eine hormonelle Schwangerschaftsüberwachung ist heute als obsolet anzusehen.

Literatur

Alfirevic Z, Neilson JP (1995) Doppler ultrasonography in high-risk pregnancies: systematic review with meta-analysis. Am J Obstet Gynecol 172:1379–1387

Arabin B, Snyders R, Nicolaides KH, Versmold HK, Weitzel HK, Giffei J, Saling E (1993) Systematische antepartuale fetale Erhebungen („Safe"). Ein Konzept für die fetale Funktionsdiagnostik bei drohender Hypoxie. Geburtshilfe Frauenheilkd 53:835–842

Arduini D, Rizzo G, Romanini C (1993) The development of abnormal heart rate patterns after absent enddiastolic velocity in umbilical artery: analysis of risk factors. Am J Obstet Gynecol 168:43–50

Bayerische Perinatalerhebung (1997), BPE-Jahresbericht 1996, Kommission für Perinatologie und Neonatologie, Bayerische Landesärztekammer und Kassenärztliche Vereinigung Bayerns. Zauner, Dachau

Bewley S, Chard T, Grudzinskas G, Cooper D, Campbell S (1992) Early prediction of uteroplacental complications of pregnancy using Doppler ultrasound, placental function tests and combination testing. Ultrasound Obstet Gynecol 2:333–337

Bistoletti P (1986) Fetal weight prediction by ultrasound measurements. A prospective study. Gynecol Obstet Invest 22:79–83

Bonnin P, Guyot B, Bailliart O, Benard C, Blot P, Martineaud JP (1992) Relationship between umbilical and fetal cerebral blood flow velocity waveforms and umbilical venous blood gases. Ultrasound Obstet Gynecol 2:18–22

Catanzarite VA, Rose BI (1987) Ultrasound in obstetric decision making. How accurate are late ultrasound scans in gestational age and fetal weight assessment? Am J Perinatol 4:147–151

Chambers SE, Hoskins PR, Haddad NG, Johnstone FD, McDicken WN, Muir BB (1989) A comparison of fetal abdominal circumference measurements and Doppler ultrasound in the prediction of small-for-date babies and fetal compromise. Br J Obstet Gynecol 96:803–808

Dudenhausen JW (1989) Schwangerschaftsüberwachung bei fetaler Wachstumsretardierung unter besonderer Berücksichtigung der hormonellen Überwachungsverfahren. In: Bolte A, Wolff F (Hrsg) Hochrisikoschwangerschaft – Diagnose, Therapie, Prognose für Mutter und Kind. Steinkopff, Darmstadt, S 65–74

Enkin MW, Keirse MJNC, Renfrew MJ, Neilson JP (1996) Guide to effective care in pregnancy and childbirth, 2nd edn. Cochrane Pregnancy & Childbirth Database 1996, Issue 2

Gardosi J, Chang A, Kalyan B, Sahota D, Symonds EM (1992) Customised antenatal growth charts. Lancet 339: 283–287

Gnirs J, Boos R, Hoth H, Auer L, Schmidt W (1987) Intracavitäre Schall- und Lichtmessung im schwangeren Uterus. Arch Gynecol Obstet 242:760–762

Gnirs J, Schneider KTM, Möhrling D, Wilhelm O, Graeff H (1993) Dopplersonographie, Kineto-Kardiotokographie und fetale Stimulationstests bei Risikoschwangerschaften. Gynäkol Geburtshilfliche Rundsch 33 [Suppl 1]:309–310

Gnirs J, Schneider KTM (1994) Fetale Verhaltenszustände und Bewegungsaktivität. Gynäkologe 27:136–145

Gnirs J (1995) Kineto-Kardiotokographie: Automatische Detektion der fetalen Bewegungsaktivität als integraler Bestandteil antepartualer CTG-Registrierungen und ihre Bedeutung für die fetale Zustandsdiagnostik. Habilitationsschrift, Universität München

Gnirs J, Schneider KTM (1996) Diagnostik der fetalen Bewegungsaktivität, fetaler Stimulationstests und der Komplexitätsanalyse des fetalen EKGs als Ergänzung der intrapartalen CTG-Überwachung. Gynäkologe 29:28–44

Gnirs J, Schelling M, Dehganshoar M, Schneider KTM, Graeff H (1997) Fetale Zustandsdiagnostik bei Terminüberschreitungen: Ein Methodenvergleich unter besonderer Berücksichtigung des Wehenbelastungstests. Perinat Med 9:118

Gnirs J, Schelling M, Kolben M, Schneider KTM (1998) Referenzkurven für das fetale Bewegungsprofil. Geburtshilfe Frauenheilkd 58:355–362

Grannum P, Berkowitz RI, Hobbins JC (1979) The ultrasonic changes in the maturing placenta and their relation to fetal pulmonic maturity. Am J Obstet Gynecol 133:915–922

Hansmann M, Hackelöer BJ, Staudach A: Gewichtsschätzung. In: Hansmann M, Hackelöer BJ, Staudach A (Hrsg) Ultraschalldiagnostik in Geburtshilfe und Gynäkologie, Lehrbuch und Atlas. Springer, Berlin Heidelberg New York, S 162–169

Karsdorp VHM, van Vugt JMG, van Geijn HP, Kostense PJ, Arduini D, Montenegro N, Todros T (1994) Clinical significance of absent or reversed end diastolic velocity waveforms in umbilical artery. Lancet 344:1664–1668

Kleinstein J, Gips H (1992) Biochemische Überwachung der Schwangerschaft. In: Künzel W, Wulf KH (Hrsg) Klinik der Frauenheilkunde und Geburtshilfe, Bd. 4, Schwangerschaft I. Urban Issue 3, Oxford: updated Software (1998), available from: BMJ Publishing Group, London

Neilson JP (1996) Cardiotocography for antepartum fetal assessment. In: Neilson JP, Crowther CA, Hodnett ED, Hofmeyr GJ, Keirse MJNC, Renfrew MJ (eds) Pregnancy and childbirth module of the cochrane database of systematic reviews, available in the cochrane library. The Cochrane Collaboration; Issue 3, Oxford: updated Software (1998), available from: BMJ Publishing Group, London

Neilson JP (1998) Fetal vibroacoustic stimulation before labour. In: Neilson JP, Crowther CA, Hodnett ED, Hofmeyr GJ, Keirse MJNC, Renfrew MJ (eds) Pregnancy and childbirth module of the cochrane database of systematic reviews, available in the cochrane library. The Cochrane Collaboration; Issue 3, Oxford: updated Software (1998), available from: BMJ Publishing Group, London

Neilson JP (1998) Doppler ultrasound in high risk pregnancies. Routine doppler ultrasound screening of unselected pregnancies. In: Neilson JP, Crowther CA, Hodnett ED, Hofmeyr GJ, Keirse MJNC, Renfrew MJ (eds) Pregnancy and childbirth module of the cochrane database of systematic reviews, available in the cochrane library. The Cochrane Collaboration; Issue 3, Oxford: updated Software (1998), available from: BMJ Publishing Group, London

Neilson JP (1998) Hormonal placental function tests. In: Neilson JP, Crowther CA, Hodnett ED, Hofmeyr GJ, Keirse MJNC, Renfrew MJ (eds) Pregnancy and childbirth module of the cochrane database of systematic reviews, available in the cochrane library. The Cochrane Collaboration; Issue 3, Oxford: updated Software (1998), available from: BMJ Publishing Group, London

Neilson JP (1998) Routine ultrasound placentography in late pregnancy. In: Neilson JP, Crowther CA, Hodnett ED, Hofmeyr GJ, Keirse MJNC, Renfrew MJ (eds) Pregnancy and childbirth module of the cochrane database of systematic reviews, available in the cochrane library. The Cochrane Collaboration; Issue 3, Oxford: updated Software (1998), available from: BMJ Publishing Group, London

Nelson KB, Ellenberg JH (1986) Antecedents of cerebral palsy. Multivariate analysis of risk. N Engl J Med 315:81–86

Nicolaides KH, Bilardo CM, Soothill PW, Campbell S (1988) Absence of end diastolic frequencies in umbilical artery: a sign of fetal hypoxia and acidosis. Br Med J 297:1026–1027

Nijhuis JG, Prechtl HFR, Martin CB jr, Bots RSGM: Are there behavioural states in the human fetus? Early Hum Dev 6:177–195

Pardi G, Cetin I, Marconi AM et al. (1993) Diagnostic value of blood sampling in fetuses with growth retardation. N Engl J Med 328:692–696

Paulus WE (1990) Die prognostische Bedeutung verschiedener biochemischer und biophysikalischer Methoden der Schwangerschaftsüberwachung im letzten Trimenon unter besonderer Berücksichtigung des Dehydroepiandrosteron-Sulfat-Belastungstests und dopplersonographischer Untersuchungen der plazentaren Durchblutung. Inauguraldissertation, Universität Ulm

Peipert JF, Donnenfeld AE (1991) Oligohydramnios: a review. Obstet Gynecol Surv 46:325–339

Phelan JF, Smith CV, Broussard P, Small M (1987) Amniotic fluid volume assessment with the fourquadrant technique at 36–42 weeks' gestation. J Reprod Med 32:540–542

Pillai M, James D (1990) The importance of the behavioural state in biophysical assessment of the term human fetus. Br J Obstet Gynaecol 97:1130–1134

Porto M (1987) Comparing and contrasting methods of fetal surveillance. Clin Obstet Gynecol 30:956–967

Proud J, Grant AM (1987) Third trimester placental grading by ultrasonography as a test of fetal wellbeing. Br Med J 294:1641–1647

Ray DA (1987) Biochemical fetal assessment. Clin Obstet Gynecol 30:887–898

Rooth G, Huch A, Huch R (1987) FIGO News: Guidelines for the use of fetal monitoring. Int J Gynecol Obstet 25:159–167

Rosen MG, Dickinson JC (1992) The incidence of cerebral palsy. Am J Obstet Gynecol 167:417–423

Rüttgers H (1989) Kardiotokographie. Standards in der Perinatalmedizin. Perinat Med 1:9–14

Schneider KTM (1986) Das uterovaskuläre Syndrom der Schwangeren unter besonderer Berücksichtigung der aufrechten Körperhaltung. Habilitationsschrift, Universität München

Schneider KTM, Deckardt R, Graeff H, Huch A, Huch R (1987) Ist mütterliches Stehen ein physiologischer fetaler Streßtest? Arch Gynecol Obstet 242:733–735

Schneider KTM (1993) IUGR – Probleme der Diagnostik. In: Schmidt W (Hrsg) Jahrbuch der Gynäkologie und Geburtshilfe. Biermann; Zülpich, S 113–123

Schneider KTM (1993) Dopplersonographie: Patientensicherheit und Einbindung der Methode in das klinische Management. Gynäkol Geburtshilfliche Rundsch 33:113–115

Sim D, Beattie RB, Dornan JC (1993) Evaluation of biophysical fetal assessment in high-risk pregnancy to assess ultrasound parameters suitable for screening in the low-risk population. Ultrasound Obstet Gynecol 3:11–17

Soothill PW, Ajayi RA, Campbell S, Nicolaides KH (1993) Prediction of morbidity in small and normally grown fetuses by fetal heart rate variability, biophysical profile score and umbilical artery Doppler studies. Br J Obstet Gynecol 100:742–745

Spernol R, Hecher K, Szalay S (1989) Wertigkeit von fetalen Blutflußmessungen bei intrauteriner Wachstumsretardierung im Vergleich zu E_3- und HPL-Bestimmungen. Geburtshilfe Frauenheilkd 49:463–465

Steiner H, Spitzer D, Schaffer H, Batka M, Staudach A (1993) Diagnostische Wertigkeit der Dopplersonographie. Gynäkol Geburtshilfliche Rundsch 33 [Suppl 1]:109–112

Thacker SB, Berkelman RL (1986) Assessing the diagnostic accuracy and efficacy of selected antepartum fetal surveillance techniques. Obstet Gynaecol Surv 41:121–141

Tyrrell SN, Lilford RJ, MacDonald HN, Nelson EJ, Porter J, Gupta JK (1990) Randomized comparison of routine vs highly selective use of Doppler ultrasound and biophysical scoring to investigate high risk pregnancies. Br J Obstet Gynaecol 97:909–916

Ultraschallrichtlinien (1995) Ultraschallrichtlinien. Dtsch Ärztebl 92:311–313

Vintzileos AM, Gaffrey SE, Salinger LM, Campbell W, Nochimson D (1987) The relationship among the fetal biophysical score, umbilical cord pH, and APGAR scores. Am J Obstet Gynecol 157:627–631

Vintzileos AM, Campbell WA, Feinstein SJ, Lodeiro JG, Weinbaum PJ, Nochimson DJ (1987) The fetal biophysical profile in pregnancies with grade III placentas. Am J Perinatol 4:90–93

Vintzileos AM, Campbell WA, Rodis JF (1989) Fetal biophysical profile scoring: current status. Clin Perinatol 16:661–689

Vintzileos AM, Tsapanos V (1992) Biophysical assessment of the fetus. Ultrasound Obstet Gynecol 2:33–143

Yoon BH, Romero R, Roh CR et al. (1993) Relationship between the fetal biophysical profile score, umbilical artery Doppler velocimetry, and fetal blood acid-base status determined by cordocentesis. Am J Obstet Gynecol 169: 1586–1594

Integration der Dopplersonographie in das klinische Management

K. T. M. Schneider

Einführung

Die Einführung einer neuen Methode wie die der Dopplersonographie in die Klinik läuft aus wissenschaftlicher Sicht optimalerweise in 3 Schritten ab:

- Zunächst muß sichergestellt werden, daß eine klinisch interessierende Messung wie das Blutströmungsverhalten im fetomaternalen Gefäßsystem mit einer geeigneten Meßmethode (Dopplersonographie) überprüft werden kann (Fitzgerald u. Drumm 1977; McCallum et al. 1978).
- In einem 2. Schritt sollte im Rahmen klinischer prospektiver Studien getestet werden, ob mit Hilfe dieses Meßverfahrens Schwangerschaften identifiziert werden können, bei denen aufgrund eines pathologischen Blutströmungsmusters ein höheres Gefährdungsmoment bezüglich Morbidität bzw. Mortalität zu erwarten ist.
- In einem 3. Schritt wird dann anhand von vergleichenden randomisierten Untersuchungen geprüft ob die Überwachung von Schwangerschaften mit niedrigem bzw. hohem Risiko mit Hilfe der Dopplersonographie einen meßbaren Vorteil hinsichtlich Morbidität, Mortalität oder Kosteneinsparung nach sich zieht (Schneider 1993; Schneider et al. 1989, 1991).

Bei der breiten klinischen Einführung des Kardiotokogramms (CTG) Ende der 60er Jahre lagen noch keinerlei randomisierte klinisch kontrollierte Studien vor. Diese wurden erst 15–20 Jahre später durchgeführt und ergaben selbst im Hochrisikokollektiv keinen erkennbaren Benefit für die antepartuale CTG-Registrierung. Für die Dopplersonographie als neue Methode der Zustandsbeurteilung des Feten lagen dagegen bereits zum Zeitpunkt ihrer klinischen Einführung Ende der 80er Jahre ausreichend valide Daten zum Stellenwert dieser Methode bei der Erkennung chronisch gefährdeter Schwangerschaften vor (Alfirevic u. Neilson 1995; Divon 1995; Neilson 1999; Schneider 1993, 1996; Schneider et al. 1989). Studien zum sinnvollen Zeitintervall bei der Wiederholung von Doppleruntersuchungen bei exspektativem Vorgehen oder dem Stellenwert der Methode bei der Festlegung des optimalen Entbindungszeitpunktes sind dagegen noch rar.

Historie der Einführung der Dopplersonographie in die Klinik

Die ersten Untersuchungen zur dopplersonographischen Blutströmungsmessung in der A. umbilicalis wurden 1977 von Fitzgerald u. Drumm (1977) publiziert. Sie verwendeten einen continuous wave Doppler mit dem es noch nicht möglich war Arterie und Vene zu diskriminieren. Bereits 1 Jahr später gelang dies McCallum (1978) mit einem gepulsten Dopplerverfahren. Allerdings mußten bei beiden Vorgehensweisen die interessierenden Gefäße zuvor separat im B-Bild aufgesucht werden. 1984 wurden die ersten Duplexscanner vorgestellt, die es erlaubten durch gezielte Ansteuerung die Hälfte der im Schallkopf befindlichen Kristalle zur Erzeugung des gepulsten Dopplersignals und die andere Hälfte zum gleichzeitigen Aufbau eines B-Bildes einzusetzen. Ende der 80er Jahre führte die zusätzliche Möglichkeit der farbkodierten Darstellung von Gefäßen (color flow mapping) zu einem erleichterten und rascheren Auffinden insbesondere kleiner Blutgefäße. Mitte der 90er Jahre gelang mithilfe des nahezu winkelunabhängigen Power- bzw. Angio-Mode eine oft noch detailliertere Darstellung feiner Gefäßverästelungen auch bei niedrigen Flußgeschwindigkeiten. Auf die Sicherheitserwägungen in Abhängigkeit von der Anwendung des jeweiligen Dopplerverfahrens wird in Kap. 1.7 eingegangen. Die ursprünglich angestrebte Messung des Blutflußvolumens pro Zeiteinheit wurde aufgrund des erheblichen Fehlers bei der Radiusbestimmung der kleinen Gefäße, der zu einer schlechten Reproduzierbarkeit führte weitgehend zugunsten der Messung von Gefäßwiderstandsindizes, die die systolische Maximalgeschwindigkeit zu den enddiastolischen Maximalgeschwindigkeiten in Beziehung setzt, verlassen. Je nach Gefäß beträgt der inter- wie der intraindividuelle Fehler in der Meßreproduzierbarkeit bei der Indexmessung $<5\%$.

Dopplersonographie bei wem und bei welchen Indikationen?

Screening im Niedrigrisikokollektiv

Zahlreiche Untersuchungen zum Einsatz der Dopplersonographie die sowohl mit CW- als auch mit PW-Dopplergeräten in der Umbilikalarterie durchgeführt wurden, zeigten, daß ein breitgestreutes Screening in einem sog. „Low-risk-Kollektiv" sich weder positiv auf die neonatale Mortalität noch auf die Morbidität auswirkt (Tabelle 2.25), (Beattie u. Dornan 1989; Davies et al. 1992; Johnstone et al. 1993; Mason et al. 1993; Schneider et al. 1993). Dies ist v. a. durch die geringe Inzidenz an Pathologie bei risikoarmen Schwangerschaften zu erklären, deren Beeinflussung durch die Anwendung der Methode sich statistisch nicht kalkulieren läßt. Gleiches gilt für den Einsatz aller diagnostischer Verfahren zur Feststellung der fetalen Gefährdung einschließlich der Anwendung des CTG. Eine grundsätzliche Anwendung der Dopplersonographie im unausgewählten Niedrigrisikokollektiv ist daher insbesondere aus Kosten-Nutzen-Überlegungen heraus nicht zu rechtfertigen.

Screening im Hochrisikokollektiv

Zahlreiche prospektive Untersuchungen zur diagnostischen Wertigkeit der Dopplersonographie konnten dagegen aber zeigen, daß Störungen der uteroplazentaren Perfusion insbesondere bedingt durch eine unzureichende 2. Trophoblastinvasion mit Ausbleiben einer Querschnittsverbreiterung der Gefäße und einer damit verbundenen Widerstandsabsenkung im plazentaren Stromgebiet zu meßbaren Änderungen des dopplersonographisch erfaßten Blutströmungsverhaltens in postplazentaren und fetalen Gefäßen führen. Erkrankungen wie die schwangerschaftsinduzierte Hypertonie (SIH) führen darüber hinaus zu typischen Veränderungen in den mütterlichen präplazentaren Uteringefäßen wie einer durch den erhöhten peripheren Widerstand bedingten frühdiastolischen Inzisur (Notch), (Harrington et al. 1991, 1996; Kurdi et al. 1998; Mires et al. 1998; Ozcan et al. 1998; Park et al. 1996).

Nach Risikopräselektion durch konventionelle Screeningmethoden wie Anamnese, Blutdruckmessung oder Ultraschallbiometrie führt die zusätzliche Diagnostik mütterlicher und fetaler Gefäße zu einer präziseren Erfassung des gefährdeten Kollektivs und einer positiven Korrelation mit adversem „fetal outcome". Diese Indikationen zum Einsatz der Dopplersonographie wurden in die Mutterschaftsrichtlinien eingearbeitet und sind im folgenden (geringfügig modifiziert) wiedergegeben (Alfirevic u. Neilson 1995; Schneider 1997):

- anamnestische bzw. Befundrisiken für IUGR, anamnestische bzw. Befundrisiken für SIH
- Mehrlingsschwangerschaften (insbesondere bei diskordantem Wachstum),
- begründeter Verdacht für fetale Fehlbildung, insbesondere am Herzen,
- auffällige pathologische fetale Herzfrequenz (insbesondere im Bereich der Frühgeburtlichkeit).

Andere nicht erwähnte Indikationen wie gefäßrelevante mütterliche Erkrankungen (Thrombophilie, pathologische APC-Resistenz, Lupus erythematodes, Diabetes mellitus mit Gefäßbeteiligung) könnten ebenfalls eine dopplersonographische Untersuchung bei bestimmten Ausprägungen klinisch sinnvoll erscheinen lassen. Der Einsatz der Dopplersonographie in diesen Hochrisikokollektiven führt gegenüber nicht dopplersonographisch verfolgten Kontrollkollektiven zu einer Abnahme der intrauterinen Fruchttodrate und der perinatalen Mortalität um 30–45% (Abb. 2.46), (Aljirevic u. Neilson 1995; Neilson 1999; Schneider 1996).

Dopplersonographie in welchen Gefäßen?

Wegen zahlreicher für die 1. Schwangerschaftshälfte noch typischer physiologischer Veränderungen, die

Tabelle 2.25. Prospektiv randomisierte Untersuchungen zum Einsatz der Dopplersonographie in „Low-risk-Kollektiven"

Erstautor	Jahr	DS/Kontrolle	ARED [%]	Signifikante DS/Kontrolle
Beattie et. al.	1989	1045/1045	?/?	Keine
Newnham et al.	1991	254/251	0/∅	Das 1-min-Apgar < 7 (32/22)
Davies et al.	1992	1246/1229	0,1/∅	DS keine
Schneider et al.	1993	482/539	0/∅	DS keine
Mason et al.	1993	1020/1005	0,3/4,8	Keine
Johnstone et al.	1993	114/1175	0/∅	DS keine
Metaanalyse		5161/5244	Kein Benefit im Low-risk-Kollektiv	

[a] ∅ DS (im Kontrollkollektiv wurde keine Dopplersonographie durchgeführt).

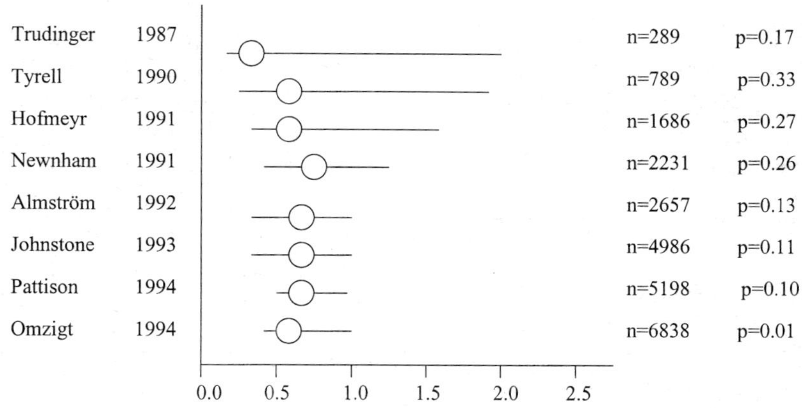

Abb. 2.46. Prospektiv randomisierte Untersuchungen zum Einsatz der Dopplersonographie in „High-risk-Kollektiven" (mod. nach Alfirevic u. Neilson 1995; Divon 1995)

zu vermeintlich pathologischen Blutströmungsmustern führen, ist die dopplersonographische Untersuchung, die das Ziel hat, den nutritiv gefährdeten Feten zu detektieren, erst ab der 20. Schwangerschaftswoche (SSW) sinnvoll.

Uterines Gefäßsystem

Ab der 20. SSW weisen noch ca. 15% aller Schwangerschaften eine frühdiastolische Inzisur (Notch) bzw. eine Wiederstandserhöhung in den A. uterinae auf. Nach der 24. SSW werden derartige Veränderungen im uterinen Flußmuster nur noch bei 5% der Schwangeren festgestellt. Da der uterine Gefäßwiderstand Ausdruck der Widerstandserniedrigung im nachgeschalteten Gefäßbett der Plazenta ist, widerspiegelt ein anhaltend hoher Gefäßwiderstand eine ausbleibende bzw. ungenügende 2. Trophoblastinvasion. Bei der Beurteilung muß jedoch stets der Gefäßwiderstand in *beiden* Uteringefäßen berücksichtigt werden, da bei lateraler Plazentainsertion der uterine Gefäßwiderstand dieser Seite erniedrigt ist. Nach neueren Studien hat dabei eine beidseitige frühdiastolische Inzisur (Notch) einen höheren Prädiktionswert für später auftretende Schwangerschaftskomplikationen als ein einseitiger Notch bzw. nur eine Widerstandserhöhung in den Uteringefäßen. Umgekehrt erlaubt die Feststellung normaler Flußmuster in beiden Uteringefäßen mit hoher Wahrscheinlichkeit die Voraussage, daß sich keine hypertensive Gestose entwikkeln wird (Harrington et al. 1991, 1996; Kurdi et al. 1998; Mires et al. 1998; Ozcan et al. 1998; Park et al. 1996).

Aus diesem Grunde empfiehlt sich diese Untersuchung insbesondere in der 20. bis 24. SSW bei Schwangeren mit belasteter Anamnese (z. B. Zustand nach IUGR, SIH, Präeklampsie bzw. Antiphospholipid-Antikörper-Syndrom).

A. umbilicalis und das arterielle fetale Gefäßsystem

Bei Auffälligkeiten des Blutströmungsmusters im uterinen Gefäßsystem bzw. bei anderen oben erwähnten Indikationen wie Verdacht auf SGA ist es sinnvoll die Gefäßwiderstände in einer der beiden A. umbilicales bzw. in der fetalen Aorta zu bestimmen. Dabei weist die meist in einem günstigeren Dopplereinfallswinkel insonierbare Nabelschnurarterie die bessere Reproduzierbarkeit auf. Um gleichzeitig Hinweise auf Blutumverteilungsvorgänge zu erhalten sollte sofern die Gefäßwiderstände in den genannten Blutgefäßen oberhalb der 90. bzw. 95. Perzentile liegen, der Gefäßwiderstand in der A. cerebri media gemessen werden.

V. umbilicalis und das venöse fetale Gefäßsystem

Herzfrequenzsynchrone Pulsationen in der Nabelvene (nicht zu verwechseln mit Fluktuationen die durch fetale Atembewegungen bedingt sind und meist über mehrere Herzzyklen gehen!) sind ebenso wie pathologische erniedrigte diastolische Flußgeschwindigkeiten bzw. Vorliegen eines „Zero- oder „Reverse-Flow im Ductus venosus Hinweise für eine drohende Rechtsherzdekomenpensation des Feten (Hecher et al. 1995; Kiserud et al. 1991; Ozcan et al. 1998).

Bedeutung pathologischer Blutströmungsmuster

Uterine Widerstandserhöhung (Notch)

Auf den höheren Prädiktionswert bezüglich einer zu einem späteren Gestationsalter eintretenden schwangerschaftsinduzierten Hypertonie oder IUGR-Situation bei Vorliegen eines doppelseitigen „Notch in beiden Uteringefäßen verglichen mit dessen nur einseitigen Auftreten bzw. mit einer isolierten uterinen Widerstandserhöhung, wurde bereits hingewiesen. So konnten Park et al. im Rahmen einer prospektiven Untersuchung an 2321 Schwangeren zeigen, daß bei Vorliegen eines erhöhten Gefäßwiderstands in den Uterinarterien im 2. Trimenon in 48%, bei unilateralem notch in 83% und bei beidseitigem notch in 93% spätere Schwangerschaftskomplikationen eintraten (Park et al. 1996). Allgemein deuten zahlreiche Untersuchungen darauf hin, daß das Ausmaß der Widerstandserhöhung gut mit der zu erwartenden mütterlichen bzw. fetalen Morbidität und damit mit dem Gefährdungsgrad korreliert.

Brain-sparing- und Termineffekt

In den arteriellen Gefäßen ist eine vor dem Entbindungstermin reproduzierbar feststellbare Blutumverteilung zum Gehirn (Brain-sparing-Effekt) trotz des noch kompensatorischen Charakters bereits mit einer signifikant höheren Morbidität verknüpft. In einem eigenen Kollektiv von 90 Schwangeren mit Brain-sparing-Effekt fanden sich gegenüber einer dopplersonographisch unauffälligen Kontrollgruppe ($n=136$) signifikant mehr Fehlbildungen (8,9 vs. 1,5%) und höhere neonatale Mortalität (3,3 vs. 0%). Die Rate schwerer Hirnblutungen und Krämpfen im Neugeborenenalter war tendentiell aber nicht signifikant in diesem Kollektiv ebenfalls erhöht (Schneider 1993). Bei hochpathologisch verändertem Strömungswiderstand in der Peripherie (z. B. Nullfluß in der Aorta fetalis) und gleichzeitiger Widerstandsabnahme in cerebralen Blutgefäßen, weist eine in kurzfristigen seriellen Untersuchungen zu beobachtende Redistribution mit einem erneut ansteigenden cerebralen Gefäßwiderstand eher auf eine Verschlechterung des fetalen Zustands hin. Der erneute Wiederanstieg wird in diesem Fall der Entstehung eines Hirnödems zugeschrieben.

In Terminnähe und über dem Termin wird eine Abnahme des zerebralen Gefäßwiderstands nach eigenen Untersuchungen in ca. 20% auch bei Nichtrisikoschwangeren beobachtet. Obgleich in diesem Zeitraum dieser Effekt (hier auch als Termineffekt bezeichnet) als physiologisch gilt und sein Auftreten meist nicht mit einer meßbaren Pathologie in Verbindung gebracht wird, konnten wir in einer eigenen prospektiven noch unpublizierten Studie an primär Nichtrisikoschwangeren eine zwar zum Termin und in der Terminüberschreitung abnehmende Häufung pathologischer Ereignisse (wie z. B. operative Entbindung aus Gründen des „fetal distress", pathologische Apgar- bzw. Geburts-pH-Werte) nachweisen. Dennoch war das Auftreten einer Widerstandserniedrigung in zerebralen Gefäßen gegenüber einem Kontrollkollektiv mit unauffälligem Dopplersonogramm mit einer signifikanten Zunahme pathologischer „Outcome-Kriterien" verknüpft. Im Bereich der Terminüberschreitung scheint aber dennoch ein dopplersonographisch unauffälliges Blutströmungsmuster eher eine Rückversicherung für eine ausreichende uteroplazentare Perfusion darzustellen, als daß pathologische Dopplerflußbefunde mit einer hohen fetalen Morbidität korrelieren.

Zero- und Reverse-Flow in der A. umbilicalis bzw. Aorta fetalis

Das Auftreten von Zero- und Reverse-Flow-Mustern ist ein seltenes Ereignis (ca. 0,5% unseres Krankenguts). Diese Muster charakterisieren einen hohen peripheren Strömungswiderstand und korrelieren in einem hohen Maße mit der fetalen Mortalität und Morbidität. In einer prospektiven Multicenteruntersuchung konnten Karsdorp et al. (1994) Bei Vorliegen eines Zero-Flow-Musters in der Umbilikalarterie bei 178 Feten in 14% in der Folge einen intrauterinen Fruchttod feststellen. Die Rate intrauteriner Fruchttode war bei Vorliegen eines Reverse-Flow-Musters ($n=67$) mit 24% noch weiter erhöht. Beide Raten unterschieden sich signifikant von einem gestationsaltersgleichen, dopplersonographisch unauffälligem Kontrollkollektiv ($n=214$, IUFT-Rate 3%), (Karsdorp et al. 1994). Die neonatale Mortalität betrug bei Vorliegen eines „Zero-Flow" in diesem Kollektiv 41%, bei „Reverse-Flow" 75% gegenüber nur 4% im Kontrollkollektiv. Weiterhin muß bei den überlebenden Kindern mit derartigen Flußmustern mit einer gegenüber dopplersonographisch unauffälligen Kindern deutlich erhöhten neurologischen Handicaprate von ca. 35% gerechnet werden (Valcamonico et al. 1994).

V. umbilicalis, venöses fetales Gefäßsystem

Das Gefäßwiderstandverhalten in venösen Blutgefäßen reflektiert eine sich u. U. ankündigende Rechtsherzinsuffizienz des Feten. Diese kündigt ein Finalstadium des Feten mit unmittelbar drohender Hypoxie an. Im arteriellen Schenkel besteht zu dieser Zeit oft bereits ein Nullfluß in der fetalen Aorta und A. umbilicalis, vereinzelt bereits ein „Zero-Flow". Deutlich sichtbare Zeichen pathologischer Flußmuster im venösen Kompartment sind das Eintreten eines Flußverlusts bzw. eines Reverse-Flow-Musters im Ductus venosus, der unter Umgehung der Leber ca. 80% des oxygenierten Blutes via rechtes Herz dem fetalen Gehirn zuführt bzw. im Auftreten von herzfrequenzsynchronen Pulsationen in der Nabelvene. Nach jetzigem Kenntnisstand ist auch bei hochgradig pathologisch verändertem arteriellen Strömungsmuster z. B. bei IUGR-Feten noch mit einer ausreichenden Oxygenierung zu rechnen, wenn die venösen Flußmuster unauffällig sind. Hiermit gelingt es Zeit zu gewinnen, um z. B. eine Lungenreifungsinduktion durchzuführen und den Entbindungszeitpunkt zu optimieren (Hecher et al. 1995; Kiserud et al. 1991; Ozcan et al. 1998).

Dopplersonographie – wann und in welchen Abständen?

Wie bereits oben geschildert ist bei entsprechenden anamnestischen Voraussetzungen ab der 20. SSW der Einsatz der Dopplersonographie im uterinen Gefäßbett sinnvoll. Bei pathologischen Befunden sollte eine Wiederholung nach 4 Wochen, d. h. in der 24. SSW erfolgen (Abschluß der 2. Trophoblastinvasion). Bei weiter pathologischen Dopplerflußbefunden in den Uteringefäßen sind – sofern noch keine erkennbare Klinik (mütterliche Hypertonie, IUGR ect.) aufgetreten ist – 4wöchentliche Kontrolluntersuchungen unter zusätzlicher Einbeziehung umbilikaler bzw. fetaler Gefäße (A. umbilicalis, Aorta fetalis, A. cerebri media) sinnvoll (Tabelle 2.26).

Bei Überschreiten der Perzentilenbereiche (A. umbilicalis, Aorta fetalis >90. Perzentile; A. cerebri media <10. Perzentile) sind die Überwachungsintervalle zu verkürzen. Da die Entwicklung eines hochpathologischen Dopplerflußmusters in umbilicalen und fetalen Gefäßen Zottenreifungsstörungen bzw. Infarzierungen der Plazenta reflektieren, beträgt die zeitliche Entwicklung von einem unauffälligem Strömungsprofil in der Regel mehrere Wochen. Obwohl prospektive Managementstudien hierzu bislang fehlen, dürften bei lediglichem Überschreiten von Grenzperzentilwerten in einzelnen Blutgefäßen ohne erkennbare klinische Veränderungen Kontrolluntersuchungsabstände innerhalb von 1–2 Wochen ausreichend sein. Bei Vorliegen klinischer Befunde wie z. B. mütterlicher Hypertonie, abnehmender Kindsbewe-

Tabelle 2.26. Überwachungsintervalle und Zusatzdiagnostik bei Vorliegen pathologischer Blutströmungsmuster (Abteilung Perinatalmedizin Frauenklinik der TU München)

Gefäße	Flußmuster	Zusatzpathologie	Kontrollabstände	Zusatzmaßnahmen
Aa. uterinae	RI>90. P./Notch	Keine	Alle 4 Wochen	Ambulant, ab 24. SSW
A. umbilicalis		Ja (z. B. SIH)	Alle 2–3 Wochen	DS weiterer Gefäße
A. umbilicalis, Aorta	RI>90. P. oder	Keine	Alle 2–3 Wochen ambulant	DS peripherer und zentraler Gefäße
A. cerebri media	RI<10. P.	Ja (z. B. SGA)	Alle 1–2 Wochen	Stationär, K-CTG + Zusatzdiagnostik
A. umbilicalis, Aorta	RI>90. P. und	Irrelevant	Alle 2–3 Tage	Stationär, K-CTG + Zusatzdiagnostik
A. cerebri media	RI<10. P. (brain sparing)			
A. umbilicalis, Aorta	Zero-Flow	Irrelevant	Täglich	Stationär, 3- bis 4mal K-CTG + Zusatzdiagnostik, venöser Doppler
A. umbilicalis, Aorta	Reverse-Flow	Irrelevant	1- bis 2mal täglich	Stationär, evtl. CTG-Dauerüberwachung, Zusatzdiagnostik, venöser Duktus

gungsdauer, reduzierter Fruchtwassermenge oder Vorliegen eines IUGR-Feten, sind je nach Ausfall der dann zusätzlich sinnvollen Diagnostik (K-CTG, biophysikalisches Profil) eine weitere Verkürzung der dopplersonographischen Überwachungsintervalle z. B. bis auf 2mal wöchentlich erforderlich, im Einzelfall ist auch bereits die stationäre Aufnahme und Überwachung indiziert (Tabelle 2.26).

Bei einer vor dem Entbindungstermin persistierend festgestellten Blutumverteilung zugunsten des Gehirns (Brain-sparing-Effekt), besteht auch aufgrund eigener Untersuchungen (s. oben) trotz des noch kompensierten Zustandes eine signifikant erhöhte fetale Morbidität und Mortalität. Eine stationäre intensivierte Überwachung im frühgeburtlichen Bereich <34. SSW in einem Perinatalzentrum, erscheint daher indiziert. Bei Vorliegen einer intrauterinen Wachstumsretardierung würden wir in einem solchen Fall neben dem Ausschluß von Noxen (z. B. Nikotinverbot, Vermeidung körperlicher Belastungen) die eingeschränkte Bettruhe (vorzugsweise Einnahme der Seitenlage), die Durchführung einer Lungenreifungsinduktion (z. B. 2mal 12 mg Celestan i.m. wiederholt alle 7–10 Tage), sowie bei einem mütterlichen Hämatokrit >38 eine Hämodilution (z. B. HAES) durchführen. Eine Tokolyse mit β-Sympathikomimetika bei Vorliegen vorzeitiger Kontraktionen halten wir wegen des hierdurch auch beim Feten gesteigerten Grundumsatzes und damit einhergehenden Sauerstoffmehrverbrauchs bei Vorliegen einer Plazentainsuffizienz für eher kontraproduktiv und nicht indiziert. Die fetale Überwachung umfaßt in solchen Fällen wiederholte Dopplersonographische Untersuchungen im Abstand von 2–3 Tagen, K-CTG-Registrierungen 1–2/Tag, einmal wöchentlich Registrierung des biophysikalischen Profils, insbesondere der Fruchtwassermetrik und alle 10–14 Tage eine fetale Biometrie mit Feststellung der Wachstumstendenz.

Bei Vorliegen eines enddiastolischen Flußverlustes in der Aorta fetalis bzw. A. umbilicalis ist eine stationäre Aufnahme und Überwachung in einem Perinatalzentrum zu fordern, da die meisten dieser Fälle im Bereich der extremen Frühgeburtlichkeit auftreten bzw. aufgrund des Vorliegens weiterer Komplikationen (z. B. fetales Herzvitium) das entsprechende Umfeld eines Perinatalzentrums benötigen. Neben der bereits beim Brain-sparing-Effekt beschriebenen Maßnahmen ist wegen der deutlich erhöhten fetalen Morbidität und Mortalität eine noch weiter intensivierte Überwachung (K-CTG 3mal täglich bis kontinuierlich, tägliche dopplersonographische Kontrollen des arteriellen (Aorta fetalis, A. umbilicalis, A. cerebri media) sowie des venösen Systems (Ductus venosus, V. umbilicalis) erforderlich. Neben der zur RDS- und Hirnblutungsprävention zu empfehlenden Kortikosteroidtherapie ist eine Sectiovorbereitung sinnvoll, da Feten mit diesen Flußmustern in der Regel weitere Perfusionsbeeinträchtigungen z. B. durch Geburtswehen nicht mehr tolerieren.

Ein Umkehrfluß in arteriellen Gefäßen (reverse flow) ist in den meisten Fällen bereits mit einem hochpathologischen CTG-Muster vergesellschaftet. Eine rasche Entbindung erscheint daher meist unausweichlich. Lediglich ein noch unauffälliges venöses System ermöglicht nach den bis dato vorliegenden Erkenntnissen das begrenzte Abwarten, um z. B. erfolgreich über 2 Tage eine Lungenreifungsinduktion abzuschließen (Tabelle 2.26).

Die Rolle der Dopplersonographie bei exspektativem Vorgehen

Die Beurteilung des fetalen Zustands ist bei Vorliegen anamnestischer bzw. klinischer Risiken (s. Mutterschaftsrichtlinien) und einem durch entsprechende Vorsorgeuntersuchungen ermittelten Risikokollektiv sowohl bezüglich ihres prädiktiven Werts hinsichtlich einer zu erwartenden fetalen Morbidität/Mortalität als auch bezüglich des Frühwarneffekts überlegen. Eigene Untersuchungen zeigten bei persistierendem Vorliegen eines Brain-sparing-Effekts nur in 30% bereits auch Auffälligkeiten im CTG, während bei Vorliegen eines Reverse-Flow-Musters nahezu in 100% pathologische CTG-Muster anzutreffen sind (Schneider 1993).

Prospektive Untersuchungen in sich entwickelnden Hochrisikokollektiven (IUGR<3. Perzentile) zeigten im Vergleich verschiedener Überwachungsmethoden durchschnittlich 3 Wochen vor einer drohenden Dekompensation erhöhte Gefäßwiderstandsindizes wo nach alle anderen Überwachungsverfahren (CTG, US ect.) unauffällige Befunde aufwiesen (Schneider 1993). Als nächsterkennbare Hinweiszeichen auf eine drohende fetale Gefährdung ergaben eine signifikante Abnahme der Kindsbewegungsdauer, gefolgt von einer auffällig reduzierten Fruchtwassermenge. Erst danach folgten die CTG-basierten Streß- und Non-Streßtests. Eine signifikante Abnahme der Anzahl der Kindsbewegungen bzw. ein Tonusverlust waren in der Regel bereits mit fetaler Hypoxie und Azidose vergesellschaftet und erfüllt so nicht mehr die Ansprüche für ein Frühwarnsystem bei erst beginnender fetaler Versorgungseinschränkung.

Dabei ist insbesondere bei hochpathologischen Flußmustern wie Zero- und Reverse-Flow in arteriellen wie venösen Gefäßen die Reversibilität der Flußmuster wie auch die Falsch-positiv-Rate (<1%) gering. Dadurch können pathologisch erscheinende CTG-Muster insbesondere im Bereich der extremen Frühgeburtlichkeit durch unauffällige Dopplerflußmessungen relativiert und so iatrogen induzierte

Frühgeburtlichkeit vermieden werden. Dagegen korrelieren hochpathologische Flußmuster insbesondere wenn im venösen System Zero- oder Reverse-Flow-Muster auftreten in hohem Maße mit einer fetalen Hypoxämie und Azidose wie durch im Rahmen von Chordocentesen durchgeführten Blutgasanalysen gezeigt werden konnte (Nicolini et al. 1990). Arduini et al. (1993) konnten bei IUGR-Feten mit Flußverlust in der A. umbilicalis weiterhin nachweisen, daß offenbar im Bereich der extremen Frühgeburtlichkeit höhere plazentare Reserven bestehen, als solche vorhanden sind, wenn ein derartiges Flußmuster zu einem späteren Zeitpunkt auftritt. So entwickelten nur 7% der Feten mit einem Gestationsalter unterhalb der 27. SSW nach einem 1 Woche lang bestehenden Zero-Flow in der Umbilikalarterie persistierende Spätdezelerationen, während dies jenseits der 27. SSW bei immerhin 2/3 der untersuchten Feten der Fall war. Ähnliche Korrelationen zur CTG-Patologie ergaben sich bei Abwesenheit bzw. Vorhandensein von venösen Pulsationen in der Nabelvene. Auch die Präsenz eines mütterlichen Hypertonus scheint sich ungünstig auf das Vorhaben einer Schwangerschaftsprolongation auszuwirken. Andererseits gibt es Hinweise, daß die neurologische Handicaprate direkt mit dem Ausmaß der dopplersonographisch festgestellten Widerstandsveränderungen im umbilikalen Stromgebiet korreliert. So konnten Valcomonico et al. (1994) zeigen, daß bei einer 18monatigen Nachbeobachtungszeit gestationsaltersgleiche Feten mit unauffälligem Strömungsprofil in der A. umbilicalis in 0% neurologische Handicaps aufwiesen. Dieser Anteil stieg jedoch bei pathologisch erhöhtem Gefäßwiderstand auf 12%, bei Zero- bzw. Reverse-Flow-Mustern gar auf 35% an.

Die Rolle der Dopplersonographie bei der Optimierung des Entbindungszeitpunktes

Managementstudien, die den Ausfall Dopplersonographischer Messungen direkt in einen klinischen Entscheidungsbaum einbezogen, um gerade beim gefährdeten Feten im Bereich der extremen Frühgeburtlichkeit den optimalen Entbindungszeitpunkt festzulegen, liegen bisher nur vereinzelt vor. Das erste hierzu publizierte Schema stammt von Skodler et al. aus dem Jahr 1989. Es sieht je nach Ausfall und Ausmaß der Dopplersonographie die intensivierte ambulante Überwachung bis hin zur stationären Aufnahme und Herstellen der Sectiobereitschaft vor. Die Indikation zur Schnittentbindung wurde allerdings damals selbst bei Vorliegen eines Reverse-flow-Musters in der A. umbilicalis ausschließlich von einem pathologischen CTG-Muster abhängig gemacht. Die erst spätere Erkenntnis der besseren Reproduzierbarkeit dopplersonographischer Messungen im Vergleich zum CTG, der in den meisten Fällen erkennbar bessere Frühwarneffekt selbst bei noch unauffälligen CTG-Mustern, die direkte Korrelation pathologischer Blutströmungsmuster mit der fetalen Morbidität und Mortalität, sowie die geringe Falschpositivrate hochpathologischer Flußmuster, räumen der Dopplersonographie im antepartualen Zeitraum eine entscheidende Rolle bei der Planung des optimalen Entbindungszeitraums ein. Untersuchungen von Almstrom et al. (1992) zeigten bei alleiniger Überwachung von IUGR-Feten in der Schwangerschaft mit der Dopplersonographie gegenüber einem nur CTG-überwachten Kontrollkollektiv eine signifikant niedrigere Rate von antepartualen Untersuchungen, Hospitalisationen, Geburtseinleitungen, operativen Entbindungen aus Gründen eines „fetal distress" ohne eine Erhöhung der fetalen Morbidität und Mortalität. Dennoch ist es selbstverständlich ratsam zur Abrundung des klinischen Bildes alle zusätzlichen Parameter (Fehlbildungen? fetales Wachstum? Fruchtwassermenge? K-CTG, fetal behavioral states? etc.) zur Zustandbeurteilung bei pathologischen Flußmustern zu verwenden, da in diesem Falle auch bei den Zusatzmethoden mit einer geringeren Falsch-positiv-Rate zu rechnen ist. Die meisten publizierten Schemata setzen die Dopplersonographie z. B. bei der Triage des SGA-Feten ein: bei unauffälligem Dopplerflußmuster wird ein Fet unter der 10. Schätzgewichtsperzentile als wahrscheinlich genetisch kleiner, jedoch nicht als nutritiv minderversorgt eingestuft. Eine ambulante Kontrolle ist daher – allerdings unter 2wöchentlicher Kontrolle des Wachstums und 2- bis 4wöchentlicher dopplersonographischer Kontrolluntersuchung – angezeigt. Bei pathologischem Blutströmungsprofil ist der Fetus dagegen als intrauterin wachstumsretardiert (IUGR) einzustufen. Eine stationäre Aufnahme in einem Perinatalzentrum, Ausschluß von Noxen, symptomatischer Therapie (z. B. Nikotinverzicht, Bettruhe) sowie eine intensivierte Diagnostik sind indiziert.

Bei der Planung des optimalen Entbindungszeitpunkts im Bereich der extremen Frühgeburtlichkeit müssen verschiedene Gesichtspunkte berücksichtigt werden:

- Durchführung der Lungenreifung zur Prävention eines RDS und von Hirnblutungen,
- Ausmaß der dopplersonographisch festgestellten Pathologie,
- Ausmaß der Begleitpathologie (CTG, fetale Befund ect.),
- erreichtes Gestationsalter und Leistungsfähigkeit der neonatologischen Intensivstation.

Letztendlich stellt sich die Kernfrage ob und inwieweit ein abwartendes Verhalten mehr nützt als scha-

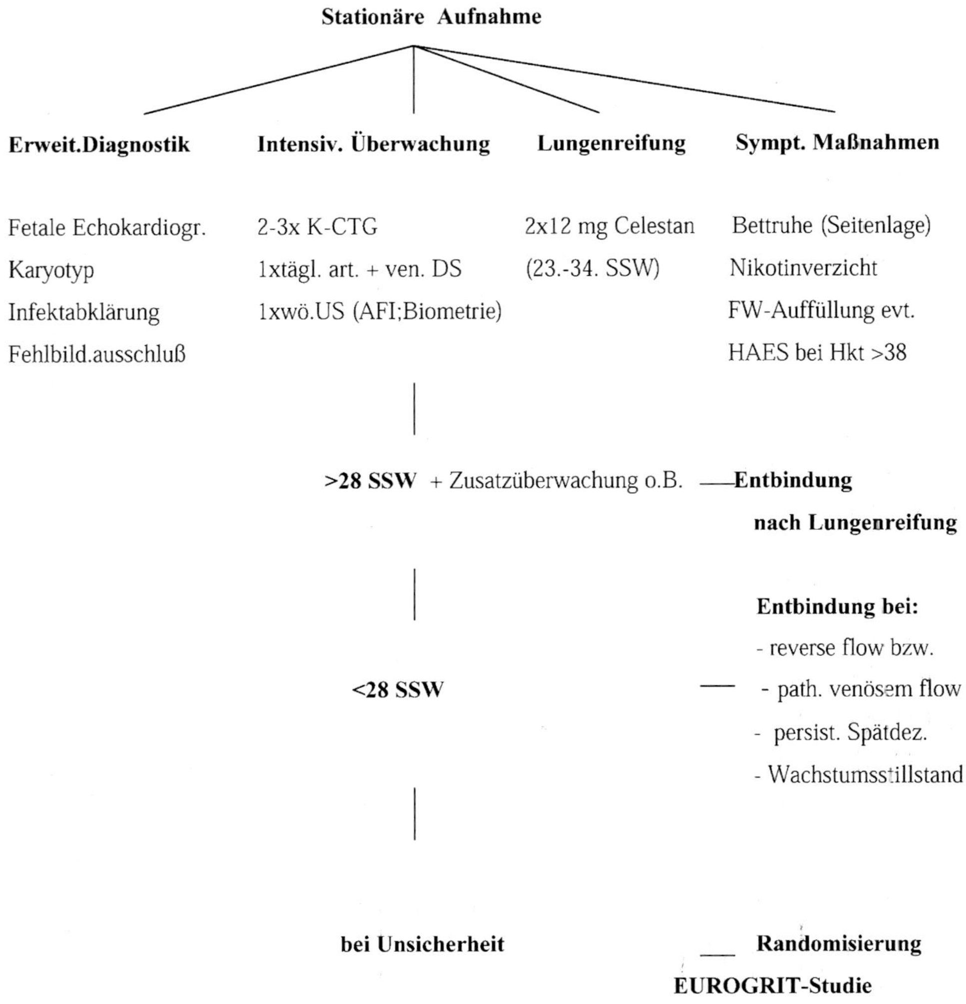

Abb. 2.47. Klinisches Vorgehen bei Vorliegen eines Zero-Flow in der A. umbilicalis bei intrauteriner Wachstumsretardierung (Abteilung Perinatalmedizin Frauenklinik der TU München)

det. Die Antwort auf diese Frage versucht momentan eine Europäische Multicenterstudie zu geben (EUROGRIT Studie 1996) an der 44 Europäische Zentren beteiligt sind. Wachstumsretardierte Feten, die ein hochpathologisches Flußmuster (z. B. Zero- oder Reverse-Flow-Muster) bzw. ein hochpathologisches CTG aufweisen, werden dann randomisiert in eine Gruppe in der die sofortige Entbindung angestrebt wird bzw. in eine andere Gruppe in der exspektativ vorgegangen wird, wenn der Geburtshelfer selbst unsicher über die Richtigkeit des weiteren Vorgehens ist. Diese Unsicherheit, die beispielsweise bei diskordantem Zwillingswachstum in der 25. SSW besteht, wobei nur ein Zwilling gefährdet erscheint, wird der Schwangeren mitgeteilt und deren Einverständnis für die Studienteilnahme eingeholt. Bisher wurden über 400 Schwangere randomisiert. Der zeitliche Unterschied zwischen dem abwartenden Arm und der sofortigen Entbindung betrug im Mittel nur knapp über 4 Tage. Dies ist ein zusätzlicher Hinweis für den extremen Gefährdungsgrad dieser Feten, da dies bedeutet, daß aufgrund einer zusätzlichen Befundverschlechterung sich die Geburtshelfer bereits nach diesem Zeitraum wieder sicher waren, daß die Entbindung die geeignetere Maßnahme ist. Ein Zeitraum von 4 Tagen reicht allerdings aus, um Maßnahmen wie z. B. eine Lungenreifungsinduktion durchzuführen.

Die Publikation von Zwischenauswertungen ist nachdrücklich erlaubt, da die Auswertung dieser Studie nach einer sog. Bayesian-Statistik erfolgt, nach der die Untersucher in Kenntnis der Zwischenergebnisse sich in ihrem Vorgehen sicherer werden (was wiederum Ausschlußkriterium für die Studienteilnahme ist) um so auch unter ethischen Gesichtspunkten die Studie fortführen zu können. Die ersten Zwischenauswertungen deuten darauf hin, daß offenbar durch die Durchführung der Lungenreifungsinduktion sowohl die fetale Morbidität als auch Morbidität geringer sind. Ein Nachteil der Studie ist, daß die Rolle des venösen Dopplers dabei nicht untersucht wird.

Das Entbindungsverhalten bei Vorliegen eines Zero- bzw. Reverse-Flow in der Nabelschnurarterie wurde zuvor in einer Pilotstudie untersucht. Es zeigt sich, daß die Mehrzahl der Zentren bei Vorliegen eines Zero-Flow-Musters in der 29. bis 30. SSW die Entbindung anstreben. Das Entbindungsverhalten ist bei Vorliegen eines Reverse-Flow-Musters ca. 2–3 Wochen nach links verschoben, d.h. die meisten Entbindungen erfolgen hier bereits im Mittel um die 27. SSW (The Grit Study Group 1996).

Bei der Entscheidungsfindung ist einerseits die bei Zero-Flow ca. 4fach, bei Reverse-Flow ca. 11fach höhere Mortalität als bei gestationsaltersgleichen Frühgeburten mit unauffälligem Strömungsprofil sowie die etwa 35% betragende neurologische Handicaprate zu berücksichtigen (Karsdorp et al. 1994; Valcamonico et al. 1994). Gleichzeitig ist es extrem wichtig die Leistungsfähigkeit d.h. die Mortalitätsrate und neurologische Handicaprate der eigenen neonatologischen Intensivstation in den einzelnen Gestationsalterswochen zu kennen, da hierdurch eine objektivere Beratung möglich wird. So ist es nach eigenen Daten bereits in der abgeschlossenen 27. SSW bei einer Mortalitätsrate von 5% und eine Handicaprate <9% gegenüber den Eltern bei Vorliegen eines hochpathologischen Flußmusters kaum vertretbar, die Schwangerschaft länger zu prolongieren, als dies für die Durchführung einer Lungenreifungsinduktion notwendig ist. In der 24+0 bis 24+6 SSW ist dagegen bei einer Mortalität von 56% und einer schweren Handicaprate von ca. 33% eine abwartende Haltung eher vertretbar und sinnvoll.

Allerdings sind weitere prospektive Studien erforderlich, die insbesondere die neurologische Langzeitentwicklung miteinbeziehen, um eine noch differenziertere Empfehlung in Abhängigkeit von der Pathologie des jeweiligen Flußmusters, des betroffenen Gefäßsystems und dem pathologischen Ausfall der ergänzenden Überwachungsinstrumente im jeweils erreichten Gestationsalter zu geben. In Abb. 2.47 wird das eigene klinische Vorgehen bei Vorliegen eines Zero-Flow-Musters in der Umbilikalarterie bei wachstumsretardierten Feten wiedergegeben.

Zusammenfassung

Die Dopplersonographische Untersuchung ist im antepartualen Bereich bezüglich der Reproduzierbarkeit und der frühzeitigen Prädiktion der fetalen Morbidität und Mortalität den anderen Überwachungsverfahren überlegen. Ein sinnvoller Einsatz erfordert allerdings die Präselektion eines Risikokollektivs durch die Anamnese bzw. die Erhebung von Befundrisiken im Rahmen der Mutterschaftsvorsorge. Ein entsprechender evtl. um alle Mehrlingsschwangerschaften sowie um gefäßrelevante mütterliche Erkrankungsbilder (z.B. Lupus erythematodes) zu erweiternder Indikationskatalog ist bereits Bestandteil der Mutterschaftsrichtlinien. Mithilfe des Einsatzes der Dopplersonographie in diesen Hochrisikokollektiven gelingt es ohne Erhöhung der Interventionsrate bzw. der Morbidität die Mortalität in diesen Kollektiven um ca. 45% zu senken (Alfirevic u. Neilson 1995; Divon 1995; Neilson 1999).

Das Ausmaß der zu erwartenden Pathologie korreliert dabei direkt mit dem Ausmaß des pathologischen Blutströmungsverhaltens. Dabei ist eine Blutumverteilung zu Gehirn, Nebennierenrinde und Herzkranzgefäßen (d.h. zu lebenswichtigen Organen) bereits ein konkreter Hinweis für eine notwendige Kompensation und sollte vor dem Termin die stationäre Beobachtung zur Folge haben. Das Auftreten eines Zero- bzw. Reverse-Flow-Musters sind ebenso wie die Entwicklung einer „Dezentralisation“ bei weiterhin schlechter Perfusion in der Peripherie Hinweiszeichen für eine zunehmende Dekompensation des fetalen Kreislaufs. Veränderungen des venösen Dopplersignals können dabei offenbar eine entscheidende Schlüsselrolle in der Beurteilung der Notwendigkeit einer sofortigen Entbindung spielen. Ist z.B. selbst bei Vorliegen eines Zero-flow-Befunds in arteriellen Gefäßen das Strömungsprofil im Ductus venosus noch unauffällig, liegt insbesondere auch im venösen System kein Zero- oder Reverse-Flow vor, kann nach den bisher vorliegenden Studien im Regelfall noch immer von einer ausreichenden fetalen Oxygenierung ausgegangen werden und unter Intensivüberwachungsmaßnahmen die Zeit des Abwartens z.B. noch für die Durchführung einer Lungenreifungsinduktion genutzt werden.

Das Vorliegen eines reverse flow Musters, insbesondere bei pathologischem venösen Fluß bzw. bei Pathologie zusätzlicher Überwachungsverfahren (CTG) sollte spätestens die Indikation für den dann im Regelfall erforderlichen Kaiserschnitt bei Erreichen der Überlebensfähigkeit sein. Bei der Entscheidungsfindung müssen die Leistungsdaten der Intensivstation im erreichten Gestationsalter den zu erwartenden Morbiditäts-/Mortalitätsdaten der jeweiligen Flußmusterpathologie gegenübergestellt werden. Bei klinischer Unsicherheit bezüglich der Entbindung helfen prospektive randomisierte Studien (EUROGRIT Studie) diese Entscheidung zu optimieren.

Literatur

Alfirevic Z, Neilson JP (1995) Doppler ultrasonography in high-risk pregnancies: systematic review with meta-analysis. Am J Obstet Gynecol 172:1379–1387

Almstrom H, Axelsson O, Cnattingius S (1992) Comparison of umbilical-artery velocimetry and cardiotocography for surveillance of small-for-gestational-age fetuses. Lancet 340:936–940

Arduini D, Rizzo G, Romanini C (1993) The development of abnormal heart rate patterns after absent end-diastolic velocity in umbilical artery: analysis of risk factors. Am J Obstet Gynecol 168:43–50

Beattie RB, Dornan JC (1989) Antenatal screening for intrauterine growth retardation with umbilical artery Doppler ultrasonography. Br Med J 298:631–635

Davies JA, Gallivan S, Spencer JA (1992) Randomised controlled trial of Doppler ultrasound screening of placental perfusion during pregnancy. Lancet 340:1299–1303

Divon MY (1995) Randomized controlled trials of umbilical artery Doppler velocimetry: how many are too many. Ultrasound Obstet Gynecol:377–379

Fitzgerald DE, Drumm JE (1977) Non-invasive measurement of human circulation using ultrasound: a new method. Br Med J 2:1450–1451

Harrington KF, Campbell S, Bewley S, Bower S (1991) Doppler velocimetry studies of the uterine artery in the early prediction of pre-eclampsia and intra-uterine growth retardation. Eur J Obstet Gynecol Reprod Biol 42:14–20

Harrington K, Cooper D, Lees C, Hecher K, Campbell S (1996) Doppler ultrasound of the uterine arteries: the importance of bilateral notching in the prediction of pre-eclampsia, placental abruption or delivery of a small-for-gestational-age baby. Ultrasound Obstet Gynecol 7:182–188

Hecher K, Campbell S, Doyle P, Harrington K, Nicolaides K (1995) Assessment of fetal compromise by Doppler ultrasound investigation of the fetal circulation. Arterial, intracardiac, and venous blood flow velocity studies. Circulation 91:129–138

Johnstone FD, Prescott R, Hoskins P, Greer IA, McGlew T, Compton M (1993) The effect of introduction of umbilical Doppler recordings to obstetric practice. Br J Obstet Gynaecol 100:733–741

Karsdorp VH, van Vugt JM, van Geijn HP, Kostense PJ, Arduini D, Montenegro N, Todros T (1994) Clinical significance of absent or reversed end diastolic velocity waveforms in umbilical artery. Lancet 344:1664–1668

Kiserud T, Eik-Nes SH, Blaas HG, Hellevik LR (1991) Ultrasonographic velocimetry of the ductus venosus. Lancet 338:1412–1414

Kurdi W, Campbell S, Aquilina J, England P, Harrington K (1998) The role of color Doppler imaging of the uterine arteries at 20 week's gestation in stratifying antenatal care. Ultrasound Obstet Gynecol 12:229–345

Mason GC, Lilford RJ, Porter J, Nelson E, Tyrell S (1993) Randomised comparison of routine versus highly selective use of Doppler ultrasound in low risk pregnancies. Br J Obstet Gynaecol 100:130–133

McCallum WD, Williams CS, Napel S, Daigle RE (1978) Fetal blood velocity waveforms. Am J Obstet Gynecol 132:425–429

Mires GJ, Williams FL, Leslie J, Howie PW (1998) Assesment of uterine arterial notching as a screening test for adverse pregnancy outcome. Am J Obstet Gynecol 179: 317–1323

Nicolini U, Nicolaidis P, Fisk NM, Vaughan JI, Fusi L, Gleeson R, Rodeck CH (1990) Limited role of fetal blood sampling in prediction of outcome in intrauterine growth retardation. Lancet 336:768–772

Neilson JP (1999) Doppler ultrasound in high risk pregnancies. In: Enkin MW, JNC Keirse, MJ Renfrew, JP Neilson (eds) Pregnancy and childbirth module. Oxford: Update software. (Cochrane database of systematic reviews)

Ozcan T, Sbracia M, d'Ancona RL, Copel JA, Mari G (1998) Arterial and venous Doppler velocimetry in the severely growth-restricted fetus and associations with adverse perinatal outcome. Ultrasound Obstet Gynecol 12:39–44

Park YW, Cho JS, Kim HS, Kim JS, Song CH (1996) The clinical implication of early diastolic notch in the third trimester Doppler waveform analysis of the uterine artery. J Ultrasound Med 15:47–51

Schneider KTM, Loos W, Graeff H (1989) 10 Jahre geburtshilfliche Dopplersonografie – Entwicklung und Perspektiven. Geburtshilfe Frauenheilkd 49:407–415

Schneider KTM, Amberg-Wendland D, Renz S, Fürstenau U (1991) Prospektiv randomisierte Untersuchung zum klinischen Wert der Dopplersonographie als Screeningverfahren. Gynäkol Rundschau 31:139–140

Schneider KTM (1993) IUGR-Probleme der Diagnostik. In: Schmidt W (Hrsg) Jahrbuch der Gynäkologie und Geburtshilfe 1992/93. Biermann, Zülpich, S 113–123

Schneider KTM (1993) Dopplersonographie: Patientensicherheit und Einbindung der Methode in das klinische Management. Gynäkol Geburtsh Rundsch 1:113–115

Schneider KTM (1996) Standards in der Perinatalmedizin – Dopplersonographie in der Schwangerschaft. Geburtshilfe Frauenheilkd 56:69–73

Schneider KTM (1997) Indikation zur Dopplersonographie während der Schwangerschaft. Arch Gynecol Obstet 260:153–162

Skodler WD, Philipp K, Pateisky N, Reinold E (1989) Practical use of blood flow with pulsed ultrasound in the 3d trimester of an at-risk pregnancy. Ultraschall Med 10:230–234

The GRIT Study Group (1996) The GRIT Study Group. Europ J Obstet Gynecol Reprod Biol 67:121–126

Valcamonico A, Danti L, Frusca T, Soregaroli M, Zucca S, Abrami F, Tiberti A (1994) Absent end-diastolic velocity in umbilical artery: risk of neonatal morbidity and brain damage. Am J Obstet Gynecol 170:796–801

3 Dopplersonographie am fetalen Herzen

Normale Flußmuster am fetalen Herzen

G. Tulzer, S. Gudmundsson, J.C. Huhta und D.C. Wood

Einleitung

Die ersten Berichte über die 2-D-Untersuchung des fetalen Herzens erschienen Anfang der 70er Jahre. Erst Mitte der 80er Jahre fand die Doppleruntersuchung Eingang in die Evaluierung des fetalen Herzens (Maulik et al. 1984). Diese Methode, die zusätzlich zu anatomischen auch funktionelle Informationen liefern konnte, hat sich in der Folge rasch durchgesetzt und ist heute integrativer Bestandteil jeder fetalen Echokardiographie. Zahlreiche Arbeiten haben seither den Wert der fetalen Dopplerechokardiographie bei der Evaluierung abnormaler fetaler Kreislaufverhältnisse belegt. Viele neue physiologische und pathophysiologische Kenntnisse über das menschliche fetale Herz-Kreislauf-System konnten dadurch gewonnen werden und es wurde offenkundig, daß zahlreiche Daten, die im Tierversuch gewonnen worden waren keineswegs auf den menschlichen Feten übertragbar sind. So ist die Doppleruntersuchung des fetalen Herzens heute zu einem unverzichtbaren Instrument in der Evaluierung und Überwachung des Feten geworden, eine Methode, die sich aber noch ständig weiterentwickelt und deren Potential bei weitem noch nicht ausgeschöpft ist.

Die heute zur Verfügung stehenden Ultraschallgeräte erlauben eine detaillierte Untersuchung der fetalen intra- und extrakardialen Flußmuster bei guten Schallbedingungen bereits ab der 16. Schwangerschaftswoche (SSW). Als idealer Zeitraum durch Durchführung einer fetalen Echokardiographie hat sich die 18. bis 20. SSW herausgestellt, da dann in der Regel die besten Schallbedingungen herrschen. Das fetale Herz ist bereits groß genug, damit der Dopplerstrahl im 2-D-Bild exakt positioniert werden kann. Je später in der Schwangerschaft untersucht wird desto schwieriger werden meist die Schallbedingungen bedingt durch die zunehmende Entfernung des fetalen Herzens vom Schallkopf, die zunehmende Abschwächung des Ultraschall durch mütterliches und fetales Gewebe und die abnehmende Fruchtwassermenge.

Geräteeinstellung

Für die fetale kardiale Doppleruntersuchung ist aufgrund der speziellen Verhältnisse eine andere Einstellung des Ultraschallgeräts erforderlich. Bemüht man sich beim peripheren Gefäßdoppler (A. und V. umbilicalis, große Venen, A. cerebri media etc.) um eine möglichst hohe Sensitivität des Dopplersignals um auch die niedrigen Flußgeschwindigkeiten gut darstellen zu können, ist es beim kardialen Doppler meist umgekehrt. Hier sind neben den Flüssen mit niedriger Gechwindigkeit im Bereich der Vorhöfe in der Regel die maximalen Flußgeschwindigkeiten von Interesse. Das Dopplersignal wird aber durch die Eigenbewegungen des Herzens und der Herzklappen erheblich beeinträchtigt. Zudem kommt es durch die hohe Herzfrequenz zu rasch wechselnden Flußrichtungen mit hohen Flußgeschwindigkeiten. Um brauchbare Dopplersignale (sowohl mit konventionellem Doppler als auch mit Farbdoppler) zu erhalten, muß daher das Gerät entsprechend eingestellt werden und über eine bestimmte Ausrüstung verfügen.

Im fetalen Herzen treten neben dem Ductus arteriosus Botalli und dem Ductus venosus die höchsten Blutflußgeschwindigkeiten auf. Selbst physiologische intrakardiale Flußgeschwindigkeiten können bereits das „Niquist Limit“ eines konventionellen gepulsten Dopplers (PW-Doppler) übersteigen und daher nicht mehr dargestellt werden. Aus diesem Grund ist eine Ausrüstung mit HPRF-Doppler (*h*igh *p*ulse *r*epetition *f*requency), mit dem durch eine höhere Pulsrepetitionsfrequenz auch höhere Flüsse gemessen werden können, für eine kardiale Untersuchung notwendig. Zu beachten ist hier allerdings, daß beim HPRF-Doppler stets mehrere Analysevolumina bestehen und daher die Möglichkeit besteht, daß mehrere Flüsse an unterschiedlichen Stellen gemessen werden. Zudem sollte die Ausrüstung auch einen „Continuous-wave-Doppler“ (CW-Doppler) beinhalten, der auch sehr hohe Flußgeschwindigkeiten (bei intrakardialen Pathologien bis 5 m/s oder mehr) analysieren kann.

Die Eigenbewegungen des Herzens und der Herzklappen erzeugen niedrig frequente Dopplersignale,

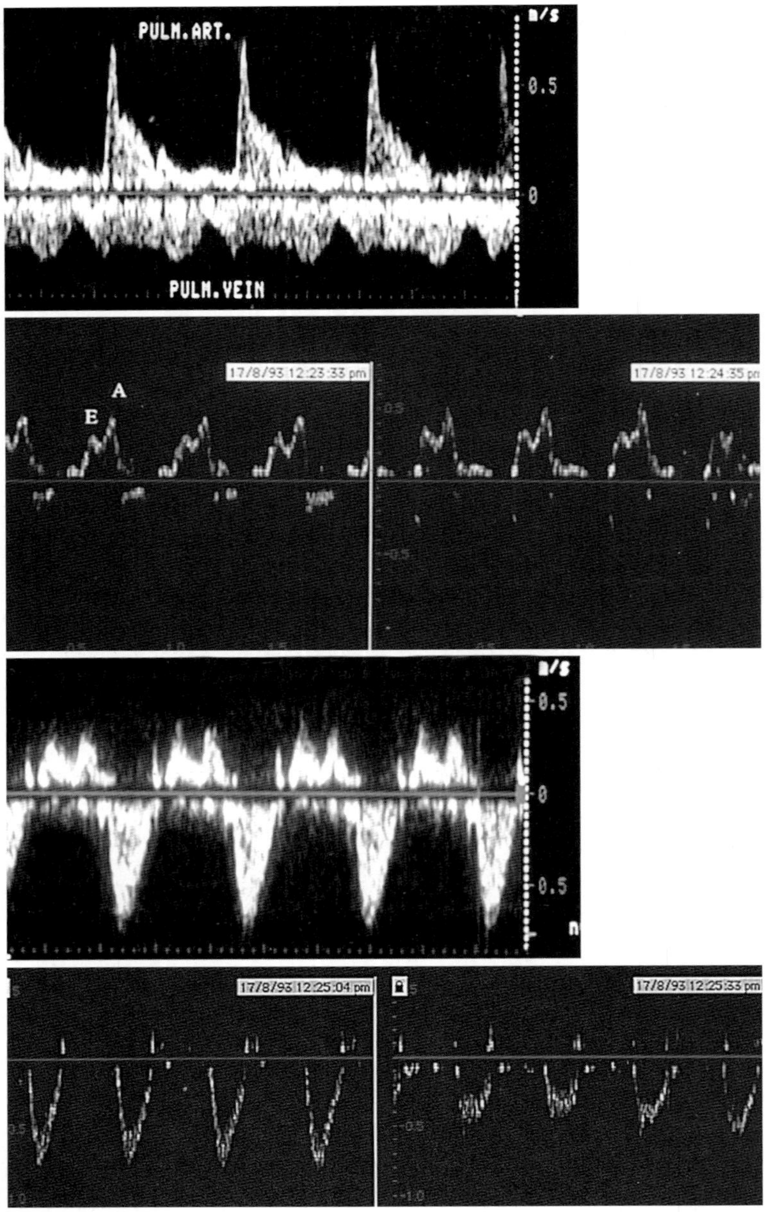

Abb. 3.1. **a** Normales Dopplersignal einer Lungenvene (*unterhalb der Baseline*) gemeinsam mit einer peripheren Lungenarterie (*oberhalb der Baseline*) bei einem Feten in der 34. Gestationswoche; **b** Dopplersignal über der Mitralklappe (*links*) und der Trikuspidalklappe (*rechts*) beim selben Feten; **c** Dopplersignal vom linksventrikulären Ausflußtrakt mit simultaner Registrierung von Einfluß- (*oberhalb der Baseline*) und Ausflußsignalen (*unterhalb der Baseline*); **d** Dopplersignal über der Aortenklappe (*links*) und der Pulmonalklappe (*rechts*) bei dem selben Feten

welche das Flußsignal des Blutflusses stören. Im Gegensatz zur peripheren Doppleruntersuchung muß der „High-pass-Filter" bei der kardialen Untersuchung daher relativ hoch gesetzt werden und zwar so hoch bis diese störenden Signale herausgefiltert sind.

Der farbkodierte Doppler spielt in der fetalen Echokardiographie eine wesentliche Rolle und sollte daher zur Verfügung stehen. Er ermöglicht eine rasche Orientierung über die intra- und extrakardialen Flußverhältnisse, erleichtert das Aufsuchen von anatomischen Regionen und identifiziert pathologische Strömungen oder Jets (Huhta et al. 1989). Die Untersuchung wird dadurch erheblich abgekürzt und sensitiver. Voraussetzung ist aber eine geeignete Einstellung, damit diese Vorteile des Farbdoppler auch voll genützt werden können. Essentiell ist eine möglichst hohe Bildrate um die bei hohen Herzfrequenzen rasch wechselnden Flußgeschwindigkeiten gut darzustellen. Der Aufbau eines farbkodierten Bildes benötigt relativ viel Zeit. Ist die Bildrate zu langsam, kann es vorkommen, daß Farbe (Blutfluß) in einer Region dargestellt wird in der gar kein Fluß vorkommt, wodurch Fehldiagnosen provoziert werden. Die 2 wesentlichsten Maßnahmen zur Erhöhung der Bildrate sind einerseits eine Verkleinerung des Farbsektors auf die zu untersuchende Region und andererseits die Erhöhung des High-pass-Filters zur Eliminierung der langsamen, meist nicht so bedeutenden Flußgeschwindigkeiten.

Ein weiteres sehr nützliches Werkzeug, welches heutzutage auch schon von den meisten Geräten zur Verfügung gestellt wird und ist der sogenannte „cine loop". Beim Einfrieren des Bildes werden je nach Speichermöglichkeit die letzten Sekunden der Untersuchung gespeichert und sind nach belieben entweder als einzelne Bilder oder als „cine loop" mit frei wählbarer Geschwindigkeit abrufbar. In der täglichen Praxis stellt dies ein sehr wertvolles Instrument dar, speziell bei schwierigen Untersuchungsbedingungen wie z.B. bei sehr beweglichen Feten, da qualitativ gut registrierte Dopplerkurven oft nur über einen kurzen Zeitraum registriert werden können.

Doppleruntersuchung des fetalen Herzens

Zur korrekten Interpretation von kardialen Dopplerkurven ist die Kenntnis der normalen Flußmuster zur jeweiligen Gestationsperiode und deren physiologische Veränderung im Verlauf der weiteren Schwangerschaft essentiell. Eine besondere Bedeutung kommt dabei der Methodik zu mit der Dopplersignale abgeleitet werden. Schon minimale Veränderungen der Position des Analysevolumens resultieren in wesentlichen Veränderungen des Dopplersignals, so daß eine Vergleichbarkeit von Dopplerkurven nicht mehr gegeben ist.

Jeder Doppleruntersuchung sollte unbedingt eine genaue 2-D-Untersuchung vorangehen mit Evaluierung von fetaler Position, abdominalem und thorakalem Situs, 4-Kammer-Blick, Ausflußtrakte und Aortenbogen und Ductus Botalli. Es sei an dieser Stelle erwähnt, daß eine Doppleruntersuchung des fetalen Herzens im Rahmen des Routinescreenings keine Notwendigkeit darstellt. Sie sollte solchen Fällen vorbehalten sein, bei denen eine Risikosituation vorliegt oder bei denen im Routinescreening ein auffälliger Befund erhoben wurde.

Vorhöfe

Im Bereich des rechten Vorhofs treffen die Flüsse von oberer und unterer Hohlvene zusammen. Es handelt sich um Flüsse mit relativ langsamer Flußgeschwindigkeit, außer bei fetalen Atembewegungen. Die Flußmuster der V. cava inferior und superior sind einander sehr ähnlich und zeigen ein typisches triphasisches Muster. Die genaue Evaluierung der fetalen Venen wird aber an anderer Stelle dieses Buches behandelt. Der linke Vorhof erhält Blut aus den 4 Lungenvenen sowie aus dem rechten Vorhof über das Foramen ovale. Mittels Farbdoppler kann der Lungenvenenfluß meist gut dargestellt und dann mit dem gepulsten Doppler aufgezeichnet werden. Auch der Lungenvenenfluß zeigt das typische triphasische Flußmuster ähnlich der Systemvenen mit höherer Flußgeschwindigkeit während der Systole und der niedrigsten Geschwindigkeit während der Vorhofkontraktion (Abb. 3.1a). Anders als bei den Systemvenen findet sich hier ein stets antegrader Fluß in Richtung linker Vorhof. Die Bedeutung dieses Dopplersignals liegt im Nachweis einer korrekten Verbindung der Lungenvenen zum linken Vorhof (Der Nachweis einer einzigen Lungenvene reicht bereits zum Ausschluß der komplett fehlmündenden Lungenvenen aus!) und zum Ausschluß einer relevanten Lungenvenenstenose.

Foramen ovale

Der Fluß über das Foramen ovale kann am besten in einem lateralen 4-Kammer-Blick abgeleitet werden. Die Flußrichtung ist überwiegend vom rechten Vorhof zum linken Vorhof, nur während der Vorhofkontraktion zeigt sich ein geringer Links-rechts-Shunt. Beim normalen Feten nimmt das Flußvolumen über das Foramen ovale im Verlauf der Schwangerschaft kontinuierlich von ca. 17% des „cardiac outputs" mit 18 Wochen auf ca. 31% mit 40 Wochen zu (Sutton et al. 1994). Die Bedeutung dieses Dopplersignals liegt im Ausschluß eines vorzeitigen Verschlusses/Stenose des Foramen ovale und Nachweis eines Links-rechts-Shunts bei linksseitigen Ausflußtraktbehinderungen (z.B. Aortenstenosen).

Atrioventrikularklappen (Mitral- und Trikuspidalklappe)

Die Dopplerkurve über den Atrioventrikular (AV-) klappen liefert uns folgende Informationen: Klappeninsuffizienz, Klappenstenose, Rhythmus und diastolische Funktion.

Methode

Die Untersuchung des Flusses über den AV-Klappen gelingt am besten in einem 4-Kammer-Blick mit der

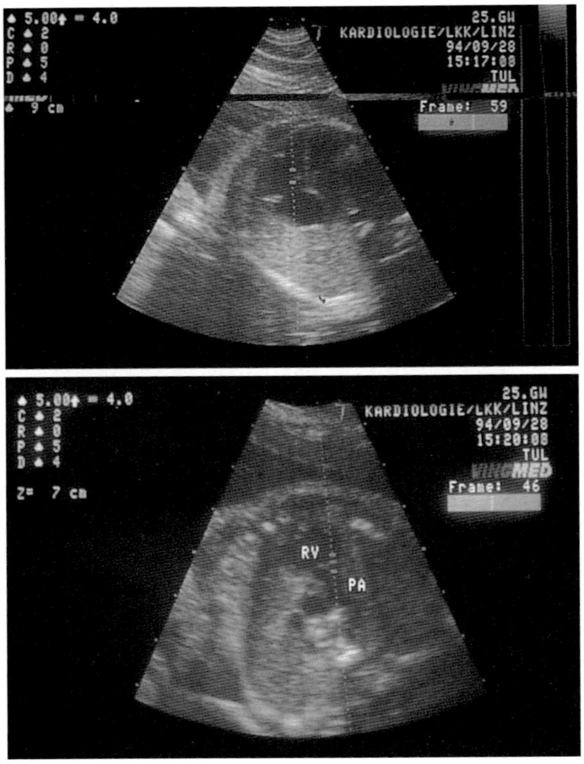

a

b

Abb. 3.2. **a** Vier-Kammer-Blick bei einem Feten in der 25. Gestationswoche. Das Analysevolumen des Dopplers ist zwischen den Spitzen der Trikuspidalklappensegel positioniert; **b** Rechtsventrikulärer Ausflußtrakt bei einem Feten in der 25. Gestationswoche (*RV* rechter Ventrikel; *PA* Pulmonalarterie). Das Analysevolumen des Dopplers ist direkt über der Pulmonalklappe positioniert

Herzspitze zum oder vom Schallkopf weg gerichtet, da dann der Doppelwinkel nahe 0° beträgt. In einem derartigen Schnitt wird dann das Analysevolumen zwischen die Spitzen der AV-Klappensegel gelegt damit die höchste Geschwindigkeit im links- oder rechtsventrikulären Einflußtrakt gemessen werden kann (Abb. 3.2a). Diese Einflußtrakte sind leicht trichterförmig wobei der engste Durchmesser nicht auf der Ebene des Klappenrings liegt sondern weiter distal zwischen den Spitzen der Klappensegel. Dies spielt weniger in der Frühschwangerschaft bei noch sehr kleinem Herzen eine Rolle, da das Analysevolumen in der Regel den gesamten Einflußtrakt abdeckt, wohl aber in späterem Gestationsalter wo auf die genaue Position des Analysevolumens geachtet werden muß, denn es sollte immer nur die höchste Flußgeschwindigkeit gemessen werden, damit reproduzierbare Messungen entstehen. Dies ist wichtig für den Vergleich der Messungen mit Normalwerten sowie für longitudinale Beobachtungen wo man auf Veränderungen der Dopplerkurve achtet. Zur Ableitung der Dopplerkurve eignet sich hier auch der CW-Doppler, der ja entlang des gesamten Strahls die höchste und damit richtige Geschwindigkeit mißt. Die Rolle des Farbdopplers beschränkt sich hier auf eine Hilfsstellung zur Positionierung des Analysevolumens. Von sehr großer Wichtigkeit und nahezu unverzichtbar ist er aber bei der Suche nach Klappeninsuffizienzen.

Eine typische Dopplerkurve zeigt die Abb. 3.1b. Sie besteht stets aus 2 separaten Spitzen. Die 1. Spitze (E-Welle) repräsentiert den frühdiastolischen Einfluß in den Ventrikel, die 2. Spitze (A-Welle) die spätdiastolische Vorhofkontraktion. Zwischen den Einflußsignalen (in Systole) wird normalerweise kein Fluß registriert. Eine Klappeninsuffizienz würde als systolisches Signal mit hoher Flußgeschwindigkeit in entgegengesetzter Richtung registriert werden. Beim normalen Feten ist (entgegengesetzt zum Kind oder Erwachsenen) stets die E-Welle kleiner als die A-Welle. Dies deutet darauf hin, daß beim Feten die Ventrikelfüllung weniger während der Ventrikelrelaxation sondern überwiegend während der Vorhofkontraktion erfolgt, ein Umstand der die Wichtigkeit eines intakten Sinusrhythmus unterstreicht. In mehreren Arbeiten wurden Normalwerte erstellt (Reed et al. 1986; Tulzer et al. 1994; Hecher et al. 1994; Carceller-Blanchard u. Fouron 1993). Von der 14. bis zur 40. SSW kommt es aber zu typischen Veränderungen der Flußgeschwindigkeiten wie in Abb. 3.3 ersichtlich. Die maximale Geschwindigkeiten der E- und A-Welle nehmen kontinuierlich zu, wobei aber die Geschwindigkeit der E-Welle deutlich rascher ansteigt, so daß sich die Spitzen der E- und A-Welle mit fortschreitendem Gestationsalter immer weiter annähern. Man könnte dies auch dahingehend interpretieren, daß die frühdiastolische Ventrikelfüllung d.h. die Compliance der Ventrikel (diastolische Funktion) immer besser wird. Mißt man aber die Flächen unter den jeweiligen Dopplerkurven und bestimmt den Prozentsatz der A-Welle am gesamten Einflußsignal als Maß für den Beitrag der Vorhofkontraktion an der Ventrikelfüllung, so zeigt sich hier zwar eine leicht abnehmende Tendenz aber kein statistisch signifikanter Trend, was eher für eine weitgehend konstante diastolische Funktion während des 2. und 3. Trimesters spricht (Tulzer et al. 1991, 1994).

Vergleich man die Dopplerkurven von Mitral- und Trikuspidalklappe beim selben Feten miteinander so zeigt sich in der Form der Kurve zwar kein Unterschied, wohlaber in den Flußgeschwindigkeiten (Abb. 3.1b). Bei normalen Kreislaufverhältnissen sind die Flußgeschwindigkeiten über der Trikuspidalklappe stets höher als über der Mitralklappe, wodurch wohl das höhere Flußvolumen in der rechten Herzhälfte reflektiert wird.

Mit steigender Herzfrequenz nähern sich E- und A-Welle immer weiter an bis sie ab einer Frequenz von ca. 180 nicht mehr voneinander zu unterscheiden

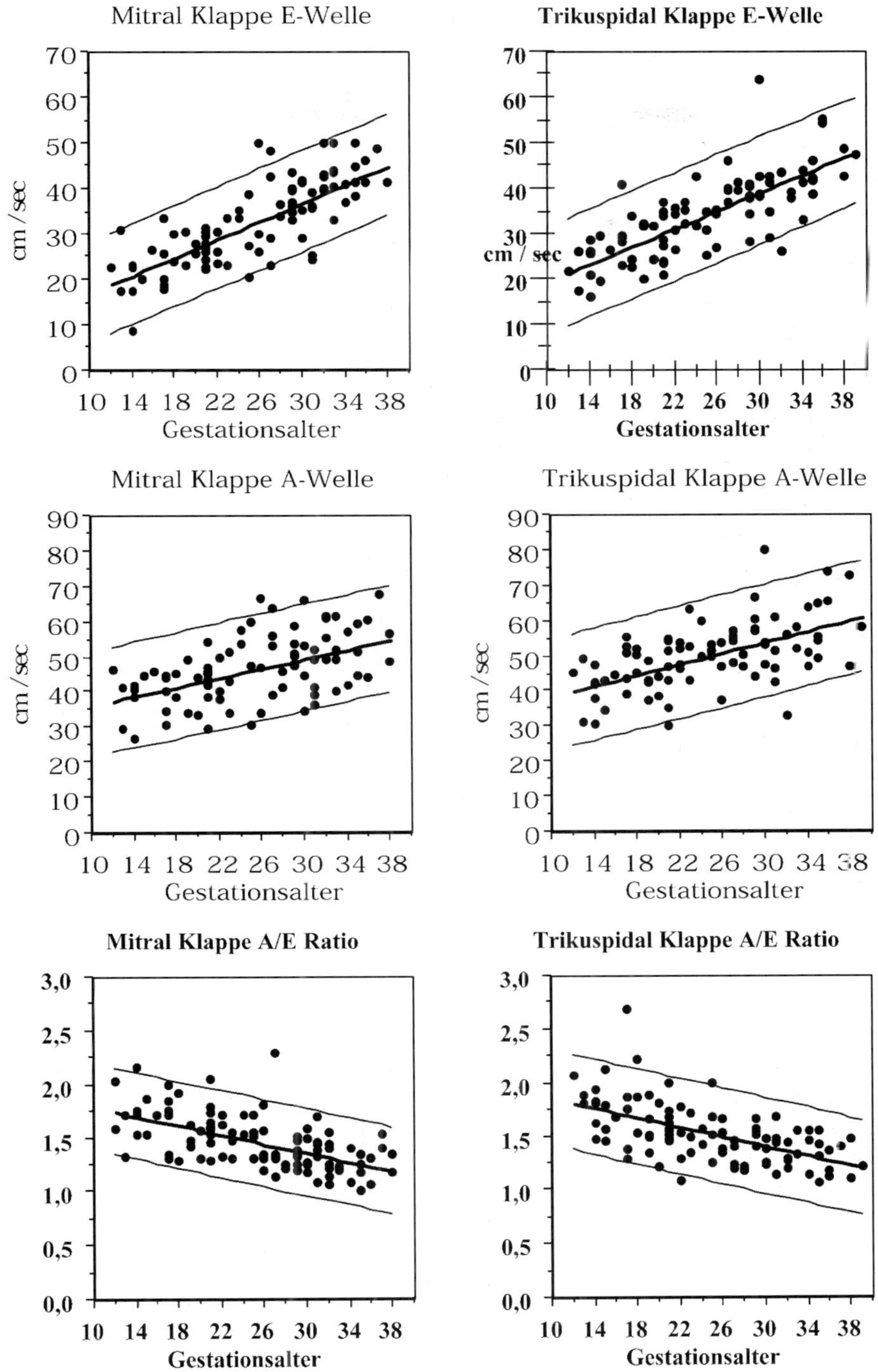

Abb. 3.3. Normalwerte der AV-Klappengeschwindigkeiten von der 14.–40. Gestationswoche. (Von Tulzer et al. 1994)

und exakte Messungen daher auch nicht mehr möglich sind.

Wenn das Analysevolumen in den linksventrikulären Ausflußtrakt gelegt wird (zwischen Mitral- und Aortenklappe) so kann simultan der Ein- und Ausfluß aus dem linken Ventrikel registriert werden (Abb. 3.1c). Dies ist sinnvoll um die Relation zwischen Vorhofkontraktion (entspricht der P-Welle im EKG) und der Ventrikelkontraktion (entspricht dem QRS Komplex im EKG) zu dokumentieren. Auf diese Weise kann z.B. Sinusrhythmus von AV-Blockierungen unterschieden werden. Vor Beginn der Diastole besteht immer ein kurzer Zeitraum während dem alle Herzklappen geschlossen sind (Aortenklappe bereits geschlossen – Mitralklappe noch nicht offen). Diese Zeitspanne wird als isovolumische Relaxationszeit (IVR) bezeichnet und stellt einen sensitiven Parameter der diastolischen Ventrikelfunktion dar. Bei Verschlechterung der Ventrikelfunktion kommt es zur Verlängerung der IVR über 60 ms.

Bei der Analyse des Dopplersignals über den AV-Klappen sind daher folgende Punkte zu beachten:

- Sind 2 gut voneinander getrennte Gipfel vorhanden? Dies spricht für einen normalen Rhythmus mit normaler AV-Überleitung.
- Sind die gemessenen Geschwindigkeiten innerhalb der Norm für das Gestationsalter? Erhöhte Flußgeschwindigkeiten sprechen für eine Klappenstenose oder ein erhöhtes Flußvolumen über einer normalen Klappe (z. B. bei Anämie), erniedrigte Geschwindigkeiten für Herzinsuffizienz.
- Besteht eine Klappeninsuffizienz? Hier ist der Farbdoppler dem konventionellem Doppler in der Sensitivität weit überlegen. Im normalen fetalen Herz wird eine AV-Klappeninsuffizienz nur äußerst selten gefunden (Respondek et al. 1994). Daher muß eine dokumentierte AV-Klappeninsuffizienz immer exakt weiter abgeklärt werden.

Semilunarklappen (Aorten- und Pulmonalklappe)

Die Doppelkurve über den Semilunarklappen liefert uns folgende Informationen: Klappenstenose, Klappeninsuffizienz, systolische Funktion und Herzminutenvolumen (HMV).

Methode

Um reproduzierbare Dopplerkurven zu erhalten sollte immer der Fluß exakt über der betreffenden Herzklappe gemessen werden (Abb. 3.2b). Je nach fetaler Position können dafür die verschiedensten Schnitte verwendet werden (4-Kammer-Blick, kurze Achse, modifizierte sagittale Achsen). In jedem Fall sollte der Winkel zum Blutfluß $<30°$ betragen. Die korrekte Position des Analysevolumens erkennt man am Vorhandensein der Öffnungs- und Schlußartefakte der Klappensegel am Beginn und Ende des Dopplersignals. Diese können auch im akustischen Signal sehr deutlich ausgemacht werden.

Die höchste Flußgeschwindigkeit im Bereich der linksventrikulären Ausflußbahn besteht innerhalb des Aortenklappenrings, da die Ausstrombahn unter- und oberhalb der Klappe einen größeren Durchmesser aufweist. Daher kann hier auch ein CW-Doppler verwendet werden. Anders ist es aber im Bereich der rechtsventrikulären Ausflußbahn. Hier kommt es zu einer kontinuierlichen Zunahme der Flußgeschwindigkeit vom Ausflußtrakt über die Pulmonalklappe bis hinein in den Pulmonalarterienhauptstamm und weiter in den Ductus arteriosus Botalli, der ja die höchste Flußgeschwindigkeit im fetalen Kreislaufsystem aufweist. Würde man auch hier einen CW-Doppler verwenden so würde man falsch-hohe Geschwindigkeiten messen und möglicherweise falsche Schlüsse ziehen. Daher muß über der Pulmonalklappe ein gepulster Doppler verwendet werden, der mit Hilfe des 2D-Bildes und des akustischen Signales (Klappenartefakte) positioniert wird.

Der Farbdoppler hat sich für das Aufsuchen und Darstellen der sich normalerweise überkreuzenden Ausflußtrakte sehr bewährt. Er erlaubt eine gute Beurteilung des Flusses über den Semilunarklappen indem erhöhte Flußgeschwindigkeiten (Aliasing), Turbulenzen (Varianz) und Regurgitationen rasch und sensitiv erfaßt werden können.

Die typische Dopplerkurve besteht aus einem singulären Gipfel mit raschem Anstieg und anschließendem Abfall der Flußgeschwindigkeit (Abb. 3.1d). Es können die maximale und mittlere Flußgeschwindigkeit, sowie die Zeit bis zum Erreichen der maximalen Flußgeschwindigkeit (Akzellerationszeit) und die Zeit der gesamten Ejektionsperiode gemessen werden. Der einzige Unterschied in der Form zwischen Aorten- und Pulmonalisdopplerkurve liegt in einer kürzeren Akzellerationszeit des Pulmonalisdopplers (Rizzo et al. 1990; Macado et al. 1987). Von der 14. bis zur 40. Gestationswoche steigen die Flußgeschwindigkeiten linear an, so daß eine gemessene Geschwindigkeit immer mit dem Gestationsalter korreliert werden muß, damit keine Fehldiagnosen entstehen (Abb. 3.4). Entgegengesetzt zu den AV-Klappen finden sich über der Aortenklappe stets höhere Flußgeschwindigkeiten als über der Pulmonalklappe. Dies erscheint auf den ersten Blick etwas erstaunlich da ja bekannt ist, daß über die Pulmonalklappe ein erheblich höheres Volumen fließt als über die Aortenklappe. Der Grund für die niedrige Flußgeschwindigkeit liegt aber im ca. 1–2 mm größeren Klappendurchmesser der Pulmonalklappe.

Bei der Analyse des Dopplersignals über den Semilunarklappen sind daher folgende Punkte zu beachten:

- Liegt die gemessene Geschwindigkeit innerhalb der Norm für das Gestationsalter? Erhöhte Geschwindigkeiten sprechen entweder für eine Klappenstenose oder ein erhöhtes Flußvolumen (z. B. Anämie, Hypervolämie oder Obstruktion der anderne Ausflußbahn). Erniedrigte Flußgeschwindigkeiten sprechen für Herzinsuffizienz.

- Besteht eine Klappeninsuffizienz? Ein diastolischer Rückstrom in den linken oder rechten Ventrikel ist immer abnormal und spricht für eine strukturelle oder funktionelle Pathologie.

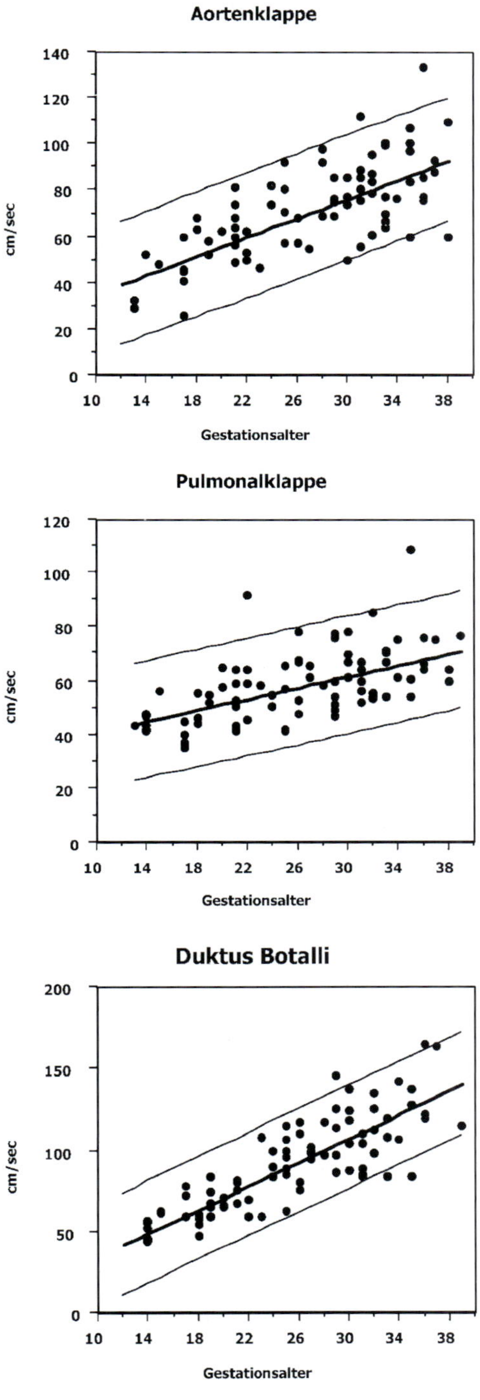

Abb. 3.4. Normalwerte der Flußgeschwindigkeiten über der Aortenklappe (*oben*), Pulmonalklappe (*Mitte*) und Ductus Botalli (*unten*) von der 14.–40. Gestationswoche

Ductus Botalli und Aortenbogen

Die höchste Blutflußgeschwindigkeit innerhalb des normalen fetalen Herz-Kreislauf-Systems findet sich im Duktus arteriosus Botalli, durch den das Blut des rechten Ventrikels von der Pulmonalarterie unter Umgehung des Lungenkreislaufs direkt in die Aorta descendens strömt (>50% des gemeinsamen HMV). Er kann am besten in einer modifizierten sagitalen Achse untersucht werden in der rechtsventrikulärer Ausflußtrakt, Pulmonalarterie und Aorta descendens gleichzeitig dargestellt sind. Es besteht hier die Gefahr der Verwechslung mit dem Aortenbogen. Die beiden großen intrathorakalen Gefäßbögen des Feten unterscheiden sich durch den Radius des Bogens (engerer Radius des Aortenbogens), den Ursprung (Aortenbogen entspringt in der Mitte des Herzens, Duktusbogen von anterior) und den Abgängen der Kopf/Halsgefäße (Aortenbogen).

Zur Messung der Flußgeschwindigkeit im Ductus Botalli eignen sich sowohl der gepulste als auch der CW-Doppler. Sehr hilfreich ist hier wieder die Verwendung des Farbdopplers, der den Verlauf des Ductus Botalli meist deutlich besser erkennen läßt als das 2D-Bild. Die Flußrichtung muß immer von der Pulmonalarterie zur Aorta gerichtet sein (Abb. 3.5).

Das typische Dopplerspektrum zeigt am Beginn der Systole einen raschen Anstieg der Geschwindigkeit bis zum Gipfel, dann einen raschen Abfall nahe zur Grundlinie und in der Diastole einen deutlichen antegraden Fluß in Richtung Aorta (Abb. 3.6). Auch hier steigt die maximale Flußgeschwindigkeit im 2. und 3. Trimenon linear an (Abb. 3.4c). Der Pulsatili-

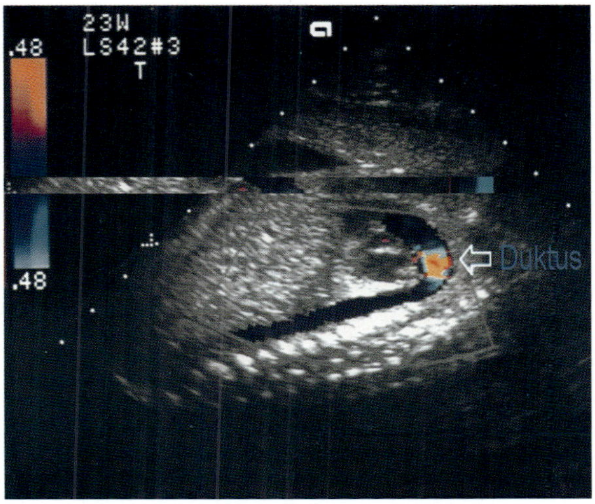

Abb. 3.5. Modifizierter sagittaler Schnitt mit Darstellung des Ductus-Botalli-Bogens. Die blaue Farbe signalisiert die Flußrichtung von der Pulmonalarterie zur Aorta. Beachte das Aliasing am Ort der höchsten Geschwindigkeit im Ductus Botalli

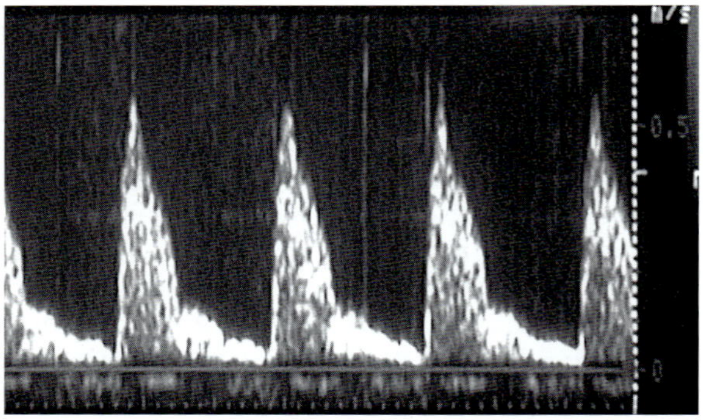

Abb. 3.6. Typische Dopplerkurve des Flusses im Ductus Botalli bei einem Feten in der 19. Gestationswoche

tätsindex (PI) allerdings bleibt in diesem Zeitraum konstant zwischen 1,9 und 3,0 (Tulzer et al. 1991).

Bei der Analyse des Dopplersignals des Ductus Botalli sind daher folgende Punkte zu beachten:

- Sind die gemessenen Geschwindigkeiten innerhalb der Norm für das Gestationsalter? Erhöhte Flußgeschwindigkeit sprechen für eine Duktuskonstriktion oder ein erhöhtes rechtsventrikuläres Schlagvolumen (z.B. bei Anämie, β-Mimetika, Hypervolämie, Herzfehler etc.), erniedrigte Geschwindigkeiten für Herzinsuffizienz.
- PI < 1,9: Verdacht auf Konstriktion des Ductus Botalli; PI > 3,0: erhöhtes rechtsventrikuläres Schlagvolumen.
- Flußrichtung? Umgekehrte Flußrichtung im Ductus Botalli (von Aorta zur Pulmonalarterie) spricht für duktusabhängigen Herzfehler (Berning et al. 1996).

Zusammenfassung

Die Dopplerechokardiographie hat unser Verständnis für die fetale Herz/Kreislaufphysiologie wesentlich beeinflußt und erweitert. Sie ist heute ein integrativer Bestandteil in der Evaluierung und Überwachung von Feten geworden. Aufgrund des raschen gemeinsamen Fortschritts der Technologie und unseres Wissens über die fetale Physiologie und Pathophysiologie sind die Möglichkeiten dieser Methode bei weitem noch nicht ausgeschöpft.

Literatur

Berning RA, Silverman NH, Villegas MD, Sahn DJ, Martin GR, Rice MJ (1996) Reversed shunting across the ducturs arteriosus or atrial septum in utero heralds severe congential heart disease. J Am Coll Cardiol 27:481–486

Carceller-Blanchard AM, Fouron JC (1993) Determinants of the Doppler flow velocity profile through the mitral valve of the human fetus. Br Heart J 70:457–460

Hecher K, Campell S, Snijders R, Nicolaides K (1994) References ranges for fetal venous and atrioventricular blood flow parameters. Ultrasound Obstet Gynecol 4:481–390

Huhta JC, Helton JG, Wood DC, Respondek M, Yoon GY (1989) Color flow mapping in the detection of fetal hemodynamic abnormalities. Dyn Cardiovasc Imag 2:30–32

Macado MVL, Chita SC, Allan LD (1987) Acceleration time in the aorta and pulmonary artery measured by Doppler echocardiography in the midtrimester normal fetus. Br J Obstet Gynaecol 58:15–18

Maulik D, Nanda NC, Saini VD (1984) Fetal Doppler echocardiography: methods and characterization of normal and abnormal hemodynamics. Am J Cardiol 53:572–578

Reek K, Sahn DJ, Scagnelli S, Anderson CF, Shenker L (1986) Doppler echocardiographic studies of diastolic function in human fetal heart. J Am Coll Cardiol 8:391–395

Respondek ML, Kammermeier M, Ludomirsky A, Weil S, Huhta JC (1994) The prevalence and clinical significance of fetal tricuspid valve regurgitation with normal heart anatomy. Am J Obstet Gynecol 171:1265–1270

Rizzo G, Arduini D, Romanini C, Mancuso S (1990) Doppler echocardiographic assessment of time to peak velocity in the aorta and pulmonary artery of small for gestational age fetuses. Br J Obstet Gynaecol 97:603–607

Sutton MS, Groves A, MacNeill A, Sharland G, Allan L (1994) Assessment of changes in blood flow through the lungs and foramen ovale in the normal human fetus with gestational age: a prospective Doppler echocardiographic study. Br Heart J 71:232–237

Tulzer G, Gudmundsson S, Sharkey A, Wood DC, Cohen AW, Huhta JC (1991) Doppler echocardiography of fetal ductus arteriosus: constriction versus increased right ventricular output. J Am Coll Cardiol 18:532–536

Tulzer G, Khowsathit P, Gudmundsson S, Wood DC, Schmitt K, Huhta JC (1994) Diastolic function of the fetal heart during second and third trimester: A prospective longitudinal Doppler-echocardiographic study. Eur J Pediatr 153:151–154

Evaluierung des „cardiac output" und der kardialen Dekompensation

G. Tulzer, S. Gudmundsson und J.C. Huhta

Evaluierung des „cardiac outputs"

Um den „cardiac output" quantitativ in ml/min zu bestimmen, ist eine Messung des Klappenringdurchmessers im 2D-Bild kombiniert mit einer Dopplermessung über der betreffenden Klappe notwendig. Prinzipiell kann dies über jeder der 4 Herzklappen, also sowohl über den AV-Klappen als auch über den Semilunarklappen durchgeführt werden. Das linksventrikuläre Schlagvolumen läßt sich daher durch Messungen über der Aorten- oder Mitralklappe, das rechtsventrikuläre Schlagvolumen durch Messungen über der Pulmonal- oder Trikuspidalklappe ermitteln. Dabei kommen, wie in der postnatalen Echokardiographie, folgende Gleichungen zu Anwendung:

$$Q = (VTI \cdot HF) \cdot (D/2)^2_\pi \,;$$

Q = Flußvolumen, VTI = velocity time integral (Fläche unter der Dopplerkurve in cm), HF = Herzfrequenz pro Minute, D = Klappenringdurchmesser in cm.

Die große Limitierung für die praktische Anwendung dieser Formel besteht in der möglichen Fehlerquelle bei der Messung des Klappenringdurchmessers. Im Gegensatz zur postnatalen Echokardiographie handelt es sich hier stets um sehr kleine Dimensionen, die nie so exakt gemessen werden können und ein Meßfehler wird bei Anwendung der obigen Formel zusätzlich noch quadriert so daß Ergebnisse erheblich verfälscht werden können und sehr schwer reproduzierbar werden.

Darüber hinaus liegt in dieser Formel die Annahme zugrunde, daß der Klappenringdurchmesser kreisförmig ist und sich während der Systole nicht in Form und Größe verändert, was insbesondere bei den AV-Klappen nicht zutrifft. Trotz all dieser Probleme zeigten Vergleichsstudien im Tierversuch relativ gute Korrelationen mit direkten Flußmessungen (Schmidt et al. 1990). Beim normalen menschlichen Feten wurde so der kombinierte „cardiac output" mit 553 ± 153 ml/min/kg berechnet (De Smedt et al. 1987).

Fetale Herzinsuffizienz

Eine Herzinsuffizienz beim Feten kann die verschiedensten Ursachen haben. Sie steht meist am Ende einer Vielzahl von mütterlichen oder kindlichen Erkrankungen.

Die Ursachen einer fetalen Herzinsuffizienz gibt folgende Übersicht wieder:

Primär kardiale Ursachen:
- Arrhythmien (Tachykardien, Bradykardien)
- Myokarditis, Kardiomyopathien
- Strukturelle Anomalien
- Vorzeitiger Verschluß des Ductus Botalli/ Foramen ovale

Nicht primär kardiale Ursachen:
- Anämie
- Sepsis
- Hypoxie
- AV-Fisteln
- Blutungen
- Hypervolämie (Empfänger bei Zwillingstransfusionssyndrom)

Da eine manifeste fetale Herzinsuffinzienz mit Hydrops fetalis eine äußerst schlechte Prognose besitzt und eine In-utero-Therapie nur in Ausnahmefällen (z.B. supraventrikuläre Tachykardie) möglich ist, kommt der möglichst frühen Erkennung einer drohenden Herzinsuffizienz eine sehr große klinische Bedeutung zu. Neben den 2D-Kriterien einer Herzinsuffizienz liefert der Dopplerultraschall zahlreiche weitere wertvolle Informationen über die kardiale Funktion.

Prinzipiell sind die Mechanismen der Herzinsuffizienz und die daraus resultierenden Veränderungen am Herz-Kreislauf-System beim Neugeborenen, Kind und Erwachsenen gut beschrieben. Es bestehen aber mehrere wesentliche Unterschiede zwischen dem fetalen und postnatalen Kreislauf und es stellt sich die Frage, inwieweit die uns aus dem postnatalen Leben bekannten Phänomene auch auf den Feten übertragbar sind. Arbeiten die Ventrikel nach der Geburt hintereinander (in Serie) so sind pränatal die Ventrikel parallel geschaltet und Lungen- und Systemkreislauf durch Kurzschlüsse (Foramen ovale, Duktus Botalli) miteinander verbunden. Dies ermöglicht dem Feten bei Problemen im Bereich einer Herzkammer durch Blutumverteilung auf die andere Herzhälfte das Herzminutenvolumen (HMV) aufrechtzuerhalten. Im Extremfall kann sogar die rechte oder auch die linke Herzkammer völlig fehlen ohne daß deswegen eine Herzinsuffizienz auftritt. Während postnatal der linke Ventrikel für den Systemkreislauf verantwortlich ist, ist es pränatal der rechte Ventrikel der den größeren Teil des Systemkreislaufs versorgt. Daher steht in der Diagnostik der fetalen Herzinsuffizienz die Funktion des rechten Ventrikels im Zentrum des Interesses.

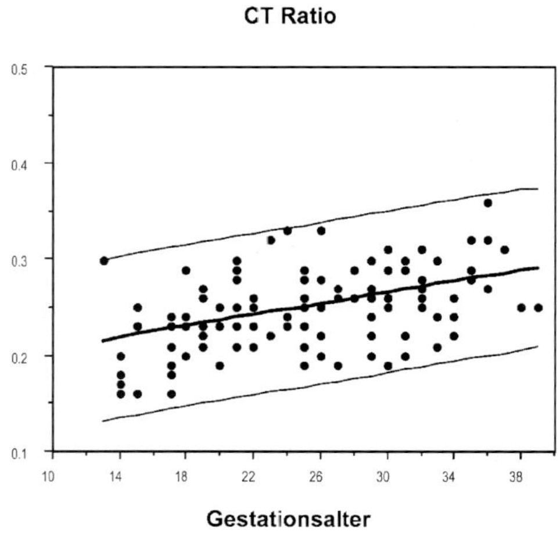

Abb. 3.7. CT-Ratio: Verhältnis von Herzfläche zu Thoraxfläche gemessen in einem transversalen Schnitt durch den fetalen Thorax auf der Höhe des 4-Kammer-Blicks

Pathophysiologie der fetalen Herzinsuffizienz

Bevor man anhand von Dopplerkurven Aussage und Schlüsse bezüglich der fetalen Herzfunktion trifft, muß man sich über die Art und die zeitliche Abfolge der auftretenden Veränderungen bei einer sich entwickelnden Herzinsuffizienz im Klaren sein. Kommt es zum Versagen eines Ventrikels so bleibt primär nach der Ventrikelkontraktion am Ende der Systole mehr Blut in der Herzkammer zurück. Der Ventrikel entleert sich also nur mehr unvollständig. In der Folge ist dadurch die diastolische Ventrikelfüllung behindert und der enddiastolische Ventrikeldruck steigt an. Ventrikel und Vorhof beginnen sich zu erweitern, die Atrioventrikularklappe wird insuffizient. Auch die zentralen Venen erweitern sich aufgrund des steigenden Venendruckes bis es schließlich zu Aszites und zum Hydrops kommt. Es ist wesentlich zu wissen, daß die diastolische einer systolischen Funktionsstörung vorausgeht (Labovitz et al. 1987). Das heißt mit anderen Worten, Veränderungen im Flußmuster der großen zentralen Venen (V. cava inferior, Lebervenen etc.) treten auf noch bevor Veränderungen in der Kontraktilität des Herzmuskels erkennbar sind.

2D-Kriterien

Im 2D-Bild ist eine fetale Herzinsuffizienz in erster Linie an einer Herzvergrößerung zu erkennen, wobei rechter Vorhof und rechter Ventrikel meist deutlich größer imponieren als linker Vorhof und linker Ventrikel. Beim normalen Feten bedeckt die Fläche des Herzens ca. 1/4 bis 1/3 der Thoraxfläche auf der Höhe des 4-Kammer-Blicks (Abb. 3.7). Zusätzlich findet sich eine zunehmende Erweiterung der V. cava inferior (Tulzer et al. 1994). Das Auftreten eines Perikardergusses sowie in weiterer Folge von Aszites, Hautödem und Pleuraergüssen sind bereits weit fortgeschrittene Zeichen. Durch genaues Beobachten der Ventrikelkontraktionen im 2D-Bild kann man evtl. eine verminderte Kontraktilität erkennen.

Doppler Kriterien

Gudmundsson et al. (1991) beschrieb als erster, daß Pulsationen im Nebelvenenfluß bei hydropischen Feten mit schlechtem Outcome korrelieren (Abb. 3.8 a). Er untersuchte verschiedenste Doppler Parameter bei 18 Feten mit nicht-immunologischem Hydrops fetalis (NHIF) und fand, daß nur das Vorhandensein von Nebelvenenpulsationen eine prognostische Aussagekraft besaßen, 10 von 14 Feten (71%) mit Pulsationen in der Nebelvene starben, wobei die 4 überlebenden Feten jeweils erfolgreich behandelte supraventrikuläre Tachykardien hatten. Alle 4 Feten ohne Pulsationen überlebten, wobei sich bei allen der Hydrops noch vor der Geburt spontan resorbierte (3 nachgewiesene und 1 vermutete Infektion). Weder der Nabelarterien Doppler, das Vorhandensein einer Trikuspidalinsuffizienz noch die rechtsventrikuläre Verkürzungsfraktion waren in dieser Studie von prognostischem Aussagewert. In der Gruppe mit den Nabelvenenpulsationen fanden sich zusätzlich auch deutlich veränderte Dopplerkurven in der V. cava inferior (Abb. 3.8). Hier zeigte sich während der Vorhofkontraktion (späte Diastole) ein deutlich vermehrter Rückwärtsfluß von im Mittel 46% des Vorwärtsflusses (Normal: <12%; Reed et al. 1990).

Um herauszufinden wie diese Pulsationen in der Nabelvene entstehen und ob sie tatsächlich eine Herzinsuffizienz anzeigen, untersuchten wir bei 24 Feten

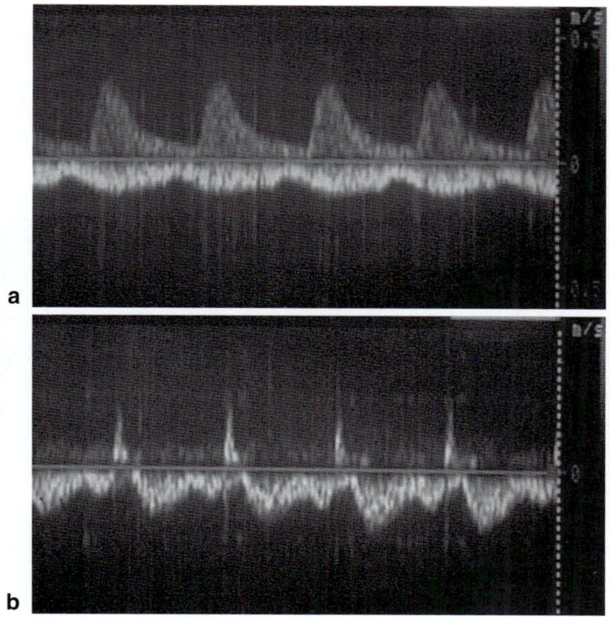

Abb. 3.8. a Pulsationen in der Nabelvene (unterhalb der Baseline) bei einem Feten mit Herzinsuffizienz. Anhand der gleichzeitig sichtbaren Dopplerkurve der Nabelarterie (oberhalb Baseline) kann man erkennen, daß die Impressionen im Dopplersignal der Nabelvene stets am Ende der Diastole stattfinden. b Dopplersignal der v. cava inferior desselben herzinsuffizienzten Feten: beachte den vermehrten Rückfluß (oberhalb der Baseline) während der Vorhofkontraktion

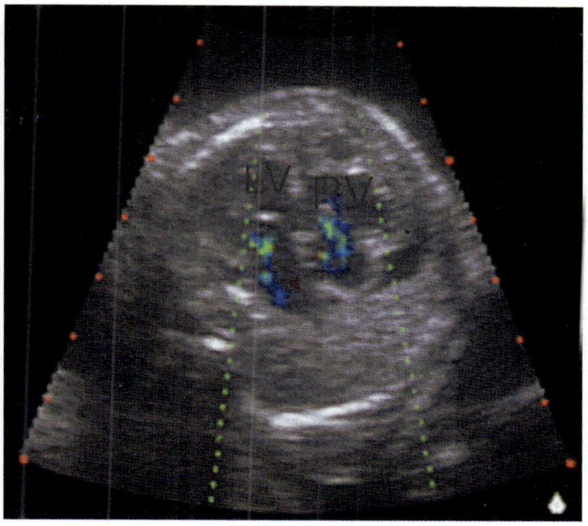

Abb. 3.9. 4-Kammer-Blick bei einem Feten mit fortgeschrittener Herzinsuffizienz in der 23. Gestationswoche: Das Herz ist insgesamt deutlich vergrößert (>50% der Thoraxfläche), rechter Ventrikel größer als linker Ventrikel, Perikarderguß, die Farbsignale zeigen eine Trikuspidal- und Mitralinsuffizienz an

mit NIHF die Flußgeschwindigkeit über allen Herzklappen und im Ductus Botalli sowie die herkömmlichen Parameter der Ventrikelfunktion (Verkürzungsfraktion) (Tulzer et al. 1994). Diese Werte wurden zwischen den Feten mit ($n=16$) und ohne ($n=8$) Pulsationen verglichen. Es zeigte sich, daß Feten mit Pulsationen in der Nabelvene signifikant niedrige Flußgeschwindigkeiten über alle 4 Herzklappen und im Ductus Botalli aufwiesen sowie niedrigere Verkürzungsfraktionen. Zudem hatten sie erheblich weitere V. cava inferior Durchmesser. Alle diese Parameter sprechen für ein niedrigeres HMV und eine beeinträchtigte biventrikuläre Funktion (Herzinsuffizienz) bei Feten mit pulsatilem Fluß in der Nabelvene.

Eine genaue Analyse der Nabelvenenpulsationen zeigt, daß es sich dabei eigentlich um Impressionen im sonst kontinuierlichem Nabelvenenfluß handelt. Der Zeitpunkt fällt auf die späte Diastole, den Zeitpunkt der Vorhofkontraktion und korreliert mit dem verstärktem Rückflußsignal in der Doppelkurve der V. cava inferior, d.h. die Vorhofkontraktion erzeugt einen aufgrund der behinderten Ventrikelfüllung verstärkten Rückfluß in die V. cava inferior mit einer Druckwelle, die sich dann über den Ductus venosus hinaus bis in die Nabelvene fortpflanzt und dort noch zu einer Beeinträchtigung des Flusses und zu Pulsationen führt. Es sei hier ausdrücklich erwähnt, daß eine Trikuspidalinsuffizienz, die ja bei der Herzinsuffizienz häufig zu finden ist, in der Entstehung der Nabelvenenpulsationen keine Rolle spielt. In diesem Fall müßten außerdem die Pulsationen mit der Systole (Zeitpunkt der Trikuspidalinsuffizienz) zusammenfallen. In zahlreichen Arbeiten wurde mittlerweile die Wichtigkeit des venösen Dopplers in der Diagnose der fetalen Herzinsuffizienz bestätigt (Hecher et al. 1995a).

Trikuspidalinsuffizienz

Eine Trikuspidalinsuffizienz findet sich fast immer bei manifester Herzinsuffizienz. Häufig aber nicht immer besteht auch gleichzeitig eine Mitralinsuffizienz (Abb. 3.9). Sie kommt durch eine progrediente Dilatation des rechten Ventrikels zustande, vermutlich in Kombination mit einer Änderung der Ventrikelgeometrie und somit des Trikuspidalklappenapparats. Das Vorhandensein einer Trikuspidalinsuffizienz ermöglicht es uns weitere wichtige Informationen bezüglich Ventrikelfunktion oder fetalem Blutdruck zu bekommen. Eine Trikuspidalinsuffizienz tritt keineswegs nur bei Herzinsuffizienz auf, sondern kann auch bei guter Ventrikelfunktion vorkommen z.B. bei Vitien oder bei erhöhter Nachlast wie fetaler Hypertonie, Pulmonalstenose, Ductus-Botalli-Kontriktion/Okklusion etc. (Tulzer et al. 1991 a, b, 1992). Zwei wesent-

a

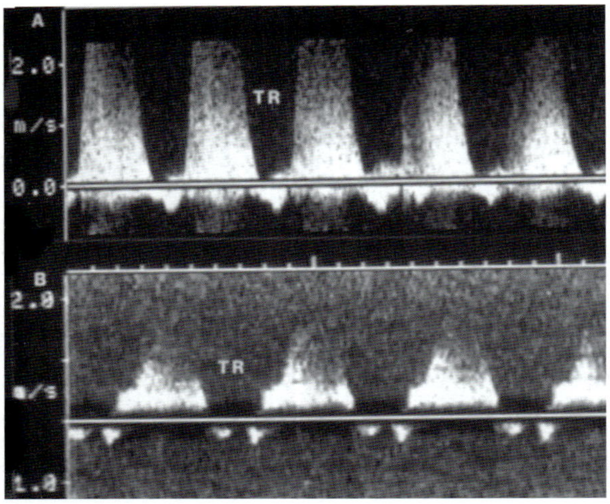

b

Abb. 3.10. a Trikuspidalinsuffizienz (TR) eines Feten mit Konstriktion des Ductus Botalli und guter Ventrikelfunktion: beachte den raschen Anstieg der Dopplerkurve und die hohe Geschwindigkeit (Aliasing bei 2,5 m/s). b TR eines Feten mit Herzinsuffizienz: beachte den langsamen Anstieg der Dopplerkurve und die niedrige Geschwindigkeit

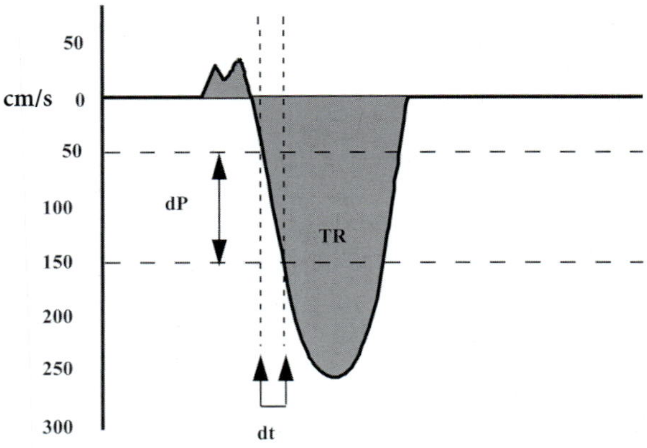

Abb. 3.11. Schematische Darstellung einer Trikuspidalinsuffizienz (TR) mit der Methodik der dp/dt-Messung zwischen 0,5 m/s (1 mmHg) und 1,5 m/s (9 mmHg) (s. Text)

liche Informationen kann man aus der Dopplerkurve einer Trikuspidalinsuffizienz gewinnen (Abb. 3.10):

- Aus der maximalen Flußgeschwindigkeit kann auf den fetalen Blutdruck rückgeschlossen werden. Eine hohe Flußgeschwindigkeit spricht für einen hohen Druck im rechten Ventrikel (Blutdruck des Feten). Mit der oben erwähnten Formel ($dp = 4v^2$) kann der Druckunterschied (dp) zwischen rechtem Ventrikel und rechtem Vorhof (ca. 5 mmHg) berechnet werden. So spricht ein hoher Rechtsventrikeldruck (>55 mmHg) bei einem Feten nahe dem Geburtstermin für eine gute Ventrikelfunktion auch wenn die Verkürzungsfraktion erniedrigt sein sollte (z.B. bei Konstriktion des Ductus Botalli), ein niedriger Druck (<40 mmHg) aber für eine Herzinsuffizienz (Hofstadler et al. 1996).
- Aus der Form der Dopplerkurve, insbesondere an der Steilheit des Geschwindigkeitsanstiegs, kann auf die Kontraktionskraft des Myokards rückgeschlossen werden. In der Erwachsenenkardiologie wird dieser Parameter dp/dt genannt (Druckänderung dp während einer Zeitspanne dt). Er gilt als der empfindlichste Parameter der Ventrikelkontraktion und wird meist invasiv mit Herzkatheter gemessen. Beim Feten ermöglicht erst das Vorhandensein einer Trikuspidalinsuffizienz die Bestimmung dieses Wertes. Bei guter Kontraktilität des Myokards wird die maximale Flußgeschwindigkeit des Trikuspidalinsuffizienzjets in sehr kurzer Zeit erreicht (steiler Anstieg der Dopplerkurve) während das schwache Myokard des herzinsuffizienten Feten den Druck nur mehr sehr langsam aufbauen kann, was in einem deutlich flacheren Anstieg der Dopplerkurve zum Ausdruck kommt (Abb. 3.11). Um dp/dt exakt zu bestimmen muß der Zeitabstand zwischen 2 Punkten beim Anstieg der Geschwindigkeit gemessen werden (zwischen 0,5 m/s = 1 mmHg und 1,5 m/s = 9 mmHg bestehen somit 8 mmHg Druckunterschied). Werte < 600 $mmHg/s^2$ sprechen für eine deutlich herabgesetzte Kontraktilität (Tulzer et al. 1991).

Zusammenfassung

Die fetale Dopplerechokardiographie hat in der Diagnostik der fetalen Herzinsuffizienz und damit in der Überwachung des Feten bei einer Risikoschwangerschaft einen überragenden Stellenwert eingenommen und ist in dieser Indikation unverzichtbar. Pulsationen in der Nabelvene als Ausdruck einer Herzinsuffizienz sind selbst für den Ungeübten ein rasch und sicher zu erkennendes Zeichen. Erklärtes Ziel muß es jedoch sein bereits vor dem Auftrteten eines Hydrops mittels Doppler die Gefahrensituation zu erkennen und somit dem Feten zu einem besseren Outcome zu verhelfen.

Literatur

De Smedt MCH, Visser GHA, Meijboom EJ (1987) Fetal cardiac output estimated by Doppler echocardiography during mid- and late gestation. Am J Cardiol 60:338–342

Gudmundsson S, Huhta JC, Wood DC, Tulzer G, Cohen AW, Weiner S (1991) Venous Doppler ultrasonography in the fetus with non-immune hydrops. Am J Obstet Gynecol 164:33–37

Hecher K, Snijders R, Campbell S, Nicolaides K (1995a) Fetal venous, arterial, and intracardiac blood flows in red blood cell isoimmunization. Obstet Gynecol 85:122–128

Hecher K, Campbell S, Doyle P, Harrington K, Nicolaides K (1995b) Assessment of fetal comprise by Doppler ultrasound investigation of the fetal circulation. Circulation 91:129–138

Hofstadler G, Tulzer G, Altmann R, Schmitt K, Danford D, Huhta J (1996) Spontaneous closure of the human fetal ductus arteriosus – A cause of fetal congestive heart failure. Am J Obstet Gynecol 174:879–883

Labovitz AJ, Pearson AC (1987) Evaluation of left ventricular diastolic function: clinical relevance and recent Doppler echocardiographic insights. Am Heart J 114:836–851

Reed KL, Appleton CA, Anderson CF, Shenker L, Sahn DJ (1990) Doppler studies of vena cava flows in human fetuses – insights into normal and abnormal cardiac physiology. Circulation 81:498–505

Schmidt KG, Siverman NH, Van Hare GF, Hawkins JA, Cloez JL, Rudolph AM (1990) Two-dimensional echocardiographic determination of ventricular volumes in the fetal heart. Validation studies in fetal lambs. Circulation 81:325–333

Tulzer G, Gudmundsson S, Sharkey A, Wood DC, Cohen AW, Huhta JC (1991a) Doppler echocardiography of fetal ductus arteriosus: constriction versus increased right ventricular output. J Am Coll Cardiol 18:532–536

Tulzer G, Gudmundsson S, Wood DC, Tews G, Rotondo KM, Huhta JC (1991b) Doppler in the evaluation and prognosis of fetuses with tricuspid regurgitation. J Mat Fet Invest 1:15–18

Tulzer G, Gudmundsson S, Rotondo KM, Wood DC, Yoon GY, Huhta JC (1992) Acute fetal ductal occlusion in lambs. Am J Obstet Gynecol 165:775–778

Tulzer G, Gudmundsson S, Huhta JC, Wood DC, Cohen AW, Weiner S (1994) Doppler in non-immune hydrops fetalis. Ultrasound Obstet Gynecol 4:279–283

Dopplerechokardiographie bei fetalen Arrhythmien

U. Gembruch

Einleitung

Die Inzidenz fetaler Arrhyhtmien wird zwischen 1 und 2% angegeben, doch ist anzunehmen, daß bis zu 10% der Feten zeitweise Arrhythmien aufweisen. Passagere Arrhythmien, fast immer Extrasystolen, werden durch die häufige Anwendung von Auskultationen, Ultraschall und Kadiotokographie in immer mehr Schangerschaften beobachtet. Grundsätzlich werden die Arrhythmien in Extrasystolen, Bradyarrhythmien und Tachyarrhythmien eingeteilt, wobei die Grenzen der Normofrequenz bei 100 bzw. 180 Schläge/min liegen. Die Extrasystolen können supraventrikulären und ventrikulären Ursprungs sein, vereinzelt oder regelmäßig als 3:1-, 2:1- oder gar 1:1-(Bigeminus) Extrasystolie auftreten. Die supraventrikulären Extrasystolen können im AV-Knoten blokkiert sein oder übergeleitet werden und so zu einer Kammererregung führen. Die Bradyarrhythmien lassen sich in Sinusbradykardien und AV-Blockierungen II. und III. Grades einteilen. Bei den Tachyarrhythmien werden zwischen den supraventrikulären (supraventrikuläre Tachykardie sowie Vorhofflattern) und den sehr seltenen ventrikulären Tachyarrhythmien unterschieden.

Differenzierung fetaler Arrhythmien

Diagnostik und Differentialdiagnostik der fetalen Arrhythmien erfolgen mit der M-Mode-Echokardiographie und der gepulsten Dopplerechokardiographie (Allan 1986; Allan et al. 1983; Bollman et al. 1988; Chaoui et al. 1991; Gembruch et al. 1990; Gembruch u. Somville 1995; Kanzaki et al. 1991; Kleinman et al. 1985; Kleinman u. Copel 1993; McCurdy u. Reed 1995; Reed et al. 1987; Reed 1989; Stewart et al. 1983; Strasburger et al. 1986). Mit diesen beiden zeitlich hoch auflösenden Methoden ist durch die Aufzeichnung von Wand- und Klappenbewegungen bzw. Blutflußereignissen indirekt eine Analyse der zeitlichen Beziehung zwischen atrialer und ventrikulärer Erregung möglich.

Hingegen ist mit der *transabdominalen Elektrokardiographie (EKG)* eine Differenzierung fetaler Arrhyhthmien nicht durchführbar. Zwar gelingt im späten 2. und 3. Trimenon in der Regel die Aufzeichnung eines transabdominalen EKG. Doch werden hierbei nur die QRS-Komplexe, nicht aber die P- und T-Wellen registriert. Bei Arrhythmien unter der Geburt kann eine EKG-Aufzeichnung über eine Kopfschwartenelektrode erfolgen; doch auch hiebei ist die Registrierung der Vorhoferregungen häufig unzureichend.

Dies trifft auch für das *Kardiotokogramm* zu, dessen Signale überwiegend durch einen kontinuierlichen (continuous wave, CW) Doppler gewonnen werden. Auch hier wird bei alleiniger Registrierung die Beziehung zwischen atrialer und ventrikulärer Erregung nicht erfaßt. Bei der Kardiotokographie werden zur Herzfrequenzberechnung Autokorrelationsmethoden benutzt, die eine mehr oder weniger gute Annäherung zur wahren Schlag-zu-Schlag-Frequenz liefern. Die Anwendung dieser Methode sowie die interne Logik eines Kardiotokographiegeräts haben zur Folge, daß größere Herzfrequenzsprünge, d.h. stärkere Veränderungen der Zeitintervalle zwischen 2 aufeinander folgenden Schlägen, als Artefakt interpretiert werden (Beall u. Paul 1986). So werden einerseits Extrasystolen nicht aufgezeichnet, andererseits bei regelmäßig aufeinander folgenden Herzrhythmusstörungen, wie bigeminale Extrasystolen, „Pseudobradykardien" aufgezeichnet. Bei Herzfrequenzen über 220 Schlägen/min werden in der Regel die Kardiotokogramme halbiert, so daß beispielsweise eine supraventrikuläre Tachykardie von 240 Schlägen/min zu einer Frequenzkurvenaufzeichnung bei 120 Schlägen/min führt.

Die *zweidimensionale (2D-) Real-time-Echokardiographie (B-Mode)* zeigt zwar die Arrhythmie auf, doch ist ihre zeitliche Auflösung zu gering, um sie genau zu differenzieren. Gleiches gilt für die *farbkodierte 2-D-Dopplersonographie*. Beide Methoden dienen aber zur Steuerung des M-Mode-Strahls bzw. des „sample volume" (Meßvolumenzelle) des gepulsten Dopplers. Ferner ist bei Vorliegen fetaler Arrhythmien eine detaillierte 2D-Echokardiographie sowie eine farbkodierte Dopplerechokardiographie mit Darstellung aller kardialer Strukturen und Konnektionen zum Ausschluß und Nachweis assoziierter Herzfehler unerläßlich. Auch die Folgen fetaler Arrhythmien, wie Kardiomegalie, AV-Klappenregurgitationen, Perikarderguß und Hydrops, werden mit diesen beiden Methoden diagnostiziert und im weiteren Verlauf kontrolliert.

Mittels der zeitlich hoch auflösenden *M-Mode-Echokardiographie* ist es hingegen möglich, sowohl die Vorhofkontraktionen als auch die Kammerkontraktionen darzustellen, ebenso die Bewegungen der atrioventrikulären Klappen und Semilunarklappen. Aus den aufgezeichneten atrialen und ventrikulären Systolen und/oder den Öffnungsbewegungen der atrioventrikulären Klappen und Seminularklappen sind dann Rückschlüsse auf die elektrische Erregungsausbreitung möglich, insbesondere auf das Verhältnis zwischen atrialer und ventrikulärer Erregung. Ein genaues Ausmessen der Abstände zwischen den einzelnen Vorhof- und Kammersystolen erlaubt somit eine Differenzierung der Arrhythmie. Am einfachsten gelingt dies, wenn der M-Mode-Strahl, gesteuert im 2D-Real-time-Bild, so gelegt wird, daß er sowohl die Systolen eines Vorhofs als auch die einer Kammer aufzeichnet, beispielsweise im Vierkammerblick Vorhof- und Kammerwand kreuzt. Es können aber auch die Vorhofkontraktionen gleichzeitig mit den Öffnungsbewegungen einer Semilunarklappe aufgezeichnet werden, beispielsweise in der kurzen Achse auf Höhe des Abgang der großen Gefäße („circle and sausage view"), wobei der M-Mode-Strahl durch die Aortenklappe und die Hinterwand des linken Vorhofs gelegt wird. Einfacher noch läßt sich dies mit dem dualen M-Mode einiger „phased array scanner" bewerkstelligen, womit über 2 unabhängig voneinander positionierbarer M-Mode-Strahlen eine simultane Registrierung atrialer und ventrikulärer Wandbewegungen oder entsprechender Klappenbewegungen möglich ist. Neben der Differenzierung der Arrhythmie können im M-Mode-Echokardiogramm die kardialen Strukturen in den jeweiligen Phasen des Herzzyklus vermessen werden, was zur Diagnose einer Kardiomegalie und eines Perikardergusses beiträgt. Die Beurteilung der Kontraktilität ist in den Phasen eines Sinusrhythmus durch die M-Mode-echokardiographische Messung der ventrikulären Verkürzungsfraktion („fractional shortening") möglich, in Phasen der Arrhythmie hingegen nicht sinnvoll, da dann andere Einflüsse als die myokardiale Kontraktilität die Verkürzungsfraktion entscheidend mitbeeinflussen.

Bei der *gepulsten (pulsed wave, PW) Dopplerechokardiographie* wird wie bei der M-Mode-Echokardiographie indirekt auf den elektrischen Erregungsablauf im Herzen rückgeschlossen, und zwar durch Aufzeichnung des Blutflusses, also der Folgen von elektrischer Erregung und Wandkontraktion. Die Steuerung des „sample volume" erfolgt im 2D-Echokardiogramm oder noch besser durch die direkte Darstellung des Blutfluß im Farbdopplerechokardiogramm. Der zeitliche Ablauf der ventrikulären Kontraktionen läßt sich hierbei am besten durch die Positonierung des „sample volume" in dem links- oder rechtsventrikulären Ausflußtrakt darstellen. Vorhofkontraktionen lassen sich anhand ihrer hämodynamischen Auswirkungen durch Aufzeichnung des interatrialen Blutflusses über das Foramen ovale und des atrioventrikulären Einflusses über die AV-Klappen darstellen, besser noch durch Positionierung des „sample volume" in die unmittelbar präkordial liegenden Venen (V. cava inferior, V. cava superior oder eine der Lebervenen), in denen die atrialen Systolen zu einem retrograden Fluß führen. Bei einem physiologischen Vorwärtsfluß auch während der Vorhofkontraktion ist die Abgrenzung atrialer Extrasystolen anhand des Blutflußgeschwindigkeitsprofils des Ductus venosus schwieriger. Liegen die präkordialen Venen und entsprechenden Arterien relativ eng beieinander, so können durch die gepulste Dopplersonographie bei Benutzung eines größeren Fensters des „sample volume" die Blutflußmuster in Arterie und Vene gleichzeitig aufgezeichnet werden, was die Differenzierung der Arrhythmie wesentlich erleichtert, da ähnlich einem EKG der systolische Peak des arteriellen Blutflusses dem QRS-Komplex entspricht, der reverse Blutfluß in der Vene während der atrialen Systole der P-Welle. Dies ist beispielsweise im oberen Abdomen möglich, wo deszendierende Aorta und V. cava inferior gemeinsam aufgezeichnet werden können (Chan et al. 1990), ferner im Halsbereich durch Aufzeichnung der benachbarten A. carotis und V. jugularis oder auch im Bereich des pulmonalen Gefäßsystems, wo Arterien und Venen eng nebeneinander verlaufen (letzteres gelingt allerdings nur bei vorheriger Darstellung dieser Gefäße in der Farbdopplersonographie). Hingegen sind Messungen in weiter peripher gelegenen Arterien und Venen, wie A. und V. umbilicalis, zur Diagnostik fetaler Arrhythmien nicht oder weniger geeignet als Messungen im Herzen oder in unmittelbarer Nähe des Herzens, da sich mit zunehmender Entfernung vom Herzen geringe Blutflußphänomene, wie bei früh einfallenden Extrasystolen mit niedrigem Schlagvolumen oder bei atrialen Kontraktionen mit geringem retrogradem Fluß in den Venen, immer schwieriger oder nicht mehr vom normalen Blutfluß abheben.

Durch dopplerechokardiographische Messungen in Aorta ascendens und Truncus pulmonalis können ferner maximale Geschwindigkeiten, aber auch Schlagvolumen bzw. Herzauswurf bestimmt werden, was aber wegen der hohen Ungenauigkeit von Messungen der Blutflußvolumina nur in Einzelfällen zur Verlaufbeobachtung eingesetzt wird. Intrakardiale Dopplermessungen spielen auch bei der Semiquantifizierung von AV-Klappenregurgitationen eine Rolle. Dopplersonographische Messungen im venösen System dienen ebenfalls nicht nur der Differenzierung von Arrhythmien, sondern auch der kardialen Funktionsbeurteilung.

Eine Kombination von M-Mode- und Dopplerechokardiographie ist die *farbkodierte M-Mode-Dopplerechokardiographie (MQ-Mode)*, die im gleichen M-Mode-Strahl die simultane Auszeichnung des konventionellen M-Mode-Echokardiogramms und des Blutflusses (farbkodiert dargestellt) mit dementsprechend hoher zeitlicher Auflösung erlaubt. Bei entsprechender Plazierung des M-Mode-Strahls wird eine genaue Analyse der zeitlichen Intervalle zwischen Flußereignissen in Vene, Vorhöfen, Kammern und Arterien möglich. Die gleichzeitige Aufzeichnung der Klappen- und Wandbewegungen erlaubt es, diese Flußereignissen zuzuordnen bzw. Flußereignisse den jeweiligen Phasen des Herzzyklus (Gembruch et al. 1990). So ist es mit dem MQ-Mode fast immer möglich, die zugrunde liegende Arrhythmie zu differenzieren, was im konventionellen M-Mode nicht immer gelingt, sei es aufgrund einer ungünstigen fetalen Lage oder aber auch aufgrund zu geringer Wandbewegungen der atrialen Systolen. Darüber hinaus ermöglicht die MQ-Mode-Echokardiographie eine sehr gute semiquantitative Beurteilung der Schwere einer AV-Klappeninkompetenz durch Messung der Dauer der Regurgitation im Verhältnis zur Gesamtdauer der Systole (Gembruch et al. 1990, 1993b).

Dopplerechokardiographische Befunde im Rahmen fetaler Arrhythmien

Extrasystolie

Fast 95% der fetalen Arrhythmien sind Extrasystolen, die meist nur vorübergehend auftreten. In der Regel sind es supraventrikuläre Extrasystolen, sehr selten ventrikuläre Extrasystolen. Manchmal wird auch eine Kombination von beiden gesehen. Als Ursache wird in der Regel eine Unreife des Reizbildungs- und Reizleitungssystems sowie der nervösen Innervation der Herzen verantwortlich gemacht. In diesem Zusammenhang können auch Medikamente, wie Betasympathomimetika, eine Extrasystoliebereitschaft verstärken. Obwohl Herzfehler bei fetalen Extrasystolen sehr selten assoziiert sind, wohl nur bei 1–2% dieser Feten, sollten sie durch eine detaillierte Echokardiographie sicher ausgeschlossen werden. Ein Prolaps der Klappe des Foramen ovale bzw. ein Aneurysma im Bereich des Foramen ovale wurde von einigen Autoren gehäuft bei Feten mit Arrhythmien beobachtet (Rice et al. 1988; Stewart u. Wladimiroff 1988). Aufgrund der Reifung des Herzleitungssystems und der nervösen Versorgung des Herzen verschwindet der größte Teil der Extrasystolen schon während der Schwangerschaft (70–80%). Sind sie jedoch nach Geburt noch vorhanden, so verschwinden über 90% innerhalb der ersten 14 Lebenstage. Die sichere Abgrenzung einer derartig prognostisch günstigen Arrhythmie gegenüber einem AV-Block oder einer hypoxiebedingten Sinusbradykardie ist für das klinische Management von entscheidender Bedeutung. Eine intrauterine Therapie fetaler Extrasystolen, auch nicht bigeminaler ohne AV-Überleitung, ist nicht erforderlich, aufgrund möglicher proarrhythmischer Effekte der Antiarrhythmika sogar obsolet. Die Hauptgefahr bei supraventrikulären Extrasystolen liegt darin, daß bei 0,5–1% dieser Feten im Laufe der Schwangerschaft supraventrikuläre Tachykardien auftreten, also Herzrhythmusstörungen (Kleinmann u. Copel 1993), die zu einer kardialen Dekompensation in utero führen können. Deshalb ist zu empfehlen, bei Feten mit supraventrikulären Extrasystolen 2mal wöchentlich die Herzfrequenz zu kontrollieren, um das Auftreten von Tachyarrhythmien (supraventrikuläre Tachykardien oder Vorhofflattern) frühzeitig zu erkennen und zu behandeln.

M-Mode- und dopplerechokardiographisch läßt sich nicht nur zwischen supraventrikulären und ventrikulären Extrasystolen unterscheiden, sondern auch bei den supraventrikulären Extrasystolen zwischen solcher ohne und mit AV-Überleitung und mit festen und unregelmäßigen Kopplungsintervallen. Es läßt sich auch berechnen, ob eine kompensatorische (in der Regel bei ventrikulären Extrasystolen) oder eine nichtkompensatorische postextrasystolische Pause (fast immer bei supraventrikulären Extrasystolen) vorliegt (Abb. 3.12). Im Einzelfall können supraventrikuläre Extrasystolen in regelmäßigen Intervallen auftreten, beispielsweise als 3:1-, 2:1- oder 1:1-Extrasystolie. Letzteres ist eine sog. atriale Bigeminie, die bei AV-Blockierung (die atriale Erregung der Extrasystole trifft auf einen noch refraktären AV-Knoten) zu einer schweren ventrikulären Bradykardie um 60–80 Schläge/min führt (Abb. 3.13), bei AV-Überleitung zu einer Bigeminie der ventrikulären Systolen. Nach einer postextrasystolischen Pause läßt sich im arteriellen Doppler eine erhöhte Flußgeschwindigkeit bzw. ein erhöhtes Schlagvolumen nachweisen (Abb. 3.13a). Dies scheint am ehesten auf dem im physiologischen Rahmen auch beim Feten wirksamen Frank-Starling-Mechanismus zu beruhen, wobei das Schlagvolumen nach der postextrasystolischen Pause infolge einer verstärkten enddiastolischen Kammerfüllung erhöht ist; so kann das Herzzeitvolumen auch bei ausgeprägter Extrasystolie aufrecht erhalten werden. Eine positive Inotropie mit verstärkter systolischer Kraftentfaltung der der postextrasystolischen Pause folgenden Kammerkontraktion scheint ebenfalls vorzuliegen, ein

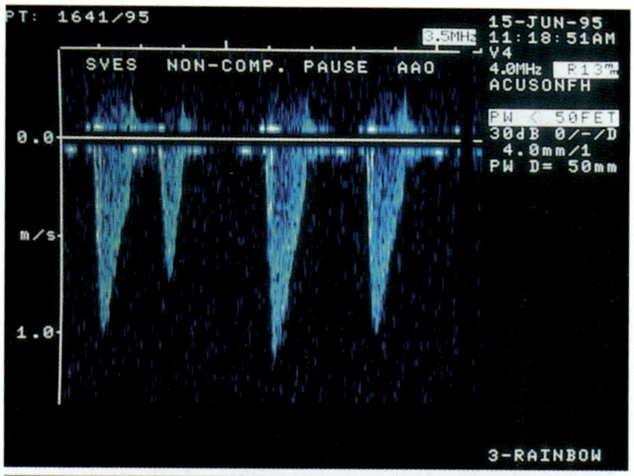

a

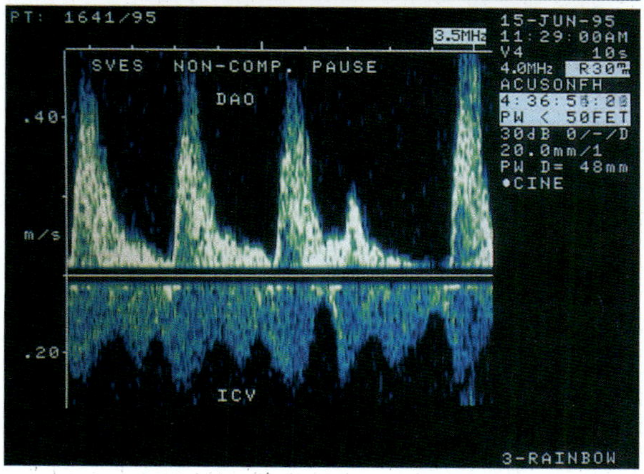

b

Abb. 3.12 a–b. a PW-Doppleruntersuchung in der aszendierenden Aorta (*AAO*) bei einer supraventrikulären Extrasystole (*SVES*) mit nichtkompensatorischer (*non-comp.*) postextrasystolischer Pause. Die supraventrikuläre Extrasystole wird AV-übergeleitet und führt zu einer ventrikulären Systole, erkenntlich an dem vorzeitigen Fluß in der aszendierenden Aorta mit niedriger Geschwindigkeit (niedriges Schlagvolumen der Extrasystole). Hiernach folgt eine nichtkompensatorische postextrasystolische Pause. Die nachfolgende ventrikuläre Systole zeigt eine postextrasystolische Potenzierung als Hinweis auf einen intakten Frank-Starling-Mechanismus beim Feten. **b** Bei simultaner Aufzeichnung der Frequenzspektren der deszendierenden Aorta (*DAO*) und der V. cava inferior (*IVC*) zeigt sich die AV-übergeleitete supraventrikuläre Extrasystole im arteriellen System als vorzeitig einfallender Vorwärtsfluß relativ niedriger Geschwindigkeit. Im venösen System mit seinem biphasischen Vorwärtsfluß (systolischer und diastolischer Peak) führt die vorzeitige atriale Kontraktion zu einem Nadir direkt im Anschluß an den systolischen Peak. Der nachfolgende venöse Zyklus ist entsprechend der postextrasystolischen nichtkompensatorischen Pause verlängert

Phänomen, das als postextrasystolische Potenzierung bezeichnet wird (van der Mooren et al. 1992; Reed 1989).

Ventrikuläre Extrasystolen sind sehr selten und treten fast nur im Rahmen von krankhaften Veränderungen des ventrikulären Myokards auf, beispielsweise bei myokardialer Dekompensation im Rahmen schwerer Ausflußtraktobstruktionen auf, bei Myokarditis oder ventrikulärem Aneurysma. Sowohl M-Mode- als auch dopplerechokardiographisch werden bei regelmäßigen atrialen Kontraktionen unabhängig einfallende ventrikuläre Kontraktionen registriert, fast immer mit einer kompensatorischen postextrasystolischen Pause. Die extrem selten auftretenden junktionalen Extrasystolen können allerdings zu einer Erregung des Vorhofs und der Kammer führen, so daß im M-Mode- und Dopplerechokardiogramm eine supraventrikuläre Extrasystolie mit AV-Überleitung vorgetäuscht wird.

Bradyarrhythmie

Sinusbradykardie

Konstante Sinusbradykardien mit Herzfrequenzen zwischen 80 und 100 Schlägen/min sind sehr selten und wurden nur in Einzelfällen beschrieben, zumeist in Assoziation mit Herzfehlern (Cameron et al. 1988; Kleinman u. Copel 1993). M-Mode- und dopplerechokardiographisch läßt sich eine Bradykardie mit normaler synchroner Beziehung und 1:1-Überleitung zwischen Vorhof- und Kammererregung darstellen.

Abzugrenzen gegen diese Form der Sinusbradykardie sind langanhaltende Bradykardien im präfinalen Stadium einer Hypoxie, denen im Kardiotokogramm allerdings jegliche Variabilität fehlt, bei gleichzeitigem Vorliegen entsprechender anderer Veränderungen im Rahmen des biophysikalischen Profils, die auf die schwere Hypoxie hinweisen.

An dieser Stelle soll auch darauf hingewiesen werden, daß bis an das Ende des 2. Schwangerschaftsdrittels kurzzeitige Sinusbradykardien bis hin zu Asystolien auftreten können und als physiologisch anzusehen sind, wohl Folge eines ausgeprägten parasympathischen Stimulus bei entsprechender Unreife des Reizleitungssystems und der nervösen kardialen Innervation. Bei Diabetikerinnen kann bei niedrigen Blutzuckerwerten ebenfalls eine länger andauernde Bradykardie unter 100 Schläge/min beobachtetet werden.

AV-Blockierung

AV-Blockierungen II. Grades (Typ Wenkebach und Typ Mobitz) werden pränatal nur selten beschrieben (Kleinmann u. Copel 1993). Im Rahmen einer korrigierten Transposition der großen Gefäße konnte intrauterin der Übergang eines normalen Sinusrhythmus in einem AV-Block II. Grades mit nachfolgen-

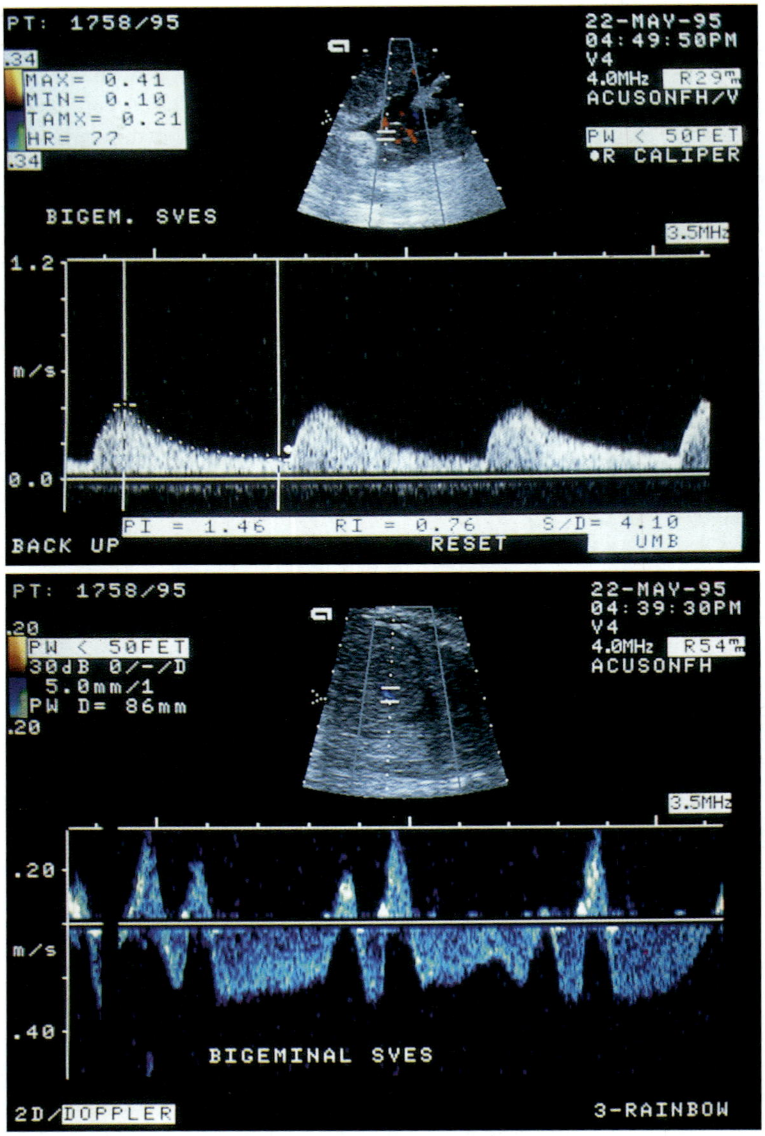

Abb. 3.13 a–b. **a** PW-Doppler in der A. umbilicalis. Eine bigeminale supraventrikuläre Extrasystole ohne AV-Überleitung der atrialen Extrasystole führt zu einer ventrikulären Bradykardie von 77 Schlägen/min. **b** Die PW-Doppleruntersuchung im venösen System (hier V. cava inferior) zeigt die zugrundeliegende Rhythmusstörung auf. Der antegrade Blutfluß weist zum Herz hin einen negativen Dopplershift auf, der retrograde Blutfluß vom Herz weg einen positiven Dopplershift oberhalb der Nullinie auf. Die atrialen Systolen sind als retrograde Peaks (positiver Dopplershift, *nach oben*) erkenntlich. Am Ende des wegen der postextrasystolischen Pause länger anhaltenden Blutflusses zum Herz hin (negativer Dopplershift, *nach unten*) findet sich zunächst ein kleiner venöser Peak, der der normalen atrialen Systole entspricht. Es folgt ein, der systolischen Welle im venösen Fluß entsprechender positiver Fluß, der durch einen ausgeprägten reversen Blutfluß unterbrochen wird, hervorgerufen durch die supraventrikuläre Extrasystole bzw. vorzeitige atriale Systole, die auf eine systolisch geschlossene AV-Klappe trifft und daher einen starken venösen Rückstrom hervorruft

dem AV-Block III. Grades beobachtet werden, ebenso bei einem Feten ohne Herzfehler, aber bei maternalem Anti-Ro-Antikörpernachweis (Gembruch et al. 1989). Auch bei Feten mit Heterotaxiesyndrom im 1. Trimenon kann ein AV-Block II. Grades auftreten (Gembruch et al. 1993a) (Abb. 3.14). M-Mode- und dopplerechokardiographisch ist eine feste Beziehung zwischen den regelmäßig einfallenden atrialen und den ventrikulären Kontraktionen nachweisbar, wobei bei einer 2:1-AV-Blockierung jede 2. Vorhofkontraktion von einer Kammerkontraktion gefolgt ist. Gerade in der Frühschwangerschaft läßt sich der Blutfluß in

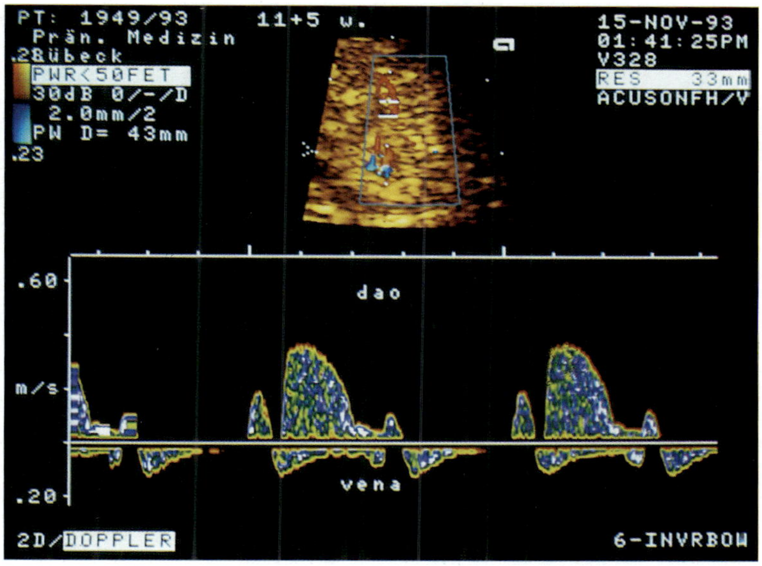

Abb. 3.14. Das „sample volume" des PW-Dopplers ist so positioniert, daß sowohl der Blutfluß der deszendierenden Aorta (*dao*) und der V. cava inferior (*vena*) erfaßt wird. So kann ein AV-Block II. Grades (Typ Mobitz) diagnostiziert werden. Die ventrikulären Systolen sind am ausgeprägten Vorwärtsfluß in der deszendierenden Aorta erkenntlich. Die atrialen Systolen führen im venösen Fluß (negativer Dopplershift) zu einem reversen Fluß, dessen Peak demgemäß in gleicher Richtung wie der Blutfluß der deszendierenden Aorta zeigt. Jeder 2. atriale reverse Blutfluß im venösen System ist durch einen Blutfluß (ventrikuläre Systole) in der deszendierenden Aorta gefolgt. Aufgrund des höheren enddiastolischen Druckes führt die atriale Systole direkt vor der Kammerentleerung zu einem stärkeren reversen Fluß, verglichen mit der atrialen Systole nach Kammerentleerung. Bei diesem Feten mit 11+4 SSW lag bereits ein Hydrops bei Heterotaxiesyndrom vor

der deszendierenden Aorta und der V. cava inferior bei entsprechend großem „sample volume" gut simultan aufzeichenen.

Zumeist tritt der AV-Block allerdings als AV-Block III. Grades oder kompletter AV-Block auf, der bei einem von 20000 Lebendgeborenen beobachtet wird (Michaelsson u. Engle 1972). Eine angeborene fehlerhafte Anordnung von Teilen des Reizleitungssystems liegt bei der „korrigierten" Transposition der großen Arterien und beim AV-Kanaldefekt mit atrialem Isomerismus vor (Ho et al. 1992). Beim kompletten AV-Block werden bei 40–50% der Feten Herzfehler gefunden (Gembruch et al. 1989; Machado et al. 1988; Schmidt et al. 1991). Am häufigsten unter den assoziierten Herzfehlern sind Heterotaxieanomalien, speziell der linksatriale Isomerismus mit AV-Kanalmalformation, der oft schon intrauterin zu Hydrops und Tod führt (Gembruch et al. 1989; Kleinman u. Copel 1993; Machado et al. 1988; Schmidt et al. 1991); weit besser ist die Prognose des kompletten AV-Blocks bei einer „korrigierten Transposition der großen Arterien (Gembruch et al. 1989).

M-Mode-, Doppler- und M-Mode-Dopplerechokardiographie zeigen einen regelmäßigen Vorhofrhythmus normaler Frequenz sowie einen völlig unabhängig davon schlagenden Ventrikel mit einem ebenfalls regelmäßigen Rhythmus von nur 40–60 Schlägen/min (Abb. 3.15). Dies läßt sich dopplerechokardiographisch am besten im venösen System, aber auch durch Aufzeichnung des AV-Klappenflusses demonstrieren.

In über 90% der Fälle mit kompletten AV-Block ohne Herzfehler lassen sich maternale Autoimmunantikörper nachweisen. Pathophysiologisch besonders bedeutsam scheint der transplazentare Übertritt von maternalen IgG-anti-Ro(SS-A)-Antikörper und auch Anti-La(SS-B)-Antikörper zu sein (Litsey et al. 1985; Scott et al. 1983; Taylor et al. 1988; Watson et al. 1984). Dies führt über eine Entzündung und späteren Fibrose zur irreversiblen Zerstörung des Reizleitunssystems in den Bereichen des AV-Knotens und des His-Bündels (Ho et al. 1986). Im Gegensatz zum AV-Block II. und III. Grades bei Herzfehlern, dessen frühste Diagnose in der 11+4 SSW gestellt wurde (Gembuch et al. 1993a), tritt der immunologisch bedingte komplette AV-Block erst im 2. Trimenon ab der 16./17. SSW auf, manchmal erst nach einem AV-Block II. Grades. Sehr selten wird beim kompletten AV-Block ohne Herzfehler das Auftreten eines Hydrops beobachtet (Gembruch et al. 1989; Kleinman u. Copel 1993; Machado et al. 1988; Schmidt et al. 1991). Wassereinlagerungen scheinen nur dann aufzutreten, wenn die ventrikuläre Frequenz die kritische Grenze

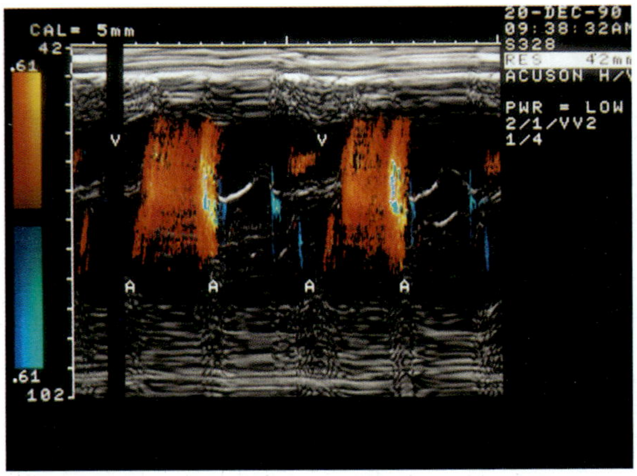

Abb. 3.15. Farbdoppler-M-Mode-Echokardiographie (MQ-Mode) bei einem Feten mit komplettem AV-Block. Der M-Mode-Strahl kreuzt die Venrtrikelwand, AV-Klappe und Vorhofwand. Im M-Mode sind die Vorkontraktionen (*A*) unabhängig von den wesentlich selteneren ventrikulären Systolen (*V*) Die ventrikulären Systolen sind von einem diastolischen Einfluß vom Vorhof in die Kammer gefolgt (*rot kodierter Blutfluß*)

von 50 Schlägen/min unterschreitet, gelegentlich auch infolge einer assoziierten Myokarditis, ausgelöst durch Bindung von Immunkomplexen am ventrikulären Myokard. In diesen Fällen kann versucht werden, mit β-Sympathomimetika (Orciprenalin, Ritodrin oder Terbutalin, Salbutamol) eine Steigerung der ventrikulären Frequenz zu erreichen, obwohl die für den Feten so wichtige 1:1-AV-Überleitung so nicht zu korrigieren ist; zusätzlich könnte eine positive Wirkung auf die β-adrenergen Rezeptoren im Myokard und somit ein positiv inotroper Effekt den Erfolg dieser Behandlung in Einzelfällen erklären (Kleinman u. Copel 1993; Groves et al. 1995). Eine Begrenzung der möglichen Beeinflussung der Herzfrequenz liegt ebenfalls in dem Auftreten von mütterlichen Nebenwirkungen. Der Einsatz von Digoxin-Präparaten mag im Einzelfall, wohl aufgrund ihrer postiven inotropen Wirkung, zum Erfolg führen (Gembruch et al. 1989; Harris et al. 1993; Anandakumar et al. 1996). Hochdosierte Steroidgaben an die Mutter und/oder Plasmapheresen zur Verminderung der maternalen Antikörperkonzentration waren in Einzelfällen erfolgreich, indem sie zur Rückbildung der fetalen Ergüsse bei Persistenz des kompletten AV-Blocks führten (Oláh u. Gee 1991; Copel et al. 1995). Eine derart eingreifende Behandlung ist allerdings nur bei Schwangeren mit einem hohen Risiko indiziert (Oláh u. Gee 1991). Schließlich wurde ein, allerdings nur kurzzeitig erfolgreiches, ventrikuläres Pacing nach Einführung einer externen Schrittmachersonde durch eine transthorakale Punktion beim Feten beschrieben (Carpenter et al. 1986).

Aufgrund der fehlenden Reaktivität und der geringen Variabilität ist die Kardiotokographie zur antenatalen Überwachung von Feten mit komplettem AV-Block ungeeignet. Fetale Körper- und Atembewegungen scheinen die besten Parameter zu sein. Wiederholte sonographische Untersuchungen lassen das Auftreten von Wassereinlagerungen frühzeitig erkennen. Echokardiographische biometrische Messungen und dopplerechokardiographische Untersuchungen dienen zum Erkennen des Auftretens von AV-Klappeninsuffizienzen und des Abfalls der Blutflußgeschwindigkeiten und des Schlagvolumens als Zeichen einer myokardialen Dekompensation. Auch das Auftreten einer Pulmonalinsuffizienz gilt als Hinweis auf eine kardiale Dekompensation. Ziel der antenatalen Überwachung sollte es sein, bei frühzeitigem Nachweis einer beginnenden kardialen Dekompensation die fetale Reife zu erreichen, da die Kombination pulmonaler Probleme infolge Unreife einerseits und komplettem AV-Block andererseits eine sehr hohe neonatale Mortalität aufweist (Oláh u. Gee 1991). Darüber hinaus läßt sich im Einzelfall durch dopplerechokardiographische Messungen auch die Effektivität einer intrauterinen Therapie demonstrieren (Groves et al. 1995). So kann eine Steigerung nicht nur der Herzfrequenz sondern auch der Blutflußgeschwindigkeiten und des Herzauswurfs nach Gabe von β-Sympathomimetika dopplerechokardiographisch gut dokumentiert werden.

Tachyarrhythmie

Sinustachykardie

Bei einer Sinustachykardie liegt die Basalfrequenz zwischen 180 und 200 Schlägen/min, meist mit normaler Variabilität der Frequenzkurve im Kardiogramm. β-Symphathomimetika sind ursächlich in Erwägung zu ziehen, ebenso eine maternofetale Thyreotoxikose. Im Rahmen einer maternalen und/oder intraamnialen Infektion ist die Variabilität hingegen oft stärker eingeschränkt, ebenso Dauer und Häufigkeit fetaler Atem- und Körperbewegungen. Treten diese jedoch im Rahmen einer länger anhaltenden Tachykardie mit normaler Variabilität besonders ausgeprägt auf, handelt es sich in der Regel um persistierende Akzelerationen eines „jogging baby".

Ventrikuläre Tachykardie

Ventrikuläre Tachykardien sind beim Feten sehr selten und nur wenige Fallbeschreibungen liegen vor. M-Mode- und dopplerechokardiographisch wird eine ventrikuläre Tachykardie bei normaler Vorhofaktivität nachgewiesen (Kleinman u. Copel 1991, 1993). Bei retrograder AV-Überleitung ist allerdings eine Abgrenzung gegenüber einer supraventrikulären Tachykardie nicht möglich. An ventrikuläre Tachykardien ist zu denken, wenn die Herzfrequenz des tachykarden Feten außerhalb der für eine supraventrikulären Tachykardie üblichen Spanne von 220–280 Schläge/min liegt, insbesondere aber dann, wenn eine AV-Dissoziation vorliegt, d.h. keine 1:1-AV-Überleitung. Differentialdiagnostisch ist dann auch an eine junktionale Tachykardie zu denken (Kleinman u. Copel 1991, 1993).

Vorhofflattern

Beim Feten ist ein Vorhofflattern wesentlich seltener als eine supraventrikuläre Tachykardie. Die Assoziation mit Herzfehler allerdings scheint beim Vorhofflattern häufiger zu sein. Elektrophysiologisch liegt eine kreisende Erregung im Vorhof zugrunde, die zu einer Vorhoffrequenz zwischen 400 und 460 Schlägen/min führt. Die Kammerfrequenz ist meist langsamer und oft unregelmäßig, bedingt durch unterschiedliche und zeitlich wechselnde Grade der AV-Blockierung mit 2:1-, 3:1- oder 4:1-AV-Überleitung. Anhaltendes Vorhofflattern kann zur Hydropsentwicklung und Tod des Feten führen. Im Rahmen der besonderen fetalen Physiologie, u. a. relative Volumenbelastung, geringe ventrikuläre Compliance und Prädominanz der atrialen Kontraktion beim diastolischen Einstrom, scheint beim Vorhofflattern des Feten die fehlende 1:1-AV-Überleitung von besonderer pathophysiologischer Bedeutung zu sein. Einige atriale Systolen treffen beim Vorhofflattern auf eine geschlossene AV-Klappe und führen zu einem stärkeren reversen Blutfluß im venösen System mit entsprechender Druckerhöhung (Kleinman u. Copel 1985, 1991, 1993).

M-Mode- und dopplerechokardiographisch lassen sich atriale und ventrikuläre Tachykardie darstellen, wobei fast immer eine 2:1-, 3:1- oder 4:1-AV-Blockierung besteht. An den Vorhofwandkontrationen und noch besser an den Flußmustern der Vv. hepaticae oder V. cava inferior läßt sich das Vorhofflattern demonstrieren, der jeweilige Grad der AV-Blockierung am besten durch eine simultane Aufzeichnung von Aorta descendens und V. cava inferior (Abb. 3.16).

Supraventrikuläre Tachykardie

Anhaltende supraventrikuläre Tachyarrhythmien – supraventrikuläre Tachykardie (SVT) und Vorhofflattern – können zur fetalen Herzinsuffizienz unter dem Bild des Hydrops bis hin zum Tod des Feten führen. Polyhydramnie und Hydrops placentae sind meist assoziiert, im Endstadium der kardialen Dekompensation auch eine schwere Oligohydramnie. Perikarderguß und Aszites treten zumeist vor dem zunächst kranial betonten Hautödem und Pleuraergüssen auf. Durch eine medikamentöse Therapie des Feten ist es den darauf spezialisierten Zentren möglich, die Letalität der fetalen Tachyarrhythmien auf unter 5% zu senken (Hansmann et al. 1991; Kleinman u. Copel 1993; Maxwell et al. 1988).

Die Inzidenz supraventrikulären Tachyarrhythmien wird bei 1:4000–5000 Lebendgeburten geschätzt. Im Gegensatz zum kompletten AV-Block sind supraventrikuläre Tachykardien nur selten mit strukturellen kardialen Anomalien assoziiert (Ebstein-Anomalie, Pulmonalatresie und Rhabdomyome), ebenso selten mit viralen Infektionen (Zytomegalievirus, Koxackie-B-Virus).

95% der neonatalen und wohl auch fetalen SVT sind Reentry-Tachykardien, selten ist ein ektoper Fokus Ausgangspunkt der Erregung (Kleinman u. Copel 1991; Ko et al. 1992). Die Frequenz der Reentry-SVT liegt zwischen 220 und 280, meist um 240 Schläge/min und ist durch Leitungsgeschwindigkeit und Länge des Erregungskreises vorgegeben. Dementsprechend lassen sich M-Mode- und dopplerechokardiographisch regelmäßige tachykarde Vorhofsystolen nachweisen, die bei einer 1:1-AV-Überleitung immer von einer Kammersystole gefolgt sind (Abb. 3.17). Elektrophysiologische Voraussetzung für das Entstehen einer Reentry-Tachykardie ist das Vorliegen von 2 funktionell getrennten AV-Leitungsbahnen mit unterschiedlicher Leitungsgeschwindigkeit und Refraktärzeit (Ganz u. Friedman 1995; Kleinman et al. 1985; Kleinman u. Copel 1991, 1993). Dies kann ein funktionell getrennter, dualer bzw. längsdissoziierter AV-Knoten sein, beim Feten und in der Neonatalzeit jedoch meistens ein zusätzliches akzessorisches Muskelbündel. Charakteristisch ist das plötzliche Einsetzen und abrupte Abbrechen der Reentry-SVT, getriggert durch Extrasystolen, die innerhalb des kritischen Kopplungsintervalls zum vorhergehenden normalen Schlag fallen. Aufgrund der Parallelschaltung des fetalen Kreislaufs führen anhaltende Tachyarrhythmien zum Bild der Rechtsherzinsuffizienz mit Aszites, Hautödem Pleura- und Perikarderguß, nicht aber zum Lungenödem.

Im Tierversuch führt ein ständiges atriales Pacing oberhalb einer „kritischen" Frequenz (beim Schaffeten um 310 Schläge/min) innerhalb von 4–48 h zum Auftreten eines Hydrops, wobei Aortendruck, arterielle pO_2 und pH gleich bleiben (Gest et al. 1990; Nimrod et al. 1987; Stevens et al. 1982). Abrupt mit Überschreiten der „kritischen" Frequenz steigt der Druck in der V. cava inferior um 75% an, und das normale venöse biphasiche Vorwärtsflußmuster wird pulsatil mit einem systolischen Vorwärtspeak und

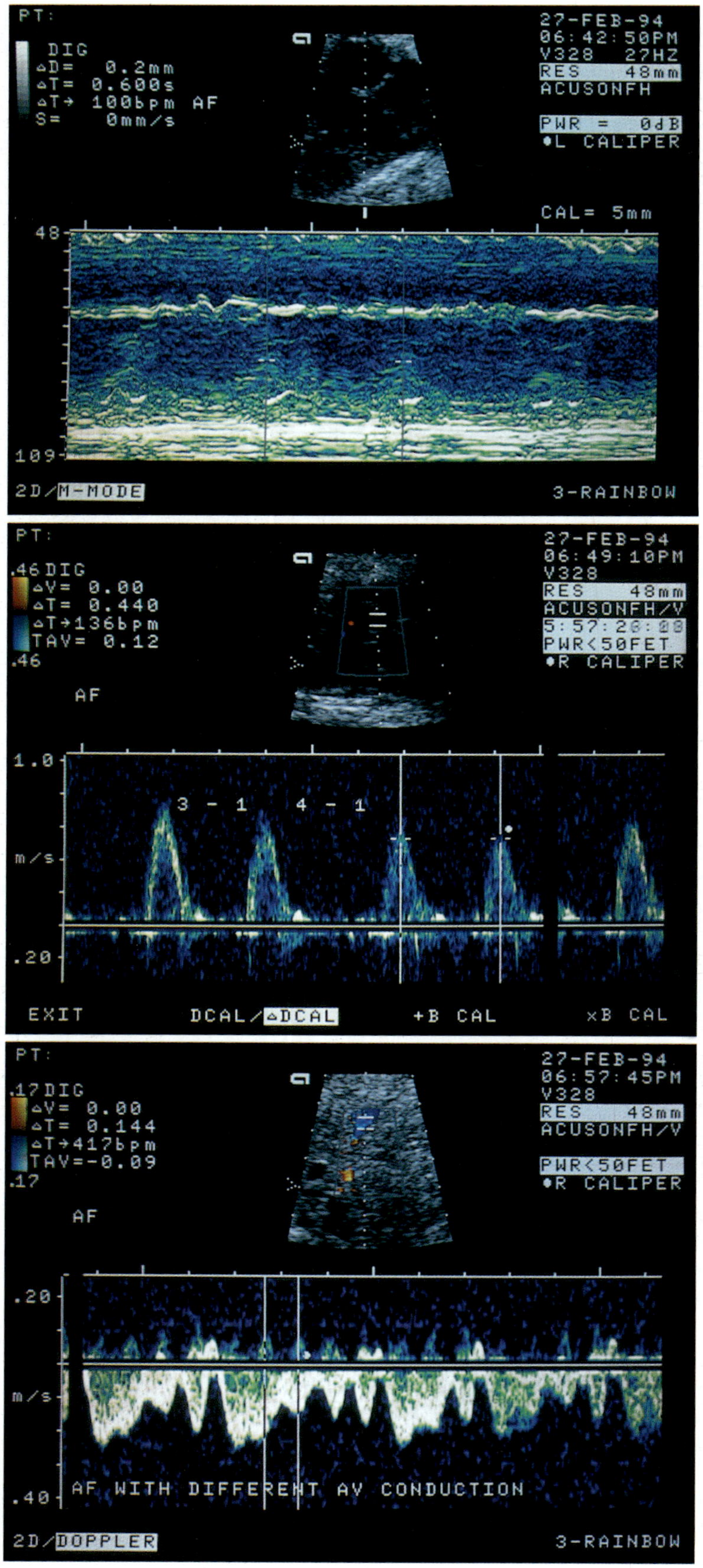

a b c

Abb. 3.16 a–c. **a** M-Mode-Echokardiogramm bei Vorhofflattern mit unterschiedlicher AV-Blockierung. Der M-Mode-Strahl ist so positioniert, daß er zunächst die Vorhofwand und im unteren Teil die Ventrikelwand durchquert. So sind *oben* die rasch aufeinander folgenden Vorhofkontraktionen (ca. 420–460 Schläge/min) und *unten* die zu diesem Zeitpunkt in unterschiedlicher Folge (unterschiedliche Grade der AV-Blockierung) auftretenden ventrikulären Systolen zu sehen. **b** PW-Doppleruntersuchung in der aszendierenden Aorta. Hier wird die wechselnde Überleitung (3:1- und 4:1-AV-Überleitung) deutlich: während der 3:1-AV-Überleitung beträgt die ventrikuläre Frequenz 136 Schläge/min. **c** PW-Doppleruntersuchung in der V. cava inferior. Hier wird das Vorhofflattern mit unterschiedlicher AV-Überleitung besonders klar dargestellt. Der Blutstrom zum Herz ist auf der negativen Seite des Frequenzspektrums. Auf der positiven Seite findet sich der reverse Fluß während der Vorhofkontraktionen. Der Abstand zwischen den Vorhofkontraktionen oder genauer den reversen Peaks während der atrialen Systole ergibt, daß die Vorhoffrequenz zu diesem Zeitpunkt etwa 417 Schläge/min beträgt

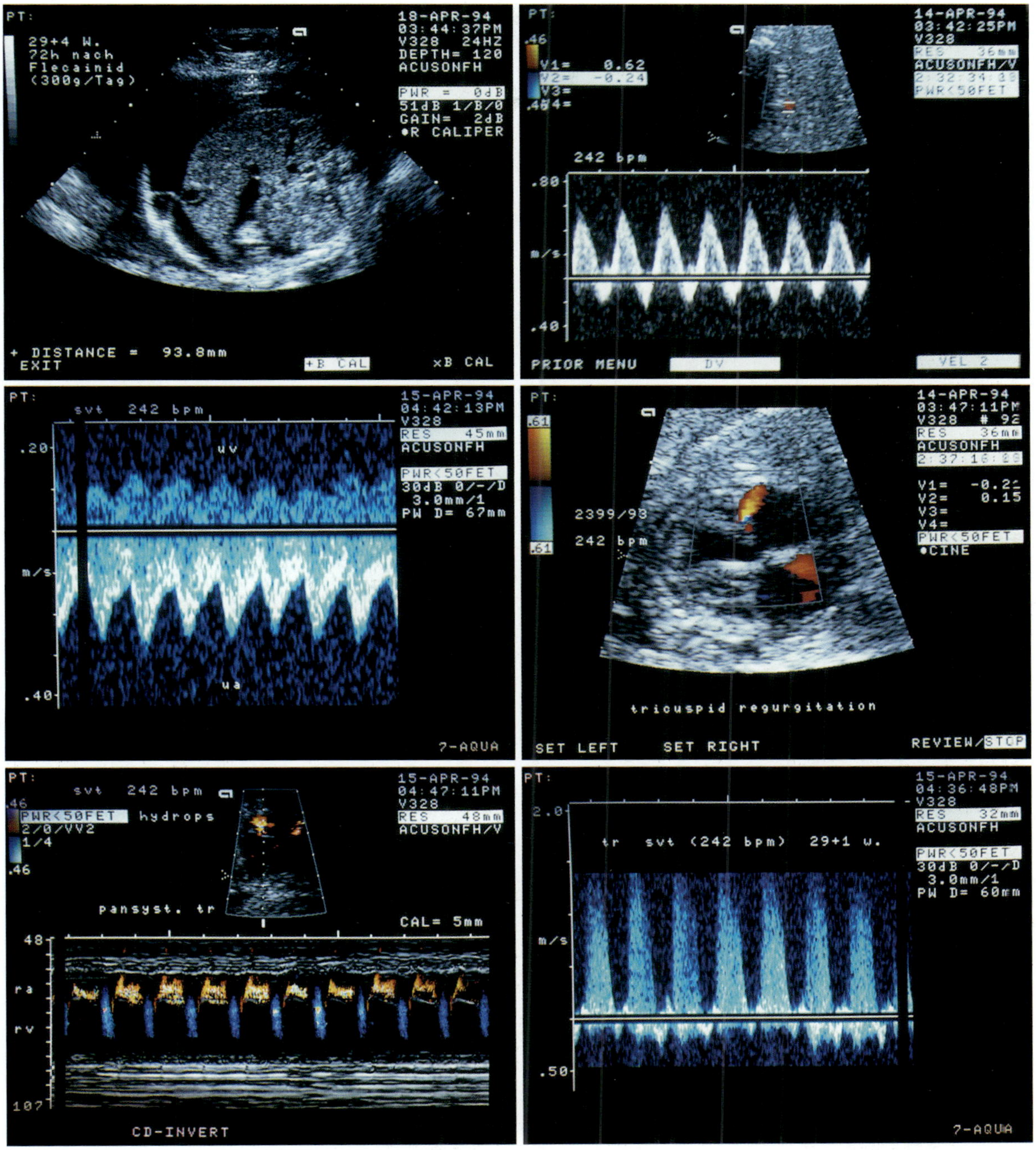

Abb. 3.17 a–f (Legende s. S. 192)

einem diastolischen reversen Peak (Gest et al. 1990). Auch beim Menschen wurde die abrupte Änderung der venösen Flußmuster beobachtet, wobei die „kritische" Frequenz des menschlichen fetalen Herzens bei 210 Schläge/min zu liegen scheint (Gembruch et al. 1995). Auch das Vorliegen einer mit reversiblen Umbauvorgängen des ventrikulären Myokards und schwerer diastolischer und systolischer Dysfunktion im fortgeschrittenen Stadium der SVT (Damiano u. Tripp 1987; Packer et al. 1986; Spinale et al. 1992) scheint indirekt für den menschlichen Feten bestätigt zu sein (Gembruch et al. 1993b), und zwar durch die, sehr unterschiedlich ausgeprägte, kardiale Dilatation, dem möglichen Vorliegen leichter bis schwerer beidseitiger AV-Klappeninkompetenzen, im fortgeschrittenen Stadium schon während der Tachykardie, in anderen Fällen erst nach Umschlagen in den Sinusrhythmus, und durch interindividuell sehr schwankende Rückbildungszeichen von Hydrops und AV-

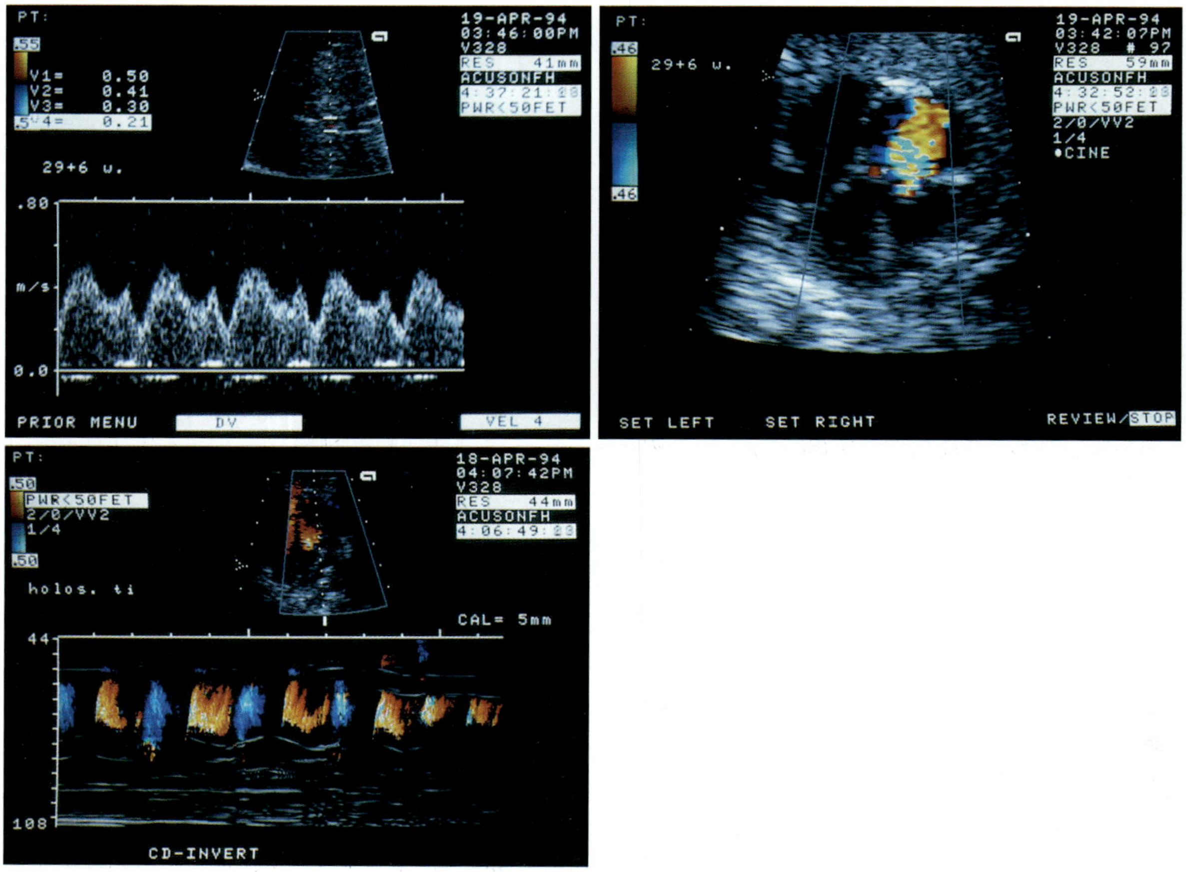

g h i

Abb. 3.17a–i. **a** Supraventrikuläre Tachykardie um 240 Schläge/min mit Hydrops fetalis in der 30. SSW. Auf dem Querschnittsbild des Abdomens ist ein ausgeprägter Aszites zu erkennen. **b** PW-Doppleruntersuchung im Ductus venosus. Während der supraventrikulären Tachykardie von 242 Schlägen/min findet sich ein monophasischer Blutfluß zum Herz hin (positiver Dopplershift, *nach oben*) und ein reverser Blutfluß während der Diastole, sog. pulsatiler reverser Blutfluß. **c** Die PW-Dopplermessung in der A. umbilicalis (*ua*) zeigt die Tachykardie an. In der Umbilikalvene (*uv*) zeigt sich ein pulsatiler Fluß, weil die Pulsationen von den zentralen präkordialen Venen durch den Ductus venosus auf die Umbilikalvenen übergeleitet werden. **d** Die Vierkammerblickeinstellung während der Tachykardie läßt die Kardiomegalie sowie eine Trikuspidalregurgitation erkennen, deren Fläche im Farbdoppler nur einen relativ kleinen Teil des rechten Vorhofs (*gelb-rot* kodierter Blutfluß als Zeichen der hohen Varianz bzw. Turbulenz). **e** Die farbkodierte M-Mode-Dopplerechokardiographie (MQ-Mode) zeigt den pansystolischen Charakter der Trikuspidalregurgitation. Der Cursor ist so positioniert, daß er oben den rechten Vorhof (*RA*) und den rechten Ventrikel (*RV*) kreuzt. Der *blaue* Blutstrom markiert den stark verkürzten diastolischen Einfluß vom rechten Vorhof in den rechten Ventrikel, während der *gelbrote* Blutstrom der pansystolischen Trikuspidalinsuffizinz entspricht. **f** Die PW-Doppleruntersuchung enthüllt den turbulenten Charakter der pansystolischen Trikuspidalinsuffizienz mit hohen Spitzengeschwindigkeiten und einer ausgeprägten Spektrumverbreiterung. **g** PW-Doppler im Ductus venosus nach erfolgreicher Kardioversion der Tachykardie mit Digoxin und Flecainid in einen regelmäßigen Sinusrhythmus. Der normale biphasische Vorwärtsfluß (systolischer und diastolischer Peak) ist wieder hergestellt. **h** Der Vierkammerblick zeigt jetzt (direkt nach der Kardioversion) eine flächenmäßig weit ausgedehntere Trikuspidalinsuffizienz als während der Tachykardie, bedingt durch das jetzt höhere Schlagvolumen des Ventrikels bei fortbestehender Dilatation des Klappenrings. **i** Das zugehörige Farbdopplerechokardiogramm mit der gleichen Positionierung des M-Mode-Strahls wie in **e** zeigt die nun deutlich längere diastolische Füllungsphase des Ventrikels (*blau* kodierter Blutstrom vom rechten Vorhof in den rechten Ventrikel)

Klappeninsuffizienz, letzteres erklärbar durch unterschiedliche Stadien der zum Zeitpunkt der medikamentös induzierten Kardioversion in einen Sinusrhythmus (Gembruch et al. 1993b). Dementsprechend normalisieren sich auch die venösen Blutflußmuster nach Kardioversion unterschiedlich rasch und können in Einzelfällen noch über Wochen abnormal sein (Krapp et al. 1997). Somit dient die Dopplerechokardiographie zur Schweregradeinteilung der SVT-induzierten „Kardiomyopathie" in utero und zwar durch die Demonstration und Semiquantifizierung von AV-Klappenregurgitationen und durch die Darstellung oft drastisch veränderten venöser Blutflußgeschwindigkeitsprofile. Diese Einschätzung korreliert gut mit dem Intervall zwischen Kardioversion und kompletter Remission des Hydrops. In der Post-SVT-Phase lassen sich Abnahme und Verschwinden der AV-Klappenregurgitationen einerseits und Besserung der venösen Blutflußgeschwindigkeitsprofile anderseits dopplersonographisch gut demonstrieren und sprechen für eine Besserung der kardialen Funktion (Gembruch et al. 1993b; Krapp et al. 1997). Inwieweit diese Messungen zur Beurteilung des Schweregrades der SVT-induzierten „Kardiomyopathie" auch zu einer individuell angepaßten Modifikation der intrauterinen Therapie führen werden, ist noch nicht geklärt. Bei hydropischen Feten mit schweren AV-Klappenregurgitationen schon während der Tachykardie, d.h. auch bei niedrigen Schlagvolumen, vermeiden wir das stark negative Verapamil und geben zu Digoxin sofort Flecainid dazu. Auch die transplazentare und/oder direkte Behandlung des Feten mit Amiodaron ist in diesen Fällen zu diskutieren. Auch halten wir aufgrund der beschriebenen Veränderungen des Venenflußmusters im Einklang mit den oben angegebenen Tierversuchen alle andauernden SVT oberhalb der „kritischen" Frequenz von 210 Schlägen/min bzw. bei Auftreten eines pulsatilen reversen Flußmusters in den präkordialen Venen und jedes andauernde Vorhofflattern unabhängig von der ventrikulären Frequenz für behandlungsbedürftig, da bei Auftreten eines Hydrops die Therapie durch herabgesetzte Plazentagängigkeit der Medikamente wesentlich erschwert wird.

Zusammenfassung

Neben der M-Mode-Echokardiographie sind Dopplerechokardiographie und farbkodierte M-Mode-Dopplerechokardiographie aufgrund ihrer hohen zeitlichen Auflösung die wichtigsten Techniken zur Diagnostik und Differentialdiagnostik fetaler Arrhythmien. Deren exakte Differenzierung ist entscheidend für die richtige prognostische Einschätzung und Wahl des adäquaten ante- und postnatalen Management. Darüber hinaus liefern dopplerechokardiographische Messungen wesentliche pathophysiologische Informationen und dienen beim kompletten AV-Block und bei der Tachyarrhythmie schon jetzt zur fetalen Zustandsdiagnostik und zur Einschätzung des Effektes therapeutischer Maßnahmen. In näherer Zukunft können Verbesserungen bei der Messung von Blutflußvolumina und Herzauswurfvolumina letztere Einsatzmöglichkeiten der Dopplersonographie bei der Überwachung und Therapie fetaler Arrhythmien weiter verbreiten.

Literatur

Allan LD, Anderson RH, Sullivan I, Campbell S, Holt D, Tynan M (1983) Evaluation of fetal arrhythmias by echocardiography. Br Heart J 50:240–245

Allan LD (1986) Manual of fetal echocardiography. MTP Press, London

Anandakumar C, Biswas A, Chew SSL, Chia D, Wong YC, Ratnam SS (1996) Direct fetal therapy for hydrops secondary to congenital atrioventricular heart block. Obstet Gynecol 87:835–837

Beall MH, Paul RH (1986) Artifacts, blocks, and arrhythmias; confusing nonclassical heart rate tracings. Clin Obstet Gynecol 29:83–94

Bollmann R, Chaoui R, Schilling H, Hoffmann H, Reiche M, Pahl L (1988) Pränatale Diagnostik und Management der fetalen Arrhythmien. Z Geburtshilfe Perinatol 192:266–272

Cameron A, Nicholson S, Nimrod C, Harder J, Davies D, Fritzler M (1988) Evaluation of fetal cardiac dysrhythmias with two-dimensional, M-Mode, and pulsed Doppler ultrasonography. Am J Obstet Gynecol 158:286–290

Carpenter RJ Jr, Strasburger JF, Garson A, Smith RT, Deter RL, Engelhardt HT (1986) Fetal ventricular pacing for hydrops secondary to complete atrioventricular block. J Am Coll Cardiol 8:1434–1436

Chan FY, Woo SK, Ghosh A, Tang M, Lam C (1990) Prenatal diagnosis of congenital fetal arrhythmias by simultaneous pulsed Doppler velocimetry of the fetal abdominal aorta and inferior vena cava. Obstet Gynecol 76:200–204

Chaoui R, Bollmann R, Hoffmann H, Göldner B (1991) Fetale Echokardiographie. Teil III: Die fetalen Arrhythmien. Zentralbl Gynaekol 113:1335–1350

Copel JA, Buyon JP, Kleinman CS (1995) Successful in utero therapy of fetal heart block. Am J Obstet Gynecol 173:1384–1390

Damiano RJ, Tripp HF, Asano T, Small KW, Jones RH, Lowe JE (1987) Left ventricular dysfunction and dilatation resulting from chronic supraventricular tachycardia. J Thorac Cardiovas Surg 94:135–143

Ganz LI, Friedman PL (1995) Supraventricular tachycardia. N Engl J Med 332:162–173

Gembruch U, Hansmann M, Redel DA, Bald R, Knöpfle G (1989) Fetal complete heart block: Antenatal diagnosis, significance and management. Eur J Obstet Gynecol Reprod Biol 31:9–22

Gembruch U, Bald R, Hansmann M (1990) Die farbkodierte M-Mode-Doppler-Echokardiographie bei der Diagnostik fetaler Arrhythmien. Geburtshilfe Frauenheilkd 50:286–290

Gembruch U, Knöpfle G, Bald R, Hansmann M (1993a) Early diagnosis of fetal congenital heart disease by transvaginal echocardiography. Ultrasound Obstet Gynecol 3:310–317

Gembruch U, Redel DA, Bald R, Hansmann M (1993b) Longitudinal study in 18 cases of fetal supraventricular tachycardia: Doppler-echocardiographic findings and pathophysiological implications. Am Heart J 1993:1290–1301

Gembruch U, Krapp M, Baumann P (1995) Changes of venous blood flow velocity waveforms in fetuses with supraventricular tachycardia. Ultrasound Obstet Gynecol 5:394–399

Gembruch U, Somville T (1995) Intrauterine Diagnostik und Therapie fetaler Arryhthmien. Gynäkologe 28:329–345

Gest AL, Martin CG, Moise AA, Hansen TN (1990) Reversal of venous blood flow with atrial tachycardia and hydrops in fetal sheep. Pediatr Res 28:223–226

Groves AMM, Allan LD, Rosenthal E (1995) Therapeutic trial of sympathomimetics in three cases of complete heart block in the fetus. Circulation 92:3394–3396

Hansmann M, Gembruch U, Bald R, Manz M, Redel DA (1991) Fetal tachyarrhythmias: transplacental and direct treatment of the fetus – a report of sixty fetuses. Ultrasound Obstet Gynecol 1:162–170

Harris JP, Alexson CG, Manning JA, Thompson HO (1993) Medical therapy for the hydropic fetus with congenital complete atrioventricular block. Am J Perinatol 10:217–219

Ho SY, Esscher E, Anderson RH, Michaelsson M (1986) Anatomy of congenital complete heart block and relation to maternal anti-Ro-antibodies. Am J Cardiol 58:291–294

Ho SY, Fagg N, Anderson RH, Cook A, Allan LD (1992) Disposition of the atrioventricular conduction tissues in the heart with isomerism of the atrial appendages: ist relation to congenital complete heart block. J Am Coll Cardiol 20:904–910

Kanzaki T, Murakami M, Kobayashi H, Chiba Y (1991) Characteristic abnormal blood flow pattern of the inferior vana cava in fetal arrhythmias. J Matern Fetal Invest 1:35–39

Kleinman CS, Copel JA, Weinstein EM, Santulli TV, Hobbins JC (1985) In utero diagnosis and treatment of fetal supraventricular tachycardia. Semin Perinatol 9:113–129

Kleinman CS, Copel JA (1991) Electrophysiological principles and fetal antiarrhythmic therapy. Ultrasound Obstet Gynecol 1:286–297

Kleinman CS, Copel JA (1993) Fetal cardiac dysrhythmias: diagnosis and treatment. In: Chervenak FA, Isaacson GC, Campbell S (eds) Ultrasound in obstetrics and gynecology. Little & Brown, Boston, pp 939–951

Ko JK, Deal BJ, Strasburger JF, Benson DW, Donovan M (1992) Supraventricular tachycardia mechanisms and their age distrubution in pediatric patients. Am J Cardiol 69:1028–1031

Krapp M, Gembruch U, Baumann P (1997) Venous blood flow pattern suggesting tachycardia-induced „cardiomyopathy in the fetus. Ultrasound Obstet Gynecol 10:32–40

Litsey SE, Noonan JA, O'Connor WN, Cottrill CM, Mitchell B (1985) Maternal connective tissue disease and congenital heart block. N Engl J Med 312:90–100

Machado MVL, Tynan MJ, Curry PVL, Allan LD (1988) Fetal complete heart block. Br Heart J 60:512–515

Maxwell DJ, Crawford DC, Curry PVM, Tynan MJ, Allan LD (1988) Obstetric importance, diagnosis, and management of fetal tachycardias. Br Med J 297:107–110

McCurdy CM, Reed KL (1995) Fetal arrhythmias. In: Copel JA, Reed KL (eds) Doppler ultrasound in obstetrics and gynecology. Raven Press, New York, pp 253–270

Michaelsson M, Engle MA (1972) Congenital complete heart block: an international study of the natural history. Cardiovasc Clin 4:85–101

Nimrod C, Davies D, Harder J et al (1987) Ultrasound evaluation of tachycardia-induced hydrops in the fetal lamb. Am J Obstet Gynecol 157:655–699

Oláh KS, Gee H (1991) Fetal heart block associated with maternal anti-Ro (SS-A) antibody – current management. A review. Br J Obstet Gynaecol 98:751–755

Packer DL, Bardy GH, Worley SJ et al (1986) Tachycardia-induced cardiomyopathy: a reversible form of left ventricular dysfunction. Am J Cardiol 57:563–570

Reed KL, Sahn D, Marx GR, Anderson C, Shenker L (1987) Cardiac doppler flows during fetal arrhythmias: physiologic consequences. Obstet Gynecol 70:1–6

Reed KL (1989) Fetal arrhythmias: etiology, diagnosis, pathophysiology, and treatment. Semin Perinatol 13:294–304

Rice M, McDonald R, Reller M (1988) Fetal atrial septal aneurysm: a cause of fetal atrial arrhythmias. J Am Coll Cardiol 12:1292–1297

Schmidt KG, Ulmer HE, Silverman NH, Kleinman CS, Copel JA (1991) Perinatal outcome of fetal complete heart block: a multicenter experience. J Am Coll Cardiol 91:1360–1366

Scott J, Maddison P, Taylor P, Essscher E, Scott O, Scinner R (1983) Connective tissue antibodies to ribonucleoprotein and congenital heart block. N Engl J Med 309:209–212

Spinale FG, Tanaka R, Crawford FA, Zile MR (1992) Changes in myocardial blood flow during development of and recovery from tachycardia-induced cardiomayopathy. Circulation 85:717–729

Stevens DC, Hilliard JK, Schreiner RL et al (1982) Supraventricular tachycardia with edema, ascites, and hydrops in fetal sheep. Am J Obstet Gynecol 142:316–322

Stewart PA, Tonge HM, Wladimiroff JW (1983) Arrhythmia and structural abnormalities of the fetal heart. Br Heart J 50:550–554

Stewart P, Wladimiroff J (1988) Fetal atrial arrhythmias associated with redundancy/aneurysm of the foramen ovale. J Clin Ultrasound 16:643–650

Strasburger JF, Huhta JC, Carpenter RJ, Garson A, McNamara DG (1986) Doppler echocardiography in the diagnosis and management of persistent fetal arrhythmias. J Am Coll Cardiol 7:1386–1391

Taylor PV, Taylor KF, Norman A, Griffiths S, Scott JS (1988) Prevalence of maternal Ro (SS-A) and La (SS-B) autoantibodies in relation to congenital heart block. Br J Rheumatol 27:128–132

Van der Mooren K, Wladimiroff JW, Stijen T (1992) Fetal atrioventricular and outflow tract flow velocity waveforms during conducted and blocked supraventricular extrasystoles. Ultrasound Obstet Gynecol 2:182–189

Watson RM, Lane AT, Barnett NK, Bias WB, Arnett FC, Provost TT (1984) Neonatal lupus erythematosus: a clinical, serological and immunogenetic study with review of the literature. Medicine (Baltimore) 63:362–378

Dopplersonographie bei fetalen Herzfehlern

R. CHAOUI

Fetale Dopplerechokardiographie: Spektral- und Farbdoppler

Die Einführung der Dopplersonographie in die geburtshilfliche Diagnostik eröffnete nicht nur neue Möglichkeiten der Erfassung des fetalen Allgemeinzustands, sondern ermöglichte eine Komplettierung der kardialen Diagnostik des Feten (Chaoui et al. 1997).

Neben der Beurteilung der Struktur des fetalen Herzens im Real-time-Bild war es dann möglich, eine genaue Aussage zur Hämodynamik unter physiologischen und pathologischen Bedingungen zu bekommen. Man unterscheidet zwischen der Spektral- und der Farbdopplersonographie.

In der *Spektraldopplersonographie* können mittels einer Meßmarke (sample volume), die vom Untersucher in der gewünschten Stelle gezielt eingestellt wird, Blutflußgeschwindigkeiten in Form von Dopplerspektren abgeleitet und im Duplexbild dargestellt werden. Die Vorteile der Methode am Herzen liegen in der Möglichkeit, dann anhand des Dopplerspektrums absolute und mittlere Geschwindigkeiten errechnen zu können. Somit ist sowohl eine quantitative Analyse als auch eine qualitative Erfassung der intrakardialen Hämodynamik möglich (Chaoui et al. 1993).

Die *Farbdopplersonographie* ist im Vergleich zur Spektraldopplertechnik in vielerlei Hinsicht leichter zu handhaben. Sie verschafft eine sofortige Übersicht über die allgemeine Hämodynamik mit einem raschen Erkenntnisgewinn. Im Gegensatz zum Spektraldoppler gibt sie aber lediglich eine deskriptive Information über die Blutflüsse wider (keine Quantifizierung!); PW-Spektral- und farbkodierter Doppler können sich dann insofern ergänzen, daß die Farbe als Orientierungshilfe herangezogen wird, um dann die Meßmarke des PW-Dopplers in das gewünschte Gebiet einzusetzen und somit gezielt die Geschwindigkeiten abzuleiten (Chaoui u. Bollmann 1994a,b).

Optimale Einstellung: erst B-Bild dann Farbdoppler

Um eine optimale Beurteilung des Herzens mittels Farbdoppler sind einige Grundsätze und Geräteeinstellungen zu berücksichtigen: Die kardiale Anatomie des Feten sollte zuerst genau im B-Bild analysiert werden, denn nur auf eine gezielte Frage kann man dann mittels Farbdoppler eine genaue Antwort bekommen. Die Einstellung des Geräts hängt oft von der Struktur ab, die untersucht wird, denn am fetalen Herzen und in den zuführenden und abführenden Gefäßen herrschen unterschiedliche Blutflußgeschwindigkeiten. So liegen die Geschwindigkeiten im venösen System (Vv. cavae und Vv. pumonales) im Bereich von ca. 10–30 cm/s (Chaoui et al. 1997a), in Höhe der AV-Klappen im Bereich von ca. 40–60 cm/s (Chaoui et al. 1996) und über der Semilunarklappen im Bereich von ca. 50–90 cm/s (Chaoui et al. 1995a). Die entsprechende Einstellung des Geschwindigkeitsbereichs, vermag ein optimales aussagekräftiges Bild im Farbmodus zu geben. Man sollte dabei beachten, daß ein optimales Dopplersignal abgeleitet wird, wenn der Blutfluß und der Dopplereinfallswinkel parallel zueinander stehen, d.h. z.B. für die AV-Klappen von apikal oder basal. Wegen der hohen fetalen Herzfrequenz empfiehlt es sich, den Bild- bzw. den Farbsektor sowohl im Real-time- als auch im Farbdopplermodus schmal einzustellen, so daß eine hohe Bildfolgefrequenz (sog. High-frame-Rate) möglich ist. Versucht man, feine Gefäße bzw. langsame Blutflüsse darzustellen (z.B. Pulmonalvenen), so empfiehlt es sich, eine höhere Farbempfindlichkeit und einen niedrigen Wandfilter zu wählen (Chaoui u. Bollmann 1994a). Um bei einer Herzfrequenz von ca. 150/min, die Beurteilbarkeit der Perfusion zu erleichtern, sollte der Untersucher auch von der sog. „Cine-loop-Technik" Gebrauch machen, die nach dem „Einfrieren" eine sofortige Wiederholung der letzten 50–70 Bilder in Zeitlupe oder Bild für Bild ermöglicht. Ohne diese Erneuerung ist eine detaillierte kardiale Beurteilung im Farbdoppler heute nicht mehr denkbar.

Beurteilung des unauffälligen fetalen Herzens mit der Farbdopplersonographie

Wir haben an anderer Stelle bereits ausführlich über einfache Schnittebenen und die Untersuchungsschritte in der Beurteilung des fetalen Herzens im B-Bild berichtet (Chaoui et al. 1991). Die Untersuchung des fetalen Herzens mittels Farbdoppler unterscheidet sich im wesentlichen nicht von der im B-Bild und kann auch unter Anwendung dieser Ebenen optimal vorgenommen werden. Dabei sollte der Untersucher darauf achten, daß der darzustellende Blutfluß möglichst in einem kleinen Winkel zum Schallstrahl zu liegen kommt.

Bei der segmentalen Analyse des oberen Abdomens kann die Aorta (links) von der V. cava inferior (rechts) bei ausreichendem Winkel mittels Farbe durch die verschiedenen Blutflußrichtungen unterschieden werden. Stellt man von ventral her die Leber ein und kippt den Schallkopf nach kranial, so stellt sich die Konfiguration der Lebervenen mit ihrer Einmündung in die V. cava inferior sehr gut farbig dar. In einem Längsschnitt kann der Verlauf der Umbilikalvene durch die Leber, den Übergang in den Ductus venosus und die Einmündung in die V. cava inferior gut verfolgt werden. Dabei hebt sich der Ductus venosus durch seine höhere Blutflußgeschwindigkeiten (hellere Farben) von den anderen Gefäßen ab. Im Längsschnitt kann die Einmündung der Vv. cavae superior und inferior in den rechten Vorhof einfach überprüft werden.

Die Einstellung des apikalen oder basalen Vierkammerblicks in Farbe ermöglicht die beste Überprüfung der diastolischen Perfusion über die atrioventrikulären (AV-) Klappen (Abb. 3.18 u. 3.19). Hier findet man eine separate Perfusion von den Vorhöfen in den rechten und linken Ventrikel mit einer deutlichen Trennung beider durch das interventrikuläre Septum. Im Vorhof ist in dieser Einstellung der physiologische Rechts-links-Shunt im Bereich des intrauterin noch offenen Foramen ovale gut einsehbar, sowie u. U. die regelrechte Einmündung der Pulmonalvenen in den linken Vorhof.

Vom apikalen Vierkammerblick kann der Untersucher durch Kippen des Schallkopfes nach kranial den Abgang der Aorta im sog. Fünfkammerblick einstellen (Abb. 3.20). Mit der Farbe kann in dieser Ebene gleichzeitig der linksventrikuläre Einfluß- und Ausflußtrakt beurteilt werden: In der Systole findet eine Perfusion vom linken Ventrikel in die Aorta statt, während in der Diastole die Perfusion vom linken Vorhof in den Ventrikel in der anderen Farbe zur Darstellung kommt. Diese Einstellung ermöglicht nicht nur die Überprüfung der regelrechten Perfusion über die Aortenklappe, sondern auch gleichzeitig den Nachweis der Kontinuität des Ventrikelseptums in der Pars membranacea subaortal mit dem entsprechenden Verlauf der Aorta (z. B. reitende Aorta?).

Von der Fünfkammerblickebene kippt der Untersucher den Schallkopf weiterhin nach kranial und stellt den Abgang des Truncus pulmonalis (TP) aus dem rechten Ventrikel bzw. durch Drehung die kurze Achse dar. In dieser Ebene läßt sich in der Systole der Fluß des rechtsventrikulären Ausflußtraktes über die Pulmonalklappe optimal darstellen.

Die parallele Ebene zum Vierkammerblick nach kranial als sog. Dreigefäßblick ermöglicht die Darstellung von TP (links), Aorta (Mitte) und V. cava superior (rechts). Durch weiteres Abkippen vom Dreigefäßblick nach kranial läßt sich der Verlauf des Aortenbogens mit dem Isthmus aortae und des TP mit dem Ductus arteriosus (Botalli) darstellen. In der späten Schwangerschaft (ca. ab der 33. SSW) findet man oft im Bereich des Ductus arteriosus einen turbulenten Fluß mit Mosaikmuster als Ausdruck der beginnenden Verengung in der Vorbereitung auf den postnatalen Verschluß.

Die Einstellung des Aortenbogens gelingt in einem parasagittalen Längsschnitt links von der fetalen Wirbelsäule. Durch den Einsatz der Farbe lassen sich die 3 Stammgefäße in ihrem Abgang deutlich leicht darstellen. Durch weiteres parallel Abkippen des Schallkopfes kann im Längsschnitt der Abgang des TP aus dem rechten Ventrikel (RV) mit seiner Verlängerung als Ductus arteriosus dargestellt werden.

Dopplerechokardiographische Befunde bei ausgesuchten fetalen Herzfehlern

Trikuspidalatresie

Bei der Trikuspidalatresie (TA) besteht keine Verbindung zwischen dem rechten Vorhof und dem rechten Ventrikel.

In der Vierkammerblickebene findet man im B-Bild einen fehlenden oder hypoplastischen rechten Ventrikel. Im Farbdoppler ist kein Blutfluß vom rechten Vorhof zum „rechten" Ventrikel nachweisbar. Das

Abb. 3.18 a–e. Unauffälliger apikaler Vierkammerblick in der Diastole mit Perfusion der Ventrikel über beide AV-Klappen und mit deutlicher Trennung durch das intakte interventrikuläre Septum (**a**). Im Vergleich ein Herz von einem Feten mit einem hypoplastischen Linksherzsyndrom im B-Bild (**b**) und Farbdoppler (**c**); hier erfolgt die Perfusion lediglich einseitig über die Trikuspidalklappe; AV-Kanal (**d**) mit Vermischnug des Blutes über den Vorhof- und Ventrikelseptumdefekt. (**e**) Fetus mit einem Ventrikelseptumdefekt (*VSD*) mit Shunt im Farbdoppler (*Pfeil*), (*LV, RV* linker, rechter Ventrikel; *LA, RA* linker, rechter Vorhof) ▶

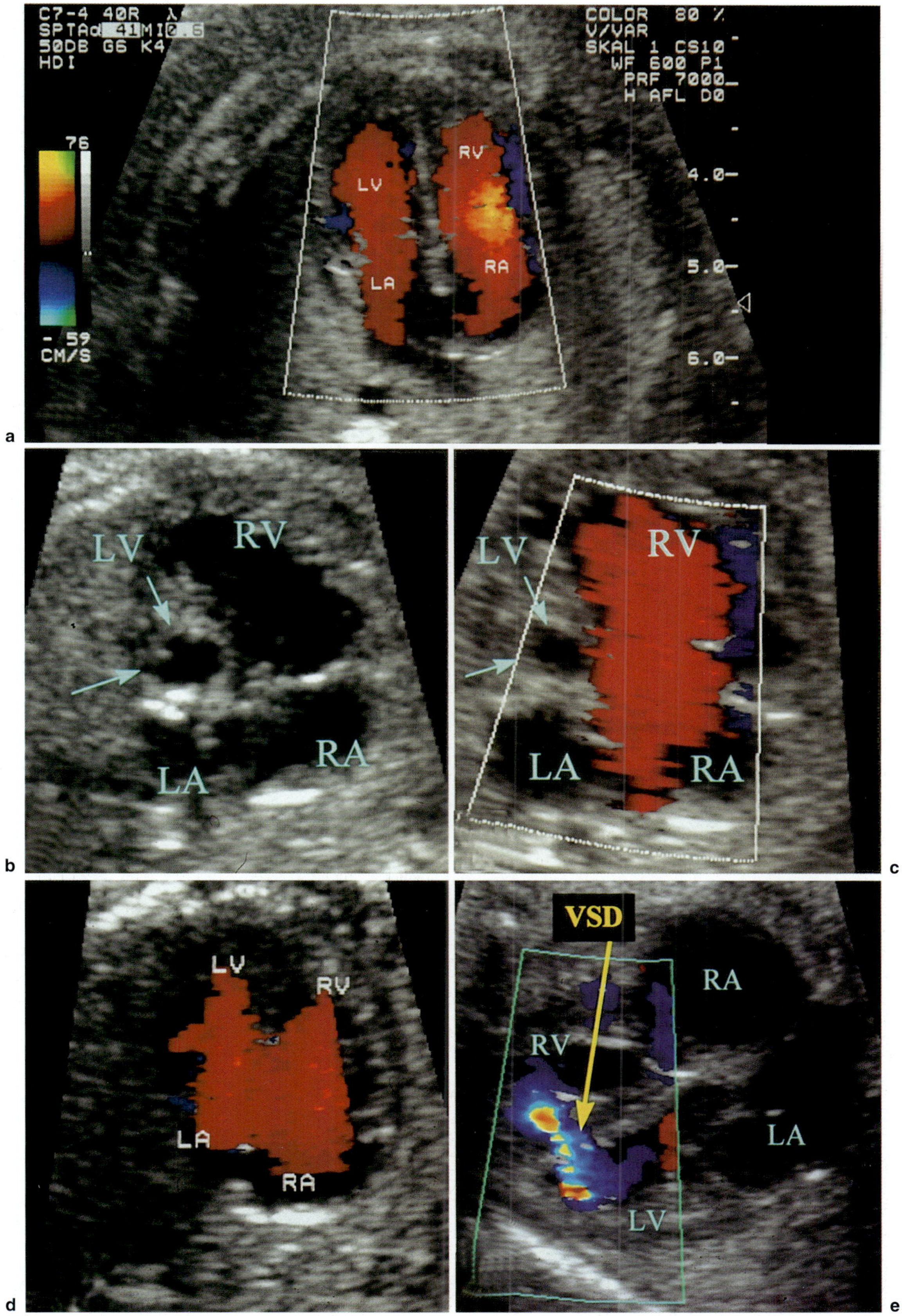

C7-4 40R
SPTAd 41 MI 0.6
50DB G6 K4
HDI
COLOR 80 %
V/VAR
SKAL 1 CS10
WF 600 P1
PRF 7000
H AFL D0
76
- 59
CM/S
4.0
5.0
6.0
LV
RV
LA
RA
a
LV
RV
LA
RA
b
LV
RV
LA
RA
c
LV
RV
LA
RA
d
VSD
RA
RV
LA
LV
e

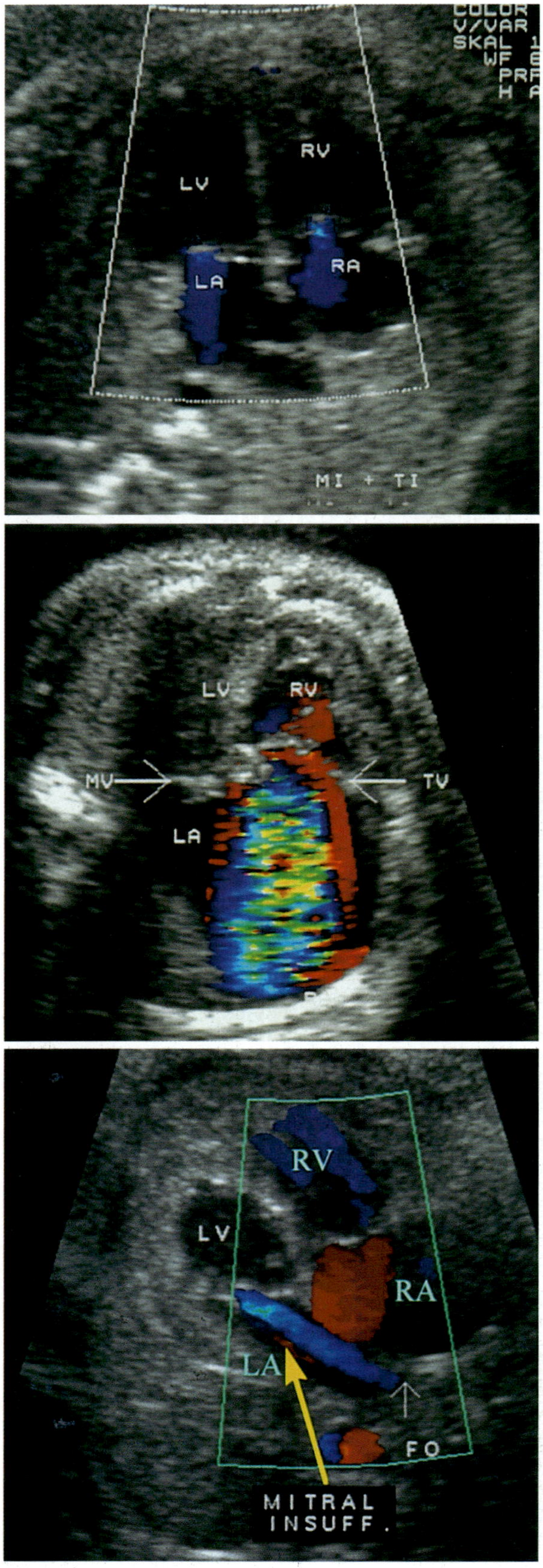

Abb. 3.19 a–c. Vierkammerblick in der Diastole bei Klappeninsuffizienz: Beidseitige leichte Mitral- und Trikuspidalinsuffizienz bei einem Feten mit einer Arrhythmie (**a**). Im Vergleich schwere Insuffizienz bei einer Trikuspidalklappendysplasie und Kardiomegalie (**b**). Fetus mit Mitralinsuffizienz (**c**) bei einer kritischen Aortenstenose und Endokardfibroelastose (*MI* Mitralklappeninsuffizienz, *TI* Trikuspidalinsuffizienz, *TV* Trikuspidalklappe, *FO* Foramen ovale)

ganze Blut aus dem rechten Vorhof fließt durch das Foramen ovale zum linken Vorhof, um von dort in der Diastole in den linken Ventrikel zu gelangen. Im Farbdoppler ist bei diesem Herzfehler das Bild der einseitigen, über den linksventrikulären Einflußtrakt erfolgenden Perfusion charakteristisch. Über einen gleichzeitig vorhandenen VSD läßt sich der unidirektionale Links-rechts-Shunt in Farbe optimal darstellen. Typisch ist dabei, daß der rechte Ventrikel sich später als der linke füllt. Für die korrekte Diagnosestellung und die Prognoseeinschätzung ist es weiterhin wichtig, die Beurteilung der großen Gefäße vorzunehmen, die entweder in regelrechter oder Transpositionsstellung abgehen. Die Farbe hilft in der Differenzierung von Aorta und TP in solchen schwierigen Fällen.

Trikuspidalklappendysplasie und Ebstein-Anomalie

Während bei der Trikuspidalklappen(TK-)dysplasie die Klappe auffällig verdickt und schlaff, aber an richtiger Stelle ansetzt, findet man bei der Ebstein-Anomalie eine mehr oder weniger ausgeprägte Verschiebung des Ansatzes der Klappe apikalwärts in den rechten Ventrikel mit eingeschränkten Bewegungen. Gemeinsam ist bei beiden Anomalien die Insuffizienz der dysplastischen Klappe, die oft zu einer ausgeprägte Dilatation des rechten Vorhofs und zur fetalen Kardiomegalie führt (Chaoui et al. 1994; Chaoui et al. 1995b). Die Farbdopplersonographie hilft bei diesen Vitien v. a. in der Darstellung der Insuffizienz der Trikuspidalis (Abb. 3.19 b, Tabelle 3.1).

Abb. 3.20 a–f. Farbdoppler bei einer unauffälligen apikalen Einstellung des Fünfkammerblicks mit Darstellung der Perfusion über die Aortenklappe (**a**). Im Vergleich bei diesem Feten mit einer Fallot-Tetralogie reitet die Aorta über den VSD und das Blut fließt von beiden Ventrikeln über die Aortenklappe (**b**). Eine Aortenstenose entdeckt man durch die Turbulenzen (**c**) über die Aortenklappe und die Bestätigung mittels CW-Doppler (**d**) (v_{max} = 3m/s!). Bei einer d-Transposition der großen Gefäße verlaufen die Gefäße parallel (**e**) und im Farbdoppler wird dies auch bestätigt (**f**) (*TP* Truncus pulmonalis) ▶

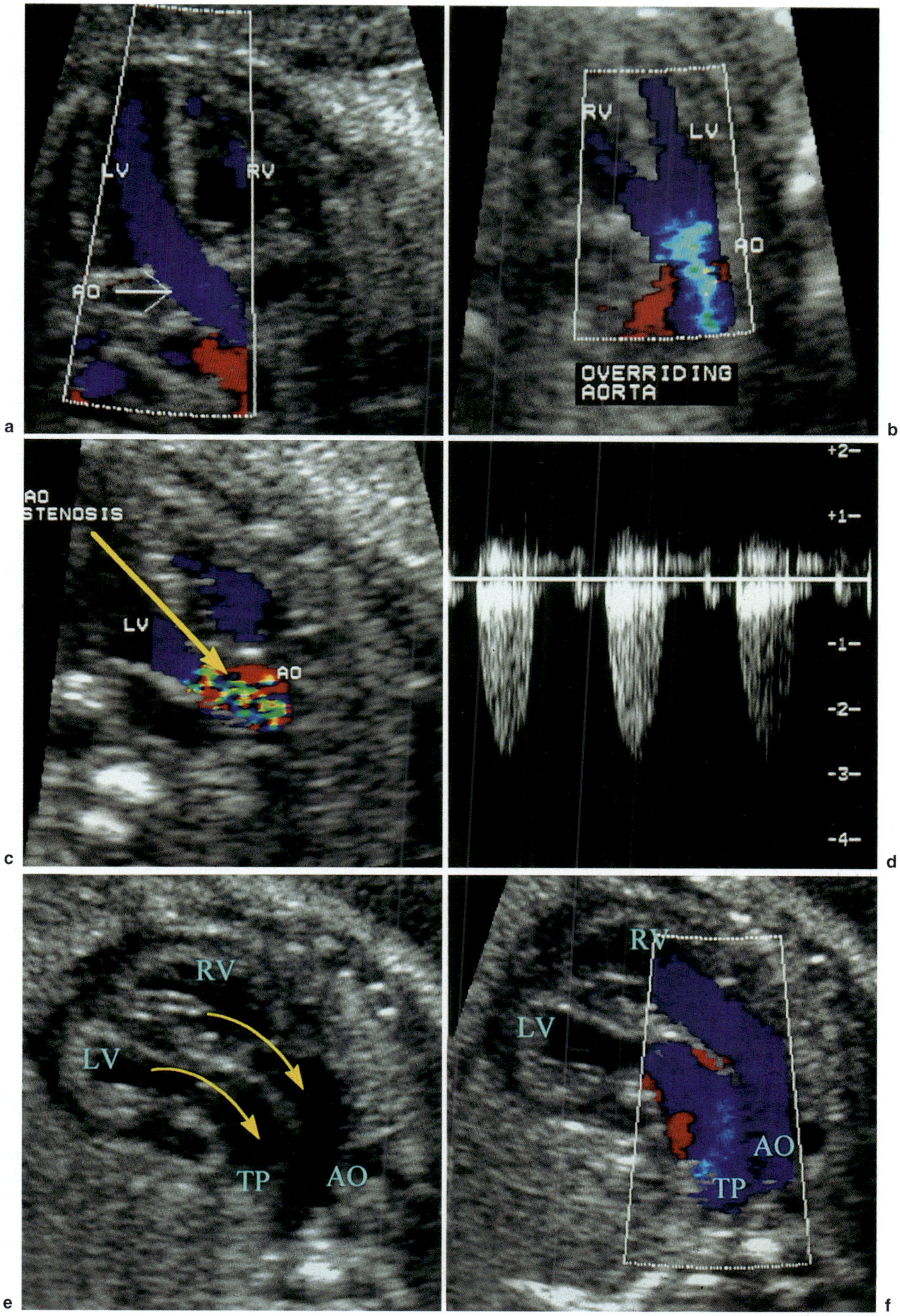
a
LV
RV
AO
b
RV
LV
AO
OVERRIDING
AORTA
c
AO
STENOSIS
LV
AO
d
+2
+1
-1
-2
-3
-4
e
RV
LV
TP
AO
f
RV
LV
AO
TP

Tabelle 3.1. Differentialdiagnose bei einer fetalen Trikuspidalinsuffizienz

Leichte TK-Regurgitation	Physiologisch durch die unreife Lunge beim Feten (oft mit Pulmonalregurgitation) oder durch Unreife des Myokards
Herzfehler mit Dysplasie der TK	Ebstein-Anomalie, TK-Dysplasie
Herzfehler mit „fakultativer" TI	AV-Kanal, Linksherzhypoplasie, Aortenisthmusstenose, DORV
Herzfehler und -erkrankungen mit rechtsventrikulärer Obstruktion	Pulmonalatresie, Pulmonalstenose, Konstriktion des Ductus arteriosus (mittelschwere bis schwere TI)
Volumenbelastung (oft mit Mitralinsuffizienz)	Fetale Anämie (Rhesusimmunisierung, Parvovirus), periphere AV-Fistel (Vv. galeni, Steißbeinteratom, Chorangiom), Akzeptor beim Fetofetaltransfusionssyndrom, kardiales Rezirkulationsvitium, schwere Arrhythmie (Tachykardie, Bradykardie)
Myokardfunktionsstörung	Myokarditis (Infektion, Kollagenose), Kardiomyopathie (dilatative KMP, nach schwerer Arrhythmie oder Volumenbelastung), Myokardschaden bei Hypoxie (schwere IUGR mit pathologischem Doppler in der Peripherie), Endokardfibroelastose des RV

Da diese Anomalien häufig (30–80%) mit einer Obstruktion des rechtsventrikulären Ausflußtrakts einhergehen, ist die Untersuchung der Perfusion über den TP mittels Farbdoppler von wichtiger prognostischer Bedeutung. Dabei sollte eine retrograde Perfusion über den Ductus arteriosus in den (oft hypoplastischen) TP den Verdacht auf eine Pulmonastenose oder -atresie erwecken (Chaoui et al. 1995b).

Pulmonalatresie mit intaktem Ventrikelseptum

Bei dieser Reihe von Herzfehlern ist die Pulmonalklappe atretisch und das interventrikuläre Septum (IVS) intakt. Eine Pulmonalatresie (PA) kann aber auch als Teilanomalie bei komplexen kardialen Fehlbildungen vorhanden sein (Chaoui et al. 1997b). Diese letzteren Formen weisen aber im Farbdoppler ähnliche Bilder auf. Im Vierkammerblick ist in der Diastole eine je nach Hypoplasie des RV fehlende oder stark verminderte Perfusion der Trikuspidalis nachweisbar. In der Systole kann dann eine Regurgitation unterschiedlichen Ausmaßes gefunden werden. Die Beurteilung der Perfusion über den Truncus pulmonalis ermöglicht zuerst eine schwere Pulmonalstenose (turbulenter antegrader Flow) von einer Atresie (nur retrograder Flow) zu differenzieren. Ferner kann in der Einstellung des Dreigefäßblicks, in der die Hypoplasie des Truncus pulmonalis auffällt, seine retrograde Perfusion über den Ductus arteriosus dargestellt werden.

Pulmonalstenose

Bei der isolierten Pulmonalstenose (PS) liegt meistens die Einengung im Bereich der Pulmonalklappe vor. Die Diagnose erfolgt durch den Nachweis eines antegraden turbulenten Flows mit typischem Mosaikmuster poststenostisch über die Pulmonalklappe. Im Spektraldoppler (Einsatz von CW-Doppler) lassen sich dann Maximalgeschwindigkeiten von über 2m/s ableiten. Diese hohen Geschwindigkeiten sind aber in den Fällen mit einem Ventrikelseptumdefekt (z.B. bei der Fallot-Tetralogie) nicht immer zu finden. Im Vierkammerblick findet man bei der PS gelegentlich eine Trikuspidalinsuffizienz, die aber eher im letzten Trimenon nachweisbar ist.

Aortenstenose

Bei der Aortenstenose liegt die Einengung meistens im Bereich der Aortenklappe selbst. Während eine „einfache" Aortenstenose selten im Vierkammerblick auffällt, findet man bei der „kritischen" Aortenstenose einen dilatierten und hypokinetischen linken Ventrikel (LV) (Endokardfibroelastose). Die „einfache" Aortenstenose kann daher meistens nur mittels Farbdoppler entdeckt werden. Dabei fällt im Fünfkammerblick ein antegrader turbulenter Blutfluß mit Mosaikmuster auf. Die Spektraldopplermessung der Maximalgeschwindigkeiten zeigt Werte (PW- bzw. CW-Doppler) von >2m/s (Abb. 3.20c,d) (Chaoui et al. 1997c).

Bei der „kritischen" Aortenstenose gelingt über die Aortenklappe der Nachweis einer antegraden Perfusion mit turbulentem Flow, wobei dieser bei Vorliegen einer schweren Endokardfibroelastose weniger ausgeprägt sein kann. Durch den erhöhten Druck im linken Ventrikel findet man in der Systole oft eine nachweisbare Mitralinsuffizienz (Abb. 3.19b) sogar mit Links-rechts-Shunt über dem Foramen ovale. In schweren Fällen findet man sogar eine retrograde Perfusion im Aortenbogen.

Hypoplastisches Linksherzsyndrom

Beim hypoplastischen Linksherzsyndrom (HLHS) findet man einen extrem hypoplastischen bis kaum nachweisbaren linken Ventrikel als Folge einer Aortenatresie und einer Mitralatresie bzw. -dysplasie (-stenose), (Abb. 3.18 b, c), (Chaoui et al. 1997c).

Im Farbdoppler fällt die fehlende oder stark verminderte diastolische Füllung des linken Ventrikels sofort auf. Das Bild der einseitigen, über den rechtsventrikulären Einflußtrakt erfolgenden Perfusion ist dabei charakteristisch. Beim HLHS erfolgt die Perfusion der brachiozephalen Arterien und der Koronararterien retrograd vom TP und Ductus arteriosus über den Isthmus aortae. Im Farbdoppler findet man im Aortenbogen und im Bereich der Aorta ascendens den Nachweis dieser retrograden Perfusion auf die Aortenklappe zu.

Fehlbildungen des Aortenbogens

Fehlbildungen des Aortenbogens sind in ihrer Ausprägung unterschiedlich und reichen von den schweren Formen, wie die Unterbrechung des Aortenbogens, über die tubuläre Hypoplasie des Aortenbogens und die tubuläre Aortenisthmusstenose bis hin zur „einfachen" Aortenisthmusstenose (Coarctatio aortae, CoA) als Einengung des Abschnitts gegenüber der Einmündung des Ductus arteriosus in die Aorta descendens (sog. juxtaduktale Form).

Der Beitrag des Spektral- und Farbdopplers in der Diagnostik der CoA ist nicht zufriedenstellend. Auch wenn es sich um eine „Stenose" handelt, findet man keine Turbulenzen im Isthmusbereich. Feten mit einer Aortenisthmusstenose weisen ein niedriges Flußvolumen über die Aortenklappe auf, sowie eine doppelt höhere Perfusion durch die Trikuspidalklappe verglichen mit der Mitralklappe. In den Fällen jedoch, die einen ausgeprägten Befund aufweisen, z. B. v. a. bei gleichzeitigem Vorliegen eines VSD oder einer Aortenstenose kann im Farbdoppler eine retrograde Perfusion im Isthmus nachweisbar sein.

Ventrikelseptumdefekt

Beim Ventrikelseptumdefekt (VSD) handelt es sich um eine Gruppe von Defekten im Bereich des Ventrikelseptums. Große fetale VSD (>5–6 mm) können bereits im B-Bild entdeckt werden. Der Farbdoppler bietet aber eine diagnostische Bereicherung in der Entdeckung oder Bestätigung von v. a. kleine Septumdefekte. Trotz nahezu gleicher Drücke in beiden Ventrikeln ist ein bidirektionaler Shunt pränatal (meistens im 3. Trimenon) nachweisbar. Hiermit lassen sich auch VSD kleiner als 2 mm entdecken. Eine Bestätigung (oder Entdeckung) eines VSD mittels Farbdoppler läßt sich ebenfalls in der seitlichen Einstellung des Herzens besser darstellen, da der Shunt mit einem kleinen Dopplerwinkel das größte Dopplersignal gibt (Abb. 3.18 c). Bei den perimembranösen Defekten kann ebenfalls mittels Farbdoppler am besten in der seitlichen Einstellung des Fünfkammerblicks oder in der kurzen Herzachse der Shunt über dem VSD dargestellt werden.

Atrioventrikulärer Septumdefekt

Beim atrioventrikulären Septumdefekt (AVSD) bzw. AV-Kanal liegt ein Defekt gleichzeitig im Bereich des Vorhof- und Ventrikelseptums mit Beteiligung der AV-Klappen vor. Mittels Farbdoppler ist im Vierkammerblick die fehlende separate Darstellung eines rechts- und linksventrikulären Einflußtrakts in der Diastole charakteristisch. Das farbige Bild in der Diastole imponiert als eine typische „H-Form" (Abb. 3.18 d). Dabei werden mit Farbe die Blutmischungen im Bereich des Septum-primum-Defekts, im Bereich der dysplastischen AV-Klappen sowie im Bereich des Ventrikelseptumdefekts dargestellt. Die Farbe ist bei einer solchen Diagnose weiterhin notwendig, um das Ausmaß der in der Systole oft nachweisbaren Insuffizienz der dysplastischen AV-Klappe zu beurteilen. Die Insuffizienz der AV-Klappe kann so ausgeprägt sein, daß es sogar pränatal zu einer Herzinsuffizienz und Aszitesbildung kommt.

Fallot-Tetralogie

Die Fallot-Tetralogie (TOF) wird durch einen großen Ventrikelseptumdefekt, eine darüber reitende Aorta, eine infundibuläre Pulmonalstenose und eine (sekundärbedingte) rechtsventrikuläre Hypertrophie definiert. Die Farbdopplersonographie ist bei der Fallot-Tetralogie und ihrer Differentialdiagnostik von großer Bedeutung. Neben der „leichten" Darstellung des VSD mittels Farbdoppler, ist das typische Bild im Fünfkammerblick zu finden mit der Perfusion der Aorta ascendens gleichzeitig von beiden Ventrikeln. Bei der apikalen Einstellung erinnert das an eine Y-Form (Abb. 3.20 b). Für die Differentialdiagnostik wird in der nächsten Ebene die Perfusion des TP überprüft. Dabei können eine Pulmonalatresie mit VSD bzw. ein Truncus arteriosus communis abgegrenzt werden (Abb. 3.20).

„Double-outlet right ventricle"

Beim „double-outlet right ventricle" (DORV) handelt es sich um eine Gruppe von Herzfehlern, die den Ursprung beider Großgefäße aus dem rechten Ventrikel gemeinsam haben. Die Beziehung der Gefäße zueinander ist dabei unterschiedlich, wobei häufig ein paralleler Verlauf im Sinne einer Malpositionsstellung zu finden ist. Mit dem Farbdoppler läßt sich im Vierkammerblick der (meist) große VSD darstellen. Die Darstellung des Abgangs beider großen Gefäße aus dem rechten Ventrikel ist mittels Farbdoppler oft einfacher und eindrucksvoller als mit dem B-Bild und unterstützt die Verdachtsdiagnose; v.a. bei unklarer Gefäßanatomie kann die Differenzierung beider Gefäße durch die Darstellung der Aufzweigung beider Pulmonalarterien oder des Abgangs der Stammgefäße erleichtert werden.

Truncus arteriosus communis

Bei dieser Herzfehlbildung entspringt anstelle von 2 großen Arterien nur ein großes Stammgefäß (Truncus). Aus diesem Truncus gehen dann die systemischen (Aorta) und die pulmonalen Arterien sowie Koronararterien ab. Der rechte und linke Ventrikel stehen meist über einem oft großen VSD in Verbindung und drainieren beide den Truncus. Bei dieser Fehlbildung ist der Farbdoppler von großer Bedeutung. Zuerst ähneln die Befunde denen der Fallot-Tetralogie (Y-Form: s. oben) mit dem wesentlichen Unterschied, daß beim Typ I die Darstellung des Abgangs des TP aus dem gemeinsamen Truncus mit der Darstellung eines antegraden Flows nachweisbar ist. Im Fünfkammerblick sind oft Turbulenzen über der Klappe des Truncus und ggf. sogar bereits intrauterin eine Insuffizienz der Klappe zu sehen.

Komplette Transposition der großen Gefäße (d-TGA)

Bei der kompletten Transposition der großen Gefäße (d-TGA) handelt sich um eine Fehlbildung, bei der die Aorta aus dem rechten Ventrikel und der Truncus pulmonalis aus dem linken Ventrikel entspringt bei sonst normaler Vorhof-Ventrikel-Verbindung. Die Farbdopplersonographie hilft v.a. in der schnellen Darstellung des parallelen Verlaufs beider Gefäße (Abb. 3.20e,f), sowie in der schnellen Unterscheidung zwischen Truncus pulmonalis und Aorta. Nach der Sicherung der Diagnose hilft die Methode weiterhin für den Ausschluß der möglichen assoziierten kardialen Fehlbildungen wie eines VSD oder einer Pulmonalstenose.

Anomalien des Körper- und Lungenvenenrückflusses

Eine totale oder partielle Lungenvenenfehlmündung findet man, wenn alle oder einzelne Lungenvenen in den rechten Vorhof bzw. in die in den rechten Vorhof einmündenden Hohlvenen führen. Mit dem Farbdoppler lassen sich bei der Einstellung eines langsamen Geschwindigkeitsbereichs die Pulmonalvenen oft gut darstellen. Somit sind die unterschiedlichen Typen diagnostizierbar, obwohl isolierten Formen pränatal bisher sehr selten entdeckt wurden. Man erhofft sich, daß solche Anomalien durch die regelmäßige, systematische Einstellung der Lungenvenen im Farbdoppler entdeckt werden können.

Anomalien der Körpervenen kommen bei den verschiedenen Formen der Drehnungsanomalien (links- und rechtsseitiger Isomerismus) vor. Bei nicht nachweisbarer V. cava inferior kann eine Azygoskontinuation mit Farbdoppler als paralleles Gefäß zur Aorta dargestellt werden bis hin zu ihrer Einmündungstelle. Die Lebervenen und ihre Einmündung können genau so gut eingesehen werden wie die Pulmonalvenen.

Literatur

Chaoui R, Bollmann R, Hoffmann H, Heling KS (1991) Sonoanatomie des fetalen Herzens-Vorschlag einfacher Schnittebenen für den Nichtkardiologen. Ultraschall Klin Prax 6:59–67

Chaoui R, Heling KS, Bollmann R, Kalache K (1993) Die fetale Doppler-Echokardiographie. Ultraschall Klin Prax 8:1–11

Chaoui R, Bollmann R, Göldner B, Heling KS, Tennstedt C (1994) Fetal cardiomegaly: echocardiographic findings and outcome in 19 cases. Fetal Diagn Ther 9:92–104

Chaoui R, Bollmann R (1994a) Die fetale Farb-Doppler-Echokardiographie. Teil 1: Allgemeine Grundlagen und normale Befunde. Ultraschall Med 15:100–104

Chaoui R, Bollmann R (1994b) Die fetale Farb-Doppler-Echokardiographie. Teil 2: Fehlbildungen des Herzens und der großen Gefäße. Ultraschall Med 15:105–111

Chaoui R, Heling KS, Taddei F, Bollmann R (1995a) Doppler-echokardiographische Analyse des Blutflusses über den fetalen Aorten- und Pulmonalklappen in der zweiten Hälfte der Schwangerschaft. Geburtshilfe Frauenheilkd 55:207–217

Chaoui R, Göldner B, Heling KS, Bollmann R (1995b) Intracardiac Doppler flow velocities in marked fetal cardiomegaly. J Matern Fetal Invest 5:68–73

Chaoui R, Heling KS, Taddei F, Bollmann R (1996) Fetale atrioventrikuläre Geschwindigkeiten in der zweiten Hälfte der Schwangerschaft: eine Doppler-echokardiographische Studie. Z Geburtshilfe Neonat 200:13–20

Chaoui R, Gembruch U (1997) Zur Epidemiologie der kongenitalen Herzfehler beim Feten und Neugeborenen. Gynäkologe 30:165–169

Chaoui R, Taddei F, Bast C, Lenz F, Kalache K, Hartung J, Bollmann R (1997a) Sonographische Untersuchung des fetalen Lungenkreislaufs. Gynäkologe 30:230–239
Chaoui R, Tennstedt C, Göldner B, Bollmann R (1997b) Prenatal diagnosis of ventriculo-coronary communications in a second trimester fetus using transvaginal and transabdominal Color-Doppler-sonography. Ultrasound Obstet Gynecol 9:194–197
Chaoui R, Tennstedt C, Göldner B, Heling KS, Awadeh E, Bollmann R (1997c) Pränatale Diagnostik von Herzfehlbildungen mit linksventrikulärer Ausflußtraktobstruktion. Gynäkologe 30:240–248

4 Dopplersonographie in der Gynäkologie

Blutversorgung, Physiologie und Neoangiogenese des inneren weiblichen Genitales

R. Gruber, G. Bogner, H. Steiner, H.K. Schaffer und A. Staudach

Einleitung

Im nun folgenden Kapitel soll ein kurzer Abriß über die Blutversorgung und Physiologie der inneren weiblichen Geschlechtsorgane wiedergegeben werden. Ferner werden auch jene pathophysiologischen Vorgänge, die zu einer Gefäßneubildung (Neoangiogenese) in den oben erwähnten Geweben führen, besprochen.

Blutversorgung des Uterus und der Adnexe

Die Blutversorgung des Uterus erfolgt im wesentlichen über die A. uterina, einem Ast der A. iliaca interna. Die A. uterina gelangt im Parametrium unter Überkreuzung des Ureters an die Seitenkante der Cervix uteri. Am lateralen Rand steigt das Gefäß nach oben auf und verläuft geschlängelt zum Tubenwinkel, an welchem die Aufteilung in ihre Endäste, den R. tubarius und R. ovaricus, erfolgt. Diese Endäste anastomosieren mit Zweigen der aus der Aorta abdominalis entspringenden A. ovarica, die also ihrerseits ebenso zur Blutversorgung des Uterus beiträgt. Einen weiteren Endast der A. uterina stellt die A. vaginalis dar, die z.T. die Gefäßversorgung der Vagina übernimmt.

Die A. uterina gibt im Verlaufe des Aufsteigens an der Uterusseitenkante zahlreiche Äste an das Myometrium ab, wobei in der Muskelschicht eine weitere Aufspaltung in die Radialarterien und die schleimhautnahen Spiralarterien erfolgt.

Die Venen der Gebärmutter verlassen den Uterus ebenfalls an seinen lateralen Rändern und verlaufen in weiterer Folge durch die Ligg. lata. Die Korpus- und Zervixvenen bilden den Plexus venosus internus, der sich in die Vv. uterinae fortsetzt, während hingegen die venösen Abflüße aus dem Fundusbereich hauptsächlich in die Vv. ovaricae entsorgen.

Die arterielle Blutversorgung der Tube erfolgt unter ausgeprägter Anastomosenbildung einerseits über feine Zweige der A. ovarica und andererseits über den R. tubarius der A. uterina. Der venöse Blutabfluß geschieht über die gleichnamigen Venen.

Die Blutversorgung des Ovars erfolgt zum einen durch die, aus der Aorta abdominalis entspringenden A. ovarica, die über das Lig. infundibulo-pelvicum das Ovar erreicht, und zum anderen durch den R. ovaricus der A. uterina, welche über das Lig. ovarii proprium zum Eierstock gelangt.

Beide Arterien anastomosieren im Mesovar und entsenden zahlreiche kleine Zweige in die Markzone des Ovars. Der venöse Blutabfluß erfolgt über die gleichnamigen Venen, wobei die Vv. ovaricae in die V. renalis bzw. direkt in die untere Hohlvene einmünden.

Physiologie des inneren weiblichen Genitales

Im Zentrum der physiologischen Vorgänge im Bereich der inneren weiblichen Geschlechtsorgane steht das endokrine hypothalamohypophysäre System. Im Hypothalamus und in der nachgeschalteten Hypophyse werden übergeordnete Regulationshormone (Releasing-Hormone, FSH, LH) produziert und sezerniert, welche im nachgeschalteten Erfolgsorgan, den Ovarien, die Produktion von Sexualhormonen (Östrogene, Progesteron) induzieren, die ihrerseits wiederum morphologische und vaskuläre (neoangiogenetische) Veränderungen im Ovar selbst und im Endometrium verursachen.

Als Ausdruck des physiologischen Regelkreises der endokrin induzierten Veränderungen am inneren weiblichen Genitale fungiert der Menstruationszyklus der Frau. Die zyklische, endokrin-reproduktive Funktion der Ovarien wird durch übergeordnete Gehirnzentren (Hypophysenvorderlappen, Hypothalamus) gesteuert und geregelt. Der Hypothalamus fungiert dabei als Regler, während die Serumsteroidkonzentrationen die Funktion eines Fühlers im Sinne einer positiven oder negativen Rückkopplung erfüllen.

Vom Hypothalamus wird das sog. Gonadotropin-releasing-Hormon (GnRH) freigesetzt, welches im Hypophysenvorderlappen die LH- und FSH-Produktion und Sekretion steuert.

Die zyklischen Veränderungen in den Ovarien kann man in 2 Phasen unterteilen, die durch definierte morphologische, hormonelle und vaskuläre Veränderungen charakterisiert sind (Knörr et al. 1994; Kahle et al. 1986).

In der 1. Zyklusphase, der Follikelphase, kommt es unter FSH-Einfluß zu einem Wachstum meist mehrerer Primärfollikel über Sekundär- zu Tertiärfollikel, die sich in Folge zum sprungreifen Graaf-Follikel weiterentwickeln. Als Folge der Follikelreifung gelangen auch östrogen-produzierende Zellen, die Theca-interna-Zellen, zur Ausbildung, wodurch die Serumöstrogenkonzentration ansteigt. Etwa zur Zyklusmitte, im Regelfall am 13. bis 14. Tag des Zyklus, tritt durch einen LH-Peak ausgelöst die Ovulation ein, wodurch die 2. Phase des ovariellen Zyklus, die gestagene Phase, beginnt. Diese Zeitspanne von normalerweise 14 Tagen ist gekennzeichnet durch die Ausbildung des Corpus luteum und einen langsamen Abfall der LH- und FSH-Spiegel. In weiterer Folge degeneriert der Gelbkörper, was ein Versiegen der Progesteronbildung zur Folge hat. Über eine negative Rückkopplung wird eine erneute Ausschüttung von hypothalamischen Regelhormonen initiiert und dies stellt den Beginn eines neuen Zyklus dar.

Begleitend zu den morphologischen Veränderungen kommt es zu vaskulären (physiologisch-neoangiogenetischen) Alterationen am Ovar und Uterus, wovon zahlreiche Studien (Bourne et al. 1991; De Ziegler et al. 1991; Kurjak et al. 1991; Scholtes et al. 1989) Zeugnis ablegen.

Diese Durchblutungsveränderungen manifestieren sich in der periovulatorischen Periode und der nachfolgenden Gelbkörperphase in Form einer Abnahme der Gefäßwiderstandsparameter (RI, PI) im ovariellen und uterinen Gefäßbett, einer Zunahme der Gefäßdichte und des Blutflußvolumens.

Am stärksten ausgeprägt sind diese vaskulären Veränderungen zwischen dem 13. und 21. Zyklustag sowie auf der Seite des dominanten Ovars (d.h. im Ovar mit dem Graaf-Follikel; Scholtes et al. 1989). Als Auslöser für diese Durchblutungsveränderungen werden einerseits physiologische neoangiogenetische Prozeße (Findlay 1986; Collins et al. 1991) sowie eine hormonell (Östrogen und Progesteron) induzierte Dilatation präexistenter Gefäße (De Ziegler et al. 1991; Campbell et al. 1993) diskutiert.

Bezüglich der physiologischen Referenzwerte für PI und RI sowie des zyklischen Verlaufs der Widerstandsparameter während des ovariellen Zyklus sei auf das Kap. 4.2 verwiesen.

Die oben angeführten morphologischen und vaskulären Prozesse betreffen natürlich nur das zyklische prämenopausale Ovar, während es hingegen in der Meno- und Postmenopause durch das allmähliche Sistieren des zyklischen Charakters es zu einer zunehmenden Atrophie der Ovarien kommt, was z. T. auch Folge einer Durchblutungsminderung ist (Bonilla-Musoles et al. 1995; Kupesic et al. 1993; Sladkevicius et al. 1995).

Die Zielorgane der ovariellen Steroidhormone, die Eileiter und das Endometrium, zeigen ihrererseits von diesen Hormonen abhängige typische zyklische Veränderungen.

Am Endometrium kommt es nach der Menstruationsblutung nach einer kurzen Regenerations-und Epithelisierungsphase der Zona basalis unter Östrogeneinfluß vom 5. Zyklustag an zum Aufbau einer neuen endometrialen Funktionsschicht. Das Endometrium nimmt in dieser sog. Proliferationsphase an Höhe zu und lockert sich durch Ödembildung. Gegen Zyklusmitte hin kommt es langsam zum Übergang der Proliferationsphase in die Gestagen- oder Sekretionsphase, in welcher es durch Gestageneinfluß zur gesteigerten Ausbildung von Schleimhautdrüsen und Drüsensekret für das implantationsbereite Ei kommt. Bei Ausbleiben einer Befruchtung kommt es zur Degeneration des Gelbkörpers und durch fallende Östrogen- und Gestagenspiegel zur Hormonentzugsblutung, der Menstruation.

Neben diesen morphologischen Veränderungen kann man auch Alterationen auf vaskulärer Ebene feststellen. In Analogie zur periovulatorischen Phase des ovariellen Zyklus kommt es etwa zum selben Zeitpunkt gleichermaßen zu korrespondierenden Prozessen im uterinen Gefäßbett. Es können eine höhere Gefäßdichte (höherer Visualisierungsgrad von Radial- und Spiralarterien im Farbdopplermodus) sowie eine Abnahme der Gefäßwiderstandsindizes (PI, RI), etwa einen Tag vor der Ovulation beginnend, beobachtet werden (Kupesic et al. 1993; Kurjak et al. 1991; Scholtes et al. 1989; Sladkevicius et al. 1993; Steer et al. 1990), mit einem Wiederanstieg der Parameter einige Tage vor der Entzugsblutung.

Derartige Veränderungen der uterinen Durchblutung konnten jedoch nur bei ovulatorischen, jedoch nicht bei anovulatorischen Zyklen nachgewiesen werden, was auch Implikationen in der Infertilitätsdiagnostik nach sich zieht (Kurjak et al. 1991).

Mit Erreichen der Menopause bzw. der Postmenopause kommt es zu einer langsamen und kontinuierlich fortschreitenden Verminderung der uterinen Durchblutung, verbunden mit einem physiologischen Anstieg der Widerstandsindizes. Im uterinen Gefäßbett vollziehen sich diese Alterationen im Vergleich zum ovariellen Strombett jedoch weniger schnell und ausgeprägt (Kurjak et al. 1995).

Durch exogene Hormonsubstitutionstherapie in der Postmenopause lassen sich sowohl am Uterus als auch am Ovar diese alterungsbedingten vaskulären Prozesse wenigstens teilweise umkehren, so daß bezüglich der Durchblutungssituation nahezu prämenopausale Verhältnisse geschaffen werden können (Kurjak et al. 1995; Bonilla-Musoles et al. 1995).

Neoangiogenese im Bereich des inneren weiblichen Genitale

Begriffsdefinition der Neoangiogenese

Unter Neoangiogenese versteht man den Vorgang der Neubildung von überwiegend kapillären Blutgefäßen, so daß es also zu einer Neovaskularisation und konsekutiver Mehrdurchblutung des betreffenden Gewebes kommt (Blood et al. 1990; Findlay et al. 1986; Folkman 1985).

Man kann physiologische (natürliche) und pathologische Formen der Neoangiogenese voneinander unterscheiden. Zum einen tritt eine Gefäßneubildung bei einer Vielzahl von physiologischen Prozessen auf, wie z.B. im Rahmen des Heranreifens von Follikeln in den Ovarien (aus der Follikelflüssigkeit konnten angiogenetische Faktoren isoliert werden), bei der Ausbildung des Gelbkörpers, beim zyklischen Aufbau des Endometriums, bei der Nidation der befruchteten Eizelle im Cavum uteri, bei der Plazentaausbildung sowie während der gesamten embryonalen und fetalen Entwicklung (Reynolds et al. 1992), um nur einige Beispiele zu nennen.

Das andere Ende des Spektrums stellen pathologische Vorgänge dar, bei denen pathophysiologisch ebenfalls der Prozeß der Angiogenese zum tragen kommt. Beispiele hierfür sind entzündliche Gewebsveränderungen, die Wundheilung oder das progrediente Wachstum von Tumoren (Findlay 1986).

Beiden Formen der Angiogenese ist gemeinsam, daß sie von sog. angiogenetischen Faktoren (Stoffwechselprodukte von Tumorzellen) in Gang gesetzt und von diesen auch unterhalten werden (Findlay 1986; Folkman et al. 1971; Reynolds et al. 1992). Der grundlegende Unterschied zwischen den beiden Formen ist jener, daß die Gefäßneubildung in den physiologischen Situationen selbstlimitierend und prinzipiell reversibel ist, wohingegen die „maligne" Tumorangiogenese einen progredienten Prozeß ohne Selbstlimitierung repräsentiert (Findlay 1986; Folkman 1985).

Historischer Rückblick

Der Begriff der Angiogenese wurde im Jahre 1935 von Hertig geprägt; er beschrieb damit die Ausbildung neuer Gefäße in der Plazenta.

Der Pionier schlechthin auf dem Gebiet der Erforschung der Angiogenese, insbesondere auf dem Gebiet der Tumorangiogenese war der amerikanische Wissenschafter Judah Folkman, von dem auch folgender Ausspruch stammt: „Once tumor has occured, every increase in tumor cell population must be preceded by an increase in new capillaries that converge upon the tumor" (Folkman 1985); d.h., daß jedes Tumorwachstum von der Neubildung versorgender Gefäße abhängig ist.

Eine intensive Forschung auf dem Gebiet der Angiogenese begann in den frühen 60er Jahren, indem Tumorzellen in perfundierte Organkulturen implantiert wurden (Folkman et al. 1963).

Bei diesen anfänglichen Experimenten der Arbeitsgruppe um Folkman zeigte sich, daß ein Tumor ohne Neuvaskularisation einen Durchmesser von 1–2 mm nicht überschreiten konnte. Bereits damals stellte Folkman die revolutionäre Hypothese auf, daß das Tumorwachstum von einer durch die Tumorzellen selbst induzierten Neovaskularisation abhängig ist. Diese gewagte Hypothese fand anfänglich keine Anerkennung. Erst durch weitere in vivo-Experimente (Implantation von Tumorzellen in die avaskuläre Hornhaut von Hasen mit Induktion von Gefäßneubildung) gelang es ihm, seine Hypothese zu untermauern und zu etablieren mit Gültigkeit bis heute.

Das Tumorwachstum gliedert sich in eine prävaskuläre Phase, die jedoch lediglich eine Zunahme der Tumormasse bis maximal 1 mm^3 erlaubt, jede weitere Größen- und Volumenszunahme des Tumors ist an den Prozeß der Angiogenese gebunden.

Ende der 60er Jahre wurden erste sog. angiogenetische Faktoren isoliert, die in weiterer Folge als auslösende Mechanismen für die Gefäßneubildung angesehen wurden.

Pathophysiologie der (Neo)Angiogenese

Vom pathophysiologischen Gesichtspunkt aus kann man den Prozeß der Neoangiogenese in 3 aufeinanderfolgende Phasen gliedern:

- Onkogenese auf subzellulärer DNA-Ebene,
- Produktion angiogenetischer Faktoren,
- eigentliche Gefäßneubildung.

Die Tumorentstehung ist ein Mehrstufenprozeß, der je nach biologischem Typ sehr unterschiedlich lange Zeit (bis mehrere Jahrzehnte) in Anspruch nehmen kann. Die erste Stufe in der Tumorgenese wird jedoch immer von der *Onkogenese auf DNA-Ebene* verkörpert. Darunter versteht man, daß es durch den physiologischen Alterungsprozeß (Minderung der Leistungen des Immunsystems, verminderte Effizienz der Repairmechanismen der DNA etc.) und/oder durch zellschädigende Agentien (Strahlung, Chemikalien, Viren etc.) zu Mutations- und Rekombinationsereignissen (genetisch instabiler Zustand) kommen kann, die sog. Protoonkogene betreffen können (Wick et al. 1987). Diese Protoonkogene verkörpern für die

Entwicklung sehr wichtige Wachstumsgene, die jedoch dann, wenn sie nicht benötigt werden, durch Kontroll-und Regulatorgene inaktiviert werden (Wick et al. 1987). Wenn derartige Protoonkogene durch Mutationsereignisse sozusagen aus ihrem Schlafzustand erweckt werden, hat dies fatale Folgen für den Zellstoffwechsel und die Teilungseigenschaften der Zelle im Sinne einer Verselbstständigung und eines Kontrollverlusts des Zellwachstums. Die eben geschilderte Möglichkeit der Onkogenese verkörpert jedoch lediglich eine von vielen Theorien zur Tumorentstehung, deren Aufzählung jedoch den Rahmen dieses Kapitels sprengen würde.

Als nächster Schritt in der Tumorentstehung wäre als Folge der Reaktivierung der Protoonkogene *die Produktion und Sekretion von sog. angiogenetischen Faktoren*, die möglicherweise auch direkte Transkriptionsprodukte der Onkogene verkörpern, denkbar. Bereits im Jahre 1971 wurde von Folkman als erster derartiger Faktor der Tumorangiogenesefaktor (TAF) aus Laborratten isoliert und jenes Postulat gefordert, das für fortschreitendes Tumorwachstum derartige Faktoren unerläßlich seien (Folkman et al. 1971). Seit damals sind mehr als ein Dutzend verschiedener Faktoren isoliert und gereinigt worden, die sich experimentell allesamt als angiogenetisch und mitogen erwiesen haben. Bei diesen Faktoren handelt es sich vornehmlich um Polypeptide mittleren Molekulargewichts, daneben kommen jedoch auch Lipide und Nukleotide vor (Blood et al. 1990; Folkman et al. 1987).

Aufgrund experimenteller Erfahrungen wurde die Existenz löslicher und diffusionsfähiger angiogenetischer Substanzen, die von den Tumorzellen selbst produziert und sezerniert werden und auf die kapillären Endothelzellen des Gefäßbettes mitogen wirken, vermutet.

Die häufigsten und bekanntesten dieser angiogenetischen Faktoren sind der TAF, der Fibroblast-growth-Faktor (FGF) und der Endothelial-cell-growth-Faktor (ECGF). All diese Substanzen kommen vorwiegend in soliden Geweben vor und haben mitogene Wirkung auf kapilläre Endothelzellen und glatte Muskelzellen. Der FGF wurde auch aus Gelbkörpern des Ovars isoliert. Weitere angiogenetische Faktoren, die vorwiegend aus Körperflüssigkeiten isoliert werden können, sind der Endothelium-stimulating-Faktor (ESF), Prostaglandin E1 und der Endothelial-cell-stimulating-Faktor (ECSF). Der letztgenannte Faktor aktiviert die Kollagenase, die im Rahmen der Angiogenese durch die Zerstörung der Basalmembran, einem sehr wichtigen Schritt der Neoangiogenese, eine zentrale Rolle spielt.

Die neoangiogenetischen Faktoren bewirken ihrerseits die *eigentliche Gefäßneubildung*.

Die „maligne" Tumorangiogenese und die physiologische Angiogenese unterscheiden sich nicht hinsichtlich des morphologischen Charakters, jedoch stark den zeitlichen Ablauf betreffend. In physiologischen Situationen, z. B. bei der Entwicklung des Corpus luteum oder bei der Follikelreifung, findet zwar eine morphologisch idente, sich in nichts von der Tumorangiogenese unterscheidende Gefäßneubildung statt, jedoch mit dem wesentlichen Unterschied, daß diese sistiert, wenn der zugrundeliegende Prozeß abgeschlossen ist. Die Tumorangiogenese ist dagegen im Regelfall nicht selbstlimitierend. Wenn eine tumorinduzierte Angiogenese einmal begonnen hat, dann schreitet sie solange, bis entweder der gesamte Tumor entfernt worden ist oder der betroffene Organismus gestorben ist (Folkman 1985).

Die Neoangiogenese, das Neuwachstum kapillärer Gefäße, ist ein sehr komplexer Ablauf, der von den vorhin besprochenen angiogenetischen Substanzen initiiert wird. Die Angiogenese läuft unabhängig vom Typ des angiogenetischen Stimulus uniform ab, wobei ähnlich der Blutgerinnungskaskade mehrere konsekutive Schritte durchlaufen werden (Folkman 1985; Abb. 4.1):

- Die neugebildeten Kapillaren stammen zumeist von kleinen postkapillären Venolen oder von anderen Kapillaren. Größere Gefäße mit mehreren Schichten glatter Muskelzellen sind gewöhnlich kein Ursprung kapillärer Aussprossungen.
- Auf Seite der Venole kommt es in jenem Bereich, der dem angiogenetischen Stimulus am nächsten liegt, zu einer lokalen Destruktion der Basalmembran, einem der wichtigsten und frühesten Schritte der Angiogenese. Diese Zerstörung der Basalmembran erfolgt wahrscheinlich über eine massive Sekretion von Kollagenase durch die Endothelzelle selbst.
- Durch die Öffnung der Basalmembran beginnen, wahrscheinlich mediiert durch eine Art von Chemotaxis, die Endothelzellen in Richtung der Tumorzelle zu wandern.
- Die nachfolgenden Endothelzellen richten sich auf ihrer Wanderschaft in Form von Zweierlinien aus, eine Eigenschaft, die auch in vitro demonstriert werden konnte.
- Darauffolgend beginnt die Ausbildung von Gefäßlumina mit einem Durchmesser von zumeist nur wenigen Mikrometern.
- Die Endothelzellen der kapillären Aussprossungen beginnen sich in weiterer Folge zu teilen, wobei die führenden Endothelzellen normalerweise an der Zellteilung nicht partizipieren.
- Als nächster Schritt folgt dann die Formierung der Zellen zu Gefäßschlingen unter Ausbildung ausgeprägter Anastomosen, die ihrerseits wieder zum Ausgangspunkt weiterer Gefäßsprossungen werden. Auf welche Art und Weise die Anastomosierung erfolgt und durch welche Faktoren sie geregelt wird ist unbekannt. Das vorrangige Ziel der

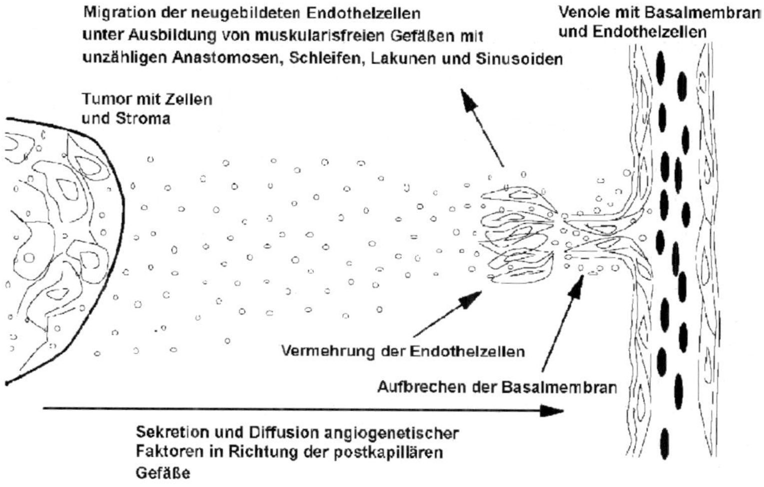

Abb. 4.1. Schematische Darstellung der einzelnen Schritte der Neoangiogenese: Sekretion und Diffusion der angiogenetischen Faktoren, Aufbrechen der Basalmembran, Vermehrung und Migration der Endothelzellen und Ausbildung neoangiogenetischer Gefäße

Schlingen und Schleifen ist es, sich dem Tumor anzunähern.

- Nach Formierung der Endothelzellen zu Gefäßlumina und Gefäßschleifen beginnt sich langsam Blutfluß zu entwickeln.
- In weiterer Folge treten manchmal entlang der kapillären Aussprossungen Perizyten auf, die aber ansonsten ein Zeichen reifer und normaler Kapillaren darstellen.
- Als letzter Schritt folgt dann die Synthese einer neuen Basalmembran für die neuen Kapillarsprossen. Mit der Ausbildung der Basalmembran ist ein funktionstüchtiges Gefäßbett für den wachsenden Tumor gegeben.

Bei Betrachtung des Gesamtprozesses scheint die Tumorangiogenese nach einem definierten Programm abzulaufen, welches darauf abzielt, ein kapilläres Netzwerk für eine adäquate Blutversorgung des Tumors zu schaffen. Dieses Programm wird uniform abgespult, egal ob es sich um einen malignen Tumor, eine Entzündung oder eine physiologische Situation handelt. Die Dauer dieses Programms unterscheidet sich jedoch ekklatant. Bei malignen Tumoren läuft es über Jahre oder sogar Jahrzehnte, während es bei entzündlich bedingter Neoangiogenese solange abläuft, bis die Entzündungsursache beseitigt ist. In physiologischen Situationen, z.B. im Rahmen des ovariellen Zyklus, ist die Dauer der Neoangiogenese von vornherein durch physiologische Determinanten (z.B. in Form der hormonellen Veränderungen des Zyklus) festgelegt und zeitlich limitiert.

Vor der eigentlichen Angiogenese durchläuft der Tumor eine prävaskuläre Phase, in der jedoch nur ein sehr beschränktes Wachstum bis maximal 1–2 mm möglich ist. Jedes Wachstum darüber hinaus erfordert eine angemessene Neovaskularisation.

Auswirkungen der Angiogenese auf Gefäßmorphologie und Funktion

Als Endresultat der kaskadenartig aufeinanderfolgenden Schritten der Angiogenese steht ein dichtes und chaotisch wirkendes Gefäßnetzwerk aus kapillären Aussprossungen. Die Gefäße sind dabei sehr unterschiedlich in bezug auf ihre Lumina, sie zeigen stark gewundene und geschlängelte Verläufe, sie bilden unzählige Schleifen und Schlingen, unzählige arteriovenöse Anastomosen, Gefäßseen sowie sinosoidale (wahrscheinlich funktionslose) Gefäßstrukturen.

1994 führten Schönfeld et al. an normalen Ovarien und einem Ovarialkarzinom im Stadium 1 eine digitalunterstützte dreidimensionale (3D-) Untersuchung der Gefäßstrukturen unter Verwendung histologischer Ultradünnschnitte mit 5 µm Dicke durch. Schoenfeld et al. stellten den Gefäßbaum als 3D-Modell dar, an welchem die von Folkman behaupteten chaotischen und wirren Gefäßverhältnisse nachvollzogen werden konnten.

Im Farbdopplerbild manifestieren sich die oben beschriebenen Verhältnisse in Form einer starken Vaskularisierung, wobei aufgrund der Irregularität der neugebildeten Gefäße sich diese im Farbdopplerbild nicht über längere Strecken verfolgen lassen und unregelmäßig angeordnet sind.

Das Dopplersignal von angiogenetischen (muskularisarmen, muskularisfreien) Gefäßen zeigt einen hohen diastolischen Flußanteil sowie aufgrund des Mangels bzw. des Fehlens von glatten Muskelzellen stark

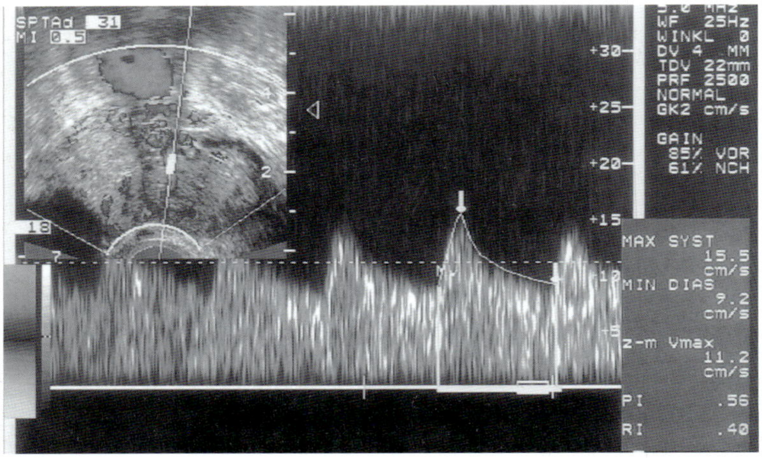

Abb. 4.2. Dopplersignal eines angiogenetischen Gefäßes eines Ovarialkarzinoms: Typisch sind eine starke diastolische Flußkomponente und daraus resultierend niedrige und malignitätsverdächtige Widerstandsparameter ($RI_{min} = 0{,}40$; $PI_{min} = 0{,}56$)

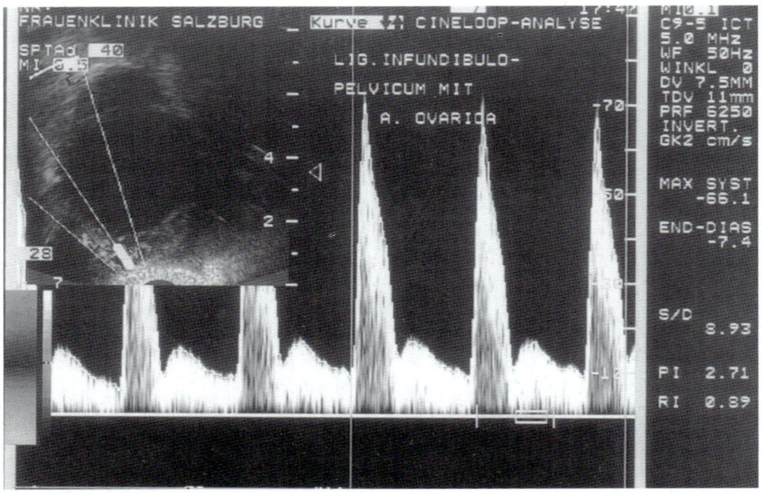

Abb. 4.3. Dopplersignal eines nichtangiogenetischen Gefäßes anhand der A. ovarica im Bereich des Lig. infundibulo-pelvicum: typisch sind ein im Vergleich zur Systole niedriger diastolischer Fluß, die postsystolische Inzisur und hohe Widerstandsindizes (RI = 0,89, PI = 2,71)

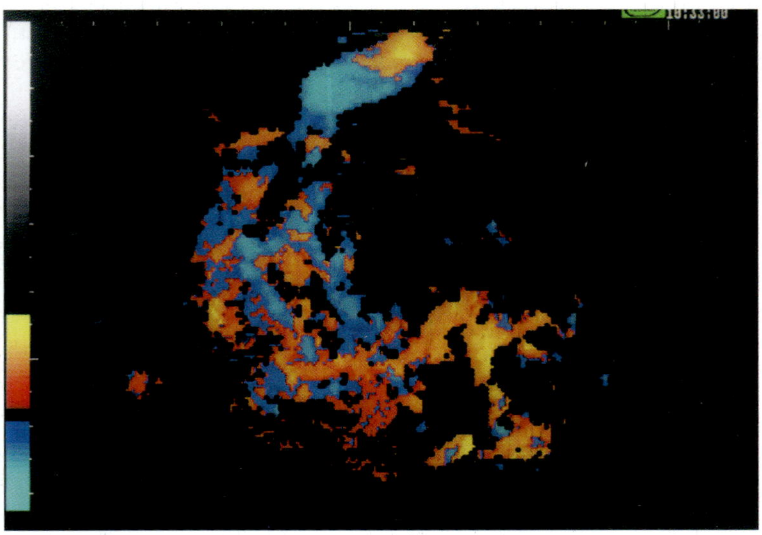

Abb. 4.4. 3D-Farbdopplerbild eines Ovarialkarzinoms im Stadium IIIc: Man kann auf diesem Bild eine starke und chaotisch anmutende Blutversorgung mit unzähligen und unregelmäßig angeordneten Gefäßen erkennen

erniedrigte Widerstandswerte (PI, RI) im Vergleich zu Gefäßen mit glatter Muskulatur in der Gefäßwand (Abb. 4.2, 4.3).

Funktionell unterscheiden sich neoangiogenetische Gefäße von normalen Gefäßen durch eine wesentlich höhere Permeabilität der kapillaren Gefäßwände (Mangel an Perizyten, veränderte Zusammensetzung der Basalmembran) und durch eine stark verminderte Gefäßstabilität.

Die Tumorangiogenese ist jener pathophysiologische Grundgedanke, welcher der Idee der Differentialdiagnose gutartiger und maligner Tumoren mittels Dopplersonographie und farbkodierter Dopplersonographie zugrundeliegt. Maligne Tumoren sind infolge der starken Neoangiogenese in der Regel stärker vaskularisiert und weisen in diesen neugebildeten Gefäßen auch wesentlich geringere Blutflußwiderstände als Gefäße normaler Gewebe oder benigner Tumoren. Beide Parameter, also sowohl die Gefäßdichte und deren Irregularität als auch die Höhe der Gefäßwiderstandsparameter, können mit Hilfe der farbkodierten und gepulsten Dopplersonographie beurteilt und interpretiert werden.

Eine technische Weiterentwicklung der transvaginalen Farbdopplersonographie stellt die 3D-Farbdopplersonographie dar, eine Methode, die sich derzeit im Stadium ihrer Evaluierung befindet. Es handelt sich dabei um eine Methode, bei welcher die Durchblutung digital erfaßt und in ein errechnetes Bild umgewandelt wird (Abb. 4.4). Diese Methode liefert sehr anschauliche und plastische Bilder, die die neoangiogenetischen Kriterien gut erkennen lassen (Abb. 4.4). Diese möglicherweise zukunftsweisende Methode ist z. Z. Forschungsgegenstand und daher noch nicht endgültig beurteilbar.

Literatur

Blood CH, Zetter BR (1990) Tumor interactions with the vasculature: Angiogenesis and tumor metastasis. Biochem Bioph Acta 1032:89–118

Bonilla-Musoles F, Marti MC, Ballester MJ, Osborne NG, Raga F (1995) Normal uterine arterial blood flow in postmenopausal women assessed by transvaginal color Doppler ultrasonograph. J Ultrasound Med 14:491–494

Bonilla-Musoles F, Marti MC, Ballester MJ, Raga F, Osborne NG (1995) Normal uterine arterial blood flow in postmenopausal women assessed by transvaginal color Doppler sonography: The effect of hormone replacement therapy. J Ultrasound Med 14:497–501

Bourne TH, Jurkovic D, Waterstone J, Campbell S, Collins WP (1991) Intrafollicular blood flow during human ovulation. Ultrasound Obstet Gynecol 1:53–59

Campbell S, Bourne TH, Waterstone J (1993) Transvaginal color blood flow imaging of the periovulatory follicle. Fertil Steril 60:433–438

Collins WP, Jurkovic D, Bourne TH, Kurjak A, Campbell S (1991) Ovarian morphology, endocrine function and intrafollicular blood flow during the periovulatory period. Hum Reprod 6:319–324

De Ziegler D, Bessis R, Frydman R (1991) Vascular resistance of uterine arteries: Physiological effects of estradiol and progesterone. Fertil Steril 55:775–779

Findlay JK (1986) Angiogenesis in reproductive tissues. J Endocrin 111:357–366

Folkman J, Lang D, Becker F (1963) Growth and metastasis of tumor in organ culture. Cancer 16:453–467

Folkman J, Merler E, Abernathy C, Williams G (1971) Isolation of a tumor factor responsible for angiogenesis. J Exp Med 133:275–288

Folkman J (1985) Tumor angiogenesis. Adv Cancer Res 43:175–203

Folkman J, Klagsbrun M (1987) Angiogenic factors. Science 235:442–447

Kahle W, Leonhardt H, Platzer W (1986) Taschenatlas der Anatomie-Innere Organe. Thieme, Stuttgart New York, S 288–302

Knörr K, Knörr-Gärtner H, Beller FK, Lauritzen C (1989) Geburtshilfe und Gynäkologie: Physiologie und Pathologie der Reproduktion. Springer, Berlin Heidelberg New York, S 32–51

Kupesic S, Kurjak A (1993) Uterine and ovarian perfusion during the periovulatory period assessed by transvaginal color Doppler. Fertil Steril 60:439–443

Kupesic S, Kurjak A (1994) Uterine and ovarian perfusion after 40. Ultrasound Obstet Gynecol 4 [Suppl 1]:101

Kurjak A, Kupesic-Urek S, Schulman H, Zalud I (1991) Transvaginal color flow Doppler in the assessment of ovarian and uterine blood flow in infertile women. Fertil Steril 56:870–873

Kurjak A, Kupesic S (1995) Ovarian senescence and ist sigificance on uterine and ovarian perfusion. Fertil Steril 64:532–537

Reiffenstuhl G, Platzer W, Knapstein PG (1994) Die vaginalen Operationen. Urban & Schwarzenberg, München Wien Baltimore, S 17–23

Reynolds LP, Killilea SD, Redmer DA (1992) Angiogenesis in the female reproductive system. FASEB J 6:886–892

Schoenfeld A, Levavi H, Tepper R, Breslavski D, Amir R, Ovadia J (1994) Assessment of tumor-induced angiogenesis by three-dimensional display: Confusing Doppler signals in ovarian cancer screening? Ultrasound Obstet Gynecol 4:516–519

Scholtes MCW, Wladimiroff JW, Van Rijen HJM, Hop WCJ (1989) Uterine and ovarian flow velocity waveforms in the normal menstrual cycle: A transvaginal Doppler study. Fertil Steril 52:981–984

Sladkevicius P, Valentin L, Marsal K (1993) Blood flow velocity in uterine and ovarian arteries during the normal menstrual cycle. Ultrasound Obstet Gynecol 3:199–208

Sladkevicius P, Valentin L, Marsal K (1995) Transvaginal gray-scale and Doppler ultrasound examinations of the uterus and ovaries in healthy postmenopausal women. Ultrasound Obstet Gynecol 6:81–90

Steer CV, Campbell S, Pampiglione JS, Kingsland CR, Mason BA, Collins WP (1990) Transvaginal colour flow imaging of the uterine arteries during the ovarian and menstrual cycles. Hum Reprod 5:391–395

Wick G, Schwarz S, Förster O, Peterlik M (1987) Funktionelle Patholgie. Fischer, Stuttgart New York, S 72–82

Untersuchungsgang und Normalbefunde in der gynäkologischen Dopplersonographie

G. BOGNER

Einleitung

Mit der transvaginalen farbkodierten Dopplersonographie steht uns eine Methode zur Verfügung, mit der wir invasiv aber nicht traumatisierend die physiologischen und pathophysiologischen Veränderungen der Durchblutung des weiblichen inneren Genitale darstellen können. Zur Darstellung und Visualisierung der Durchblutung kann man die Farbkodierung verwenden – wir sprechen dann von einem „*colour flow mapping*". Quantitative und qualitative Veränderungen lassen sich mit dem *gepulsten Doppler* erfassen, wobei man gerade die Farbkodierung zum besseren Lokalisieren der oft kleinen Gefäße in der Gynäkologie braucht. Dies erleichtert nicht nur das Auffinden der Gefäße, sondern trägt auch zur Verkürzung der Untersuchungszeit bei. Zu bedenken ist, daß die Farbdarstellung der Gefäße nicht der wahren Größe entspricht, sondern immer größer, als das zu messende Gefäß ist. Die Verteilung der Gefäße in einem Organ des kleinen Beckens gibt uns auch eine Information, ob eine regelrechte oder pathologische Gefäßverteilung vorliegt. Prinzipiell eignet sich die Dopplersonographie Korrelationen zwischen hormonellen Veränderungen und der Durchblutung aufzuzeigen. Des weiteren kann diese Untersuchungsmethode Grundlage für das Studium und das Verständnis pathologischer Durchblutungsverhältisse liefern.

Die Unterscheidung im gynäkologischen Doppler zwischen physiologischen und pathologischen Befunden kann aus mehreren Gründen schwierig sein: Bei der Darstellung und Messung der Durchblutung ist natürlich zu berücksichtigen, daß das weibliche innere Genitale dynamischen und zyklischen Veränderungen unterworfen ist, die prinzipiell mit der transvaginalen Dopplersonographie darstellbar und meßbar sind. Diese biologischen Veränderungen der Durchblutung zeigen unterschiedliche Befunde in Abhängigkeit vom Lebensalter (prämenopausal – postmenopausal), sowie den Phasen des Monatszyklus bei der prämenopausalen Frau. Neben dieser bekannten Tatsache konnte aber in einer unlängst publizierten Arbeit gezeigt werden, daß in der Prämenopause auch tageszeitliche Schwankungen der Durchblutung darstellbar sind (Zaidi et al. 1995, 1996).

Unterschiedliche Dopplerbefunde findet man prinzipiell qualitativ und quantitativ nicht nur zwischen prämenopausalen und postmenopausalen Frauen, sondern auch zwischen fertilen und nicht fertilen, wenn diese Veränderungen pathophysiologisch zu unterschiedlicher lokaler Durchblutung führen (Steer et al. 1992). Dies und die große interindividuelle Schwankungsbreite der dopplersonographischen Befunde machen es schwierig, die gemessenen Werte in das Gesamtbild aller Befunde einzufügen und zu interpretieren. Das Fehlen von verläßlichen Cut-off-Levels für die verschiedenen physiologischen Zustände sind Gründe dafür, daß die Interpretation dopplersonographischer Befunde sehr erfahrungsabhängig ist. Leichter und aussagekräftiger können hier Messungen zu interpretieren sein, die während der Überwachung z.B. eines Zyklus einer Patientin (longitudinale Untersuchung) erhoben werden, als bei interindividuellen Vergleichen erhobener Befunde. Trotz alledem sollen in dem folgenden Kapitel typische dopplersonographische Normalbefunde herausgearbeitet werden.

Potentielle Einsatzgebiete der gynäkologischen Dopplersonographie sind alle Veränderungen, die zu einer Veränderung der Durchblutung im weiblichen inneren Genitale führen. Neben der Erforschung der physiologischen Veränderungen und deren Zusammenhänge mit den endokrinologischen Schwankungen ist die Dopplersonographie in der Lage, Zustände, die mit Neovaskularität einhergehen, darstellbar und meßbar zu machen. Zu diesen zählen neben der Neoangiogenese des Corpus luteum und der Schwangerschaft natürlich auch die Neoangiogenese gynäkologischer Tumore und entzündlicher Erkrankungen. Die Darstellung, Messung und Interpretation neoangiogenetischer Prozesse – im Speziellen bei pathologischen Adnexprozessen – werden an anderer Stelle ausführlich behandelt (s. Kap. 4.4). Mit der Dopplersonographie läßt sich die Neoangiogenese eines Trophoblasten begleitend messen und beurteilen und so können typische Befunde für die Verlaufskontrolle von Pathologien in der Frühschwangerschaft gefunden werden (z. B. Extrauteringravidität, missed abortion, Abortus incompletus, Trophoblasttumoren). In der Reproduktionsmedizin können manche Ursachen von Infertilität begleitend mit dem Doppler beurteilt werden (z. B. Anovulation, Ovarialinsuffizienz, Corpus-luteum-Insuffizienz, uterine Rezeptivität oder das PCO-Syndrom). Für Reproduktionsmediziner, die sich mit der Methode der Dopplersonographie beschäftigt haben, wird die Dopplersonographie auch zur Überwachung im Rahmen reproduktionsmedizinischer Maßnahmen verwendet (Konzeptionsoptimum, Embryotransfer, Überstimulation etc.). In der Perimenopause kann man dopplersonographisch Hinweise über den Menopausenstatus erhalten. Ebenso lassen sich Hinweise über den Effekt einer hormonellen Substitution finden, die aber keinesfalls ausreichen, um Rückschlüsse über die Effektivität einer hormonellen Substitutionstherapie allein aus dem Dopplerbefund ziehen zu können. In die Interpretation der Befunde muß allerdings die hormonelle Substitutionstherapie einbezogen werden.

Untersuchungsgang

In der gynäkologischen Dopplersonographie wird das transvaginale Vorgehen bevorzugt. Die Vorteile des transvaginalen Zugangs liegen darin, daß man mit der Vaginalsonde unmittelbar an die zu untersuchenden Organe herankommt. Mit diesem Zugang erreicht man unter normalen Verhältnissen eine Untersuchungsdistanz von 2–3 cm, z. B. zwischen der Vaginalsonde und einem Ovar. Dies führt zu höherer Sensitivität bei der Erkennung kleiner und kleinster Blutgefäße und damit kann ein höheres Auflösungsvermögen erreicht werden. Bessere Auflösung und höhere Sensitivität sind auch die Voraussetzung für bessere Reproduzierbarkeit der gewonnenen Ergebnisse. Neben den eben erwähnten Dingen ist natürlich auch die leere Harnblase der Patientin als Vorteil anzuführen. Da eine vaginale Ultraschalluntersuchung bereits vielerorts zum Standard einer gynäkologischen Untersuchung zählt, ist diesbezüglich keine zusätzliche Belastung für die Patientin zu erwarten.

Um einen sensitiven gynäkologischen Dopplerbefund zu erzielen, muß man sein Gerät auch optimal für diese Untersuchungstechnik einstellen. Wir verwenden üblicherweise eine 5- oder 7,5-MHz-Vaginalsonde. Die Einstellung der Farbgeschwindigkeit wählt man je nach den zu erwartenden Blutflußgeschwindigkeiten. Die Farbsensitivät bzw. die „color gain" wird als günstigster Ausgangspunkt bei etwa 80% eingestellt. Der Wall-motion-Filter sollte maximal 100 Hz betragen, bei sehr niedrigen Blutflußgeschwindigkeiten wären noch niedriger gewählte Wall-motion-Filter günstiger. Gute Ultraschallgeräte, die für den gynäkologischen Doppler geeignet sind, lassen dies zu oder wählen den optimalen Wall-motion-Filter automatisch zur eingestellten Pulse-Repetitions-Frequenz (PRF). Die PRF wird vom Untersucher eingestellt, abhängig von den zu erwartenden Blutflußgeschwindigkeiten und der Tiefe des untersuchten Gefäß (hohe Geschwindigkeit – hohe PRF, niedrige Geschwindigkeit – niedere PRF; je tiefer das Gefäß liegt, desto niedriger wird die PRF eingestellt, vgl. Kap. 1.2).

Das „sample volume" wird mindestens gefäßdekkend gewählt; bei Blutgefäßen, die kaum sichtbar oder nur schwer lokalisierbar sind, wird das Gate so weit wie sinnvoll – auf Kosten der Signalqualität – aufgemacht. Dies ist neben der Tatsache, daß extreme Niedriggeschwindigkeitsgefäße gemessen werden, ein Grund dafür, daß in der gynäkologischen Dopplersonographie die aus der Perinatologie gewohnt gute Signalqualität seltener erreicht wird. Ebenso wie beim geburtshilflichen Doppler sollte prinzipiell eine Winkelkorrektur im Dopplergate durchgeführt werden, einerseits um das Signal zu verbessern, andererseits um Geschwindigkeiten glaubhaft und reproduzierbar messen zu können. Anders als in der geburtshilflichen Dopplersonographie gelingt es allerdings nicht immer, die Richtung des gemessenen Gefäßes zu erkennen.

A. uterina und Uterusgefäße

Die A. uterina war das erste Gefäß, das in den 80er Jahren untersucht wurde. In den letzten Jahren – auch mit verbesserter Gerätetechnologie – rückte man immer weiter davon ab die großen Gefäße im kleinen Becken zu messen und man verlagerte den eigentlichen Meßort weiter in die Peripherie dorthin, wo man den Ort des physiologischen oder pathophysiologischen Geschehens vermutet. Es bleiben nur mehr wenige Indikationen für eine sinnvolle alleinige oder primäre Messung der A. uterina (z. B. Beurteilung der uterinen Rezeptivität, Trophoblasttumore).

Das Auffinden der A. uterina gelingt am einfachsten, wenn man sich an folgende Systematik hält: Anlegen eines Sagittalschnitts durch den Uterus. Über den Isthmus uteri und über das Os internum der Zervix wird das Farbfenster gelegt. Danach schwenkt man die sagittale Schallebene nach lateral ab, so daß diese tangential an der Uterus- bzw. Zervixkante zu liegen kommt. In der Höhe des Os internum der Cervix uteri erscheint dann das Farbsignal der A. uterina. An dieser Stelle kann mit oder ohne Winkelkorrektur ein Dopplersignal abgenommen werden.

Das von diesem Gefäß gewonnene Signal ist typischerweise hochpulsatil. Es weist hohe maximale und

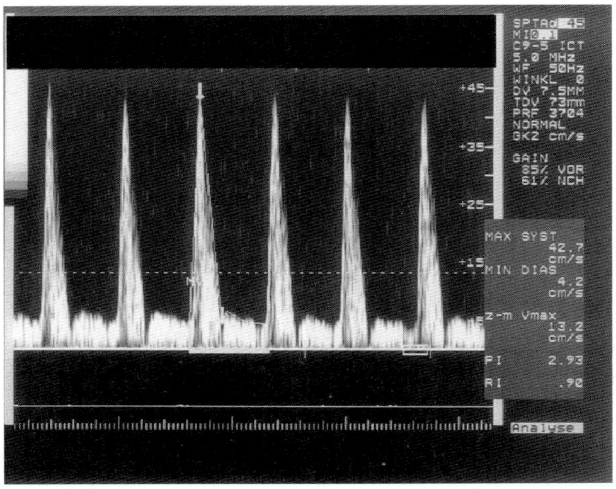

Abb. 4.5. Typisches Signal einer A. uterina. Man erkennt ein hochpulsatiles Dopplersignal mit relativ hohen Blutflußgeschwindigkeiten, einer postsystolischen Inzisur (Notch) und relativ niedrigem diastolischen Blutfluß

mittlere Geschwindigkeiten (*Tamv:* time-averaged maximum velocity) auf, deren Absolutwerte natürlich stark vom Menopausenstatus und der Zyklusphase abhängen. Als Richtlinie für ein typisches Signal einer prämenopausalen Frau kann eine Tamx von 15–30 cm/s angenommen werden (Sladkevicius et al. 1993). Typischerweise findet sich in diesem Gefäß am nicht schwangeren Uterus immer eine postsystolische Inzisur. Des weiteren kann man praktisch immer einen diastolischen Vorwärtsfluß darstellen (Abb. 4.5).

Lediglich im Senium kann man manchmal einen diastolischen Nullfluß sehen. Als Zeichen der hohen Pulsatilität findet man hohe Werte für den Pulsatilitäts- (PI) und den Resistance-Index (RI). Als Richtwert für einen Normalbefund einer prämenopausalen Frau kann ein PI von 2–4, sowie einen RI 0,8–0,9 genommen werden.

Während des Zyklus ist die Durchblutung des inneren Genitales starken Schwankungen unterworfen, die sich an den Dopplersignalen der Aa. uterinae ablesen lassen. Zwischen der rechten und linken uterinen Arterie zeigen sich keine signifikanten Unterschiede während des gesamten Zyklus, wie sie im Vergleich dazu an den ovariellen Gefäßen nachzuweisen sind. Man kann also an diesen Gefäßen keine Unterschiede zwischen der dominanten Seite, an der sich der Graaf-Follikel, die Ovulation und das Corpus luteum entwickeln, und der nicht dominanten Seite, erkennen. Bei der fertilen prämenopausalen Frau sollte der PI periovulatorisch nicht über 3 sein. Ein PI über 3 soll eine eingeschränkte uterine Perfusion und damit eine reduzierte uterine Rezeptivität anzeigen (Steer et al. 1992). Reproduktionsmediziner, die sich mit dem Einsatz des Doppler in der Reproduktionsmedizin beschäftigen, verzichten in diesen Fällen oft auf einen Embryotransfer, weil nur extrem niedrige Implantationsraten zu erwarten sind.

Die zyklischen Veränderungen der uterinen Durchblutung zeigen in der ersten Zyklushälfte hohe Gefäßwiderstände, die ab dem 13. bis zum 16. Zyklustag leicht absinken und dann etwa am 18. Zyklustag den tiefsten Wert erreichen (Abb. 4.6). Dieses Niveau wird etwa bis zum zweiten Drittel gehalten und bei ausbleibender Nidation und zusammenbrechender Funktion des Corpus luteum steigt der PI wieder an, bis er zu dem Ausgangsniveau der 1. Zyklushälfte zurückkehrt. Diesen Ausgangswert erreicht er etwa mit

Abb. 4.6. Beispiel für typische zyklische Schwankungen des Blutflusses (RI) in der A. uterina in der Prämenopause. Man beachte die geringen Änderungen der Pulsatilität im Verlauf eines Zyklus. Zwischen den beiden Aa. uterinae gibt es keine signifikanten Unterschiede. (Nach Kurjak et al. 1991)

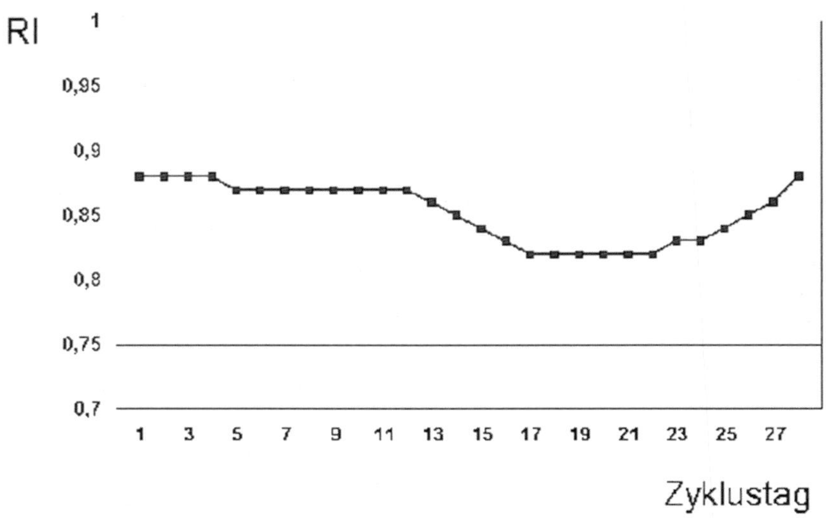

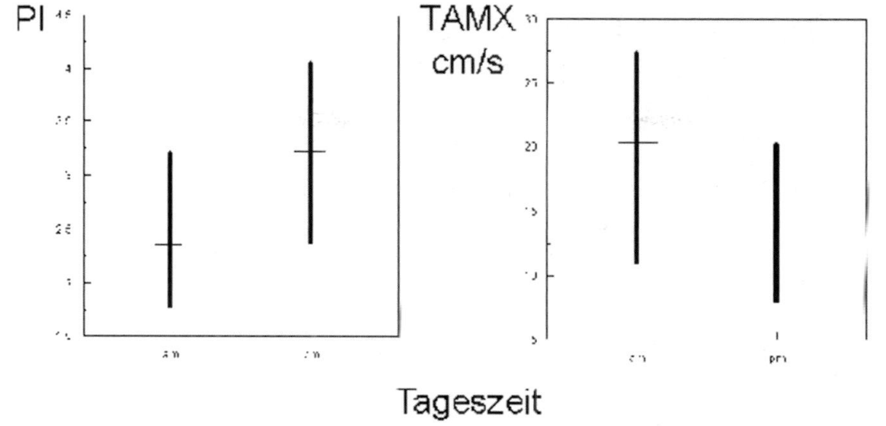

Abb. 4.7. Tageszeitliche Schwankungen des PI und der Blutflußgeschwindigkeit (*Tamv*) in der A. uterina während der Follikelphase bei Messungen am Vormittag (*am*) und am Nachmittag (*pm*). (Nach Zaidi et al. 1995)

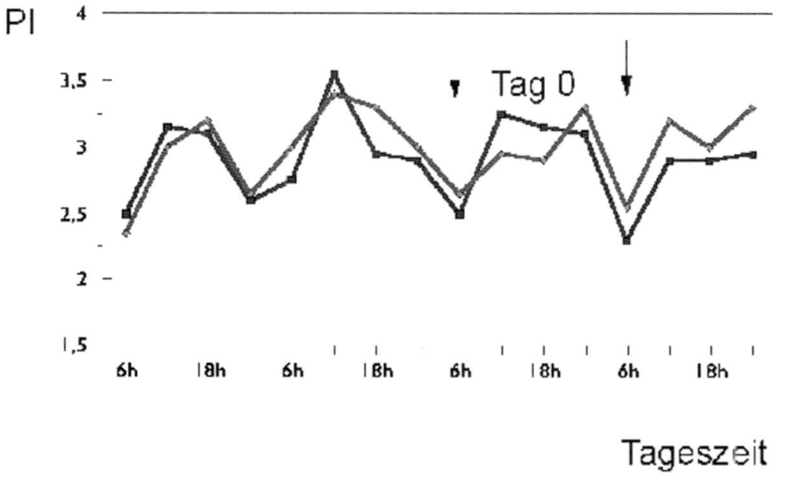

Abb. 4.8. Schwankungen des PI in Abhängigkeit von der Tageszeit. Es sind die Meßwerte beider Aa. uterinae eingezeichnet. (Nach Zaidi et al. 1996)

eintretender Menstruation (Sladkevicius et al. 1993, 1994).

Der eben beschriebene Verlauf läßt sich natürlich bei der kontinuierlichen Überwachung einer Patientin besser nachvollziehen, als bei punktuellen interindividuellen Untersuchungen an verschiedenen Zyklustagen. Ein ähnlicher Verlauf zeigt sich auch anhand der maximalen und mittleren Geschwindigkeiten, d.h. parallel mit dem Anstieg des PI kommt es auch zu einer Zunahme der Geschwindigkeiten und umgekehrt. Manche Autoren beschreiben während des periovulatorischen Abfall des PI gelegentlich kurze Anstiege des PI und der maximalen Geschwindigkeiten (Sladkevicius et al. 1993). Dies wird als indirektes Zeichen peristaltischer myometraner Kontraktionen interpretiert, wie sie zur Begünstigung der Spermienaszension und zum Transport des Ovums auftreten.

Sollte sich in der zweiten Zyklushälfte eine Schwangerschaft etablieren, so steigt der PI zum Ende der 2. Zyklushälfte nicht an, sondern bleibt auf dem niedrigen Niveau. Anhand der PI der A. uterina in der 2. Zyklushälfte können allerdings keine signifikanten Unterschiede bei ausbleibender oder stattgehabter Implantation einer Schwangerschaft festgestellt werden.

Nicht nur monatliche und tägliche Schwankungen der Durchblutung des weiblichen inneren Genitales machen die Interpretation dopplersonographischer Befunde schwer. Wie unlängst publiziert wurde, finden sich auch tageszeitliche Schwankungen der quantitativen Analyse der Dopplersignale an der A. uterina (Zaidi et al. 1995, 1996). Vor allem morgens finden sich signifikant niedrigere Werte für den PI und höhere für die Tamx, gemessen an der gleiche Patientin (Abb. 4.7 u. 4.8). Die Konsequenz aus dieser Tatsache sollte sein, daß immer zu ähnlichen Tageszeiten gemessen werden sollte.

Aus all diesen genannten Tatsachen erkennen wir, daß eine Interpretation dopplersonographischer Befunde von zahlreichen Parametern abhängig ist. Es muß versucht werden, alle möglichen Einflüsse in die Interpretation miteinfließen zu lassen. Wenn schon die Beurteilung der physiologischen Verhältnisse so schwierig und fehleranfällig ist, wie ungleich schwerer ist die Beurteilung pathologischer Verhältnisse, wobei noch nicht einmal alle pathophysiologischen Einflußfaktoren und deren Auswirkungen auf die dopplersonographischen Befunde bekannt sind.

Colour-flow-Mapping des Uterus

Die Technologie des Farbdoppler ermöglicht uns ein schnelleres Auffinden und leichtere Identifizierung der Blutgefäße im Uterus. Gleichzeitig bekommt man auch einen Eindruck über die Gefäßverteilung in diesem Organ. Wenn man über den Uterus ein Farbfenster mit sehr sensitiv eingestellter Farbgain in niedrigem Geschwindigkeitsbereich legt, kann man die Gefäße des Uterus zur Darstellung bringen: Arkadenarterien, Radialarterien und in Zyklusmitte bei guter Gerätequalität und optimaler Einstellung auch Spiralarterien. Die Stärke der Durchblutung ist natürlich auch hier abhängig vom Menopausenstatus und ist in der Prämenopause starken zyklischen Schwankungen unterworfen.

In der Zyklusmitte kann man auch von allen genannten Gefäßen Signale erhalten. Periovulatorisch kann es bei der fertilen Frau gelingen, die Spiralarterien bis fast in die obersten Schichten des Endometriums darzustellen (Appelbaum 1993). Die dabei ermittelten Signale zeigen von außen (Arkadenarterien) nach innen (Spiralarterien) abnehmende mittlere und maximale Geschwindigkeiten, sowie eine Abnahme der Gefäßimpedanz, d.h. abnehmenden peripheren Widerstand (niedriger PI und RI). Ein typisches Signal einer Spiralarterie in Zyklusmitte würde etwa eine Vmax von 2–5 cm/s und einen PI von etwa 0,6–1,2 zeigen.

A. ovarica

Die Darstellung und Messungen an der A. ovarica werden zunehmend verlassen, da man bei verbesserter Gerätetechnologie versucht, mit den Messungen immer weiter in das Organ vorzudringen um somit näher an den Ort der physiologischen und pathophysiologischen Veränderungen zu gelangen. Indikationen zur Messung direkt in der A. ovarica verbleiben immer weniger. Die Darstellung der ovariellen zuführenden Gefäße gelingt am besten, indem man zunächst beginnt ein Farbfenster über das Ovar oder den lateralen Anteil des Ovars zu legen. Anschließend positioniert man die transvaginale Ultraschallsonde so weit wie möglich an die Beckenwand. Nun kann man lateral des Ovars oder der darzustellenden ovariellen Struktur das Farbband des Lig. infundibulopelvicum zur Darstellung bringen. Über dieses Farbsignal legt man dann gefäßdeckend das Dopplergate.

Das typische Signal der A. ovarica ist ebenfalls hochpulsatil. Es finden sich mit Ausnahme der fortgeschrittenen Postmenopause praktisch immer ein diastolischer Vorwärtsfluß und häufig eine postsystolische Inzisur. So wie in der A. uterina finden sich Signale mit hohen mittleren und maximalen Geschwindigkeiten. Da der periphere Gesamtwiderstand eher hoch ist, sind die gemessenen RI und PI auch höher. Ein typisches Signal der A. ovarica in der Prämenopause hat etwa eine mittlere Geschwindigkeit von 10–20 cm/s, einen PI von ca. 1,5 und einen RI von etwa 0,8.

Colour-flow-Mapping des Ovars und dessen zyklische Veränderungen des Blutflusses

Die Kenntnis der physiologischen Durchblutung des Ovars und seine zyklischen Veränderungen sind zur differentialdiagnostischen Abgrenzung von pathologischen Zuständen wichtig. Da das Ovar Ort physiologischer Neoangiogenese ist (Corpus luteum, Graaf-Follikel), ist die Kenntnis des Zeitpunkts der dopplersonographischen Untersuchung zur Unterscheidung von möglicher pathologischer Neoangiogenese wichtig. Wenn man ein Farbfenster über das Ovar legt, stellen sich die ovariellen Gefäße mit unterschiedlicher Dichte und Farbstärke dar. Am stärksten und dichtesten ist der Hilus des Ovar durchblutet. Hier finden sich die Dopplersignale mit der höchsten Geschwindigkeit und dem höchsten RI. In Richtung Peripherie und zur Ovarkapsel hin nimmt die Gefäßdichte ab. Gleichzeitig nehmen auch die Geschwindigkeiten und die Widerstandsindizes ab.

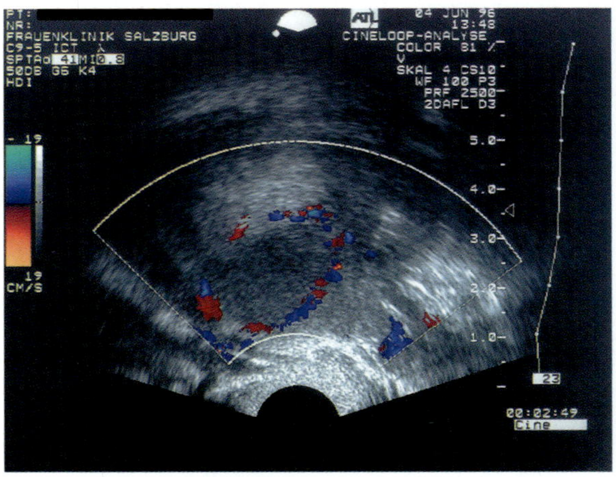

Abb. 4.9. Typisches ringförmiges farbdopplersonographisches Bild eines Corpus luteum

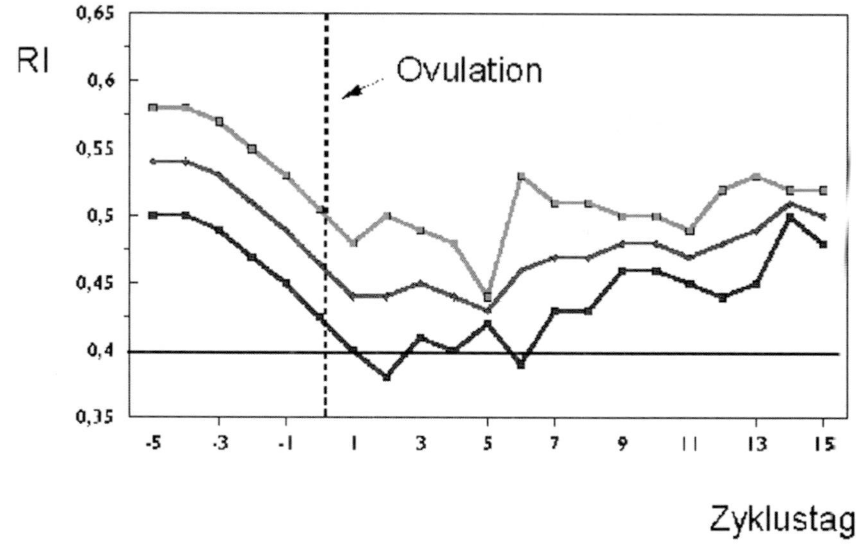

Abb. 4.10. Zyklische Veränderungen der ovariellen Durchblutung (nach Kurjak 1991). Es werden die 2fachen Standardabweichungen angegeben. Eine virtuelle Cut-off-Linie ist bei RI 0,40 gezogen, die bei Kurjak die Differenzierung von Veränderung mit Neoangiogenese möglich machen soll

Zyklusabhängig finden sich aber im Stroma des Ovars Stellen mit verstärkter Gefäßintensität. An diesen Stellen lassen sich hohe Geschwindigkeiten und niedrige Widerstandsindizes messen. Diese dopplersonographischen Kriterien sind Zeichen von Neoangiogenese eines sprungreifen Follikel oder eines aktiven Corpus luteum. Im Gegensatz zur malignen Neoangiogenese lassen die Gefäße aber eine Ordnung erkennen, die eine typische, für den Geübten leicht erkennbare Struktur annehmen. Beim Corpus luteum sieht man als typisches Farbsignal einen starken Farbring (Abb. 4.9) mitten im Ovar, oder um eine intraovariell auffällige Binnenstruktur. Es ist bekannt, daß das Corpus luteum sonomorphologisch eine Fülle von Strukturen und intraovarielle Veränderungen annehmen und imitieren kann. In der 2. Zyklushälfte ist das Ovar allgemein stärker durchblutet. Man kann auch aufgrund der Durchblutungsstärke im Color-flow-mapping als auch an den Aa. ovaricae zwischen einer dominanten Seite und einem nicht dominanten Ovar unterscheiden. Die intraovarielle Darstellung von Gefäßen gelingt in der Prämenopause normalerweise um den 10. bis 11. Zyklustag. Zu diesem Zeitpunkt haben die Follikel etwa eine Größe von 12–15 mm.

Die zyklischen Veränderungen der Ovarialdurchblutung der dominanten Seite wurden von der Arbeitsgruppe um Kurjak publiziert (Kurjak et al. 1991). In der 1. Zyklushälfte hat der Gefäßwiderstand, gemessen am RI, ein hohes Niveau. Einige Tage vor der Ovulation sinkt der RI und erreicht etwa am 16. Zyklustag ein Plateau, das etwa bis in die Mitte der 2. Zyklushälfte anhält, und dann sukzessive bis zur Menstruation wieder ansteigt, wenn keine Schwangerschaft eintritt. Die 2fache Standardabweichung der gemessenen Dopplersignale reicht im ersten Drittel der 2. Zyklushälfte bis unter RI-Werte von 0,40 (Abb. 4.10). Diese dopplersonographisch niedrigen Gefäßwiderstände sind als Zeichen der Neoangiogenese im Corpus luteum zu werten. Gerade weil auch maligne Tumore niedrige Gefäßwiderstände zeigen können – in manchen Publikationen wird sogar der RI<0,40 als diskriminierender Cut-off-Level für maligne Neoangiogenese genannt – sollte eine dopplersonographische Messung zum Ausschluß oder Nachweis von maligner Neovaskularität nicht in der 2. Zyklushälfte durchgeführt werden. Der ideale Zeitpunkt dafür wäre vom 5. bis 10. Zyklustag.

Dopplersonographische Befunde in der normalen Frühschwangerschaft

Dieses Kapitel soll nicht anregen dopplersonographische Untersuchungen in der Frühschwangerschaft durchzuführen, sondern es sollen nur die dabei feststellbaren physiologischen Veränderungen beschrieben werden. Ganz im Gegenteil sollte in der Frühschwangerschaft die Dopplersonographie über dem Uterus mit größter Zurückhaltung durchgeführt werden, da diese im 1. Trimenon der Schwangerschaft noch nicht als unbedenklich gilt. Es gibt keine Indikationen für diese Untersuchungen! Die meisten Arbeiten, die sich mit der Anwendung der Dopplersonographie in der intakten Frühschwangerschaft beschäftigen, haben ihre Daten an Schwangerschaften gewonnen, die im Rahmen der legalen Möglichkeiten einem Schwangerschaftsabbruch unterzogen wurden.

Als Fortsetzung der 2. Zyklushälfte findet man am dominanten Ovar ein farbdopplersonographisch sichtbares Corpus luteum graviditatis. Dieses kann noch bis zur 11. Amenorrhöwoche sichtbar und meßbar bleiben. Anhand der meßbaren Parameter läßt sich nicht zwischen einem Corpus luteum der 2. Zyklushälfte und einem Corpus luteum graviditatis unterscheiden. In beiden Fällen finden wir hohe Blutflußgeschwindigkeiten und niedrige Widerstandsindizes. Intrauterin, d. h. v. a. im Endometrium, findet man zahlreiche Gefäße mit regelmäßiger Verteilung und – falls wir dort messen würden – niedrige Widerstandsindizes und hohe Geschwindigkeiten. Im nicht graviden Uterus findet man normalerweise solche Blutflüsse nicht. Im Colour-flow-Mapping des Myometrium zeigen sich ebenfalls eine verstärkte Gefäßdichte und Farbintensität gegenüber dem nicht schwangeren Zustand. Diese dopplersonographischen Befunde im chorialen Gewebe und im angrenzenden Endo-/ und Myometrium werden als *plazentarer Flow* bezeichnet.

Prinzipiell kann man qualitativ und quantitativ nicht zwischen dem Blutfluß in einem Corpus luteum und einem plazentaren Flow unterscheiden. Auch die Gefäßverteilung zeigt zahlreiche, stark sichtbare Gefäße mit ähnlicher regelmäßiger Verteilung in beiden Fällen. Die einzige Unterscheidungsmöglichkeit liegt in der Lokalisation. Dillon et al. (1990) berichten, daß als differentialdiagnostisches Kriterium auch die Blutflußgeschwindigkeit herangezogen werden kann. Als idealen Cut-off-Level für den plazentaren Flow beschreibt er eine gemessene Geschwindigkeit von mehr als 21 cm/s. Dies gilt auch für die Extrauteringravidität, bei welcher ansonsten das einzige diagnostische Kriterium darin liegt, daß extrauterin und extraovariell ein plazentarer Flow darstellbar und meßbar ist. Dieser plazentare Flow ist auch der Hintergrund für die mögliche Anwendung der Dopplersonographie bei Abortus inkompletus.

An der A. uterina zeigt sich mit zunehmender Amenorrhöwoche eine abnehmende Pulsatilität und zunehmende mittlere Geschwindigkeit. In den ersten Schwangerschaftswochen – bis etwa zur 20. Schwangerschaftswoche – ist dabei immer ein postsystolischer Notch nachweisbar. Auf die Ursache, Folge und daraus ableitbare Pathologie wird an anderer Stelle näher eingegangen (s. Kap. 2.2 u. 2.8).

Postmenopause

In der Menopause kommt es zu Veränderungen der Durchblutung des inneren Genitale, welche sich dopplersonographisch nachvollziehen lassen. An erster Stelle aller Veränderungen und damit im Vordergrund steht die Abnahme der Durchblutung und damit der dopplersonographischen Parameter. Diese Reduktion des Blutflusses ist Folge des Abfalls der weiblichen Sexualhormone im peripheren Blut, einer Änderung der Blutrheologie im Alter und einer Abnahme der Gefäßelastizität. Als weiteres hervorragendes Kennzeichen einer postmenopausalen Durchblutung gilt natürlich auch der Wegfall der zyklischen Veränderungen. Mit zunehmendem Alter kommt es zu einer fortschreitenden Abnahme der Blutflußgeschwindigkeiten in den uterinen, den ovariellen, den Radial- und Spiralarterien und einer Zunahme der Widerstandsindizes.

In den Aa. uterinae kommt es erst in der späten Postmenopause zu einem signifikanten Absinken der Gefäßimpedanz. Es verschwinden auch erst in der späten Menopause bis Senium die diastolischen Flüsse. Prinzipiell lassen sich diese Veränderungen auch bei einer durch GNRH-Analoga medikamentös induzierten Menopause nachweisen. Es wird allerdings beschrieben, daß in den induzierten Menopausen an den Aa. uterinae höhere diastolische Flüsse und nicht so tiefes „*notching*" beobachtet werden (Luci et al. 1993).

Die beschriebenen typischen dopplersonographischen Veränderungen der Postmenopause sind prinzipiell reversibel und können mit hormoneller Substitution in einem Zeitraum von 6–10 Wochen an den uterinen Gefäßen rückgängig gemacht werden. Besteht eine suffiziente hormonelle Therapie über einen längeren Zeitraum, so können im Uterus bis zum Endometrium Durchblutungswerte wie bei einer prämenopausalen Frau gemessen werden. Im Uterus können in der frühen Menopause zu einem höheren Prozentsatz Radial- und Spiralarterien gesehen und gemessen werden, die ohne hormonelle Substitution nicht mehr sicht- und meßbar gewesen wären (Kupesic u. Kurjak 1995; Tabelle 4.1). Dies bedeutet allerdings nicht, daß die Dopplersonographie eine Methode ist, mit der man die Effizienz einer hormonellen Einstellung überprüfen kann. Andererseits muß man eine hormonelle Substitution anamnestisch erfassen und in die Befundinterpretation mit einfliessen lassen, um nicht

Tabelle 4.1. Darstellbarkeit der Gefäße des Uterus mittels Farbdoppler in der Postmenopause mit und ohne hormonelle Substitution. (Nach Kurjak et al. 1995)

Dauer [Jahre]	Radialarterien [%]	Spiralarterien [%]
Ohne hormonelle Substitution		
1–5	100	30
6–10	89	–
11–15	76	–
>16	33	–
Mit hormoneller Substitution		
1–5	100	36
>6	94	17,5

irrtümlich unerwartet starke Durchblutungswerte an einer sonomorphologischen Uterusveränderung als Zeichen von Neoangiogenese fehlzudeuten. Die Durchblutungsabnahme betrifft die ovarielle Durchblutung vor allem in den ersten postmenopausalen Jahren stärker als die uterine. Die ovarielle Durchblutung läßt sich auch nicht mehr so deutlich durch eine hormonelle Substitution rückgängig machen wie die Uterusdurchblutung (Kupesic u. Kurjak 1995).

Die Dopplersonographie am postmenopausalen weiblichen Genitale dient sicher nicht zur Diagnose einer richtig eingestellten hormonellen Substitution. Dazu ist sie nur äußerst schlecht geeignet. Wenn wir eine solche Untersuchung indizieren, so dient sie in erster Linie der Suche nach Zeichen von Neoangiogenese. Am postmenopausalen und senilen Genitale kommen praktisch keine Areale – weder in normalen anatomischen noch in pathologischen Strukturen – verstärkt darstellbarer Gefäße mit niedrigen Widerstandsindizes vor. Dies gilt nur unter der Einschränkung, daß das Genitale nicht unter dem Einfluß hormoneller Substitution steht.

Literatur

Appelbaum M (1995) The menstrual cycle, menopause, ovulation induction, and in vitro fertilization. In: Joshua A, Copel K, Reed L (eds) Doppler ultrasound in obstetrics and gynecology. Ravens Press, New York

Dillon EH, Feyock AL, Taylor KJW (1990) Pseudogestational sacs: Doppler US differentation from normal or abnormal intrauterine pregnancies. Radiology 176:359–364

Kupesic SD, Kurjak A (1993) Uterine and ovarian perfusion during the periovulatory period assessed by transvaginal color Doppler. Fertil Steril 60:439–443

Kurjak A, Kupesic S (1995) Ovarian senescense and ist significance on the uterine and ovarian perfusion. Fertil Steril 64:532–537

Kurjak A, Kupesic-Urek S, Schulman H, Zalud I (1991) Transvaginal color flow Doppler in the assessment of ovarian and uterine blood flow in infertile women. Fertil Steril 56:870–873

Luzi G, Coata G, Cucchia GC, Cosmi EV, Di Renzo GC (1993) Doppler studies of uterine arteries in spontaneous and artificially induced menopausal women. Ultrasound Obstet Gynecol 3:354–356

Sladkevicius P, Valentin L, Maršál K (1993) Blood flow velocity in the uterine and ovarian arteries during the normal menstrual cycle. Ultrasound Obstet Gynecol 3:199–208

Sladkevicius P, Valentin L, Maršál K (1994) Blood flow velocity in the uterine and ovarian arteries during menstruation. Ultrasound Obstet Gynecol 4:421–427

Steer C, Campbell S, Tan SL et al (1992) The use of transvaginal color flow imaging after in vitro fertilization to identify optimum uterine conditions before embryo transfer. Fertil Steril 57:372–376

Zaidi J, Jurkovic D, Campbell S, Okokon E, Tan SL (1995) Circadian variation in uterine artery blood flow indices during the follicular phase of the menstrual cycle. Ultrasound Obstet Gynecol 5:406–410

Zaidi J, Collins W, Campbell S, Pittrof R, Tan SL (1996) Blood flow changes in the intraovarian arteries during the periovulatory period: relationship to the time of day. Ultrasound Obstet Gynecol 7:135–140

Fehlerquellen und Reproduzierbarkeit

R. Gruber und G. Bogner

Einleitung

Um die transvaginale farbkodierte Dopplersonographie (TV-CDS) in ihrem Stellenwert bezüglich der diagnostischen Wertigkeit bzw. hinsichtlich des klinischen Managements richtig einschätzen und einsetzen zu können, muß sich der jeweilige Untersucher sowohl über die potentiellen Fehlerquellen als auch über den Grad der Reproduzierbarkeit der Methode im Klaren sein. Beide Parameter können die diagnostische Aussagekraft von Farbdoppleruntersuchungen wesentlich beeinflussen und auch verfälschen.

Fehlerquellen

Die TV-CDS stellt eine komplexe und technologisch hoch entwickelte diagnostische Modalität dar, die im Gegenzug jedoch ebenso stark fehleranfällig ist.

Grob gegliedert können die Fehlerquellen in 2 Hauptgruppen unterteilt werden: technologische (untersucherabhängige) Fehlerquellen und biologisch bedingte (untersucherunabhängige) Fehlerquellen.

Technologische Fehler

Ein den jeweiligen Untersuchungsbedingungen angepaßtes, möglichst sensitiv eingestelltes Ultraschallgerät ist eines der wichtigsten Kriterien, um verwertbare Meßergebnisse zu erhalten. Besonderes Augenmerk sollte dabei auf die Pulsrepetitionsfrequenz (PRF), die Farbsensitivität, die Größe des Dopplerfensters, die Größe des Farbfensters, den High-pass-Filter, die detektierbare Blutflußgeschwindigkeit und die Signalqualität gelegt werden. Ich möchte mich im folgenden auf die Farbsensitivität und die Signalqualität beschränken. Die übrigen Kriterien werden in ausführlicher Weise im geburtshilflichen Teil (s. Kap. 1.6) abgehandelt.

Ein sehr wichtiger Parameter, der die Untersuchungsergebnisse beeinflussen kann, ist die Farbsensitivität, mit welcher die Farbdoppleruntersuchung vorgenommen wird. Bei zu niedrig eingestellter Farbsensitivität gelangen sehr langsame oder kleinvolumige Blutflüsse im Farbdopplermodus überhaupt nicht zur Darstellung, wodurch fälschlicherweise ein zu niedriger Vaskularisationsgrad des untersuchten Gewebes vorgetäuscht wird. Umgekehrt wird eine zu hohe Gefäßdichte erreicht, wenn die Farbsensitivität des Ultraschallgeräts zu hoch gewählt wird, wobei es sich bei den zusätzlich sich darstellenden Farbpixeln um Artefakte, also artifizielle Farbpixel, und nicht um Blutgefäße mit darin befindlichem Blutfluß handelt. Aus diesen Artefakten sind natürlich keinerlei Dopplersignale ableitbar.

Die optimale Farbsensitivität sollte möglichst so hoch eingestellt werden, daß es gerade nicht zum Auftreten von Artefakten kommt. Unseren eigenen Erfahrungen zufolge sollte die Farbsensitivität zwischen 80 und 90% gewählt werden, um im Farbdopplermodus das Optimum an Information zu erzielen.

Ähnlich verhält es sich mit der Wahl der minimal detektierbaren Blutflußgeschwindigkeit. Bei Doppleruntersuchungen von gynäkologischen Tumoren muß man im Gegensatz zu geburtshilflichen Untersuchungen mit z. T. sehr niedrigen Blutflußgeschwindigkeiten rechnen, die oft weit unter 10 cm/s gelegen sind. Um derart langsame Blutflüße bzw. Erythrozyten in sehr kleinen Gefäßen noch erfassen zu können, muß man das Ultraschallgerät entsprechend sensitiv einstellen, so daß auch diese Blutströme noch in Form von Farbpixeln und daraus ableitbaren Dopplersignalen darstellbar sind. Moderne Geräte können dabei niedrige Blutflußgeschwindigkeiten bis zu 1 cm/s erfassen.

Eine potentielle Fehlerquelle ist auch im Bereich der Dopplersignalqualität gelegen. Lediglich ein qualitativ einwandfreies Dopplersignal (Abb. 4.11a,b) sollte als Meßergebnis Berücksichtigung finden, da bei Auswertung qualitativ schlechter Dopplersignale (Abb. 4.11c) eine nicht vorhandene Pathologie vorgetäuscht werden kann.

Bei gynäkologischen Entitäten ist es im Unterschied zu geburtshilflichen Anwendungen jedoch wesentlich schwerer, qualitativ einwandfreie Signale zu erhalten. Dies liegt vornehmlich darin begründet, daß die Architektur der zu untersuchenden Gefäße bei gynäkologischen Entitäten weitaus komplexer ist als in

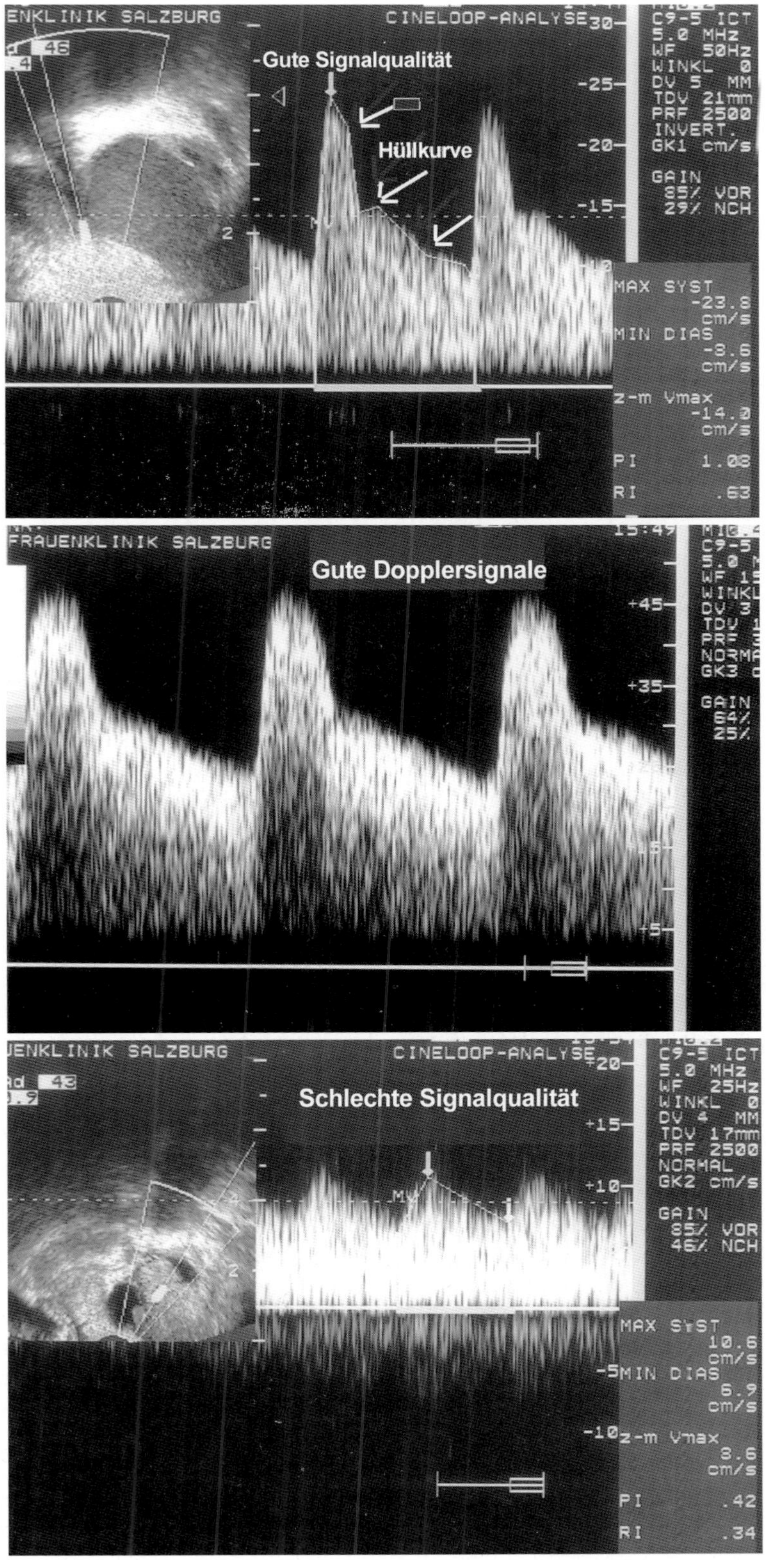

a b c

Abb. 4.11 a–c. a, b Qualitativ gute Dopplersignale: die einzelnen Signale sind gleichförmig, sie füllen das Spektrum gut aus (Reduktion des Meßfehlers) und sie besitzen eine scharf begrenzte Hüllkurve, was für die Auswertung besonders wichtig ist. **c** Qualitativ schlechte Dopplersignale: die einzelnen Signale sind zu klein und nicht gleichförmig, sie füllen das zur Verfügung stehende Spektrum bei weitem nicht aus und die Hüllkurve erscheint stark ausgefranst, was eine exakte Messung negativ beeinflußt der Geburtshilfe. In der Geburtshilfe werden Dopplermessungen in der Regel an wohldefinierten und zumeist größeren Gefäßen (z. B. fetale Aorta, A. umbilicalis) vorgenommen, so daß es in den allermeisten Fällen möglich ist, qualitativ sehr gute Signale abzuleiten. Bei gynäkologischen Tumoren ist jedoch aufgrund der Neoangiogenese vielfach eine äußerst komplexe und wirre Gefäßarchitektur (Schoenfeld et al. 1994) mit Kalibersprüngen und lakunären Aussackungen vorhanden. Im Farbdopplerbild sieht man als Ausdruck dessen ungeordnete kleinere und größere Farbpixel, die in ihrem Verlauf nicht oder kaum verfolgbar sind.

In dieser Situation muß man bei Unkenntnis des Gefäßverlaufs und somit auch unbekanntem Winkel zwischen einfallendem Dopplerstrahl und der Gefäßachse durch sehr feine und vorsichtige Bewegungen des Schallkopfes versuchen, ein akustisch und optisch möglichst gutes Dopplersignal zu erzielen, ein Unterfangen, welches mitunter hohe Anforderungen an die Geduld sowohl der Patientin als auch des Untersuchers stellt.

Aus dem eben Gesagten geht indirekt auch hervor, daß bei gynäkogischen Anwendungen quantitative Flußparameter (Blutflußgeschwindigkeit, Flußvolumen) aufgrund der Unkenntnis der Winkelverhältnisse nur eine stark eingeschränkte Aussagekraft besitzen und praktisch kaum reproduzierbar sind, während hingegen diese Aussage bei den qualitativen Meßparametern [Pulsatilitätsindex (PI), Resistanceindex (RI)] nicht zutreffend ist.

Biologisch bedingte Fehlerquellen

Neben den technischen Fehlerquellen gibt es noch eine Reihe von biologischen (patientenabhängigen) Situationen, die bei der Differenzierung von malignen und benignen gynäkologischen Prozessen zu fehlerhaften Interpretationen der gewonnenen Meßergebnisse führen können. An erster Stelle sind dabei die Lutealphase des Menstruationszyklus und die Hormonsubstitutionstherapie in der Postmenopause zu erwähnen, weitere, wenn auch seltenere Fehlerquellen, stellen entzündliche Prozesse, Dermoidzysten, Endometriosezysten und die Extrauteringravidität dar. Im folgenden sollen die häufigsten untersucherunabhängigen Fehlerquellen, also die Lutealphase und die Hormonersatztherapie, abgehandelt werden.

Lutealphase und Hormonsubstitution

In der periovulatorischen Phase und der sich anschließenden Lutealphase kommt es im Zuge von morphologischen Veränderungen am Ovar und am Endometrium gleichzeitig auch zu im Farbdopplerbild sichtbaren und meßbaren vaskulären Veränderungen, die Ausdruck einer „physiologischen Neoangiogenese" sind. Zahlreiche Studien haben die Durchblutungsänderungen von Uterus und Ovarien im Verlaufe des ovariellen Zyklus zum Inhalt (Bourne et al. 1991; Campbell et. al. 1993; De Ziegler et al. 1991) zum Inhalt.

In der periovulatorischen Phase und in der nachfolgenden Gelbkörperphase sind eine Zunahme der Gefäßdichte (zumeist ringförmig) und gleichzeitig eine Abnahme des Gefäßwiderstands und somit eine Abnahme des RI und des PI sowie eine Zunahme des Blutflußvolumens und der Fließgeschwindigkeit (V_{max}) zu beobachten, wobei diese vaskulären Veränderungen zwischen dem 13. und 21. Zyklustag am stärksten ausgeprägt sind (Scholtes et al. 1989). Am Dopplersignal findet dies seinen Niederschlag in Form einer Verbreiterung der systolischen Komponente und einer Zunahme der diastolischen Flußkomponente. Als Auslöser für diese Durchblutungsveränderungen werden einerseits physiologische neoangiogenetische Faktoren (Findlay 1986) sowie hormonelle (Östrogen und Progesteron) Einflüße diskutiert, welche auf die Endothelzellen präexistenter Gefäße mitogene Wirkung zeigen.

Durch alle diese Einflußfaktoren kommt es bei prämenopausalen Patientinnen infolge der Veränderungen während der Ovulation und der konsekutiven Lutealphase zu einer physiologischen Abnahme der Widerstandswerte im Reproduktionstrakt, was eine potentielle Fehlerquelle in der Hinsicht darstellt, daß bei Untersuchungen in der 2. Zyklushälfte sehr niedrige (physiologische) Widerstandswerte gemessen werden können, was zu Fehlinterpretationen und falschen Verdachtsdiagnosen Anlaß geben kann. Folglich sollten bei Doppleruntersuchungen zum Zwecke der Dignitätseinschätzung gynäkologischer Tumoren Messungen in der 2. Zyklushälfte unterlassen werden. Zum sicheren Ausschluß dieser Fehlerquelle empfiehlt es sich, die Untersuchung zwischen dem 5. und 10. Zyklustag durchzuführen.

Ähnliche Effekte an Endometrium und etwas weniger ausgeprägt an den Ovarien werden in der Postmenopause durch eine Hormonsubstitution beschrieben (Bonilla-Musoles et al. 1995). Es kommt dabei hormonmediiert, ähnlich der Lutealphase, sowohl zu einer Zunahme der Gefäßzahl und der Gefäßdichte als auch zu einer Abnahme der Widerstandsindizes. Es können also durch eine Hormongabe in der Postmenopause Durchblutungsverhältnisse geschaffen werden, welche in der Interpretation der Meßergebnisse zu falsch-positiven Einschätzungen führen können. Um diese Fehlermöglichkeit auszuschalten bzw. reduzieren zu können, muß man bei postmenopausalen Patientinnen über eine etwaige Hormonersatztherapie Bescheid wissen und diese Tatsache auch in die Gesamtbeurteilung einfließen lassen. Dies beinhaltet natürlich ein gewisses Maß an Subjektivität. Diese Fehlerquelle kann zur Gänze ausgeschaltet werden, indem die Hormonersatztherapie abgesetzt wird und die Dopplermessungen 4–6 Wochen nach dem Absetzen durchgeführt werden.

Reproduzierbarkeit der Methode

Damit eine bestimmte diagnostische Modalität klinische Relevanz und Anwendung finden kann, muß das Kriterium der Reproduzierbarkeit der verwendeten Methode erfüllt sein.

Die transvaginale Farbdopplersonographie wurde im Jahre 1986/1987 als diagnostische Modalität in die Gynäkologie eingeführt und in weiterer Folge wurden unzählige Publikationen zur klinischen Anwendbarkeit dieser Untersuchungsmethode bei den unterschiedlichsten gynäkologischen Fragestellungen veröffentlicht. Im Gegensatz dazu wurde jedoch der sehr wichtige wissenschaftliche Parameter der Reproduzierbarkeit geradezu stiefmütterlich behandelt, was sich auch in den nur sehr wenigen und erst unlängst publizierten Studien widerspiegelt.

Die Methode muß also zwischen 2 oder mehreren Untersuchern (Interobserver), Ultraschallgeräten (Interequipment) und schließlich auch Untersuchungen ein und desselben Untersuchers (Intraobserver) korrelieren und somit reproduzierbar sein.

Bei der Reproduzierbarkeit des Vaskularisationsgrades des untersuchten Gewebes stößt man aus wissenschaftlicher Sicht insofern auf Schwierigkeiten, daß es bis dato keine verläßliche Methode zur quantitativen Erfassung des Gefäßreichtums eines Gewebes gibt, so daß hierbei eine stark subjektive Komponente gegeben ist.

Bei den qualitativen (nach der Dopplergleichung weitgehend winkelunabhängigen) Meßparametern, also beim RI und PI, haben sowohl die wenigen zu dieser Thematik in der Literatur publizierten (Sladkevicius et al. 1995; Tekay et al. 1997) als auch eigene Studien hohe Korrelationswerte (Gruber et al. 1996; Abb. 4.12a,b) und somit gute Reproduzierbarkeit ergeben. Die Grundvoraussetzung dafür ist aber, daß ausschließlich qualitativ einwandfreie Dopplersignale für die Auswertung herangezogen werden. Bei eigenen Untersuchungen zur Prüfung der Reproduzierbarkeit konnte im Rahmen von Interobserververmessungen für den Resistanceindex ein Korrelationskoeffizient von 0,96 festgestellt werden, ein Wert, der ein sehr hohes Maß an Reproduzierbarkeit darstellt.

Bei quantitativen und winkelabhängigen Blutflußparametern, also bei den verschiedenen Blutflußgeschwindigkeiten und dem Flußvolumen, hingegen ist das Maß der Reproduzierbarkeit wesentlich geringer (Tekay et al. 1997). Dies liegt darin begründet, daß bei Doppleruntersuchungen im gynäkologischen Rahmen komplexe Durchblutungsverhältnisse vorliegen, die es nicht erlauben, exakte Angaben über die Winkelverhältnisse zwischen einfallendem Dopplerstrahl und der Gefäßlängsachse zu machen, wodurch eine große Fehlerabweichung möglich wird, die sich ihrerseits negativ auf die Reproduzierbarkeit der Meßergebnisse auswirkt.

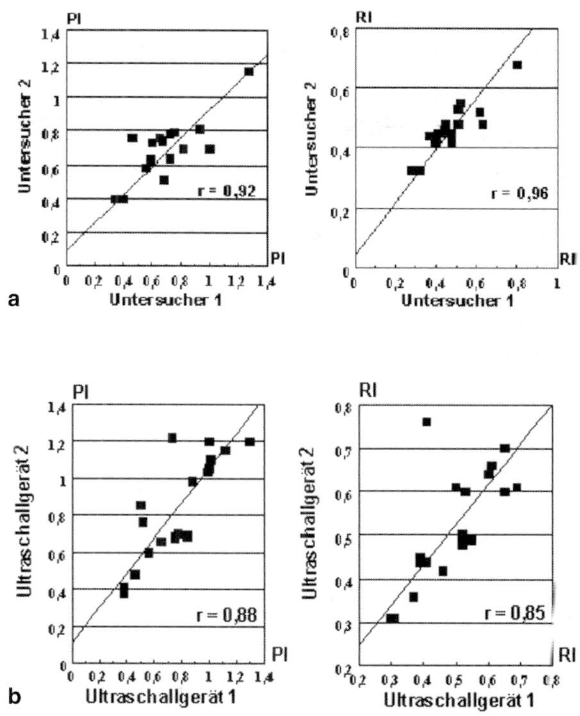

Abb. 4.12 a, b. a Regressionsgeraden und Korrelationskoeffizienten für den PI und RI bei Interobservermessungen. b Regressionsgerade und Korrelationskoeffizienten für den PI und RI bei Interequipmentmessungen

Literatur

Bonilla-Musoles F, Marti MC, Ballester MJ, Osborne NG, Raga F (1995) Normal uterine blood flow in postmenopausal women assessed by transvaginal color Doppler ultrasonography. J Ultrasound Med 14:491–494

Bourne TH, Jurkovic D, Waterstone J, Campbell S, Collins WP (1991) Intrafollicular blood flow during human ovulation. Ultrasound Obstet Gynecol 1:53–59

Campbell S, Bourne TH, Waterstone J (1993) Transvaginal color blood flow imaging of the periovulatory follicle. Fertil Steril 60:433–438

De Ziegler D, Bessis R, Frydman R (1991) Vascular resistance of uterine arteries: Physiological effects of estradiol and progesteron. Fertil Steril 55:775–779

Findlay JK (1986) Angiogenesis in reproductive tissues. J Endocrin 111:357–366

Gruber R, Bogner G, Steiner H, Staudach A (1996) Reproduzierbarkeit farb-/Dopplersonographischer Messungen im Rahmen der präöperativen Dignitätseinschätzung von Adnextumoren. Ultraschall Med 17:[Suppl 1]:17

Schoenfeld A, Levavi H, Tepper R, Breslavski D, Amir R, Ovadia J (1994) Assessment of tumor-induced angiogenesis by three-dimensional display: Confusing Doppler signals in ovarian cancer screening. Ultrasound Obstet Gynecol 4:516–519

Scholtes MCW, Wladimiroff JW, Van Rijen HJM, Hop WCJ (1989) Uterine and ovarian flow velocity waveforms in the normal menstrual cycle: A transvaginal study. Fertil Steril 52:981–984

Sladkevicius P, Valentin L (1995) Interobserver agreement in the results of Doppler examinations of extrauterine pelvic tumors. Ultrasound Obstet Gynecol 6:91–96

Tekay A, Jouppila P (1997) Intraobserver variation in transvaginal Doppler blood flow measurements in benign ovarian tumors. Ultrasound Obstet Gynecol 9:120–124

Diagnostischer Einsatz bei Adnextumoren

G. Bogner, R. Gruber, H. Steiner und A. Staudach

Einleitung

Die Farbdopplersonographie gibt uns die Möglichkeit, Einblick in die Durchblutungssituation eines ovariellen Prozesses zu gewinnen. Basierend auf den grundlegenden Arbeiten von Folkman über die Tumorneoangiogenese (Folkmann 1972; Folkmann et al. 1989) (s. auch Kap. 4.1) glaubte man anfangs mit dieser Untersuchungstechnik das bis heute nicht gelöste Problem der Früherkennung von Ovarialkarzinomen lösen zu können. Seit Ende des letzten Jahrzehnts wurden zahlreiche Publikationen über den Wert der Methode mit z. T. diametralen Ergebnissen veröffentlicht. Mit der Analyse verschiedenster dopplersonographischer Parameter [Resistance-Index (RI), Pulsatilitätsindex (PI), Gefäßverteilung, Flußgeschwindigkeit etc.), die Ausdruck und Zeichen der Neoangiogenese sind, kam man auf vollständig unterschiedliche Ergebnisse. Auf der einen Seite wurden von der Zagreber Arbeitsgruppe (Kurjak et al. 1991) lediglich mit der Anwendung eines Cut-off-Levels (RI < 0,40) eine Sensitivität von fast 100% und eine Spezifität von 97% und eine diagnostische Treffsicherheit von 99% erreicht. Diese Arbeitsgruppe propagierte die Methode schon zuversichtlich mit diesem Grenzwert als kommende Screeningmethode für das Ovarialkarzinom. Auf der anderen Seite konnte zum einen deren Ergebnisse von keiner Arbeitsgruppe mit dieser Treffsicherheit nachvollzogen werden, zum anderen vertraten nicht unbedeutende Autoren die Ansicht, daß sich der Farbdoppler für die Dignitätsbeurteilung von Adnexprozessen nicht eigne (Tekay u. Jouppila 1992).

Nach unserer Ansicht, wie die der meisten Autoren, liegt die Bedeutung der Untersuchungsmethode zwischen den aufgezeigten opponierenden Extrempositionen. Die Interpretation der gewonnenen Untersuchungsergebnisse hängt ganz wesentlich vom Menopausenstatus ab. Es muß auch vorweg mit aller Deutlichkeit gesagt werden, daß die Farbdopplersonographie lediglich ein Mosaikstein im Abklärungsschema eines Ovarialtumors sein kann. Die sonomorphologische Beurteilung eines Adnexprozesses in der Hand eines erfahrenen Untersuchers zeigt eine größere Treffsicherheit und Genauigkeit als jede andere Untersuchungsmethode (Prömpeler et al. 1996). Bei der Auswertung der Ergebnisse der transvaginalen Sonographie (TVS) in unserem eigenen Patientenkollektiv erreichten wir eine Sensitivität von 96,7% und eine Spezifität von 85,6% für die Erkennung von Malignität. Aufgrund der guten Aussagekraft der TVS ist man in den letzten Jahren dazu übergegangen das Ergebnis der transvaginalen Sonographie mit dem der Farbdopplersonographie zu kombinieren (Prömpeler et al. 1996). Durch die einfache Kombination beider Methoden kann man zwar Treffsicherheit erhöhen – es werden weniger Karzinome übersehen – allerdings werden dabei mehr Adnextumore mit Verdacht auf Malignität falsch beurteilt. Man hat auch Scoringsysteme entwickelt um die Vorteile beider Untersuchungsmodalitäten zu erhalten (Kurjak u. Predanic 1993). Letztendlich geht die Entwicklung eher in die Richtung, daß es Adnextumoren gibt, die von der Beurteilung durch die transvaginale Farbdopplersonographie mehr profitieren und andere bei der sich entweder der Zeitaufwand der Untersuchung nicht lohnt oder die Farbdopplersonographie sogar negativen Einfluß auf die Abklärung nimmt, d. h. der Farbdoppler kann bei klinisch-sonographischen eindeutigen Karzinomen in Einzelfällen die Diagnosestellung verunsichern.

Durchführung und Beurteilung

Wesentliche Grundbedingung für eine hohe Untersuchungsqualität ist eine für diese Krankheitsbilder optimale Geräteeinstellung (s. Kap. 4.2) In der Prämenopause sollte die Untersuchung zwischen dem 5. und 10. Zyklustag durchgeführt werden. Bei postmenopausalen Patientinnen muß eine etwaige hormonelle Substitution in die Beurteilung miteinbezogen werden, da diese – weniger stark als bei der Uterusdurchblutung, aber doch signifikant – eine Verbesserung der Durchblutung an den ovariellen Strukturen verursachen kann. Über die Wirkung der oralen Kontrazeption auf die ovarielle Durchblutung und deren Einfluß auf die dopplersonographischen Werte sind keine gesicherten Daten bekannt.

Mit einem nicht zu großen Farbfenster wird der Adnextumor langsam durchgescannt, soweit dies durch den transvaginalen Zugang möglich ist. Im Regelfall sollten bis zu einer Eindringtiefe von 5–7 cm auch kleine Gefäße und niedrige Blutflüsse registrierbar sein. Jene Strukturen, die transvaginal nicht mehr, oder mit nicht ausreichender Sensitivität, erreicht werden können, kann man prinzipiell auch transabdominell untersuchen. Transabdominell ist allerdings die Sensitivität zur Erfassung kleinster und niedrigster Blutflüsse reduziert. Dies schränkt den Wert des transabdominellen Zugangs ein. Folgende farbdopplersongraphische Parameter werden untersucht:

- Findet man im Ovarialtumor Gefäße? Wenn ja, sind es nur einzelne (eines), einige oder unzählbar viele?
- Wie ist die Anordnung dieser Gefäße im Tumor?– Von *regelmäßiger Gefäßverteilung* spricht man, wenn ein Gefäßbaum vorstellbar ist und/oder wenn man dem Verlauf der Gefäße folgen kann. Ist dies nicht der Fall, läßt sich keine Ordnung erkennen, so sprechen wir von einer irregulären Gefäßverteilung. Gefäßordnung liegt auch dann vor, wenn avaskuläre Strukturen andere Areale mit darstellbaren Gefäßen passiv verdrängen und dabei gut abgrenzbare regelmäßige Randstrukturen entstehen. Dies gilt auch bei starker Gefäßversorgung (z.B. Tuboovarialabszeß). Besonderes Augenmerk muß man auf jene sonomorphologischen Areale legen, die größere solide Anteile haben oder auf papilläre/proliferierende Strukturen, die in ein zystisches Areal hineinragen. Neben den oben genannten *Gefäßlokalisationen* unterscheiden wir noch eine periphere (äußeres Drittel einer soliden Struktur), eine septale Gefäßlage und Gefäße am Zystenrand oder in der Zystenkapsel.
- An mehreren Stellen über dem Adnextumor, v.a. aber in den Gefäßen in obengenannten sonomorphologisch auffallenden Strukturen wird versucht, arterielle Dopplersignale zu erhalten. Der jeweils niedrigste gemessene RI/PI wird zur Evaluierung herangezogen. In der Postmenopause, v.a. aber im Senium sollte auch jedes venöse Signal zur Auswertung gelangen. Um es von einem Artefakt (Farbpixel ohne dahinterliegendem Gefäß, v.a. bei hoch gewähltem Farbgain) unterscheiden zu können, muß es reproduzierbar darstellbar sein. Viele Autoren sind von der Messung der Blutflußgeschwindigkeit abgekommen, da in den vielen Fällen – im besonderen im „dreidimensionalen Chaos“ neoangiogenetischer Areale (vgl. Kap. 4.1) – die Flußrichtung eines Gefäßes nicht bestimmbar ist.

Anhand dieser Parameter versucht man den Eindruck zu gewinnen, ob Prozesse mit Neovaskularität vorliegen. Man geht am besten in oben angegebener Reihenfolge vor. Das Ergebnis der Untersuchung darf nur lauten, ob Verdacht auf Neoangiogenese vorliegt oder nicht. Man soll sich nicht dazu verleiten lassen aufgrund eines Farbdopplerbefundes eine histologische Diagnose zu stellen. *Verdacht auf Neoangiogenese* wird dann geäußert, wenn eines oder mehrere der folgenden Befunde erhoben werden:

- Es liegt ein *niedriger Widerstandsindex* vor. Als Richtwert kann ein RI von kleiner 0,45 genommen werden. Zwischen RI- und PI-Werten bestehen prinzipiell strenge Korrelationen (Gruber et al. 1996). Weil die Signalqualität im gynäkologischen Bereich schlecht ist, und die Bestimmung des PI an diesen Signalen nicht sehr praktikabel ist, führen wir keine PI-Messungen mehr durch. In unserem eigenen Kollektiv (Gruber 1995) wäre der optimale diskriminierende Cut-off-Wert für den PI < 0,60 gelegen. Nach unseren Erfahrungen sollten allerdings in der Prämenopause niedrigere Cut-off-Level verwendet werden als in der Postmenopause, da der maligne Ovarialtumor in der Prämenopause signifikant niedrigere RI-Werte zeigt als in der Postmenopause. Wir verwenden z. Z. für die Prämenopause einen Cut-off-Wert von RI < 0,40 und für die Postmenopause RI < 0,44 (eigene Erfahrungen, nicht publiziert).
- Ein sehr bedeutender Hinweis für Neoangiogenese, besonders in der Postmenopause, liegt im Nachweis eines *Gefäßes in einer papillären Proliferation* (Abb. 4.13) oder *zentral in einem sonomorphologisch solid imponierendem Bezirk*. In der Postmenopause ist dies der aussagekräftigste farbdopplersonographische Befund. In der retrospektiven Analyse im eigenen Kollektiv erreichten wir allein mit diesem Befund ohne Zusatzkriterien in der Postmenopause eine Sensitivität von 96% und eine Spezifität von 86,5%, bei einem positiven Vorraussagewert von 77%. Diese guten Ergebnisse erhält man allerdings nur dann, wenn man auch rein venöse Gefäße erfaßt und dokumentiert. In unserer Anfangszeit wurden von uns 2 maligne postmenopausale Adnextumore nur deshalb prospektiv nicht erkannt, weil wir dieser Tatsache zu wenig Beachtung zukommen ließen. Falsch-positive Befunde bekommen wir bei diesem Kriterium bei der Beurteilung von Myomen im Adnexbereich (s. auch Kap. 4.5). Solide Tumoren, die sonomorphologische Kriterien eines Myoms zeigen, profitieren somit nicht vom Farbdoppler und sollten deshalb

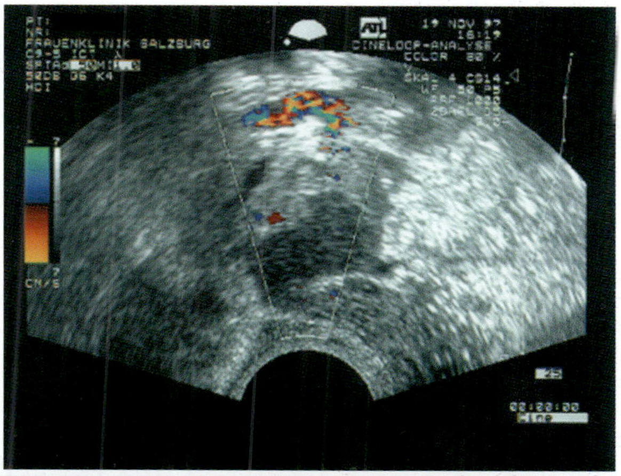

a

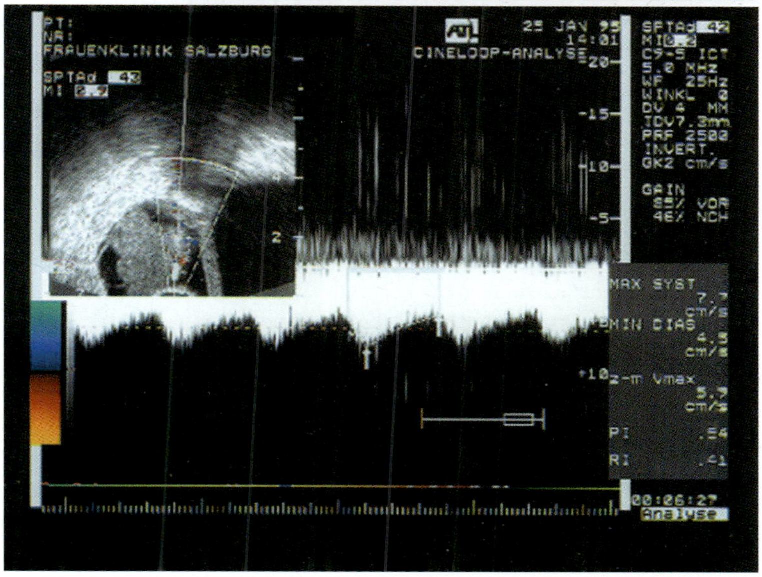

b

Abb. 4.13. Zentrale Gefäße sind v. a. in der Postmenopause ein guter Hinweis für eine Neoangiogenese. **a** In einer papillären Proliferation sichtbares Gefäß, aus dem auch ein Dopplersignal ableitbar war bei einer postmenopausalen Frau mit einem 25 mm großen suspektem Ovarialbefund als Ausdruck eines Ovarialkarzinoms Stadium Ia. **b** Zentral in einem soliden Areal eines suspekten Ovarialtumors nachweisbare Gefäße. Das aus diesen Gefäßen ableitbare Signal zeigt einen niedrigen RI, postmenopausale Frau mit einem Ovarialkarzinom Stadium IIIc

auch ausgeschieden werden. Gefäßlokalisation mit abfallender Wertigkeit sind die periphere und septale Lage. Einen malignen Ovarialtumor, der „nur" in der Zystenwand Gefäße zeigte, fanden wir bis heute nicht.

- Die *Gefäßverteilung* wird dann als suspekt beurteilt, wenn entweder unzählbar viele Gefäße zur Darstellung kommen oder wenn die Gefäße zum überwiegenden Teil in ihrem Verlauf nicht verfolgt werden können. Dieses zum Großteil schlecht objektivierbare Kriterium ist am meisten von der Erfahrung des Untersuchers abhängig (Bogner et al. 1996), (Abb. 4.14).

Findet man in einem Ovarialtumor einen oder mehrere der oben genannten Befunde, muß der Verdacht auf Neoangiogenese ausgesprochen werden. Man soll versuchen, Fehlerquellen auszuschließen (2. Zyklushälfte, hormonelle Substitution, Entzündung, etc.). Bei hysterektomierten Frauen mit unklarem Menopausenstatus oder bei Frauen in der Perimenopause soll der Befund in 2 oder 6 Wochen wiederholt werden, um eine Neoangiogenese durch ein Corpus luteum oder dessen Persistenz auszuschließen.

Fehlerquellen

Neben den Fehlerquellen bedingt durch falsche oder untaugliche Geräteeinstellung, die zu falsch-negativen Befunden führen, gibt es natürlich biologische Zustände des Ovars, deren Nichtbeachtung oder -erkennung falsch-positive Befunde ergeben (richtig erkannt definieren wir so, wenn hinter einem farbdopplersonographisch suspekten Befund als histologisches Substrat Malignität steckt). Mit der transvaginalen Farbdopplersonographie suchen wir nach Arealen mit Hinweis auf Neovaskularität. Aus diesem Grund sollten alle Zustände, die physiologisch oder pathophysiologisch das Phänomen der Neoangiogenese in sich

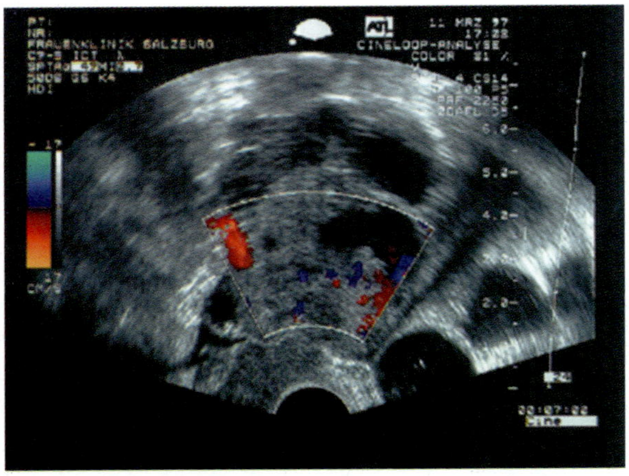

Abb. 4.14. Suspekte Gefäßverteilung bei einer perimenopausalen Frau mit einem Ovarialkarzinom Stadium IIIc. Status post Hysterektomie: man sieht zahlreiche über den gesamten Tumor verteilte Gefäße, die überwiegend in ihrem Verlauf nicht verfolgbar sind

tragen differentialdiagnostisch ausgeschlossen werden. Dies ist natürlich nicht in allen Fällen möglich, sollte aber in die differentialdiagnostischen Überlegungen miteinbezogen werden. Folgende Differentialdiagnosen zum suspekten Dopplerbefund sind möglich:

- Entzündungen im kleinen Becken (z.B. Tuboovarialabszeß),
- das Corpus luteum (läßt sich weitgehend vermeiden durch den Untersuchungszeitpunkt vom 5. bis 10. Zyklustag),
- metabolisch aktive Tumoren oder solche, die typischerweise Durchblutungsverhältnisse haben, die vom suspekten Doppler nicht trennbar sind: Endometriose, Dermoide (z.B. Struma ovarii), Myome;
- das periovulatorische Ovar zeigt um den Follikel neoangiogenetische Aktivität;
- Gravidität und Trophoblasterkrankungen (Extrauteringravidität, Trophoblasttumore).

Eine andere Fehlerquelle, die nicht immer vermeidbar ist, ist die Analyse eines Dopplersignals aus einem venösen Gefäß. Typische venöse Gefäße erkennt man unter anderem am „venösen" Blutflußgeräusch. Sie haben einen hohen diastolischen Fluß, einen flachen systolischen Flußgeschwindigkeitsanstieg und meist abgerundete systolische Spitzen. Sie entstehen durch die auf die Venen fortgeleiteten arteriellen Pulsationen. Typischerweise zeigen venöse Gefäße atemabhängige Blutflußsignale. Das Nichterkennen ergibt einen falsch-positiven Befund (Abb. 4.15). Eine weitere Quelle falsch negativer Befunde kann ein großer Ovarialtumor sein, dessen neoangiogenetischer Bezirk für den Untersucher nicht erreichbar ist.

Anwendung und klinische Wertigkeit bei der Dignitätsbeurteilung von Adnextumoren

Wir wissen aus vielen Publikationen über die Anwendung der Farbdopplersonographie bei Adnextumoren, daß maligne Prozesse des Ovars – aufgrund der Neovaskularität – in einem höherem Prozentsatz zentral liegende arterielle und venöse Gefäße zeigen, häufiger eine chaotische Gefäßverteilung aufweisen, signifikant höhere Durchnitts- und Spitzenflußgeschwindigkeiten und signifikant niedrigere Widerstandsindizes zeigen

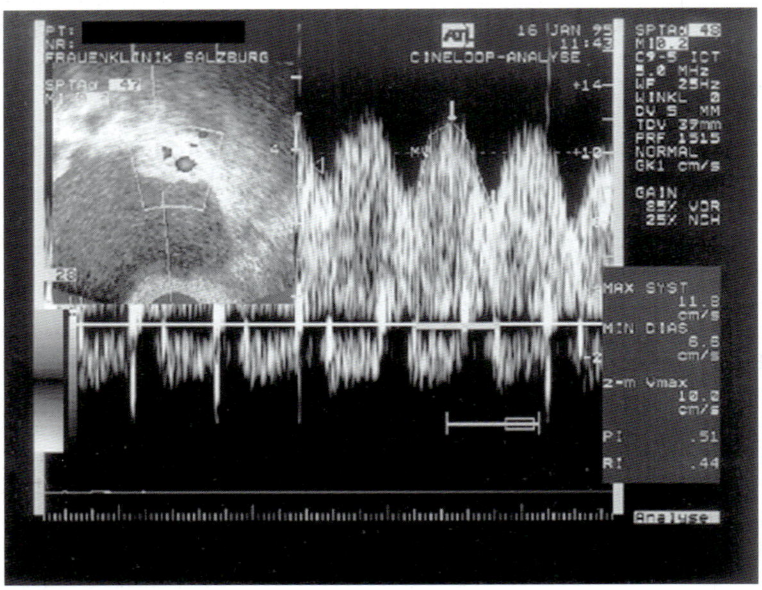

Abb. 4.15. Fehlerquelle für falsch-positive Befunde bei Bestimmung eines Widerstandsindex aus einem venösen Gefäß: das venöse Gefäß ist an dem flachen systolischen Anstieg und der runden Signalspitze erkennbar. Der histologische Befund in diesem Fall war eine Endometriosezyste

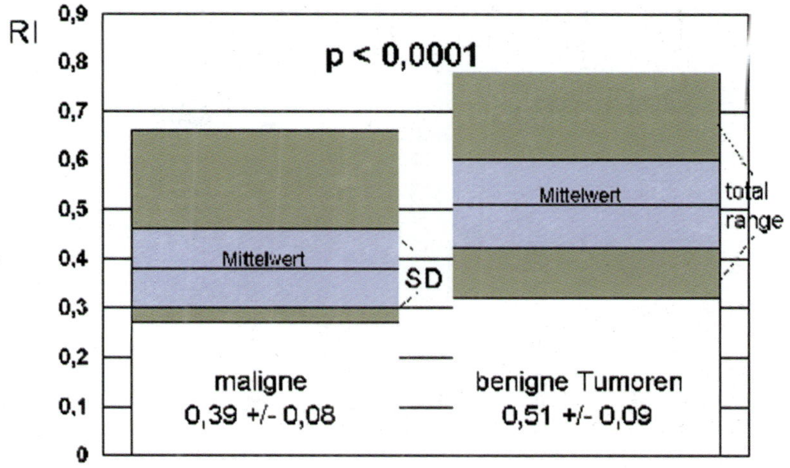

Abb. 4.16. Verteilung der RI-Werte in unserem Kollektiv (230 Adnextumoren, 31 davon malign): Obwohl statistisch signifikante Unterschiede bei den Widerstandsindizes zwischen benignen und malignen Tumoren beschrieben werden, ist die Überlappung zwischen den Standardabweichung relativ breit, so daß eine Cut-off-Linie nicht eindeutig die Dignität diskriminierend anzeigt. In der Abbildung sind die Mittelwerte und die einfache Standardabweichung im *Zentrum des Balkens* aufgezeigt. *Darüber* und *darunter* die maximale Streubreite aller erhobenen Befunde (Range)

als benigne (Fleischer u. Jones 1993; Gruber 1995). Trotzdem kann man aus diesen statistisch gesicherten Informationen keine eindeutige Aussage für die klinische Diagnostik im Einzelfall ableiten, z.B. haben maligne Tumore statistisch signifikant niedrigere Widerstandsindizes; die einfache Standardabweichung des RI überlappt aber so weit mit den Standardabweichungen bei den gutartigen Adnexprozessen, daß man an unserem Patientenkollektiv (229 Adnextumoren, davon 31 malign = Prävalenz von 13,5%, davon 9 Karzinome im Stadium Ia; prä- und perimenopausale Patienten $n=153$, postmenopausale Patienten $n=76$) mit dem als ideale Diskriminationslinie malign/benign publiziertem Cut-off-Level RI < 0,40 lediglich 58% aller malignen Tumore erkannt hätte (Abb. 4.16). Im gleichen Kollektiv retrospektiv ausgewerteter Adnextumoren zeigte sich als idealer Diskriminationswert ein RI < 0,44 (Sensitivität 78%, Spezifität 95%). Ähnliches gilt für die Parameter des zentralen Gefäßnachweises und für die Einschätzung der Gefäßverteilung. In der Postmenopause war das Beste diskriminierende Kriterium der Nachweis eines zentralen Gefäßes (arteriell oder venös) mit einer Sensitivität 96% und einer Spezifität 86,5%, positive Vorraussagewert 77%.

Die prospektive Analyse an unserem Patientenkollektiv – pathologisch bewertet wurde, wenn eines der oben genannten Kriterium positiv war – ergab eine Sensitivität von 87% und eine Spezifität von 95%. Wir hätten in diesem Kollektiv 4 Karzinome (2 davon Borderline-Karzinome) übersehen. In unserer Hand erweist sich die Farbdopplersonographie als Methode mit mäßig hoher Sensitivität, aber hoher Spezifität (wenig falsch-positive Befunde). Die Ergebnisse unserer Untersuchungen liegen im Vergleich zu anderen publizierten Arbeiten im Mittelfeld (Tabelle 4.2).

Die sonomorphologische Beurteilung von Ovarialtumoren ist im Vergleich zum Farbdoppler die aussagekräftigere Untersuchung mit einer hohen Sensitivität in der Erkennung von malignen Befunden (97–100%). Sie ist allerdings mit einer höheren falsch-positiv Rate behaftet, Spezifität 83–86% (Sassone et al. 1991; eigene Untersuchung 1995) (Tabelle 4.3). Die Farbdopplersonographie kann somit die transvaginale Sonomorphologie als Untersuchung der der ersten Wahl bei Adnextumoren nicht verdrängen. Eine einfache Kombination beider Methoden – als suspekt gelte dann jeder Tumor, der in einer oder beiden Untersuchungen als suspekt beurteilt wird – würde zwar die Erkennungsrate an die 100% bringen, allerdings auf Kosten einer höheren Anzahl falsch-positiv diagnostizierter Tumoren. Ein anderer Weg war die Entwicklung eines kombinierten Scoringsystems (Kurjak et al. 1992) und das statistische Errechnen eines diagnostischen Entscheidungsbaums mittels logistischer regressiver Multivarianzanalyse. Über diese Möglichkeit wurde auch schon auf dem Gebiet der dopplersonographischen Untersuchung der Mamma berichtet, allerdings bisher noch nicht prospektiv erprobt (Schelling et al. 1997; Tailor et al. 1997).

Die transvaginale farbcodierte Dopplersonographie ist nicht nur eine Untersuchungstechnik, die z.T. erfahrungs- und auch geräteabhängig ist, sondern sie ist auch eine sehr zeitaufwendige Untersuchung. Für eine sorgfältig ausgeführte farbdopplersonographische Untersuchung muß man im Durchschnitt 15–20 min rechnen. Nicht nur um den Zeitaufwand zu

Tabelle 4.2. Wertigkeit der Farbdopplersonographie zur Beurteilung der Dignität von Adnextumoren

Autoren	Parameter	Cut-off-Wert	Sensitivität [%]	Spezifität [%]	PPW [%]	NPW [%]
Kurjak et al. 1990	RI	≤0,50	100	100	-	-
Tekay et al. 1992	RI	≤0,60	82	72	-	-
Hata et al. 1992	RI	≤0,72	92,6	52,8	-	-
Weiner et al. 1992	PI	≤1,0	94	97	-	-
Fleischer et al. 1992	PI	≤1,0	85	93	83	98
Schneider et al. 1993	RI	≤0,81	93,8	56,4	46,8	95,7
Carter et al. 1993	PI	≤1,0	96,3	94,3	89,7	98
Timor-Tritsch et al. 1993	RI+PI	-	94	99	94	-
Kurjak et al. 1994	RI	≤0,40	99	99,6	-	-
Bromley et al. 1994	RI	≤0,60	66	81	-	-
Maly et al. 1994	RI	≤0,60	100	75	-	-
Voigt et al. 1995	PI	≤1,0	87	93	-	-
Bogner u. Gruber 1995 nicht publiziert	RI und Gefäßmuster	≤0,43	87	95	71	98

Tabelle 4.3. Sonomorphologische Beurteilung von Ovarialtumoren im Vergleich zum Farbdoppler (Gesamtergebnisse in %); während die TVS gekennzeichnet ist durch eine hohe Sensitivität in der Erkennung von Malignität, zeichnet sich die Farbdopplersonographie durch eine hohe Spezifität aus

	Sensitivität	Spezifität	Positive Korrektheit	Negative Korrektheit
TVS	96,7	85,8	51,7	99,4
Doppler	87,1	94,4	71,1	97,9

Tabelle 4.4. Sonomorphologische und farbdopplersonographische Ergebnisse im eigenen Patientenkollektiv. Ergebnisse aufgesplittet nach 3 sonomorphologischen Gruppen

	Solid	Gemischt	Rein zystisch
Anzahl	12	52	165
Karzinome	6	24	1
TVS falsch-positiv	6	17	5
TVS falsch-negativ	0	1	0
Doppler falsch-positiv	0	6	5
Doppler falsch-negativ	0	4	0

reduzieren kommt man zu der Überlegung, daß nicht alle Tumoren von der Farbdopplersonographie profitieren. Farbdoppler an sonomorphologisch klar diagnostizierbaren Strukturen kann nur eine Vermehrung der Zahl falsch-suspekt eingestufter Läsionen verursachen. Hinter solitären einkämmrigen zystischen Strukturen ohne sonomorphologische Malignitätshinweise – v.a. in der Prämenopause – verbergen sich äußerst selten Ovarialkarzinome. In unserem eigenen Kollektiv befand sich unter 165 rein zystischen Ovarialtumoren nur ein Ovarialkarzinom Tabelle 4.3. In der retrospektiven Auswärtung von 700 Adnexbefunden in den Jahren 1992–1995 zeigte sich ein ähnliches Bild (Abb. 4.17). Natürlich läßt sich sonographisch ein Ovarialkarzinom nicht ausschließen, allerdings scheint der Zeitaufwand zur Entdeckung mittels Farbdoppler dieses einen Karzinoms aus dem Kollektiv der einkämmrig-zystischen Adnexbefunde relativ groß zu sein, wenn man voraussetzt, daß man dieses mit dieser Methode erkennt. Auf der anderen Seite soll die Untersuchung rein solider Adnextumoren keine wirklich substantiell zusätzliche Information zur Differenzierung benigner von malignen Tumoren bringen (Sladkevicius et al. 1995). Dies konnten wir in der eigenen Analyse nicht sehen (Tabelle 4.3). Wir würden sogar aufgrund unserer Erfahrung zum jetzigen Zeitpunkt sagen, daß diese Tumoren, die sonomorphologisch häufig falsch-positiv beurteilt werden, von der dopplersonographischen Beurteilung relativ viel profitieren (Wienerroither et al. 1996). Vorraussetzung ist allerdings, daß alle solid imponierenden Tumoren sorgfältig beurteilt werden. Wird der Befund eines Myoms erhoben (diese sind sonomorphologisch meist gut erkennbar), dann profitieren sie nicht von einem Farbdoppler. Die Begründung hierfür liegt hauptsächlich darin, daß im Farbdoppler Myome aufgrund ihrer Gefäßversorgung häufig als suspekt eingestuft werden.

Es bleibt als letzte die Gruppe der gemischt zystisch-soliden Ovarialtumoren und jene Adnextumoren mit sonomorphologischen Malignitätszeichen,

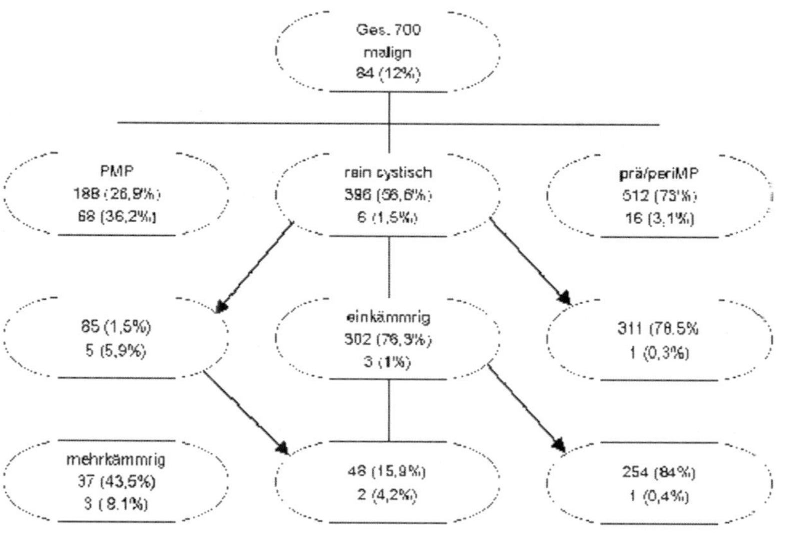

Abb. 4.17. Retrospektive histologische gesicherte Analyse von 700 Adnexbefunden aus den Jahren 1992–1995 im LKH-Salzburg. Der Schwerpunkt der Abbildung liegt in der Darstellung und Bedeutung rein zystischer Adnextumoren. Die jeweils *obere Zahl* ist die Gesamtzahl, *darunter* die Anzahl der malignen Tumoren. (Nach Wienerroither et al. 1996)

wie z.B. papilläre Proliferationen. In dieser Gruppe, die etwa 20–25% aller Adnextumoren in einem typischen Klinikkollektiv ausmacht, befinden sich immerhin etwa 50% der malignen Prozesse. In dieser Tumorgruppe zeigt sich vorwiegend die TVS als Instrument mit einer hohen Falsch-positiv-Rate. Sollte allerdings bei Ovarialprozessen aus dieser Tumorgruppe klinisch oder sonomorphologisch mit hoher Sicherheit ein Malignom vermutet werden, darf eine etwaig durchgeführte Farbdoppleruntersuchung keine klinischen Konsequenzen nach sich ziehen und es ist eine operative Abklärung indiziert. Nur jene Ovarialtumore ohne dringenden Verdacht auf Malignität (eingeblutete Ovarialzyste, Dermoid, Saktosalpinx, Tuboovarialzysten, chronischer Tuboovarialabszeß u. ä.) könnten in der Praxis von einer farbdopplersonographischen Beurteilung profitieren. Man denke z.B. an grenzwertig, oder nur bei vitaler Indikation operativ belastbare Patientinnen, wo die Dopplersonographie eine Entscheidungshilfe geben kann. Ohne Hinweis für Neoangiogenese könnte je nach Klinik ein rein konservativ beobachtendes Vorgehen gewählt werden oder ein laparoskopischer Eingriff mit der Möglichkeit der intraoperativen Schnellschnittuntersuchung mit allen Vorbereitungen für eine Laparotomie durchgeführt werden (Abb. 4.18). Hier kann natürlich auch ein präoperativ bestimmter Tumormarker CA-125 Einfluß auf das weitere Procedere nehmen.

Fallbeispiele

Beispiel 1

Beschwerdefreie 57jährige Patientin ohne hormonelle Substitution zeigt bei einer Routineuntersuchung einen 2,5 cm großen zystischen Adnexbefund mit einer 10 mm großen intrazystischen Struktur, die sonomorphologisch auch einem Koagel entsprechen könnte. Der Tumormarker CA-125 lag im Normbereich Da die Patientin in der Kindheit eine perforierte Appendizitis und einige Wochen später einen Adhäsionsileus in der Anamnese hatte, war eine pelviskopische Klärung nicht indiziert und die klinische Entscheidung lautete songraphische Kontrolle in 3 Monaten.

Der farbdopplersongraphische Befund zeigte allerdings in dieser intrazystischen Struktur einen reproduzierbaren Flow (s. Abb. 4.13a) mit einem hohen RI von etwa 0,70. Somit bestand der Verdacht auf Neoangiogenese und die Patientin wurde einer Laparotomie unterzogen.

Histologischer Befund: Ovarialkarzinom Stadium Ic (im intraoperativen Schnellschnitt konnte nicht sicher zwischen einem Borderline Tumor und einem Karzinom Stadium Ia differenziert werden).

Beispiel 2

Eine 18jährige Patientin wurde von einem peripheren Krankenhaus wegen Verdacht auf Ovarialkarzinom zugewiesen. Die Patientin war subjektiv beschwerdefrei, hatte allerdings vor 4 Wochen leichte ziehende Unterbauchschmerzen. In der TVS zeigte sich ein beidseitiger gemischt zystisch-solider Adnextumor von 5–6 cm Größe. Der Tumormarker CA-125 war

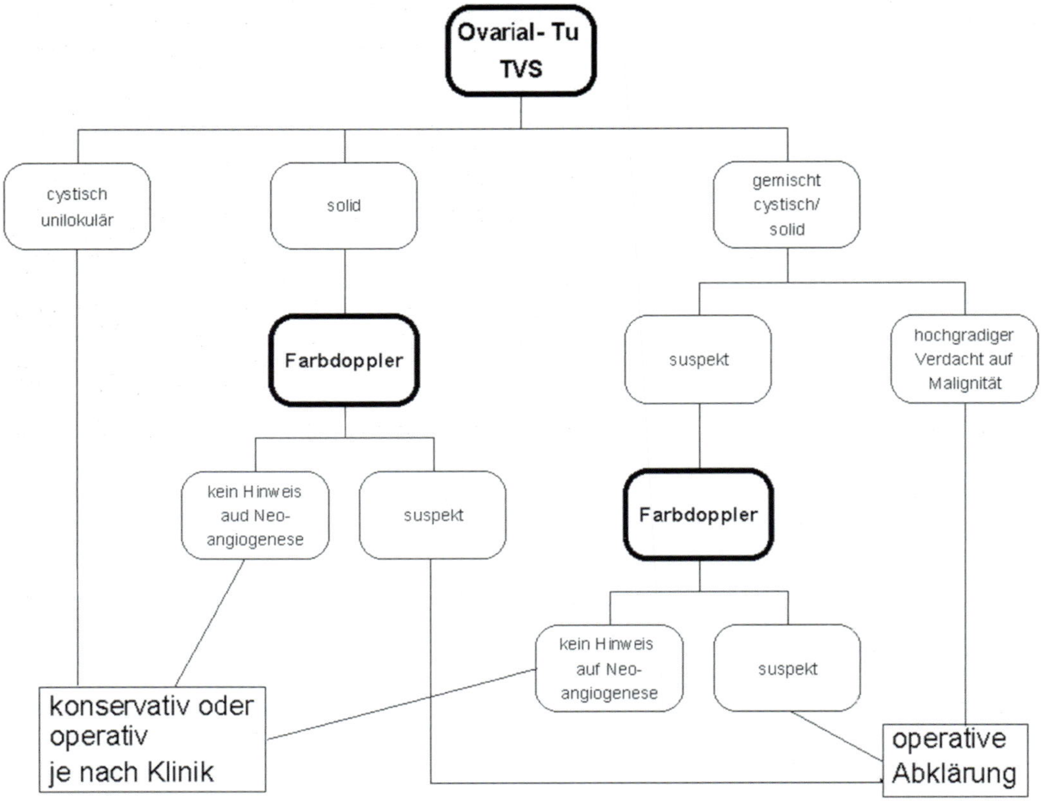

Abb. 4.18. Möglicher Stellenwert der Farbdopplersonographie neben der transvaginalen Sonomorphologie (TVS) im Abklärungsschema in der von Adnextumoren

stark erhöht (1822 U/ml). In der Computertomographie (CT) bestand der dringende Verdacht für ein Ovarialkarzinom.

Im Fardoppler fand man zwar zahlreiche Gefäße, allerdings mit regelmäßiger Verteilung. Der niedrigste RI lag bei 0,44. Die Patientin befand sich in der 2. Zyklushälfte. Die Interpretation war kein dringender Verdacht auf Malignität.

Aufgrund des jugendlichen Alters, da auch ein Tuboovarialabszeß differentialdiagnostisch möglich war, und wegen des insuspekten Farbdopplerbefunds wurde eine operative Abklärung mittels Pelviskopie (PVK) in Laparotomiebereitschaft entschieden. Es bestätigte sich der Tuboovarialabszeß (auch histologisch). Die Therapie bestand in pelviskopischer Abszeßeröffnung, Spülung und Antibiotika.

Jetzt noch einige praktische Hinweise bei der farbdopplersonographischen Untersuchung von Adnextumoren zum Ausschluß von Malignität:

- Findet man im Adnextumor ein Dopplersignal mit einer eindeutigen postsystolischen Inzisur, so handelt es sich dabei um ein arterielles Gefäß und nicht um ein Gefäß aus einem neoangiogenetischen Areal, auch wenn es zentral in einem Konglomerattumor liegt.
- Ist in einem Ovarialtumor trotz optimaler Geräteeinstellung kein Hinweis für ein intratumorales Gefäß zu finden, kann man mit hoher Wahrscheinlichkeit einen neoangiogenetischen Prozeß ausschließen. Weder in der Literatur noch in der eigenen Erfahrung wurde bei farbdopplersonographisch absolut gefäßlosen Tumoren ein malignes Geschehen festgestellt.
- In der Postmenopause und ganz besonders im Senium muß man jeden Adnextumor besonders sorgfältig durchscannen. Jedes intratumoral abnehmbare Signal – auch venöse –, jedes reproduzierbare Farbpixel an einer sonomorphologisch auffälligen Läsion muß als möglicher Hinweis für einen neoangiogenetischen Prozeß gewertet werden.
- Bei der Untersuchung prämenopausaler und perimenopausaler Patientinnen muß man häufiger mit falsch positiven Befunden rechnen. Wenn die Klinik oder andere Befunde zu keinem anderen Vorgehen zwingen, soll man eher davon Gebrauch machen, die Patientin postmenstruell (5. bis 10. Zyklustag) oder in 2- bzw. 6wöchigen Intervall dopplersonographisch zu kontrollieren.

Andere Adnexerkankungen

Außer zur Differentialdiagnose zwischen benignen und malignen Adnexprozessen kann die Dopplersonographie auch im Abklärungsmanagement anderer Adnexerkrankungen. Neben der Extrauteringravidität, die im Kap. 4.5 behandelt wird, ist ein klassischer pathophysiologischer Zustand von Neovaskularität der *entzündliche Prozeß an den Adnexen.* In dieser Situation finden wir im kleinen Becken zahlreiche, zum Großteil regulär geordnet verlaufende Gefäße, die je nach Akuität des Geschehens Dopplersignale mit hohen mittleren Geschwindigkeiten und niedrigen Widerstandsindizes zeigen (Abb. 4.19). Natürlich kann ein solcher Befund differentialdiagnostisch nicht sicher von einem malignen Geschehen unterschieden werden. Sollte es sich aber um einen gesicherten entzündlichen Prozeß handeln, eignet sich die Dopplersonographie zur Verlaufskontrolle. Reduktion der Gefäßzahl, Abnahme der mittleren Geschwindigkeiten und Zunahme der Widerstandsindizes werden als Therapieeffekt beobachtet.

Eine weitere Entität im Adnexbereich, bei der die Dopplersonographie hilfreiche Dienste leisten kann ist die *Stieldrehung* einer Ovarialzyste. Zur Unterstützung der klinischen und sonomorphologischen Zeichen einer Ovarialtorsion findet man im Doppler über Ovar oder Ovarialzyste keine sicht- und meßbaren Signale. Bei einer inkompletten Stieldrehung lassen sich arterielle Signale mit diastolischem Flußverlust ableiten.

Manchmal sieht man im kleinen Becken multiple kleinzystische echoleere Strukturen, die weder der Adnexe noch anderen Organen zugeordnet werden können. Mit einem einfachen Einschalten des Farbfensters *(color flow mapping)* kann man arterielle und venöse Gefäße zur Darstellung bringen. In manchen Fällen sieht man ein Konvolut aus varikös erweiterten Venen im kleinen Becken. Hier ermöglicht der Farbdoppler eine Blickdiagnose.

Zusammenfassend haben wir mit der transvaginal farbcodierten Dopplersonographie eine Untersuchungsmodalität vorliegen, die uns weitere Informationen im Abklärungsmanagment von Adnexprozessen bringt. In Einzelfällen bringt sie auch die entscheidende Information zur endgültigen Diagnose (s. Beispiel 1). Im Regelfall ist sie allerdings nur ein Mosaikstein in der Abklärung von Ovarialtumoren, vergleichbar mit dem Tumormarker CA-125 und der CT. Die lang gehegte Hoffnung mit dem Farbdoppler eine einfache Methode zur Differenzierung zwischen malignen und benignen Entitäten zur Hand zu haben, wurde nicht erfüllt. Auch die Hoffnung auf eine Screeningmethode zur Früherfassung eines Ovarialkarzinoms hat sie bisher nicht erfüllt. Vielleicht wird die Weiterentwicklung der Methode, nämlich 3D-Farbdoppler mit digitaler Erfassung und Quantifizierung der Durchblutung einen weiteren Schritt in die erhoffte Richtung bringen.

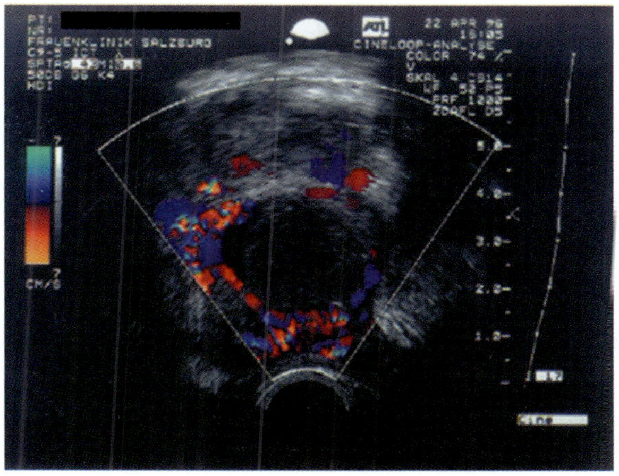

Abb. 4.19. Typisches Bild eines pelviskopisch gesicherten Tuboovarialabszeß: zahlreiche, zum Großteil regelmäßig verteilte Gefäße. Man beachte die starke Einfärbung der Gefäße, als indirektes Zeichen für die starke Durchblutungsverhältnisse. Eine sichere Unterscheidung aufgrund eines solchen Bildes von einem malignen Prozeß ist nicht möglich

Literatur

Bogner G, Gruber R, Schaffer H, Staudach A (1996) Analyse farbdopplersonographischer Parameter zur Beurteilung der Dignität von Adnextumoren. Ultraschall Med 17 [Suppl]:17

Bogner G, Gruber R, Steiner H, Schaffer H, Lundwall K, Staudach A (1996) Is the assessment of ovarian masses with colour doppler ultrasound dependent on training? Ultrasound Obstet Gynecol 8 [Suppl 1]:152

Bromley B, Goodman H, Benacerraf BR (1994) Comparison between sonographic morphology and Doppler waveform for the diagnosis of ovarian malignancy. Obstet Gynecol 83:434–437

Carter JR, Fowler JM, Carlson JW, Carson LF, Adcock LL, Twiggs LB (1993) Prediction of malignancy using transvaginal color flow Doppler in patients with gynecologic tumors. Int J Gynecol Cancer 3:279–284

Fleischer AC, Rodgers WH, Kepple DM, Wiliams LL, Jones HW (1992) Color Doppler sonography of benign and malignant ovarian masses. Radiographics 12:879–885

Fleischer AC, Jones HW (1993) Early detection of ovarian carcinoma with transvaginal sonography – Potentials and limitations. Raven Press, New York

Fleischer AC, Cullinan JA (1995) Pelvic masses. In: Joshua A, Copel K, Reed L (eds) Doppler Ultrasound in Obstetrics and Gynecology. Raven Press, New York

Folkman J (1972) Anti-angiogenesis; new concept for therapy of solid tumors. Ann Surg 133:275

Folkman J, Watson K, Ingber D et al (1989) Induction of angiogenesis during the transition from hyperplasia to neoplasia. Nature 58:339

Gruber R (1995) Bedeutung der Sonomorphologie und der farbcodierten Dopplersonographie in der Diagnostik von Adnextumoren. Dissertation, Leopold-Franzens-Universität Innsbruck

Gruber R, Bogner G, Steiner H, Staudach A (1996) Reproduzierbarkeit farb-/dopplersonographischer Messungen im Rahmen der präoperativen Dignitätseinschätzung von Adnextumoren. Ultraschall Med 17 [Suppl]:17

Hata K, Makihara K, Aoki S (1991) Transvaginal color and pulsed Doppler ultrasound evidence of hemodynamics of the female pelvis. Gynecol Obstet Invest 31:243–245

Kurjak A, Zalud I, Alfirevic Z, Jurkovic D (1990) The assessment of abnormal pelvic blood flow by transvaginal color and pulsed Doppler. Ultrasound Med Biol 16:437–442

Kurjak A, Zalud I, Alfirevic A (1992) Evaluation of adnexal masses with transvaginal color ultrasound. J Ultrasound Med 10:295–297

Kurjak A, Predanic M (1993) New scoring system for prediction of ovarian malignancy based on transvaginal color Doppler sonography. J Ultrasound Med 11:631–638

Maly Z (1994) Comparison of the results of conventional ultrasonography and colour Doppler analysis in the evaluation of the nature of adnexal tumors. Ceska Gynecol 59:299–306

Prömpeler HJ, Madjar H, Sauerbrei W, Lattermann U, Pfleiderer A (1996) Kombinierte Beurteilung von Ovarialtumoren mit transvaginaler B-Bild- und Farbdopplersonographie. Geburtshilfe Frauenheilkd 56:345–350

Sassone AM, Timor-Tritsch IE, Artner A, Westhof C, Warren WB (1991) Transvaginal sonographic characterization of ovarian disease: Evaluation of a new scoring system to predict ovarian malignancy. Obstet Gynecol 78:70–76

Schelling M, Gnirs J, Braun M, Busch R et al (1997) Optimized differential diagnosis of breast lesions by combined B-mode and color Doppler sonography. Ultrasound Obstet Gynecol 10:48–53

Schneider VL, Schneider A, Reed KL, Hatch KD (1993) Comparison of Doppler with two-dimensional sonography and CA 125 for prediction of malignancy of pelvic masses. Obstet Gynecol 81:983–988

Sladkevicius P, Valentin L, Marsál K (1995) Transvaginal Doppler examination for the differential diagnosis of solid pelvic tumors. J Ultrasound Med 14:377–380

Tailor A, Jurkovic D, Bourne TH, Collins WP, Campbell S (1997) Sonographic prediction of malignancy in adnexal masses using multivariate logistic regression analysis. Ultrasound Obstet Gynecol 10:41–47

Tekay A, Jouppila P (1992) Validity of pulsatility and resistance indices in classification of adnexal tumors with transvaginal color Doppler ultrasound. Ultrasound Obstet Gynecol 2:338–344

Timor-Tritsch IE, Lerner JP, Monteagudo A, Santos R (1993) Transvaginal ultrasonographic characterization of ovarian masses by means of color-flow directed Doppler measurements and a morphologic scoring system. Am J Obstet Gynecol 168:909–913

Voigt HJ (1995) Transvaginaler Doppler/Farbdoppler in der gynäkologischen Diagnostik. Gynäkologe 28:425–461

Weiner Z, Thaler I, Beck D, Rottem S, Deutsch M, Brandes JM (1992) Differentiating malignant from benign ovarian tumors with transvaginal color flow imaging. Obstet Gynecol 79:159–162

Wienerroither H, Heiss O, Batka M, Staudach A (1996) Wertigkeit der Vaginosonographie zu Beurteilung von Adnextumoren. Ultraschall Med 17 [Suppl]:16

Diagnostischer Einsatz bei anderen Entitäten

G. Bogner und R. Gruber

Möglichkeiten des Einsatzes des transvaginalen Farbdopplers bei der Beurteilung von gestörten Schwangerschaften

Die transvaginale farbkodierte Dopplersonographie eignet sich prinzipiell auch in der Schwangerschaft zur Beurteilung verschiedener physiologischer und pathophysiologischer Zustände, da diese Untersuchungsmethode die hämodynamischen Veränderungen sichtbar und meßbar macht. Der farbdopplersonographische Befund kann bei der Abklärung eine klinische Diagnose oder Verdachtsdiagnose bestätigen oder widerlegen. Für sich allein gestellt – d.h. ohne klinische Zusatzbefunde und ohne Kontext zu anamnestischen Daten – lassen sich keine Schlüsse oder Interpretationen ableiten. Das gilt bei der farbdopplersonographischen Beurteilung der Adnextumoren zur Differenzierung zwischen malignen und benignen Befunden ebenso, wie auch bei den gynäkologischen Entitäten, die wir in diesem Kapitel beschreiben wollen.

Aus Sicherheitsgründen soll die Untersuchung mittels gepulsten Farbdoppler über dem Cavum uteri während der intakten Schwangerschaft nicht angewandt werden: da der Dopplersonographie im 1 Trimenon z. Z. noch kein diagnostischer Wert zukommt, sollte sinngemäß nach dem ALARA-Prinzip diese Untersuchung auch nicht durchgeführt werden. Jene Studien, die intakte Schwangerschaften mit gepulstem Farbdoppler untersuchen oder als Kontrollgruppen verwenden, haben diese nur unter der Voraussetzung durchgeführt, daß ein Schwangerschaftsabbruch geplant war.

Für Trophoblastgewebe gibt es typische dopplersonographische Muster. Wir finden eine Kombination von Befunden, die als *plazentarer Flow* bezeichnet werden (Abb. 4.20):

- Farblich stark sichtbare Areale mit zahlreichen Gefäßen (z.T. geordnet, z.T. ungeordnet), meist mit Betonung des äußeren Strukturrandes. Häufig findet man eine ringförmige Anordnung von Gefäßen, die eine große Ähnlichkeit mit einem Corpus luteum haben.
- In den dargestellten Gefäßen kann man niedrige Widerstandsindizes [Resistance-Index (RI), Pulsatilitätsindex (PI)] bestimmen. Ein eindeutig und klar definierter Cut-off-Level existiert nicht. Als Richtlinie für niedrigen Widerstand kann man einen RI von $\leq 0{,}5$ annehmen.
- Als weiteres Zeichen für das hohe Blutflußvolumen kann man auch hohe Geschwindigkeiten in diesen Gefäßen feststellen (peak systolic velocity = PSV, time-averaged maximum velocity = Tamv). Dies gelingt mitunter auch in Gefäßen mit relativ zentraler Lage.

Die genannten dopplersonographischen Befunde sind jene, die uns als Zeichen für Neoangiogenese bekannt sind. Sie sind nicht spezifisch für Trophoblastgewebe. Es gibt für den Widerstandsindex und für die Blutflußgeschwindigkeit keinen Cut-off-Level, um sie von anderen Zuständen mit niedrigem peripheren Widerstand und hohen Geschwindigkeiten zu unterscheiden. Wie schon im Kap. 4.2 ausgeführt lassen sich farbdopplersonographisch keine scharfen Grenzen zwischen pathologischem Trophoblast und normalen Schwangerschaften finden.

Zusammenfassend zeigt sich zur Zeit bei der dopplersonographischen Untersuchung der normalen Schwangerschaft kein Benefit. Gestörte Schwangerschaften, bei denen sich prinzipiell Zusatzinformationen aus der Farbdopplersonographie gewinnen lassen, sind die Extrauteringravidität, das Abortgeschehen und Trophoblasttumore. Auf diese Entitäten möchte ich mich in folgender Übersicht beschränken.

Die transvaginale dopplersonographische Untersuchung ist eine nicht traumatisierende Untersuchungsmethode, die ohne zusätzliche Belastung durchführbar und gut reproduzierbar ist. Die Methode bringt einen hohen technischen Aufwand mit sich und ist in der Interpretation der Befunde relativ erfahrungsabhängig. Obwohl seit Jahren zahlreiche Studien durchgeführt und publiziert wurden, stehen noch wenig gesicherte Fakten bei der Beurteilung von Trophoblasterkrankungen zur Verfügung. Aus diesen Gründen ist die Dopplersonographie z. Z. hauptsächlich als begleitende oder diagnoseunterstützende Methode bei die-

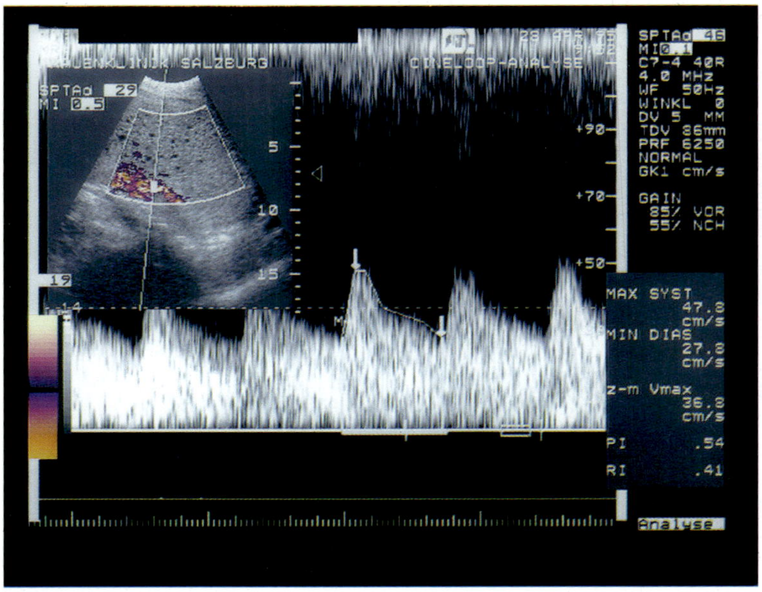

Abb. 4.20. Beispiel eines typischen plazentaren Flows gezeigt anhand des farbdopplersonographischen Bildes einer Blasenmole: stark sichtbare Durchblutung des Trophoblasten, mit Betonung der Randbezirke. In den dort gemessenen Blutflüssen zeigen sich typischerweise hohe Blutflußgeschwindigkeiten und niedrige Indizes (PI, RI)

sen Entitäten zu sehen, da die etablierten Methoden wie Sonomorphologie und endokrinologische Untersuchungen (β-HCG) an Spezifität und Sensitivität nicht übertroffen werden (Cacciatore et al. 1990; Duchatel 1995).

Extrauteringravidität

Als wichtigster dopplersonographischer Hinweis für eine Extrauteringravidität (EUG) gilt nachweisbarer Trophoblast-Flow außerhalb des Cavum uteri und neben dem Ovar. Ein positiver Befund kann nur dann gewertet werden, wenn es gelingt:

- intrauterin keinen dopplersonographischen Hinweis für plazentaren Flow zu gewinnen (Abb. 4.21) und
- extrauterin, sowohl intraovariell als auch extraovariell Blutflüsse mit niedrigem Widerstandsindex und relativ hohen Geschwindigkeiten festzustellen (John et al. 1995).

Ein möglicher diagnostischer Benefit der Methode ist es, daß es mit dem Farbdoppler durchaus gelingt, sonomorphologisch unklare extraovarielle Adnexprozesse deutlicher als Regionen von Neoangiogenese darzustellen. In manchen Fällen kann ein Trophoblast, der zuvor als unklarer sonomorphologischer Befund interpretiert wurde, überhaupt erst durch die Zusatzinformtion des Farbdopplers eindeutig sicht- und darstellbar. Ein Screening mit aufgedrehtem Farbdoppler nach einer neoangiogenetischen Struktur scheint nicht sinnvoll.

Wie an anderer Stelle erwähnt (s. Kap. 4.2) gibt es prinzipiell keine qualitativen und quantitativen Unterschiede zu den Flußverhältnissen in einem Corpus luteum graviditatis. Es eignen sich nur jene Extrauteringraviditäten zur diagnostischen Beurteilung, die eine sonomorphologisch nachweisbare extraovarielle Läsion aufweisen (das sind laut Literatur 50–80%),

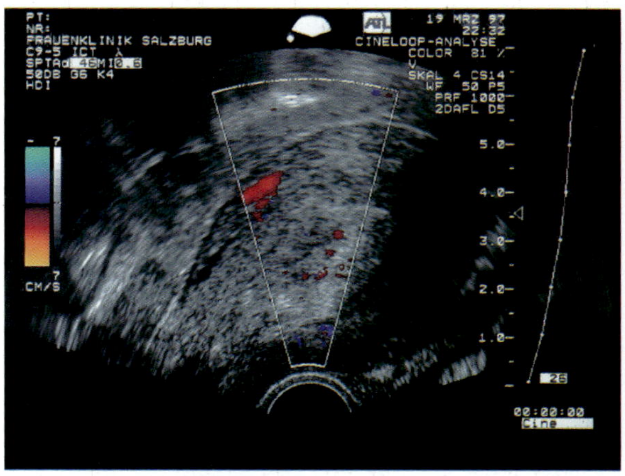

Abb. 4.21. Beispiel eines Uterus bei bestehender EUG. Im Farbdoppler erkennt man die starke Gefäßversorgung des Myometrium und im Endometrium kein Hinweis für Neoangiogenese, wie das bei einem intrauterinen Trophoblast zu erwarten wäre

Tabelle 4.5. Dopplersonographische Befunde bei Extrauteringraviditäten (*EU*) nach Bonilla-Musoles et al. (1995). Vor dem Ende der 7. Amenorrhöwoche finden sich bei den spontan degenerierenden EU im Corpus luteum ein statistisch signifikant niedrigerer RI und PI im Corpus luteum, nach der 7. Amenorrhöwoche sieht man einen niedrigerer RI und PI im Trophoblasten der regredienten EU

	Tag <49 pm.				Tag >49 pm.			
	Wachsend +/- SD		Rückbildend +/- SD		Wachsend +/- SD		Rückbildend +/- SD	
β-HCG[a]	2921	882	598	127	3802	717	1221	566
RI, Chorion	0,43	0,02	0,47	0,04	0,39	0,02	0,5	0,06
PI, Chorion	0,65	0,03	0,79	0,04	0,6	0,04	0,92	0,14
RI, Corpusluteum[a]	0,44	0,01	0,58	0,04	0,47	0,03	0,47	0,03
Pi, Corpusluteum[a]	0,66	0,03	0,89	0,08	0,72	0,07	0,42	0,25

[a] Statistisch signifikanter Unterschied.

(Bonilla-Musoles et al. 1995; Tekay u. Jouppila 1992). Wenn man an diesen Extrauteringraviditäten die oben genannten Dopplerkriterien anwendet, wurde eine Sensitivität von 83–88% und eine relativ hohe Spezifität von 87–99% zur Diagnose einer EUG publiziert (Cacciatore et al. 1995; Carter et al. 1994; Fedele et al. 1992; Brown et al. 1994). Die Dopplersonographie schneidet damit im Vergleich zur vaginalen Sonographie – v a. in Kombination mit β-HCG und bei mehrzeitiger Untersuchung – etwas schlechter ab (Bonilla-Musoles et al. 1995a, b; Bourne et al. 1991). Ihr diagnostischer Wert liegt lediglich darin, daß in Einzelfällen sonomorphologische darstellbare Strukturen durch den Farbdoppler als Trophoblast erkannt werden können. Wenn die Kriterien für EUG erfüllt sind, so ist dies eine sichere Unterstützung der Diagnose EUG (hohe Spezifität).

Neben der Diagnose einer EUG könnte sich die Dopplersonographie – parallel mit dem β-HCG – zur Verlaufskontrolle von medikamentös behandelter EUG oder evtl. auch beim expektativen EUG-Management eignen (Ylöstalo et al. 1992). Nach den publizierten Studien eignen sich etwa 20–25% aller EUG für ein konservatives Management, von denen etwa die Hälfte bis 2/3 auch ohne Therapie ausheilen. Bei spontan degenerierenden und regredienten EUG werden neben fallenden β-HCG-Werten bis zum Ende der 7. Schwangerschaftswoche (SSW) statistisch signifikant höhere RI und PI im Corpus luteum, nach der 7. SSW höhere Widerstandsindizes im Trophoblasten beschrieben (Tabelle 4.5). In dieser Studie wurde durch eine histologische Untersuchung der extrauterine Trophoblast retrospektiv verglichen (Bonilla-Musoles et al. 1995a, b). Diese Untersuchung zeigt uns prinzipiell, daß die Farbdopplersonographie in der Lage ist über die Aktivität der Schwangerschaft und Trophoblasten Auskunft zu geben. Ob uns der Doppler im Falle einer degenerierenden Extrauteringravidität ein besserer Prognoseparameter als das fallende β-HCG sein wird, ist allerdings noch nicht ausreichend an großen Kollektiven und bis heute auch noch nicht prospektiv untersucht worden. Bei dem Drittel der EUG, die trotz fallendem β-HCG in der pelviskopischen Sanierung mündeten, lag in einem Großteil der Fälle als pathophysiologisches Substrat ein Tubarabort vor. Ob dieser dopplersonographisch prospektiv erkannt werden kann ist noch ungeklärt.

Abortus

Das Corpus luteum als schwangerschaftserhaltendes Organ – wie eben anhand der regredienten EUG demonstriert – eignet sich prinzipiell für die Untersuchung der hämodynamischen Veränderungen mittels transvaginalem gepulstem Farbdoppler. Bei Schwangerschaften mit aktivem Trophoblast finden wir im Corpus luteum graviditatis niedrige Widerstandindices und hohe Flußgeschwindigkeiten (Achiron et al. 1993, 1995). Es konnte in einigen publizierten Arbeiten gezeigt werden, daß bei Schwangerschaft mit gestörter Trophoblastfunktion (missed abortion) signifikant höhere Widerstandsindizes gemessen werden können, wie bei Schwangerschaften mit intakter Trophoblastfunktion (intakte Gravidität, Abortus imminens, aber auch bei der Windmole) (Tabelle 4.6), (Alcazar et al. 1996). Eine klinische Anwendungsmöglichkeit dieser Fakten zeichnet sich z. Z. allerdings noch nicht ab.

Bei Abortus incompletus, Blutungen im Wochenbett mit Verdacht auf Plazentarest oder inkomplette Curettage kann das in der Vaginalsonographie suspekte Areal mit Verdacht auf Trophoblastrest dopplersonographisch untersucht werden. Es konnte gezeigt werden, wenn sich bei Zuständen post partum oder nach einem Abort ein Verdacht auf Plazentarest ergibt, daß die Dopplersonographie eine diskriminierende Rolle spielen kann (Abb. 4.22). Finden sich in den auffälligen Arealen zahlreiche Gefäße und dort niedrige Widerstandsindizes, vor allem an den an-

Tabelle 4.6. Unterschiede in der Aktivität des Corpus luteum bei Graviditäten verschiedener Qualität nach Alcázar et al. (1996). Lediglich beim „missed abortion“ konnte man ein statistisch signifikant höheren RI im Corpus luteum finden

	Anzahl	Flow entdeckt [%]	RI
Intakte Grav.	85	76,4	0,50 ± 0,10
Abortus imminens	19	78,9	0,52 ± 0,10
Blighted ovum	6	83,3	0,42 ± 0,06
Missed Abortion [a]	13	76,9	0,57 ± 0,05 [a]

[a] $p < 0,05$.
Corpus Luteum Blood Flow in Abnormal Early Pregnancy, J. L. Alcázar et al., 1996.

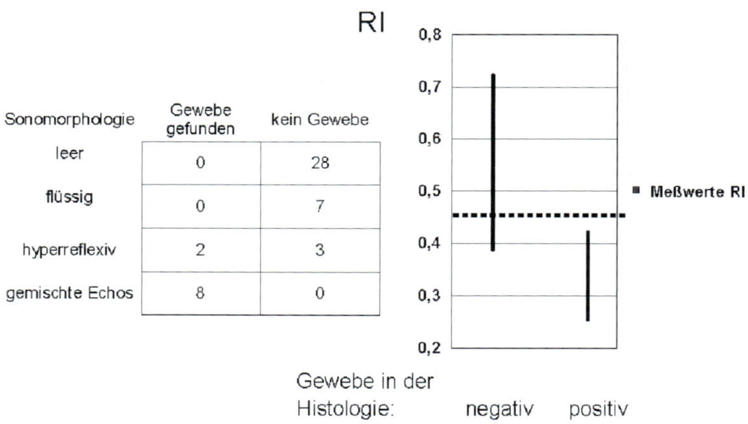

Abb. 4.22. Vergleich der dopplersonographischen Indizes zwischen Patientin mit Trophoblastrest nach einer Schwangerschaft und solchen ohne Trophoblastrest nach Achiron et al. (1993). Bei den Patientin mit histologisch gesichertem Trophoblastrest im Uterus fand sich vor der Curettage im Uterus (am Rand der Stelle des vermuteten Trophoblastrestes zum Myometrium) ein niedriger Widerstandsindex. Hätte man jene Patientinnen mit einem RI unter 0,45 einer Curettage zugeführt, wäre keine Patientin mit Trophoblastrest übersehen worden. Das Procedere ist natürlich auch von den klinischen Symptomen und evtl. von der Höhe der β-HCG Werte abhängig

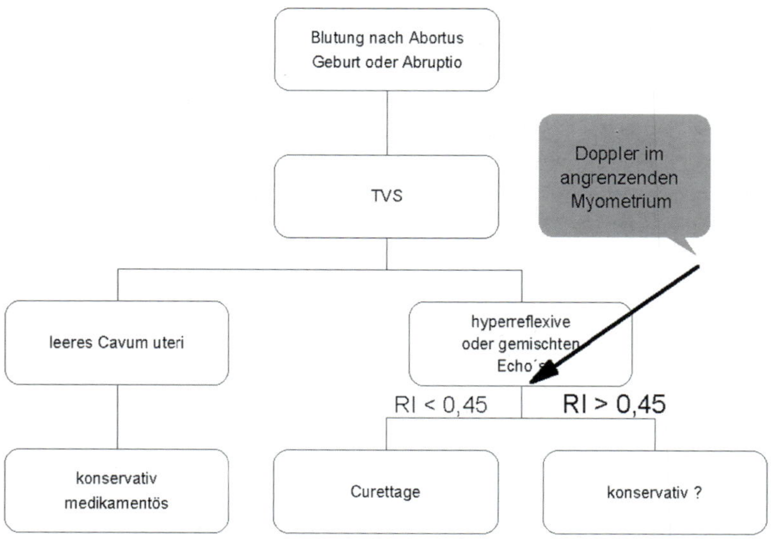

Abb. 4.23. Flußdiagramm als Abklärungsschema bei Verdacht auf inkompletten Abort, inkomplette Abruptio oder Plazentarest post partum. Wenn im Ultraschall ein Hinweis auf Trophoblastrest sichtbar ist, wird an dieser Stelle – an der Grenze zum Myometrium – eine Dopplermessung durchgeführt. Sind an diesen Gefäßen hohe Geschwindigkeiten und ein RI unter 0,45 festellbar, könnte dies eine Bestätigung für einen Trophoblastrest sein

grenzenden Myometrium (Cut-off-Level könnte etwa ein RI ≤0,45 sein), wäre dies eine Bestätigung für einen Trophoblastrest. Andernfalls könnte durch die dopplersonographische Unterstützung evtl. auf die eine oder andere Curettage verzichtet werden (Achiron et al. 1993). Den möglichen Platz im Abklärungsschema bei Verdacht auf Trophoblastrest wird im Flußdiagramm Abb. 4.23 nochmals dargestellt.

Trophoblasttumoren

Die meisten Trophoblasttumore und aus diesem Grund auch die meiste Erfahrung mit der Dopplersonographie liegen bei diesen Entitäten im ostasiatischen Raum vor. Diese Tumoren sind besonders gefäßreich und können zu einer Zerstörung der normalen Gefäßarchitektur des Uterus führen. Die dabei auftretende oder persistierende Neoangiogenese ist gekennzeichnet durch hohe Flußgeschwindigkeiten und niedrige Widerstandsindizes bereits in den zuführenden uterinen Gefäßen. Es werden Korrelationen zwischen der intrauterinen Hämodynamik und dem klinischen Verlauf des Tumors beschrieben. Das Gefäß, das die Blutumverteilung und das gesteigerte Blutvolumen am besten repräsentiert ist die A. uterina.

In der Diagnose eignet sich die transvaginale Dopplersonographie als Unterstützung der etablierten Methoden (TVS, β-HCG etc.). Es gelingt mit der Farbe äußerst eindrucksvoll den Trophoblasttumor darzustellen. Andererseits können mit dem Farbdoppler metastatische Absiedlungen im kleinen Becken mit einer ähnlichen Sicherheit lokalisiert und gemessen werden wie mit der Beckenangiographie. Nach Mitteilung mancher Autoren ist die Reproduzierbarkeit von Trophoblasttumoren mittels Farbdoppler so gut, daß eine Beckenangiographie zum Staging weggelassen werden kann (Chan et al. 1995).

Mit der Dopplersonographie bekommt man auch den ersten Eindruck von der Prognose der Erkrankung. Es werden gute Korrelationen zwischen dem Erstbefund und dem Ansprechen auf eine Chemotherapie beschrieben (hierfür werden die Widerstandsindizes und Maximalgeschwindigkeiten in den Aa. uterinae gemessen).

Parallel mit dem β-HCG-Verlauf kann man durch den Nachweis eines Anstieg des Gefäßwiderstands und durch das Absinken der maximalen Flußgeschwindigkeiten in den Aa. uterinae zur Norm das Ansprechen auf die Chemotherapie dokumentieren. Bleiben trotz sinkender β-HCG-Werte die hämodynamischen Veränderungen, wie bei einem aktiven Trophoblasttumor aufrecht, kann dies ein Hinweis für einen persistierenden arteriovenösen Shunt sein.

Einsatzmöglichkeiten der transvaginalen Farbdopplersonographie bei Pathologien des Uterus

Die transvaginale Farbdopplersonographie wurde im Jahre 1986/1987 in die diagnostische Abklärung gynäkologischer Entitäten eingeführt, wobei anfänglich hauptsächlich vaskuläre Veränderungen während des Menstruationszyklus und die präoperative Dignitätseinschätzung von ovariellen Tumoren Studiengegenstand gewesen sind (Bourne et. al. 1989; Kurjak et al. 1989).

In weiterer Folge wurden die potentiellen Applikationen auf die vielfältigen Pathologien des Uterus erweitert. Im folgenden soll ein Abriß über die prinzipiellen Einsatzmöglichkeiten, das Potential und letztlich auch über die Limitierungen der transvaginalen Farbdopplersonographie (TV-CDS) dargestellt werden.

Folgende Uteruspathologien werden dabei abgehandelt:

- Endometriumkarzinom,
- Leiomyom-Adenomyom-Leiomyosarkom,
- Zervixkarzinom.

Endometriumkarzinom.

Zur Zeit stellt die konventionelle transvaginale Sonographie (TVS) die Methode der Wahl in der präoperativen Diagnostik des Endometriumkarzinoms dar. Mit Hilfe dieser Methode können die Endometriumshöhe und die Sonomorphologie der Schleimhaut sehr gut beurteilt werden. Nachteilig bei dieser Methode sind zum einen die relativ niedrige Spezifität (viele falsch-positive Fälle) und zum anderen die mangelnde Differerenzierbarkeit von Polypen und der Hyperplasie des Endometriums. Bei Durchsicht der Literatur werden mit Hilfe der TVS Sensitivitätswerte von 62–99% und Spezifitätswerte von 50–89% erreicht (Bourne et al. 1991; Karlsson et al. 1993; Osmers et al. 1989).

Durch die Einführung der TV-CDS erhoffte man sich v.a. eine Verbesserung der Spezifität der TVS und somit in weiterer Folge als Auswirkung auf das klinische Management eine Senkung der Rate unnötiger invasiver Eingriffe (Hysteroskopie und fraktionierte Curettage).

Das pathogenetische Grundprinzip, welches der Anwendung der TV-CDS zugrundeliegt, ist das Prinzip der Neoangiogenese (vgl. Kap. 4.1). Darunter versteht man, daß Tumoren für ihr expansives Wachstum eine entsprechend mitwachsende Gefäßversorgung benötigen, die zumeist aus dünnwandigen und muskelschwachen Blutgefäßen besteht, die dem Blutstrom einen geringeren Widerstand entgegensetzen.

Tabelle 4.7. Farbdopplersonographische Kriterien in der Differentialdiagnose maligner und benigner gynäkologischer Prozeße

Suspekt	Insuspekt
Hohe Gefäßdichte	Fehlende Gefäße, niedrige Gefäßdichte
Zentrale (im Tumorinneren) Gefäße	Periphere (am Tumorrand) Gefäße
Ungeordnete Gefäßarchitektur	Verfolgbare, geordnete Gefäße
Niedrige Widerstandsindizes (RI_{min} = 0,4–0,5; PI_{min} = 1,0–2,0)	Hohe Widerstandsindizes (RI_{min} > 0,5, PI_{min} > 2,0)
Hohe Blutflußgeschwindigkeit	Niedrige Blutflußgeschwindigkeit

Tabelle 4.8. Kurze Literaturübersicht bezüglich der diagnostischen Wertigkeit und Validität der TV-CDS beim Endometriumkarzinom (unter Heranziehung verschiedener Dopplerkriterien)

Autorengruppe	Patientenanzahl	Sensitivität [%]	Spezifität [%]
Bourne et al. (1990)	54	99	87
Kurjak et al. (1993)	750	91	87
Carter et al. (1994)	122	34	73
Sladkevicius et al. (1994)	138	87	66

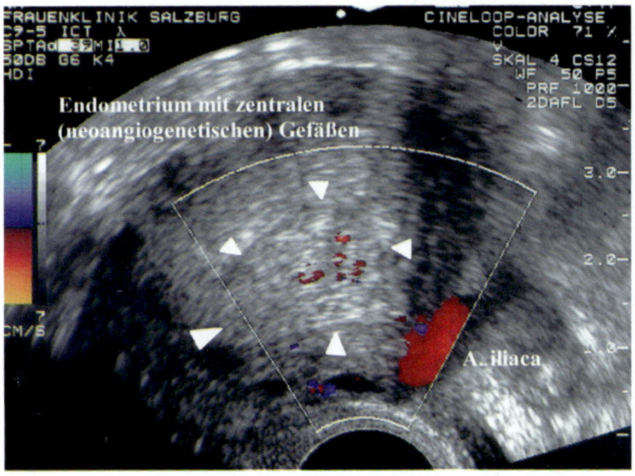

Abb. 4.24. Farbdopplerbild bei Endometriumkarzinom einer 75jährigen Frau ohne Hormonsubstitution: Für die Malignität sprechen v.a. die zentral im Endometrium (durch *Pfeile* markiert) lokalisierten Gefäße, welche man bei einer Postmenopausendauer von 20 Jahren nicht finden dürfte. Der niedrigste gemessene RI-Wert betrug 0,36. Der große Farbklecks stellt die A. iliaca dar; die kleinen Farbflecken repräsentieren die neoangiogenetischen (pathologischen) intratumoralen Gefäße

Die wichtigsten Dopplerparameter, die beim Korpuskarzinom und bei allen übrigen Pathologien des Uterus bestimmt und in weiterer Folge als malignitätsverdächtig oder insuspekt interpretiert werden, sind in der Tabelle 4.7 zusammengefaßt.

Bei Durchsicht der dazu publizierten Studien wird man eindrucksvoll mit der Unsicherheit konfrontiert, mit welcher Endometriumkarzinome mit Hilfe der TV-CDS beurteilt werden. Es gibt bis heute keine eindeutigen Richtlinien oder Empfehlungen, welcher Dopplerparameter oder welche Kombination an Parametern sich am besten für die Diagnose und Differentialdiagnose von Uteruspathologien eignet. Zusätzlich zeigen sich in den einzelnen Studien teilweise eklatante Unterschiede hinsichtlich der Cut-off-Werte für die Differenzierung maligner und benigner Prozeße. In den verschiedenen Publikationen werden für die TV-CDS unter Heranziehung der verschiedensten Dopplerparameter Sensitivitätswerte von 34–99% und Spezifitätswerte von 66–87% (Tabelle 4.8) angegeben. Diese Werte erscheinen mit der TVS vergleichbar (Bourne et al. 1990; Carter et al. 1994; Kurjak et al. 1993; Sladkevicius et al. 1994).

Bei eigenen Untersuchungen stellte sich in Analogie zu Ovarialkarzinomen heraus, daß die Beurteilung der Gefäßarchitektur der beste Differenzierungsmarker beim Endometriumkarzinom ist. Zentral (im Inneren des Tumors) befindliche Gefäße, v.a. in der Postmenopause (hierbei genügen bereits einige wenige Farbpixel im Farbdopplerbild; Abb. 4.24), und/oder unzählige und v.a. auch unregelmäßig angeordnete Gefäße sind hochverdächtig auf ein malignes Geschehen. Dieser Parameter hat jedoch den Nachteil, daß er der Subjektivität und damit dem Erfahrungsgrad des jeweiligen Untersuchers unterworfen ist. Der niedrigste gemessene PI (PI_{min}) und RI (RI_{min}) zeigten hingegen geringere Validitätswerte und es stellte sich im individuellen Fall auch das Problem eines praktikablen Cut-off-Levels für die Widerstandsindizes.

Zudem kommt noch hinzu, daß die Farbdopplersonographie im Vergleich zur TVS relativ *fehleranfällig* ist (s. Kap. 4.3). Neben grundlegenden Fehlern bei der Geräteeinstellung und der Abnahme der Dopplersignale können die Meßergebnisse zusätzlich auch noch durch eine *Hormonsubstitutionstherapie (HRT)* oder *Tamoxifen-Therapie* wesentlich beeinflußt werden.

Unter einer HRT kommt es nicht nur zu einer Zunahme der Endometriumshöhe, sondern auch zu signifikanten Veränderungen des RI und des PI (Bonilla-Musoles et al. 1995) im Sinne einer Abnahme sowie zu einer Steigerung der Gefäßdichte, was zu Fehl-

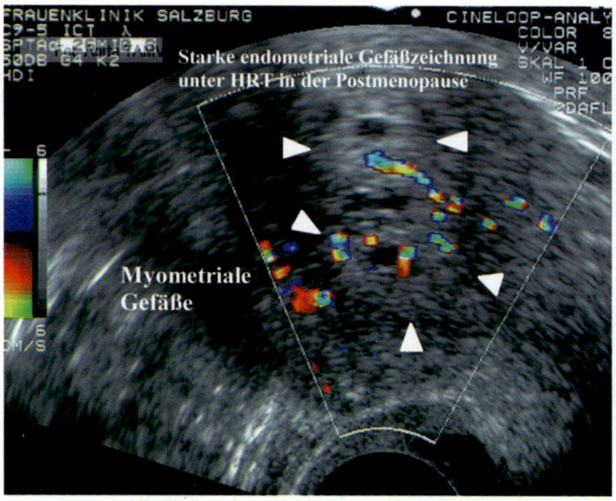

Abb. 4.25. Farbdopplerbild einer 70jährigen Frau mit Hormonsubstitution seit 10 Jahren. Sehr augenfällig ist eine massive Gefäßzeichnung (Folge der HRT) im Endometrium, welche ohne Kenntnis des Hormonersatzes als malignitätsverdächtig beurteilt werden müßte. Der niedrigste gemessene RI-Wert betrug 0,42

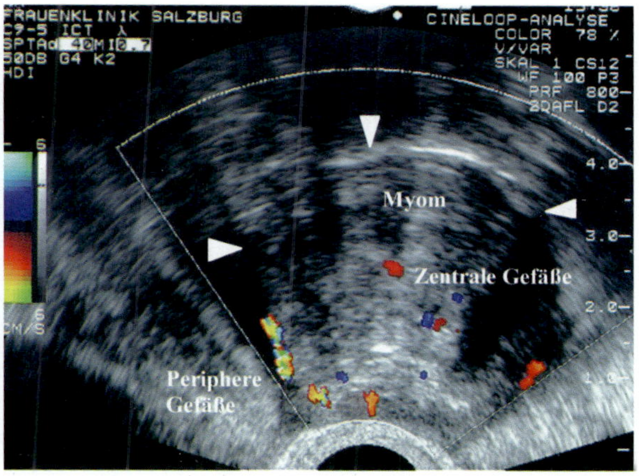

Abb. 4.26. Myom (Grenzen durch *Pfeile* markiert) mit typischem Durchblutungsmuster: Die stärkste Durchblutung findet sich im Kapselbereich und im peripheren Randbereich des Tumors, während sich nur vereinzelt zentrale Gefäße darstellen lassen

interpretationen (falsch-positive Fälle) führen kann (Abb. 4.25).

Eine weitere mögliche Fehlerquelle besteht bei Patientinnen, die unter einer Tamoxifen-Therapie stehen. Tamoxifen bewirkt in endometrialen und myometrialen Gefäßen fakultativ sehr niedrige Widerstandsindizes, so daß Durchblutungsverhältnisse ähnlich einem Korpuskarzinom imitiert werden können. In einer dazu vorliegenden Studie aus dem Jahre 1995 (Achiron et al. 1995) betrug die Rate falsch-positiver Fälle unter Tamoxifen-Therapie 30%.

Zusammenfassend muß aufgrund der Literatur über die TV-CDS bei Endometriumkarzinomen und aufgrund eigener Erfahrungen konstatiert werden, daß diese der TVS in ihrer diagnostischen Wertigkeit unterlegen ist und zum jetzigen Zeitpunkt bestenfalls in individuellen Fällen eine ergänzende Modalität darstellen kann. Für eine Screeningmethode ist die TV-CDS zu wenig sensitiv und spezifisch und zu fehleranfällig.

Leiomyom-Adenomyom-Leiomysarkom

Die konventionelle transvaginale Sonographie liefert sehr charakteristische Bilder von Leiomyomen und Adenomyomen, anhand derer zusammen mit der topographischen Zuordnung (uterin/extrauterin) eine Differenzierung in den meisten Fällen sehr gut möglich ist. Die Sensitivitätsangaben in der Literatur schwanken zwischen 86 und 96,1%, während die Schwankungsbreite der Spezifität 80–98% beträgt (Fedele et al. 1992).

Bei der Differentialdiagnose von Leiomyomen und Leiomyosarkomen gibt es hingegen keine eindeutigen und verläßlichen sonomorphologischen Kriterien. Typische Zeichen von Leiomyosarkomen wie sehr rasches Wachstum oder ausgedehnte zentrale Tumornekrosen können ebensogut bei Leiomyomen mit starker Wachstumstendenz zur Beobachtung gelangen.

Bei der Farbdopplerbeurteilung dieser 3 Typen von Gebärmuttertumoren gelangen im wesentlichen dieselben Dopplerparameter (s. Tabelle 4.7) wie beim Endometriumkarzinom zur Anwendung.

Leiomyome und Adenomyome unterscheiden sich farbdopplersonographisch in erster Linie im Gefäßbaum beziehungsweise in ihrer Gefäßarchitektur (Hirai et al. 1995; Kurjak et al. 1995; Sladkevicius et. al. 1995).

Leiomyome besitzen charakteristischerweise periphere, also im Rand- und Kapselbereich angeordnete, Blutgefäße (Abb. 4.26), während zentrale Gefäße üblicherweise fehlen, aber dennoch auch vorkommen können. Bei Adenomyomen hingegen findet sich wesentlich häufiger zentraler Flow, wobei es jedoch zwischen beiden Formen zu Überlappungen kommt. Bezüglich der Widerstandsindizes (RI_{min}, PI_{min}) und der Flußgeschwindigkeiten des Blutes unterscheiden sich Leiomyome und Adenomyome nicht signifikant. Des weiteren wurden bei beiden Tumortypen innerhalb desselben Tumors extreme Schwankungen der Widerstandsindizes festgestellt, so daß die Festlegung von Cut-off-Werten praktisch unmöglich ist. Bei der Differentialdiagnose Leiomyom-Adenomyom (klinisch relevant bei der Indikationsstellung zu einer GnRh-Therapie) mittels der Farbdopplersonographie unter Anwendung der Widerstandsindizes wurden in der

Literatur Sensitivitätswerte von 80–91% und Spezifitäten von 60–63% angegeben.

Farbdopplersonographische Unterscheidungskriterien zwischen Leiomyomen und Leiomyosarkomen sind eine stark erhöhte, v. a. zentral lokalisierte, Gefäßdichte, ungeordnete Architektur der Gefäße und hohe Blutflußgeschwindigkeiten als Ausdruck für Malignität (Hata et al. 1997). In dieser Studie konnten keine signifikanten Unterschiede für die RI_{min}- und PI_{min}-Werte zwischen Myomen und Sarkomen festgestellt werden, sehr wohl jedoch für die maximale Flußgeschwindigkeit (V_{max}), wobei mit einem Cut-off-Wert von 41 cm/s die Validität mit einer Sensitivität von 80% und einer Spezifität von 97,6% beziffert wird. Bei den Uterussarkomen stellen die sehr niedrige Inzidenz und Prävalenz ein statistisches Problem dar, welches durch eine Multicenterstudie beseitigt werden könnte.

Zusammenfassend beurteilt spielt die TV-CDS in der Differentialdiagnose von Leiomyomen und Adenomyomen insofern keine Rolle, da dies methodisch einfacher und mindestens ebensogut mit der konventionellen TVS möglich ist. In der Unterscheidung von Leiomyomen und Sarkomen scheint die TV-CDS ein gewisses Potential zu haben, eine endgültige Beurteilung ist jedoch aufgrund der zu geringen Datenmenge zu dieser Entität noch nicht möglich.

Zervixkarzinom

Bei der Diagnosestellung des Zervixkarzinoms spielen weder die TVS noch die TV-CDS eine bedeutende Rolle, was sich darin widerspiegelt, daß zu dieser Entität praktisch keine Daten verfügbar sind. Das Zervixkarzinom ist die diagnostische Domäne der zervikalen Abstrichzytologie, während die TVS lediglich eine geringe und die TV-CDS keine Bedeutung im präoperativen Staging besitzen.

Literatur

Achiron R, Goldenberg M, Lipitz S, Mashiach S (1993) Transvaginal duplex Doppler ultrasonography in bleeding patients suspected of having residual trophoblastic tissue. Obstet Gynecol 81:507–511

Achiron R, Lipitz S, Sivan E, Goldenberg M, Horovitz A, Frenkel Y, Mashiach S (1995) Changes mimicking endometrial neoplasia in postmenopausal, tamoxifen-treated women with breast cancer: A transvaginal Doppler study. Ultrasound Obstet Gynecol 6:116–120

Alcazar JL, Laparte C, Lopez-Garcia G (1996) Corpus luteum blood flow in abnormal early pregnancy. J Ultrasound Med 15:645–649

Bonilla-Musoles FM, Ballester MJ, Tarin JJ, Raga F, Osborne NG, Pellicer A (1995) Does transvaginal color Doppler sonography differentiate between developing and involuting ectopic pregnancies? J Ultrasound Med 14:175–181

Bonilla-Musoles F, Marti MC, Ballester MJ, Raga F, Osborne NG (1995) Normal uterine arterial blood flow in postmenopausal women assessed by transvaginal color Doppler sonography: The effect of hormone replacement therapy. J Ultrasound Med 14:497–501

Bourne TH, Campbell S, Steer CV, Royston P, Whitehead MI, Collins WP (1991) Detection of endometrial cancer by transvaginal ultrasonography with color flow imaging and blood flow analysis: A preliminary report. Gynecol Oncol 40:253–259

Bourne TH, Campbell S, Steer CV, Whitehead MI, Collins WP (1989) Transvaginal colour flow imaging: A possible new screening technique for ovarian cancer. Br Med J 299:1367–1370

Brown DL, Doubilet PM (1994) Transvaginal sonography for diagnosing ectopic pregnancy: Positivity criteria and performance characteristics. J Ultrasound Med 13:259–266

Cacciatore B, Stenman UH, Ylöstalo P (1990) Diagnosis of ectopic pregnancy by vaginal ultrasonography in combination with a discriminatory serum hCG level of 1000 IU/l (IRP). Br J Obstet Gynecol 97:904–908

Cacciatore B, Korhonen J, Stenamn UH, Ylöstalo P (1995) Transvaginal sonography and serum hCG in monitoring of presumed ectopic pregnancies selected for expectant management. Ultrasound Obstet Gynecol 5:297–300

Carter JR, Lau MF, Saltzman AK (1994) Gray scale and color flow Doppler characterization of uterine tumors. J Ultrasound Med 13:835–840

Chan FJ, Chau MT, Pun TC, Lam C, Ngan HYS, Wong RLC (1995) A comparison of colour Doppler sonography and the pelvic arteriogram in assessment of patients with gestational trophoblastic disease. Br J Obstet Gynecol 102:720–725

Duchatel FC (1995) Ectopic pregnancy. Curr Opin Obstet Gynecol 7:472–476

Fedele L, Bianchi S, Dorta M, Zanotti F, Brioschi D, Carinelli S (1992) Transvaginal ultrasonography in the differential diagnosis of adenomyoma versus leiomyoma. Am J Obstet Gynecol 167:603–606

Hata K, Hata T, Maruyama R, Hirai M (1997) Uterine sarcoma: Can it be differentiated from uterine leiomyoma with Doppler ultrasonography? A preliminary report. Ultrasound Obstet Gynecol 9:101–104

Hirai M, Shibata K, Sagai H, Sekija S, Goldberg BB (1995) Transvaginal pulsed and color Doppler sonography for the evaluation of adenomyosis. J Ultrasound Med 14:529–532

John SP, Taylor JW (1995) Ectopic pregnancy. In: Copel FA, Reed KL (eds) Doppler ultrasound in obstetrics and gynecology. Raven Press, New York

Karlsson B, Granberg S, Wikland M, Ryd W, Norström A (1993) Endovaginal scanning of the endometrium compared to cytology and histology in women with postmenopausal bleeding. Gynecol Oncol 50:173–178

Kurjak A, Kupesic S (1995) Transvaginal color Doppler and pelvic tumor vascularity: lessons learned and future challenges. Ultrasound Obstet Gynecol 6:145–159

Kurjak A, Shalan H, Sosic A, Benic S, Zudenigo D, Kupesic S, Predanic M (1993) Endometrial carcinoma in postmenopausal women: Evaluation by transvaginal color Doppler ultrasonography. Obstet Gynecol 169:1597–1603

Kurjak A, Zalud I, Jurkovic D, Miljan M (1989) Transvaginal color Doppler for the assessment of pelvic circulation. Acta Obstet Gynecol Scand 68:131–135

Osmers R, Völksen M, Rath W, Teichmann A, Kuhn W (1989) Vaginosonographische Messungen des postmenopausalen Endometrium zur Früherkennung des Endometriumkarzinoms. Geburtshilfe Frauenheilkd 49:262–265

Sladkevicius P, Valentin L, Marsal K (1995) Transvaginal Doppler examination for the differential diagnosis of solid pelvic tumors. J Ultrasound Med 14:377–380

Sladkevicius P, Valentin L, Marsal K (1994) Endometrial thickness and Doppler velocimetry of the uterine arteries as discriminator of endometrial status in women with postmenopausal bleeding: A comparative study. Am J Obstet Gynecol 171:722–728

Tekay A, Jouppila P (1992) Color Doppler flow as an indicator of trophoblastic activity in tubal pregnancies detected by transvaginal ultrasound. Obstet Gynecol 80:995–999

Ylöstalo P, Cacciatore B, Sjöberg J, Kääriäinen B, Tenhunen A, Stenman UH (1992) Expectant management of ectopic pregnancy. Obstet Gynecol 80:345–348

5 Dopplersonographie in der Reproduktionsmedizin

Kapitel 5

Dopplersonographie in der Reproduktionsmedizin

J. Deutinger

Ultraschall – ein wesentlicher Bestandteil der Reproduktionsmedizin

Anfang der 70er Jahre gelang es Kratochwil erstmals, das Ovar sonographisch zur Darstellung zu bringen (Kratochwil et al. 1972). Er führte auch vaginosonographische Untersuchungen durch (Kratochwil 1969), diese Methode ist jedoch wegen der damals noch mangelhaften gerätetechnischen Voraussetzungen vorübergehend wieder in Vergessenheit geraten. Aufbauend auf die Erkenntnisse, daß das Ovar sonographisch darstellbar ist, gelang es in den 70er Jahren, den Zyklusablauf im Ovar zu erfassen bzw. Follikolumetrien vorzunehmen (Hackelöer et al. 1977; Robinson 1975).

Anfang der 80er Jahre wurden erstmals wieder Versuche unternommen, die vaginosonographische Methode einzusetzen (Popp u. Müller-Holve 1984). Der zu erwartende Vorteil lag auf der Hand: Durch die Nähe des Schallkopfes zu den Organen des kleinen Beckens konnte eine verbesserte Darstellung dieser Strukturen erwartet werden (Deutinger et al. 1987a). Eine neue Vaginalsonde, ein sog. „Panoramascanner“ wurde entwickelt (Feichtinger u. Kemeter 1986; Kemeter u. Feichtinger 1986). Und damit hat diese Methode in kurzer Zeit einen Siegeszug um die ganze Welt angetreten (Bernaschek et al. 1990). Insbesondere die Sterilitätsdiagnostik- und therapie hatte maßgeblichen Anteil an der raschen Verbreitung dieser Methode, ja man kann sogar sagen, Vaginosonographie und Sterilitätsdiagnostik und -therapie haben einander gegenseitig befruchtet. Heute wäre eine effiziente Sterilitätsdiagnostik bzw. -therapie ohne Sonographie nicht mehr vorstellbar. Gerade dieses Gebiet der Frauenheilkunde hat einen wesentlichen Anteil in der Etablierung der Vaginosonographie als Routinemethode. Die vaginosonographische Darstellung zyklischer Veränderungen an den Ovarien, die Follikulometrie, wurde sehr bald zur Routinemethode. Insbesondere auch bei Zyklusstörungen wie der Corpus-luteum-Insuffizienz, dem LUF(*l*uteinized unruptured follicle)-Syndrom oder dem PCO(polyzystisches Ovar)-Syndrom ist die Vaginosonographie als diagnostisches Hilfsmittel nicht mehr wegzudenken. Aber auch vaginosonographische Untersuchungen zur Sterilitätsdiagnostik, z.B. die Zyklusdiagnostik am Uterus oder die Beurteilung zyklischer Veränderungen am Endometrium und den Ovarien haben rasch Bedeutung erlangt.

Unveränderte Tuben entziehen sich meist einer sonographischen Untersuchung. Nur unmittelbar nach der Ovulation, wenn sich im Douglas physiologischerweise etwas freie Flüssigkeit befindet, können diese gelegentlich zur Darstellung gebracht werden (Timor-Tritsch u. Rottem 1987).

In jüngerer Zeit haben Dopplerströmungsmessungen in Gefäßen des kleinen Beckens, z.B. in ovariellen und in uterinen Blutgefäßen interessante Informationen über physiologische Veränderungen während des Zyklus geliefert (Deutinger et al. 1987b) bzw. finden die vaginosonographisch vorgenommene Tubendiagnostik mittels Kontrastmittel oder mittels Dopplersonographie immer weitere Verbreitung. Es ist zu hoffen, daß damit invasivere diagnostische Verfahren zumindest z.T. ersetzt werden können.

Vaginosonographische Untersuchungen zur Sterilitätsdiagnostik

Eine dopplersonographische Untersuchung gelangt im Rahmen der Sterilitätsdiagnostik im Zusammenhang mit routinemäßig vorgenommenen Zyklusdiagnostik zur Anwendung.

Die vaginosonographische Untersuchung in der Sterilitätsdiagnostik stellt insoferne eine Besonderheit dar, als derartige Untersuchungen im Rahmen des Zyklusmonitorings oft täglich erfolgen. Zunächst sollte der Uterus in der Längsachse zur Darstellung gelangen, was die Orientierung erleichtert. Anschließend empfiehlt es sich, den Scanner um 90° zu drehen, wodurch ein koronares bzw. (in Abhängigkeit vom Winkel des Scannerschafts) queres Schnittbild erzielt wird. Dadurch können in vielen Fällen beide Ovarien gleichzeitig am Monitor abgebildet werden.

Dopplerströmungsmessungen im kleinen Becken können in Gefäßen im Bereich des Uterus oder im Bereich der Ovarien vorgenommen werden. Im Bereich des Uterus können Veränderungen von Strömungssignalen registriert werden, während im Bereich des Ovars, Corpus luteum und auch im Endometrium eine Angiogenese beobachtet werden kann (Findley 1986; Kurjak et al. 1991).

Dopplersonographie in uterinen Gefäßen

Bei der Betrachtung der endometrialen Rezeptivität (Fähigkeit zur Aufnahme von fertilisierten Oozyten) erscheint eine eindimensionale Betrachtungsweise nicht gerechtfertigt (Yaron et al. 1994). Dieser Parameter wird von mehreren Variablen wie Art der Behandlung, Alter, Ovarialfunktion beeinflußt. Neben der Verwendung der Dopplersonographie zur Beurteilung der Rezeptivität sollen vor allen Dingen molekularbiologische Maßnahmen untersucht werden. Derzeit ist eine direkte Beurteilung der endometrialen Rezeptivität nicht gegeben. Bisherige Ergebnisse zeigen, daß die Rezeptivität mit dem Alter abnimmt, sich verkehrt proportional zur kontrollierten ovariellen Überstimulation verhält und möglicherweise durch die ovarielle Funktion ebenfalls beeinflußt wird.

Kürzlich konnte eine weitere interessante Beobachtung gemacht werden. Wenn die subendometrialen Gebiete über einen längeren Zeitraum (einige Minuten) kontinuierlich beobachtet werden, finden sich subendometriale Kontraktionen (Chalubinski et al. 1993). Diese verlaufen zum Zeitpunkt der Ovulation in Richtung Fundus des Uterus. Da bei ungeklärter Sterilität dieses Kontraktionsmuster gestört ist, könnte dies ein möglicher Hinweis sein, daß diese Uteruskontraktionen für den Transport der Spermien zu den Tuben von Bedeutung sind.

Die uterinen Gefäße weisen ein signifikantes Dopplerströmungsmuster auf (Abb. 5.1). Während des gesamten kardialen Zyklus kann eine Vorwärtsströmung beobachtet werden. Im Gegensatz dazu wird in den Iliakalgefäßen während der Diastole eine negativer Flow beobachtet. Dieser wird durch die Windkesselfunktion der Aorta hervorgerufen. Während des normalen menstruellen Zyklus findet sich ein Anstieg der enddiastolischen Strömungsgeschwindigkeit zwischen proliferativer und sekretorischer Phase des menstruellen Zyklus. Daraus ergibt sich, daß die Blutversorgung des Uterus insbesondere in der Lutealphase hoch sein sollte. Erste Untersuchungen nährten die Hoffnung, daß eine Verminderung der diastolischen Strömungsgeschwindigkeit mit einer verminderten Rezeptivität des Endometriums einhergehen

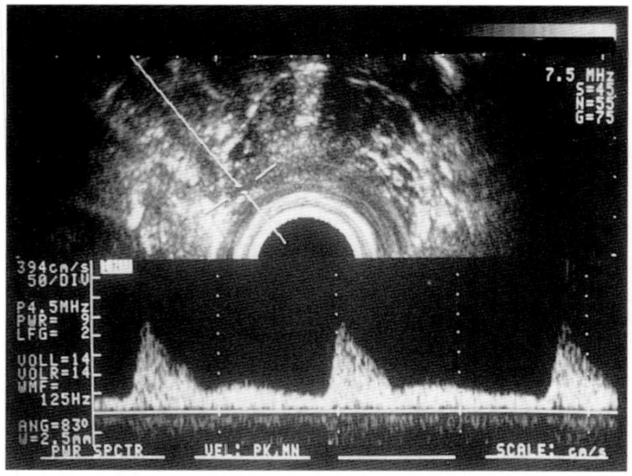

Abb. 5.1. Vaginosonographisch ermittelte Dopplerströmung in der rechten A. uterina um den Zeitpunkt der Zyklusmitte. Während der gesamten Diastole findet sich eine Vorwärtsströmung

könnte. Man spekulierte, daß Messungen der Strömungsgeschwindigkeit in den Uterinarterien in der Lage sein könnten, die Bereitschaft des Uterus für die Implantation zu überprüfen. Allerdings wird die Schwangerschaftsrate von so vielen Parametern beeinflußt (Zahl der transferierten Embryonen, Qualität der transferierten Embryonen), so daß es schwierig erscheint, die Wertigkeit eines einzelnen Faktors, wie der uterinen Perfusion, einer verminderten Schwangerschaftsrate zuzuordnen.

Zyklusabhängige Veränderungen lassen sich in verschiedenen uterinen Blutgefäßen nachweisen. Auch hier kommt es durch die Abnahme des peripheren Widerstands zu einer Zunahme der diastolischen Strömungsgeschwindigkeit. Mit dieser Methode können auch prognostische Aussagen über die Möglichkeit des Eintritts einer Schwangerschaft getätigt werden. Bei Frauen, bei denen nachfolgend eine Schwangerschaft eintrat, fand sich in den Uterinarterien zum Zeitpunkt der Follikelpunktion ein Pulsatilitätsindex (PI) von $2{,}55 \pm 0{,}78$, bei Frauen, die nicht schwanger wurden, ein PI von $2{,}84 \pm 1{,}29$ (Strohmer et al. 1993). Ähnliche Ergebnisse lieferten die Untersuchungen von Sterzik et al. (1993) [Resistance-Index (RI) $0{,}78 \pm 0{,}06$ bzw. $0{,}84 \pm 0{,}08$].

Die höchste diastolische Strömungsgeschwindigkeit liegt um die Zyklusmitte vor (Sladkevicius et al. 1994). Untersuchungen haben gezeigt, daß Östradiol als Inhibitor für die Freisetzung von Endothelin-1 fungieren könnte, welches wiederum als ein Faktor für die Regulation von uteriner und endometrialer Blutströmung dienen könnte (Cacciatore et al. 1997). Endothelin-1 zeigt also eine negative Korrelation mit E2, aber nicht mit dem PI.

Interessant sind die Ergebnisse von kurzzeitigen Dopplerströmungsmessungen periovulatorisch. An 6

Probandinnen mit unauffälliger Zyklusanamnese konnten bei Messungen in 6stündigen Abständen bis zum Zeitpunkt der Follikelruptur Dopplerströmungsmessungen vorgenommen werden. Gleichzeitig erfolgte eine Blutabnahme für die nachfolgende Hormonanalyse. Es zeigte sich, daß der PI in der A. uterina eine zirkadiane Veränderung mit einem Minimum ungefähr um 6 Uhr früh nachweisen läßt. Eine Korrelation mit Hormonwerten konnte in dieser zirkadianen Form nicht erzielt werden. Daraus läßt sich der Schluß ziehen, daß der zirkadiane Rhythmus in den Uterinarterien, periovulatorisch unabhängig von hormonellen Veränderungen zu sein scheint (Zaidi et al. 1995).

Bezüglich Vorhersage der Rezeptivität des Endometriums gibt es allerdings auch kontroversielle Ergebnisse (Schwartz et al. 1997). In einer Untersuchung an 210 Patientinnen konnte er nachweisen, daß die „Embryoqualität" der beste Vorhersagewert für den Schwangerschaftsausgang darstellt. Zu einem gewissen Teil dürfte auch die Endometriumdicke einen Vorhersagewert zulassen; Dopplerströmungswerte jedoch waren ohne jegliche Aussagekraft.

Steer et al. (1997) fanden einen erhöhten peripheren Widerstand in Uterinarterien in einigen Fällen von ungeklärter Infertilität. Seiner Ansicht nach könnte ein erhöhter peripherer Widerstand einen Teil von Fällen mit ungeklärter Sterilität erklären. Ein derartig erhöhter Widerstand ließ sich in A. uterina, A. radialis, A. spiralis, A. ovarica und in intraovariellen Gefäßen nachweisen (Kupesic et al. 1997).

Aytoz et al. (1997) hingegen konnten bei Dopplerströmungsmessungen am Tag des Embryotransfers keinen Zusammenhang zwischen Blutströmungsparametern und der Wahrscheinlichkeit des Eintritts einer Schwangerschaft im stimulierten Zyklus nachweisen.

Externe Einflüsse auf Strömungsparameter in uterinen Gefäßen

Mit Sicherheit können durch externe Einflüsse die Durchblutung bzw. die Strömungsparameter in den Uterinarterien verändert werden. Es fand sich ein möglicher Ansatzpunkt durch die Verwendung der Elektroakupunktur. Diese führt zu einer Verminderung des Widerstands in der A. uterina, insbesondere in Fällen mit erhöhten peripheren Widerstand. Inwieweit dies im Zusammenhang mit einer erhöhten Schwangerschaftsrate kombiniert sein könnte, ist derzeit noch unklar (Stener-Victorin 1997).

Der periphere Widerstand in der A. uterina wird auch unter der Einnahme von oralen Kontrazeptiva verändert. Dopplerströmungsmessungen erfolgten am 8., 22. und 28. Zyklustag. Während der Pilleneinnahme sank der PI von 4,37 (2,7–7,95) am 22. Tag auf einen Wert von 2,79 (1,94–4,99) am 28. Tag. Der uterine Widerstand war signifikant höher am 22. Tag während der Pilleneinnahme im Vergleich zu einem Kontrollkollektiv ohne Pille ($p \leq 0{,}0001$). Daraus läßt sich schließen, daß anovulatorische Zyklen während Pilleneinnahme eine Verminderung in der uterinen Perfusion herbeiführen, hervorgerufen durch einen erhöhten peripheren Widerstand, daß dieser Effekt jedoch während des pillenfreien Intervalls reversibel ist (Ahluwalia et al. 1997).

Achiron et al. (1995) fanden bei Patientinnen mit Ovarialinsuffizienz durch die Verabreichung einer hormoneller Stimulation einen signifikanten Einfluß auf erhöhte periphere Widerstände in Gefäßen im Bereich des Uterus. Es scheint insbesondere zu einem Wiedereintreten von Blutströmungsmustern im Bereich des Endometriums zu kommen. Die Autoren postulieren dadurch eine Wiederherstellung der „uterinen Rezeptivität" für die Implantation.

Veränderungen im nichtstimulierten Zyklus

Auf der Seite des dominanten Follikels nimmt im Verlauf des Zyklus die Tamv (time averaged maximum velocity) zu, während an der kontralateralen Seite eine derartige Veränderung nicht beobachtet werden konnte. Der PI nahm an der Seite des dominanten Follikels ebenfalls während der Zyklusmitte ab, während an der kontralateralen Seite keine derartige Veränderungen beobachtet werden kann. Die Veränderungen im Bereich der Strömung korrelieren mit den entsprechenden Veränderungen von Serumöstradiol- und Progesteronkonzentration.

Dopplerströmungsmessungen in ovariellen Blutgefäßen

Ovulation, Plazentation, Wachstum und Tumorentwicklung sind mit dem Terminus „Neoangiogenese" vergesellschaftet. Es war naheliegend, derartige Veränderungen im vaskulären Bereich der Ovarien zu untersuchen, also die Perfusion der Ovarien mit Zahl von Follikeln und Follikelgrößen zu korrelieren. Dies geschah zunächst durch Strömungsmessung in der A. ovarica (Abb. 5.2 u. 5.3) (Deutinger et al. 1989).

Später konnte gezeigt werden, daß auch innerhalb des Ovars, insbesondere im Stroma durch die Angiogenese Strömungssignale beobachtet werden können (Abb. 5.4). Strömungssignale vom Follikel können dargestellt werden, wenn diese eine Größe von 10–12 mm im Durchmesser erreicht haben (Merce et al. 1992). Auch in den ovariellen Gefäßen finden sich Veränderungen der Strömungsgeschwindigkeit unmit-

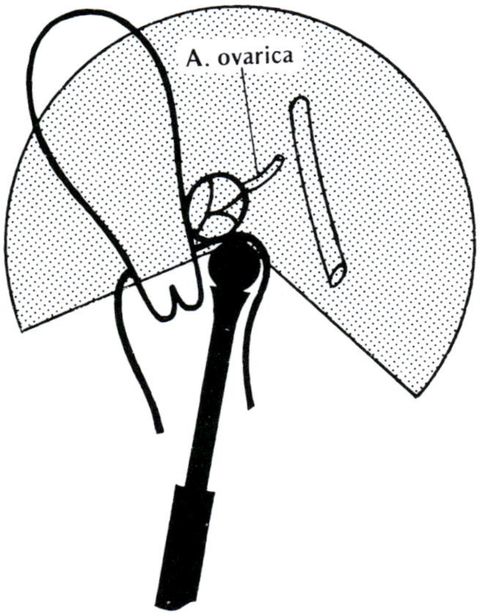

Abb. 5.2. Schematische Darstellung der vaginosonographischen Darstellung der Dopplerströmung in der linken A. ovarica

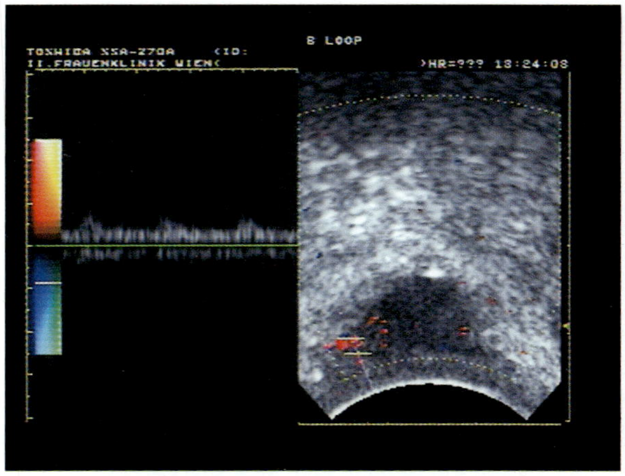

Abb. 5.4. Intraovarielle Blutströmung

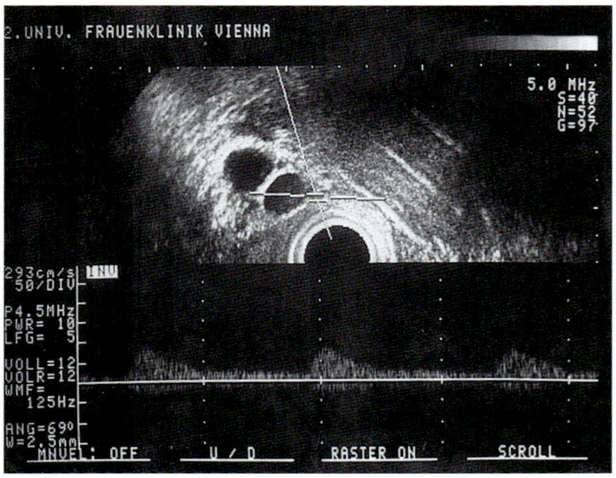

Abb. 5.3. Vaginosonographische Darstellung des linken Ovars mit 2 Follikeln und Strömungssignalen

telbar vor der Ovulation. Diese Veränderungen sind so komplex, daß sie nicht einer einzelnen Substanz (z. B. Progesteron) zugeschrieben werden können. Zahlreiche andere Faktoren wie Angiotensin, Prostaglandin usw. haben wesentlichen Einfluß in der Regulation der Gefäßanordnung und der Strömungsmuster.

Im Verlaufe des Zyklus kann eine erhebliche Kaliberschwankung der Ovarialgefäße festgestellt werden (Hansmann et al. 1985). Taylor et al. (1985) waren eine der Wegbereiter der Dopplerströmungsmessung in Gefäßen des kleinen Beckens. Die Entwicklung eines Vaginalscanners in Kombination mit einer gepulsten Dopplervorrichtung ermöglichte bald die Registrierung zyklusabhängiger Veränderungen der Blutströmungsgeschwindigkeit in Gefäßen des kleinen Beckens. Mit Zunahme der Zahl der Follikel über 14 mm konnte damit ein Absinken der durchschnittlichen A/B-Ratio in der A. ovarica von 3,85 bei 2 Follikeln auf 2,71 bei 5 Follikeln nachgewiesen werden (Deutinger et al. 1987b). Mit dem Anstieg der Serumöstradiolwerte kommt es ebenfalls zu einer Zunahme der diastolischen Blutströmungsgeschwindigkeit. Die Zunahme der diastolischen Strömungsgeschwindigkeit dürfte wiederum durch hormonelle Einflüsse bewirkt werden. Während der Follikelphase treten Proliferationsvorgänge auf, die mit einer Hyperämie in den betroffenen Organen einhergehen. Die hormonelle Stimulation führt zur Reifung mehrerer Follikelbläschen, wodurch das Volumen des Ovars zunimmt. Dadurch ändert sich nicht nur die Blutverteilung innerhalb des Ovars, sondern auch die Durchblutungsrate des gesamten Ovars (Deutinger et al. 1989). Sowohl die Volumenszunahme des Ovars als auch die Veränderung der physikalischen Parameter der Gefäße führen zu einer Veränderung des Durchströmungsprofils. Die Abnahme des Gefäßwiderstands während der Follikelphase führt zu einer Zunahme der diastolischen Strömungsgeschwindigkeit. Durch die breite Streuung der ermittelten Werte in der A. ovarica während der Zyklusstimulation kann im Einzelfall die Befundinterpretation schwierig sein. Nahe der Ovulation konnte jedenfalls eine Zunahme der diastolischen Strömungsgeschwindigkeit nachgewiesen werden, während sich in der A. iliaca keine zyklusabhängigen Schwankungen finden. Die Methode der vaginosonographischen gepulsten Messung der Blutströmungsgeschwindigkeit in der A. ovarica stellt eine zusätzliche Möglichkeit des Zyklusmonitorings dar, deren Wertigkeit durch Untersuchungen an größeren Kollektiven mit verschiedenen Fragestellungen noch verifiziert werden muß.

Dopplerströmungsmessungen im physiologischen Zyklus

Im physiologischen Zyklus steigt die maximale systolische Blutströmungsgeschwindigkeit auf der Seite des dominanten Follikels während des menstruellen Zyklus signifikant an, während eine signifikante Änderung des PI nicht gefunden werden konnte. Die Veränderungen des Blutströmungsmusters korrelieren signifikant mit Veränderungen von FSH, LH und Progesteronkonzentration im Serum. Wie erwähnt, konnte eine signifikante Veränderung des PI nicht gefunden werden, ebenso keine Veränderungen im Strömungsmuster des kontralateralen Ovars. Zusammenfassend kann gesagt werden, daß die vaskulären Veränderungen im Bereich der Wand des dominanten Follikels und im Bereich des ovariellen Stromas während des menstruellen Zyklus mit der Aktivität des „angiogenlike factors" korrelieren. Ähnliche Ergebnisse zeigten auch Untersuchungen von Zaidi et al. (1996). Ist v_{max} vor Stimulation niedrig (5 cm/s), dann ist für den entsprechenden Zyklus eine ungünstige Prognose gegeben, ist $v_{max} \geq 10$ cm/s, dann scheint die Prognose günstiger ($p < 0.007$).

Einfluß von Medikation auf den Blutfluß in den Ovarien

Durch die Gabe von Indometacin (3mal täglich 50 mg) gelingt es, die Follikelruptur zu verzögern. Gleichzeitig kann eine Verminderung in der intrafollikulären Peakströmungsgeschwindigkeit vor und während des LH-Tests beobachtet werden. Eine Veränderung von Zykluslänge oder von Serumhormonparametern wie FSH, E2, LH oder Progesteron wird dabei nicht gefunden (Athanasiou et al. 1996).

Dopplerströmungsmessungen bei Überstimulation

Ein anderer wichtiger Aspekt des sonographischen Follikelmonitorings ist die Vermeidung des Überstimulationssyndroms. Überstimulierte Ovarien führen in einer frühen Phase zu einem ähnlichen Erscheinungsbild, wie es beim polyzystischen Ovarsyndrom nachgewiesen werden kann, d.h. die Ovarien enthalten eine große Zahl verschieden großer zystisch veränderter Follikel (Orsini et al. 1985). Bei besonders schweren Fällen von Überstimulation kann diese enorme Vergrößerung der Ovarien mit der Ausbildung von Aszites, der Entstehung eines Hydrothorax, mit Hämokonzentration und einer Oligurie einhergehen. Sonographisch bietet sich das typische radspeichenartige Bild des überstimulierten Ovars mit zahlreichen Follikeln unterschiedlicher Größe.

Sowohl PI als auch RI und die A/B-Ratio sind in Fällen mit schwerer hormoneller Überstimulation signifikant vermindert. In jenen Fällen, in denen der RI unter 0,48 liegt, haben 2/3 der Fälle eine Pleuraeffusion. Die Strömungsgeschwindigkeit war im Gegensatz zu den berechneten Indizes nicht verändert (Moohan et al. 1997). Insbesondere die Messung der intraovariellen Resistance um den Zeitpunkt des Embryotransfers kann dazu beitragen, die Wahrscheinlichkeit eines schweren Überstimulationssyndroms vorherzusagen.

Dopplerströmungsmessungen bei insuffizienter Stimulation

In Fällen mit unzureichendem Anstieg der Serumöstradiolwerte (low responders) kommt es zu einer geringeren täglichen Wachstumsrate der Follikel. Auch bei insuffizienter Stimulation ist die maximale Follikelgröße im Vergleich zum physiologischen Zyklus signifikant vermindert (Geisthövel et al. 1983). Verzögertes Follikelwachstum ist mit einer insuffizienten Follikelreifung kombiniert und geht mit einer signifikanten Verminderung des maximalen Durchmessers des dominanten Follikels einher. Der dominante Follikel springt nicht, sondern wird atretisch. Damit kommt es auch zu einer insuffizienten, verkürzten Lutealphase verbunden mit unregelmäßigen Basaltemperaturwerten und verminderten Serumprogesteronspiegeln. Fallende Serumöstradiolwerte und/oder abnehmende Follikeldurchmesser nach HCG-Applikation stellen prognostisch eine ungünstige Voraussetzung für eine spätere erfolgreiche Eizellgewinnung und Fertilisation dar (Ben-Rafael et al. 1994; Deutinger et al. 1987c).

Dopplerströmungsmessungen bei endokrinologischen Störungen

Corpus-luteum-Insuffizienz

Für die Überwachung der Lutealphase hat sich die Bestimmung des Plasmaprogesteronspiegels durchgesetzt. Sonographisch finden sich rupturierte Follikel normaler Größe, rupturierte kleine Follikel und luteinisierte „rupturierte" Follikel (LUF-Syndrom). Im Vordergrund jedoch steht die abnorme Follikulogenese: bei ungeklärter Sterilität konnte in 39% der Fälle die Entwicklung mehrerer, zu kleiner Follikel nachgewiesen werden (Ying et al. 1987). Diese kleinen Follikel sind nicht in der Lage, genügend Östradiol zu produzieren und die LH-Sekretion der Hypophyse zu induzieren und führen daher zu einer ungenügenden Luteinisierung.

Bei 61 infertilen Patienten, bei denen eine Endometriumbiopsie vorgenommen wurde, erfolgten Dopplerströmungsmessungen nicht nur in uterinen, sondern auch in ovariellen und intraovariellen Gefäßen. Gleichzeitig erfolgten Bestimmungen von Serumhormonen.

Es zeigte sich ein signifikanter Unterschied zwischen Patientinnen mit einer Corpus-luteum-Insuffizienz und einer Kontrollgruppe. Sowohl in den uterinen Gefäßen, als auch in den ovariellen und insbesondere intraovariellen Gefäßen ($p \leq 0{,}001$) während der Lutealphase. Es wird vorgeschlagen, daß Dopplerströmungsmessungen im Corpus luteum hilfreich in der Beurteilung einer Corpus-luteum-Insuffizienz sein könnten (Kupesic et al. 1997).

LUF-Syndrom

Wenn sich ein Follikel ohne Ovulation in ein Corpus luteum umwandelt, wird dies als LUF(luteinized unruptured follikel)-Syndrom bezeichnet. Die Häufigkeit dieser Sterilitätsursache ist noch nicht geklärt, die Zahlenangaben schwanken zwischen 5 und 29% und soll bei Patientinnen mit ungeklärter Sterilität bei 10% liegen (Daly et al. 1985). Die Basaltemperatur zeigt einen biphasischen Verlauf und die LH- und Progesteronproduktion ist unauffällig; nach bisher bekannten endokrinologischen Kritierien scheint also eine Ovulation stattgefunden zu haben (Eissa et al. 1986). Laparoskopisch konnte jedoch nachgewiesen werden, daß 4 Tage nach dem spontanen LH-Anstieg der Follikel nicht rupturiert war und sich auch nicht in ein Corpus haemorrhagicum umgewandelt hatte (Bernardus et al. 1983). Mit der Sonographie kann die Existenz des LUF-Syndroms nachgewiesen werden (Davis u. Waskey 1987; Liukkonen et al. 1984).

Bei der sonographischen Endometriumsdiagnostik findet sich in Fällen mit Ovulation im Cavum uteri ein flüchtiger zentraler Ring, der einem Pseudogestationssack bei Extrauteringravidität ähnlich sieht. Bei anovulatorischen Zyklen konnte diese zentrale Ringstruktur bisher nicht nachgewiesen werden und kann daher als zusätzliches sonographisches Kriterium des LUF-Syndroms Verwendung finden (Hansmann et al. 1985).

PCO-Syndrom

Das polyzystische Ovarsyndrom (PCO) tritt meist vor dem 35. Lebensjahr auf. Klinisch ist es gekennzeichnet durch eine mehr oder weniger ausgeprägte Oligoamenorrhö, Hirsutismus, Adipositas und Sterilität, in 25% der Fälle verläuft diese jedoch klinisch stumm.

Diese Erkrankung kann primär auftreten (als Stein-Leventhal-Syndrom) oder sekundär im Rahmen des Morbus Cushing oder der angeborenen Nebennierenrindenhyperplasie, bei Hyper- und Hypothyroidismus oder auch als Folge einer Hyperprolaktinämie, wobei die Sonographie selbstverständlich keinen Beitrag zur Differenzialdiagnose zu leisten vermag (Parisi et al. 1984). Pathophysiologisch handelt es sich um eine funktionelle Störung des Ovars, wobei Störungen des Gonadotropin- und Androgenmetabolismus nicht immer nachweisbar sind. Um so wichtiger ist daher der direkte sonographische Nachweis.

In 75% der Fälle finden sich sonographisch beidseits deutlich vergrößerte Ovarien mit zahlreichen Zysten. Das Volumen dieser vergrößerten Ovarien beträgt um 14 cm^3 gegenüber 6 cm^3 im Normalfall. Die gleichzeitig bestimmte Uterusgröße liegt dagegen unterhalb der Norm. Klinisch lassen sich häufig folgende Parameter nachweisen: gestörte Gn-RH-Sekretion, erhöhter LH/FSH-Quotient, exzessive Androgensekretion, Hirsutismus, Zyklusanomalien, Menstruationsstörungen, Hypothyreose, und Hyperinsulinämie.

Beim PCO-Syndrom lassen sich 4 verschiedene Erscheinungsbilder nachweisen:

- vergrößerte Ovarien mit vorwiegend zystischen Strukturen,
- vergrößerte Ovarien mit vorwiegend soliden Anteilen,
- Ovarien von normaler Größe mit vorwiegend zystischen Strukturen,
- Ovarien von normaler Größe mit vorwiegend soliden Anteilen (Orsini et al. 1985).

In Fällen mit vergrößerten Ovarien finden sich häufiger erhöhte Testosteron- und Dehydroepiandrostendionwerte in Kombination mit Adipositas, Amenorrhö, Hirsutismus, Hyperprolaktinämie. In Fällen mit normal großen Ovarien findet sich hingegen häufiger eine erhöhte LH/FSH-Ratio, sowie erhöhte Andostendion- und Östrogenspiegeln in Kombination mit Oligomenorrhö (El Tabbakh et al. 1986). Der biologisch aktive Testosteronanteil ist bei adipösen Patienten deutlich erhöht. Aufgrund der Zystengröße lassen sich mikro- und makrozystische Formen unterscheiden. Die Größe der Zysten variiert stark. Sie weisen meist einen geringeren Durchmesser als 6 mm auf und deswegen ist die transabdominale Untersuchungstechnik zuwenig aussagekräftig. Weitere limitierende Faktoren der transabdominalen sonographischen Untersuchung sind die meist vorhandene Adipositas.

Wegen der großen Variationsmöglichkeiten kann die Sonographie jedoch kaum als Screeningmethode zur Erkennung eines PCO-Syndroms eingesetzt werden. Dennoch hat die Sonographie ihren festen Stellenwert in der Diagnostik des PCO-Syndroms (Kun u. Bösze 1973; Nicolini et al. 1985; Swanson et al. 1981).

Bei einem Vergleich von oligomenorrhoischen und amenorrhoischen Frauen zeigte sich, daß bei amenorrhoischen Frauen ein höherer peripherer Widerstand nicht nur in den Uterinarterien, sondern auch in den intraovariellen Gefäßen gefunden werden konnte (Battaglia et al. 1997).

Dopplerströmungsmessungen zur Diagnostik der Tubendurchgängigkeit

Mittlerweile gibt es mehrere Berichte für die Verwendung von Kontrastmitteln bzw. über den Einsatz der Dopplersonographie für die Überprüfung der Durchgängigkeit der Tuben. Obwohl bisher zahlreiche Versuche verschiedene Einsatzgebiete bzw. Anwendungsformen zu implementieren (Campbell et al. 1994) unternommen worden sind, gelang es bisher nicht, die Methode der Sonographie für die Überprüfung der Tubendurchgängigkeit als Routinemethode in der Sterilitätsdiagnostik zu etablieren. Erste Versuche von Deichert et al. (1992) zeigten bereits vielversprechende Erfolge. Eine Verbesserung der Ergebnisse ist durch die zusätzliche Verwendung von Farbdoppler und 3D-Sonographie zu erwarten (Bonilla-Musoles et al. 1996). Wenn all diese Methoden optimal ausgeschöpft werden, kann eine Übereinstimmung mit laparoskopischer bzw. hysterosalpingographischer Methoden in nahezu 90% der Fällen erzielt werden (Campbell et al. 1994; Degenhardt et al. 1996).

Klinische Anwendung dopplersonographischer Untersuchungen

Aus heutiger Sicht hat die Verwendung der Dopplersonographie uns mit einer Reihe interessanter Informationen konfrontiert. Die Dopplersonographie liefert viele Informationen über Physiologie und Pathophysiologie des Zyklus, zyklische Veränderungen im Bereich des inneren Genitale lassen sich auch durch veränderte Perfusion dokumentieren.

Die klinische Anwendbarkeit ist deswegen limitiert, weil sehr viele Parameter die Perfusion der inneren Genitale beeinflussen und zu groß ist die Variation der Meßergebnisse von Individuum zu Individuum bzw. von Tag zu Tag, um für die tägliche Beurteilung zyklischer Veränderungen routinemäßig herangezogen werden zu können. Sie ist z. Z. noch keine Routinemethode geworden, die andere Zyklusmonitoringsmethoden ersetzen könnte. Sie dient auch nicht zur Diagnostik von Hormonstörungen. Vielversprechend scheint die Verwendung der Farbdopplersonographie für die Überprüfung der Tubendurchgängigkeit zu sein. Die Verwendung hochauflösender Geräte und insbesondere die zusätzliche Verwendung der Farbdopplersonographie verringern den exklusiven Wert der vaginosonographischen Applikation. Bei ausreichender Bildqualität (Blasenfüllung, keine Adipositas) können nunmehr auch mittels transabdominaler Untersuchung entsprechende Ergebnisse erzielt werden. Die Farbdopplersonographie ist allerdings keine Meßmethode, sondern dient dem Nachweis von Vaskularisation bzw. der Lokalisation vor allem kleiner Gefäße.

Bezüglich der Ovulationsdiagnostik kann gesagt werden, daß Änderungen von Strömungsparametern vor der Formation des Corpus luteum nachweisbar sind. Die klinische Bedeutung ist derzeit noch nicht abschätzbar.

Literatur

Achiron R, Levran D, Sivan E, Lipitz S, Dor J, Mashiach S (1995) Endometrial blood flow response to hormone replacement therapy in women with premature ovarian failure: a transvaginal Doppler study. Fertil Steril 63:550–554

Ahluwalia A, Dewart P, Elstein M (1997) Modulation of uterine artery resistance to blood flow by the oral contraceptive pill. Adv Contracept 13:47–54

Athanasiou S, Bourne T, Khalid A et al (1996) Effects of indomethacin on follicular stucture, vascularity, and function over the periovulatory period in women. Fertil Steril 65:556–560

Aytoz A, Ubaldi F, Tournaye H, Nagy ZP, VanSteirteghem A, Devroey P (1997) The predictive value of uterine artery blood flow measurements for uterine receptivity in an intracytoplasmic sperm injection program. Fertil Steril 68:935–937

Battaglia C, Artini PG, Genazzani R et al (1997) Color doppler analysis in oligo-and amenorheic women with polycystic ovary syndrome. Gynecol Endocrinol 11:105–110

Ben-Rafael Z, Kopf GS, Blasco L, Flickinger GL, Tureck RW, Strauss JF, Mastroianni jr L (1986) Follicular maturation parameters associated with the failure of oocyte retrieval, fertilization, and cleavage in vitro. Fertil Steril 45:51–57

Bernardus RE, van Dop PA, van Kessel H, Schoemaker J (1983) New evidence for the existence of the luteinized unruptured follicle syndrome as a cause of infertility: a case report. Fertil Steril 39:376–378

Bernaschek G, Deutinger J, Kratochwil A (1990) Endosonography in Obstetrics and Gynecology. Springer, Berlin Heidelberg New York

Bonilla-Musoles F, Raga F, Blanes J, Baillao LA, Osborne NG (1996) Sonohysterosalpingography with transvaginal color doppler and three dimensional ultrasound: state of the art. J Gynecol Surg 12:227–240

Cacciatore B, Simberg N, Tiitinen A, Ylikorkala O (1997) Evidence of interplay between plasma endothelin 1 and 17 beta estradiol in regulation of uterine blood flow and endometrial growth in infertile women. Fertil Steril 67:883–888

Campbell S, Bourne TH, Tan SL, Collins WP (1994) Hysterosalpingo contast sonography (HyCoSy) and its future role within the investigation of infertility. Utrasound Obstet Gynecol 4:245–253

Chalubinski K, Deutinger J, Bernaschek G (1993) Vaginosonography for recording of cycle-related myometrial contractions. Fertil Steril 59:225–228

Daly DC, Soto-Albors C, Walters C, Ying Y, Riddick DH (1985) Ultrasonographic assessment of luteinized unruptured follicle syndrome in unexplained infertility. Fertil Steril 43:62–65

Davis J, Waskey J (1987) Ultrasonic evaluation of the menstrual cycle: a new approach to diagnosing luteal phase defect (LPD) and luteinized unruptured follicle (LUF) syndrome. 32nd Annual Convention of the American Institute of Ultrasound in Medicine October 6–9, New Orleans, Louisiana; p 36

Degenhardt F, Jibril S, Eisenhauer B (1996) Hysterosalpingo-contrast sonography (HYCOSY) for determining tubal patency. Clin Radiol 51 [Suppl 1]:15–18

Deichert U, Schlief R, Van de Sandt M, Daume E (1992) Transvaginal hysterosalpingo-contrast sonography for the assessment of tubal patency with gray scale imaging and additional use of pulsed wave doppler. Fertil Steril 57:62–67

Deutinger J, Reinthaller A, Riss P, Bernaschek G, Csaicsich P, Fischl F, Müller-Tyl E (1987a) Comparison of the results of vaginal and abdominal follicle scans. Arch Gynecol Obstet 241:171–176

Deutinger J, Rudelstorfer R, Bernaschek G (1987b) Transvaginale gepulste Dopplerultraschalluntersuchungen an den Ovarialgefäßen. Ultraschall Klin Prax [Suppl 1]:45–46

Deutinger J, Reinthaller A, Csaicsich P, Riss P, Fischl F, Bernaschek G, Müller-Tyl E (1987c) Follicular aspiration for in vitro fertilization: sonographically guided transvaginal versus laparoscopic approach. Eur J Obstet Gynecol Reprod Biol 26:127–133

Deutinger J, Reinthaller A, Bernaschek G (1989) Transvaginal pulsed Doppler measurement of blood flow velocity in the ovarian arteries during cycle stimulation and after follicle puncture. Fertil Steril 51:466–470

Eissa MK, Obhrai MS, Docker MF, Lynch SS, Sawers RS, Newton JR (1986) Follicular growth and endocrine profiles in spontaneous and induced conception cycles. Fertil Steril 45:191–195

El Tabbakh GH, Lofty I, Azab I, Rahman HA, Southren AL, Aleem FA (1986) Correlation of the ultrasonic appearance of the ovaries in polycystic ovarian disease and the clinical, hormonal, and laparoscopic findings. Am J Obstet Gynecol 154:892–895

Feichtinger W, Kemeter P (1986) Transvaginal sector scan sonography for needle guided transvaginal follicle aspiration and other applications in gynecological routine and research. Fertil Steril 45:722–725

Findley JK (1986) Angiogenesis in reproductive tissue. J Endocrinol 111:357–361

Geisthövel F, Skubsch U, Zabel G, Schillinger H, Breckwoldt M (1983) Ultrasonographic and hormonal studies in physiologic and insufficient menstrual cycles. Fertil Steril 39:277–283

Hackelöer BJ, Nitschke S, Daume E, Sturm G, Buchholz R (1977) Ultraschalldarstellung von Ovarveränderungen bei Gonadotropinstimulierung. Geburtshilfe Frauenheilkd 37:185–190

Hansmann M, Hackelöer BJ, Staudach A (1985) Ultraschalldiagnostik in Geburtshilfe und Gynäkologie. Springer, Berlin Heidelberg New York

Kemeter P, Feichtinger W (1986) Transvaginal oocyte retrieval using a trans-vaginal sector scan probe with an automated puncture device. Human Reprod 1:21–24

Kratochwil A (1969) Ein neues vaginales Ultraschall-Schnittbildverfahren. Geburtshilfe Frauenheilkd 29:379–385

Kratochwil A, Urban G, Friedrich F (1972) Ultrasonic tomography of the ovaries. Ann Chir Gynecol 61:211–214

Kun L, Bösze P (1973) Die Bedeutung der Ultraschalluntersuchung für die Diagnosestellung des polycystischen Ovars. Geburtshilfe Frauenheilkd 33:452–454

Kupesic S, Kurjak A, Vujisic S, Petrovic Z (1997) Luteal phase defect: Comparison between doppler velocimetry, histological and hormonal markers. Ultrasound Obstet Gynecol 9:105–112

Kurjak A, Kupesic-Urek S, Schulman H, Zalud I (1991) Transvaginal color flow Doppler in the assessment of ovarian and uterine blood flow in infertile women. Fertil Steril 56:870–873

Liukkonen S, Koskimies AI, Tenhunen A, Ylöstalo P (1984) Diagnosis of luteinized unruptured follicle (LUF) syndrome by ultrasound. Fertil Steril 41:26–30

Moohan JM, Curcio K, Leoni M, Healy D, Hurley V (1997) Low intraovarian vascular resistance: a marker for severe ovarian hyperstimulation syndrome. Fertil Steril 67:728–732

Merce LT, Garces D, Barco MJ, de la Fuente F (1992) Intraovarian Doppler velocimetry in ovulatory, dysovulatory and anovulatory cycles. Ultrasound Obstet Gynecol 2:197–200

Nicolini U, Ferrazzi E, Bellotti M, Travaglini P, Elli R, Scaperrotta RC (1985) The contribution of sonographic evaluation of ovarian size in patients with polycystic ovarian disease. J Ultrasound Med 4:347–351

O'Herlihy C, De Crespigny LC, Robinson HP (1980) Monitoring ovarian follicular development with real time ultrasound. Br J Obstet Gynecol 87:613–618

Orsini LF, Venturoli S, Lorusso R, Pluchinotta V, Paradisi R, Bovicelli L (1985) Ultrasonic findings in polycystic ovarian disease. Fertil Steril 43:709–714

Parisi L, Tramonti M, Derchi LE, Casciano S, Zurli A, Rocchi P (1984) Polycystic ovarian disease: ultrasonic evaluation and correlations with clinical and hormonal data. J Clin Ultrasound 12:21–26

Popp LW, Müller-Holve W (1984) Die Indikationsstellung zur Vaginosonographie. In: Lutz H, Reichel L (Hrsg) Ultraschalldiagnostik 83. Thieme, Stuttgart New York, S 74

Robinson HP (1975) Follicular measurement. Br J Obstet Gynecol 82:100–105

Schwartz LB, Chiu AS, Courtney M, Kry L, Schmidt-Sarosi C (1997) The embryo versus endometrium controversy resisted as it relates to predicting pregnancy outcome in invitro fertilization-embryo transfer cycles. Hum Reprod 12:45–50

Sladkevicius P, Valentin L, Marsal K (1994) Blood flow velocity in the uterine and ovarian arteries during menstruation. Ultrasound Obstet Gynecol 4:421–427

Steer CV, Tan SL, Mason BA Campbell S (1997) Midluteal-phase vaginal color Doppler assessment of uterine artery impedance in a subfertile population. Fertil Steril 61:53–58

Stener-Victorin E, Waldenstrom U, Andersson SA, Wikland M (1997) Reduction of blood flow impedance in the uterine arteries of infertile women with electro-acupuncture. Hum Reprod 11:1314–1317

Sterzik K, Grab D, Sasse V, Hutter W, Rosenbusch B, Terinde R (1989) Doppler sonographic findings and their correlation with implantation in an in vitro fertilization program. Fertil Steril 52:825–828

Strohmer H, Herzceg C, Plöckinger B, Kemeter P, Feichtinger W (1991) Prognostic appraisal of success and failure in an in vitro fertilization program by transvaginal Doppler ultrasound at the time of ovulation. Ultrasound Obstet Gynecol 1:272–274

Swanson M, Sauerbrei EE, Cooperberg PL (1981) Medical implications of ultrasonically detected polycystic ovaries. J Clin Ultrasound 9:219–222

Taylor KJW, Burns PN, Wells PNT, Conway DI, Hull MGR (1985) Ultrasound Doppler flow studies of the ovarian and uterine arteries. Br J Obstet Gynaecol 92:240–246

Timor-Tritsch IE, Rottem S (1987) Transvaginal ultrasonographic study of the Fallopian tube. Obstet Gynecol 70:424–428

Yaron Y, Botchan A, Amit A, Peyser MR, David MP, Lessing JB (1994) Endometrial receptivity in the light of modern assisted reproductive technologies. Fertil Steril 62:225–232

Ying YK, Daly DC, Randolph JF, Soto-Albors CS, Maier DB, Schmidt CL, Riddick DH (1987) Ultrasonographic monitoring of follicular growth for luteal phase defects. Fertil Steril 48:433–436

Zaidi J, Jurkovic D, Campbell S, Pittrof R, McGregor A, Tan SL (1995) Description of circadian rhythm in uterine artery blood flow during the peri-ovulatory period. Hum Reprod 10:1642–1646

Zaidi J, Collins W, Campbell S, Pittrof R, Tan SL (1996) Blood flow changes in the intraovarian arteries during the periovulatory period: relationship to the time of day. Ultrasound Obstet Gynecol 7:135–140

6 Dopplersonographie in der Mammadiagnostik

Einleitung

M. Schelling und H. Madjar

Das Mammakarzinom ist mit einer (steigenden) Inzidenz von bis zu ca. 120/100 000 in Ballungszentren und in der BRD mit ca. 46 000 Neuerkrankungen jährlich die häufigste maligne Erkrankung der Frau. Wie bei anderen Tumorarten kann in erster Linie die frühe Erkennung der Tumore zu einer Reduktion der Mortalität führen, hier steht die Einführung der mammographischen Screeninguntersuchung an erster Stelle.

Die Sonographie der Mamma erreichte einen befriedigenden Stellenwert als Screeningmethode wegen der unzureichenden Sensitivität bei klinisch okkulten Prozessen und der eingeschränkten Standardisierbarkeit der Methode bisher nicht. Als sinnvolle Ergänzung der Mammographie hat sie sich aber durchgesetzt, da sie z.B. in der röntgenologisch problematischen dichten Brust in der Praemenopause eine weitere und genauere Differenzierung von tastbaren Befunden ermöglicht. Damit ist die Sonographie ein fester diagnostischer Bestandteil im Rahmen der „Tetradiagnostik“ (Klinik, Mammographie, Sonographie, Zytologie). Sie bietet mit der neuen Generation von Hochfrequenztransducern neben der Lokalisierung und Beurteilung von Brustbefunden eine wesentliche Unterstützung bei Tumorzellaspiration und Biopsie.

Der farbkodierte, gepulste Doppler wurde als Weiterentwicklung des bis dahin verwendeten Continous-wave-(CW-)Dopplers Ende der 80er Jahre erstmals von verschiedenen Forschergruppen zur Differenzierung von Brusttumoren eingesetzt (Adler et al. 1990; Cosgrove et al. 1990). Seither wurden eine große Anzahl von Studien zu diesem Thema veröffentlicht, deren Ergebnisse sich jedoch z.T. erheblich widersprechen. Als Gründe für diese inhomogenen Studienergebnisse werden einerseits die unzureichende Sensitivität und Spezifität der Methode, andererseits die Anwendung von unterschiedlichen Dopplergeräten sowie Bewertungsparameter der verschiedenen Arbeitsgruppen vermutet (Lee et al. 1995; Madjar et al. 1994). Einzelne Bewertungsparameter erzielen jedoch in der Regel nur eine unbefriedigende diagnostische Diskriminierung. Daher sollte eine Kombination valider Kriterien zur diagnostischen Beurteilung herangezogen werden. Welche Kriterien hierfür am geeignetsten sind, ist jedoch bisher nicht ausreichend geklärt. Neben der semiquantitativen Bewertung der Vakularisierung eines Tumors können quantitative Blutflußparameter wie die systolische, enddiastolische oder mittlere Maximalgeschwindigkeit sowie die daraus abgeleiteten Widerstandsindices zur Anwendung kommen. Für die farbkodierte Dopplersonographie der Mamma existieren allerdings bislang noch keine zuverlässigen Untersuchungsstandards, bei der wissenschaftlichen Erprobung dieser relativ jungen Untersuchungsmethode ist es also notwendig, möglichst viele meßbare Parameter zu erfassen, um in einer Datenanalyse die härtesten Kriterien auszuwerten. Außerdem sollte die Dopplersonographie insgesamt als Additivum zur B-Bild-Sonographie betrachtet werden, die Informationen beider Verfahren ergänzen sich also im Idealfall und fühen zu einer Gesamtbeurteilung.

Neben der Dignitätsbeurteilung von Mammatumoren zeichnen sich weitere diagnostische Möglichkeiten der farbcodierten Dopplersonographie ab. Mammakarzinome sind in der Regel gefäßreich, der Grad dieser durch Angiogenesefaktoren vermittelten Neovaskularisierung korreliert mit der Invasivität des Tumors und der Prognose der Patientinnen. Dies konnte in mikromorphologischen Untersuchungen mit histologischer Darstellung von Gefäßen bzw. Endothelzellen nachgewiesen werden. Die Dopplersonographie bietet potentiell die Möglichkeit, das Ausmaß dieser Neoangiogenese nicht-invasiv und bereits prätherapeutisch zu erfassen. Auflösungsbedingt kommen dabei zwar eher die dem Kapillargebiet vorgeschalteten Gefäße zur Darstellung, ein Zusammenhang mit der mikromorphologisch zu ermittelnden Gefäßdichte ist jedoch anzunehmen. Falls sich eine prognostische Aussage aus der dopplersonographisch erfaßbaren Gefäßdichte ableiten läßt, könnte dies eine Individualisierung und prognoseadaptierte Therapie ermöglichen. Zuverlässige Ergebnisse sind dabei jedoch erst zu erwarten, wenn es durch geeignete Verfahren (z.B. 3D-Analyse) gelingt, das Ausmaß der Neoangiogenese reproduzierbar quantitativ zu erfassen.

Neben der prognostischen Wertigkeit der farbcodierten Dopplersonographie ist auch eine prädiktive Funktion denkbar. Aggressives lokales Wachstum gut durchbluteter Karzinome korreliert mit Lymphknotenmetastasierung und Gefäßinvasion bzw. Metastasierung. Möglicherweise liefert die dopplersonographisch erfaßte Hypervaskularisierung zusammen mit anderen Parametern einen Hinweis auf eine manifeste Lymphknotenmetastasierung, was ebenfalls zu einer individuellen Therapiegestaltung beitragen kann.

Eine weitere Einsatzmöglichkeit bietet die Dopplersonograpie bei der Therapiekontrolle von Mammakarzinomen, die primär (neoadjuvant) chemotherapiert werden. Eine Ab- oder Zunahme der Durchblutung sowie Veränderungen der quantitativen Flußparameter zeigen möglicherweise bereits zu einem früheren Zeitpunkt ein Ansprechen oder Versagen der Therapie, als dies mit dem morphologischen Monitoring (Verkleinerung/Wachstum) des Tumors gezeigt werden kann.

Die letztgenannten Anwendungsgebiete sind bislang jedoch noch nicht etabliert, sondern werden unter Studienbedingungen geprüft. Weiterhin wird derzeit untersucht, inwieweit Signalverstärker („Ultraschallkontrastmittel") eine Verbesserung der diagnostischen Wertigkeit der Dopplersonographie im Bereich der Onkologie bewirken können.

Literatur

Adler DD, Carson PL, Rubin JM, Quinn-Reid D (1990) Doppler ultrasound color flow imaging in the study of breast cancer; preliminary findings. Ultrasound Med Biol 16:553–559

Cosgrove D, Bamber J, Davey J, McKinna JA, Sinnet HD (1990) Color doppler signals from breast tumors. Radiology 1761:75–80

Lee SK, Lee T, Lee KR, Su YG, Liu TJ (1995) Evaluation of breast tumors with color doppler imaging: a comparison with image-directed doppler ultrasound. J Clin Ultrasound 23:367–373

Madjar H, Prömpeler H, Wolfahrt R, Bauknecht T, Pfleiderer A (1994) Farbdopplerflußdaten von Mammatumoren. Ultraschall Med 15:69–76

Meßtechnik, apparative Voraussetzungen

H. Madjar

Dopplertechnik

Auf die physikalischen Grundlagen des Dopplerprinzips wurde bereits früher eingegangen. Auch für die Mammadiagnostik gilt wie für verschiedene andere Organregionen, daß der CW-(Continuous-wave-) Doppler, der gepulste Doppler mit dem Duplex-Mode oder der zweidimensionale Farbdoppler, der Angio- oder Power-Mode verwendet werden können.

Der CW-Doppler wurde bereits weiter oben erwähnt (Burns et al. 1982; Madjar et al. 1991; Wells et al. 1977). Aufgrund des ungepulsten Signals ist diese Methode bei der Verwendung von Frequenzen um 8–10 MHz sehr empfindlich (Abb. 6.1 u. 6.2). Da aber die Bildgebung fehlt, ist die Diagnostik nicht tastbarer Befunde schwierig.

Der gepulste Doppler erlaubt die simultane Bildgebung und Flußanalyse (Schoenberger et al. 1988). Beim einfachen schwarz-weiß Doppler (Duplex-Mode) ist es jedoch schwierig, mit dem kleinen Meßfenster des „sample volume" den Tumor in allen 3 Dimensionen nach Gefäßen abzusuchen, sie akustisch zu orten und zu messen (Madjar et al. 1991).

Für die Tumordiagnostik sind zweidimensionale Dopplerverfahren besser geeignet (Cosgrove et al. 1990; Madjar 1992). Der Power-Mode ist bezüglich der Empfindlichkeit zur Gefäßregistrierung dem Farbdoppler meist überlegen, allerdings kann das Signal derzeit noch nicht quantitativ ausgewertet werden (Abb. 6.3 u. 6.4). Außerdem entstehen oft Artefakte, die schwer zu interpretieren sind. Meist wird daher der Farbdoppler in der Tumordiagnostik eingesetzt. Dieser zeigt durch eine Farbkodierung der Dopplerfrequenzshifts die Tumorgefäße, deren Flußprofil durch Aktivierung des Duplex-Modes gemessen werden kann (Abb. 6.5).

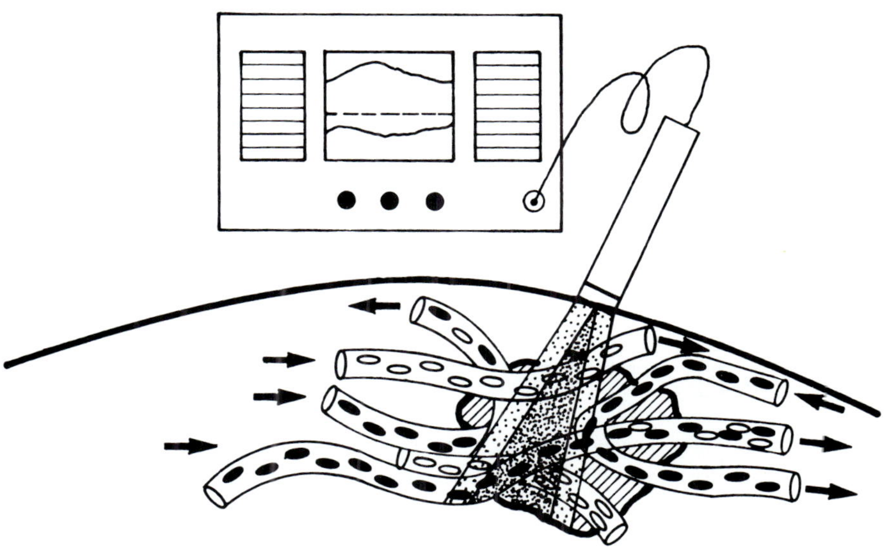

Abb. 6.1. Schematische Darstellung der CW-Doppleruntersuchung. Durch die Bleistiftsonde (Frequenz 8–10 MHz) wird ein Dauerschallsignal abgestrahlt. Durch einen 2. Kristall wird dies kontinuierlich empfangen. Die Registrierung kleiner Gefäße ist bei dieser Methode sehr empfindlich. Es können aber keine selektiven Messungen bei einzelnen Gefäßen gemacht werden, da der Schallstrahl alle Bewegungen in der Tiefe registriert

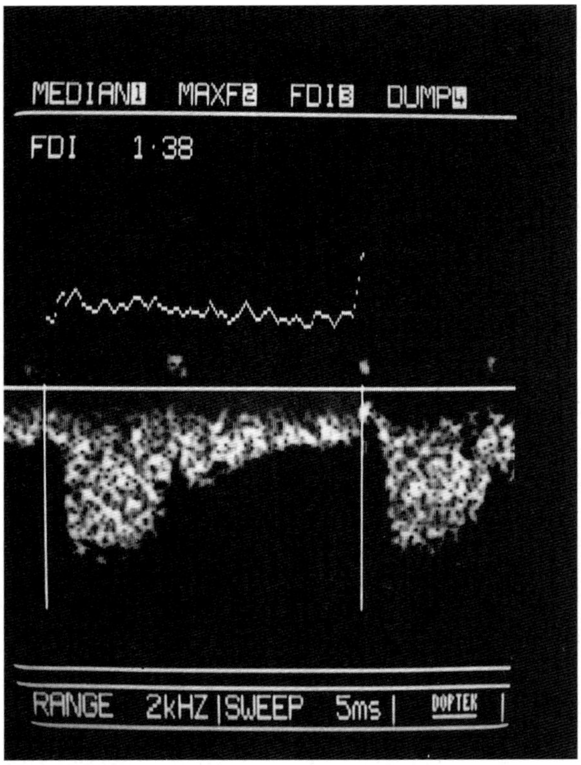

Abb. 6.2. Beispiel der Registrierung eines Frequenzspektrums bei tastbarem Mammakarzinom mit dem CW-Doppler. Eine gleichzeitige Bildgebung ist nicht möglich, dadurch können in der Regel nur tastbare Tumoren zuverlässig untersucht werden

Schwellenwert

Bei der dopplersonographischen Tumordiagnostik ist zu bedenken, daß nur ein Teil der Tumorgefäße registriert wird, aufgrund dessen, daß die Empfindlichkeit der Geräte einen Schwellenwert hat, ab dem Flußsignale geortet werden können. Dies hängt vom Gefäßdurchmesser und der Höhe des Blutflusses in den Gefäßen ab. Kapillaren oder präkapilläre Gefäße sind derzeit nicht registrierbar. Die Empfindlichkeit der Geräte genügt aber in den meisten Fällen zur Erfassung von Blutgefäßen, die unterhalb der Sichtbarkeitsgrenze des bildgebenden Ultraschalls liegen. Es handelt sich um zuführende Tumorgefäße mit Durchmessern zwischen 0,1 und 1 mm.

Frequenzabhängigkeit

Die Gerätetechnik spielt für die Lage des Schwellenwerts eine große Rolle. Die Empfindlichkeit eines Dopplergeräts zur Registrierung kleiner Flußsignale hängt ebenso wie die räumliche Auflösung des bildgebenden Ultraschalls von der eingestrahlten Frequenz ab. Je höher die Frequenz, desto besser können kleine Gefäße registriert werden. Man muß bedenken, daß die Frequenz im Doppler-Mode oft nicht mit der Nennfrequenz des Transducers für das bildgebende Signal übereinstimmt. Meist ist sie deutlich niedriger. Bei 5- bis 7,5-MHz-Transducern liegt sie bei 3–5 MHz. Bei älteren Dopplergeräten lagen die Dopplerfrequenzen meist niedriger als bei modernen Geräten. Eine brauchbare Empfindlichkeit des Dopplers ist aber erst oberhalb von 5 MHz zu erwarten (Madjar et al. 1991; Madjar 1992).

Gerätebauart

Außer der Frequenz sind durch Bauart bedingte Geräteeigenschaften für die Empfindlichkeit ausschlaggebend. Da für den Duplex- oder Farbdoppler gepulste Signale verwendet werden, hat auch die Konstruktion des Transducers, die Anordnung und die Materialeigenschaft der Kristalle Einfluß auf die Empfindlichkeit. Diese Variablen sind schwer zu objektivieren. Zur Qualitätssicherung gibt es Dopplerphantome, mit denen sich Eichungen der gemessenen Flußgeschwindigkeiten durchführen lassen. Es gibt aber kein Phantom, das die Mikrovaskularisation von Tumoren simuliert. Daher ist ein Empfindlichkeitsvergleich verschiedener Geräte schwierig. Nur durch eine große Zahl von Untersuchungen kann beurteilt werden, ob sich ein Gerät für die Tumordiagnostik eignet. Für unsere Untersuchungen unter Studienbedingungen, benutzten wir daher ausschließlich ein Gerät (HDI mit elektronischem Linear-array-Transducer L 10–5, Schallfrequenz 5–10 MHz, Dopplerfrequenz 6 MHz). Bei den seit der Studie durchgeführten Untersuchungen werden verschiedene Geräte benutzt. Bei jedem Gerät ist jedoch eine Einarbeitung und ein Vergleich mit den am „Basisgerät" gewonnenen Ergebnissen erforderlich.

Geräteeinstellung

Auch bei der Verwendung gleichwertiger Geräte ist zu bedenken, daß die Empfindlichkeit zur Registrierung niedriger Flußsignale von der Einstellung abhängt. Zwar sind in Malignomen die Flußgeschwindigkeiten oft hoch. Daher möchte man am Gerät eine hohe PRF (Pulswiederholungsfrequenz) einstellen, um den Aliasing-Effekt zu vermeiden, der eine exakte Zuordnung zwischen Flußgeschwindigkeit und Farbskala erschwert. Trotz hoher Flußgeschwindigkeit ist in den kleinen Tumorgefäßen das Flußvolumen niedrig und

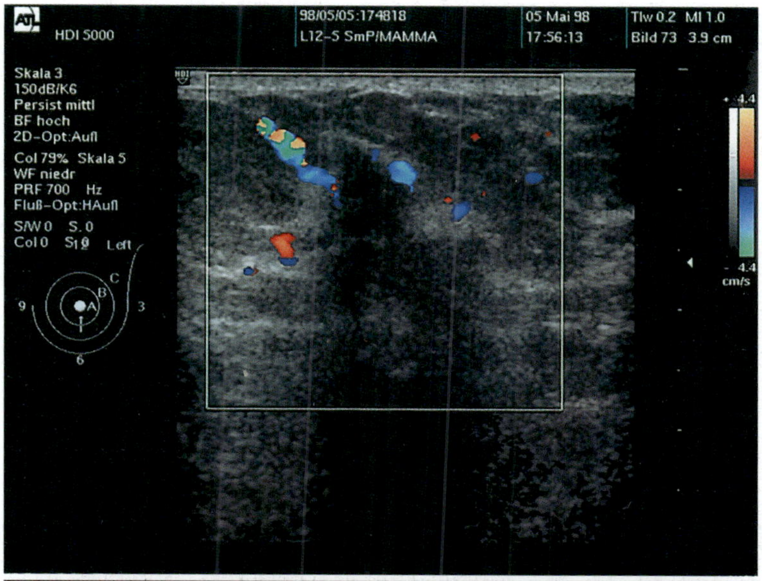

a

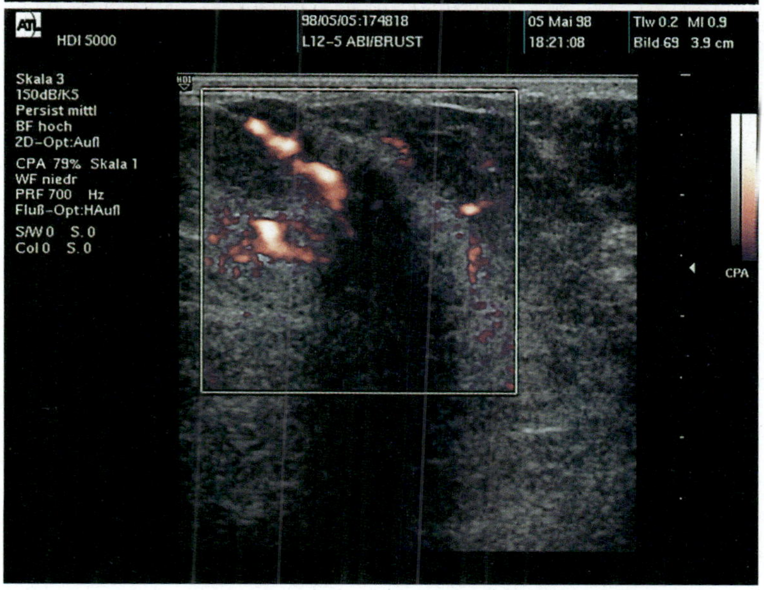

b

Abb. 6.3 a–b. a Farbdopplerbild eines invasiven Mammakarzinoms. Das B-Bild zeigt einen unregelmäßig und unscharf begrenzten, echoarmen Tumor mit dorsalem Schallschatten. Der Farbdoppler zeigt in unterschiedlich langem Verlauf insgesamt 4 Gefäße, die aus der Peripherie in den Tumor einstrahlen. Innerhalb des Tumors sind die Gefäße nicht sichtbar, da sie vom Tumor komprimiert werden. **b** Gefäßdarstellung jedoch im Power-Doppler-Mode. Bei dieser Technik kommen die Gefäße etwas deutlicher als im Farbdoppler zur Darstellung

eine hohe PRF reduziert die Sensitivität des Dopplers, so daß viele Gefäße nicht registriert werden.

Den gleichen Effekt hat die Einstellung eines hohen Filters. Zur Reduzierung von Bewegungsartefakten durch Wandbewegungen der Gefäße, Herzaktion, Atemexkursionen und Bewegung des Transducers würde man hohe Filter bevorzugen. Diese reduzieren jedoch die Empfindlichkeit. Man muß daher einen geeigneten Kompromiß finden. Nach unserer Erfahrung hat sich eine niedrige PRF von 800–1000 Hz und ein Filter von 50–100 Hz bewährt. Sendeleistung und Empfangsverstärkung werden in der Regel im oberen Bereich knapp unter der Rauschgrenze eingestellt. Dies muß bei allen Untersuchungen konstant bleiben, da sich sonst der Schwellenwert zur Registrierung von Flußsignalen ändert.

Untersuchungstechnik

Der Farbdoppler ist keine Screeningmethode. Da Bewegungen Farbartefakte erzeugen, ist die vollständige

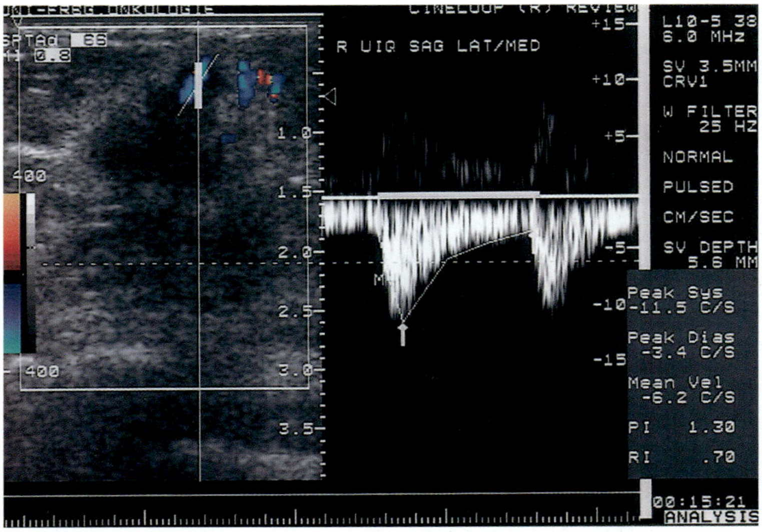

Abb. 6.4. Farbdopplerdarstellung mit Ableitung des Flußprofils im Duplex-Mode bei einem invasiven Mammakarzinom. Man sieht in der Tumorperipherie ein Gefäß mit einer Flußgeschwindigkeit von 11,5 cm/s und einem RI von 0,70

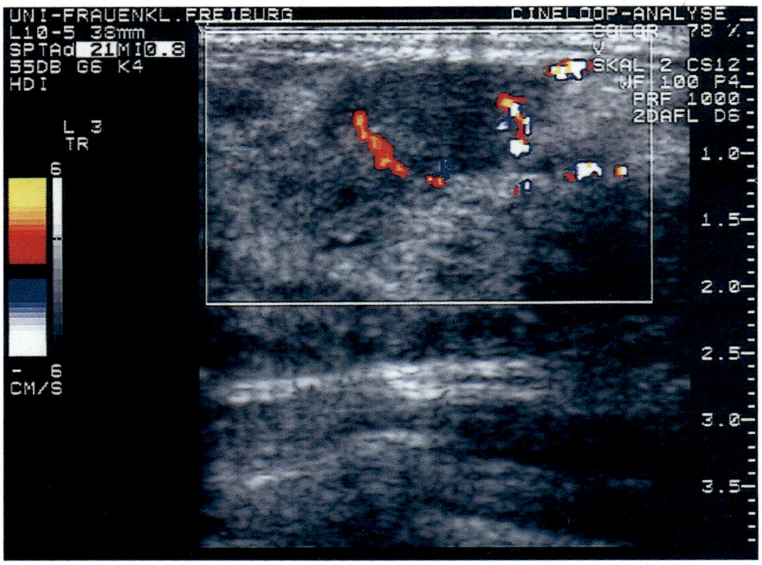

Abb. 6.5. Farbdopplerdarstellung bei einem Fibroadenom mit peripher bogig verlaufenden Gefäßen

Durchuntersuchung der Brust nicht sinnvoll. Mit dem bildgebenden Ultraschall muß ein Tumor oder eine auffällige Region lokalisiert werden. Wenn im bildgebenden Schall kein verdächtiger Befund zu sehen ist, aber Röntgenmammographie oder MRT (Magnetresonanztomographie) einen auffälligen Herdbefund zeigen, kann dieser gezielt mit dem Farbdoppler analysiert werden.

Der Schallkopf wird wie bei der bildgebenden Diagnostik mit wenig Druck an die Brust angekoppelt, so daß ein gleichmäßiger Kontakt zwischen Transducer und Haut hergestellt wird. Wenn die Schallpenetration nicht genügt, ist dies im bildgebenden Schall zu erkennen, da das Bild mit zunehmender Eindringtiefe dunkel wird. In diesem Fall wird der Ankopplungsdruck unter bildgebender Kontrolle langsam erhöht, so daß sich durch die Gewebekompression die Schallpenetration verbessert. Der Druck darf jedoch nicht zu hoch sein, da sonst der Fluß in Tumorgefäßen reduziert wird. Eine Orientierung erhält man, wenn man zum Vergleich normale Parenchymgefäße untersucht.

Oft wird diskutiert, welche Gefäße als Tumorgefäße zu werten sind. Mammakarzinome haben im Gegensatz zu anderen Malignomen die Eigenart, daß sie meist hart sind und die Gefäße innerhalb des Tumors kollabieren. Daher sieht man Gefäße meist nur in der Peripherie oder im Randbereich, in unmittelbarer Tumorumgebung. Im Tumor selbst sind Gefäße eher selten sichtbar (s. Abb. 6.3–6.5). Daher sollten bei der

Zuordnung alle Gefäße zentral und peripher im Tumor und in der Umgebung gewertet werden, sofern ihr Verlauf auf den Tumor zu gerichtet ist und mit diesem Beziehung aufnimmt.

Nach Lokalisation der Tumorgefäße im Farbdoppler wird auf den Duplex umgeschaltet. Durch Schwenken des Transducers wird der Verlauf der Gefäße kontrolliert und der Schalleinfallswinkel optimiert. Die Messung im Duplex-Mode wird nach vorheriger Winkelkorrektur durchgeführt, was meist gut möglich ist. Für gute Messungen sollte der Winkel zwischen Schalleinfallsrichtung und Gefäßverlauf $<60^\circ$ betragen. Zur Optimierung der Signalempfindlichkeit sollte man nicht im „Triplex-Mode" arbeiten. Statt dessen sollte man nach Plazierung des „sample volume" die Farbdopplerdarstellung einfrieren und für die Frequenzanalyse nur den Duplex aktivieren.

Literatur

Burns PN, Halliwell M, Wells PNT (1982) Ultrasonic doppler studies of the breast. Ultrasound Med Biol 8:127–143

Cosgrove DO, Bamber JC, Davey JB, McKinna JA, Sinnet HD (1990) Color doppler signals from breast tumors. Radiology 176:175–180

Madjar H, Sauerbrei W, Münch S, Schillinger H (1991) Continuous-wave and pulsed doppler studies of the breast: Clinical results and effect of transducer frequency. Ultrasound Med Biol 17:31–39

Madjar H (1992) Breast examinations with continuous wave and color doppler. Ultrasound Obstet Gynecol 2:215–220

Schoenberger SG, Sutherland CM, Robinson AE (1988) Breast neoplasms: Duplex sonographic imaging as an adjunct in diagnosis. Radiology 168:665–668

Wells PNT, Halliwell M, Skidmore B, Webb AJ, Woodcook JP (1977) Tumour detection by ultrasonic doppler blood flow signals. Ultrasonics 1:231–232

Diagnostische Kriterien

H. Madjar

Einleitung

Der Farbdoppler allein oder in Kombination mit der Duplexflußanalyse liefert viele Informationen. Der Untersucher muß sich klar darüber sein, was er untersuchen möchte, und wie er die Untersuchung am besten durchführen kann.

Kriterien bei der Dopplerdiagnostik von Mammatumoren

Farbdoppler:

- qualitative Beschreibung der Gefäßmorphologie,
- Nachweis von Farbpixeln,
- Farbquantifizierung (computergestützt),
- Tumorgefäßzahl.

Duplexanalyse der Flußgeschwindigkeit:
- maximale systolische Flußgeschwindigkeit (maximaler Fluß),
- mittlere systolische Flußgeschwindigkeit (mittlerer Fluß),
- Summe aller Flußgeschwindigkeiten (Flußsumme).

Duplexanalyse der Flußindizes:
- RI,
- A/B-Ratio (Quotient Systole/Diastole),
- PI,
- Mittelwert, Minimal- und Maximalwert.

Die Durchblutung der Brust kann unter verschiedenen physiologischen Bedingungen und hormonellen Einflüssen variieren. Wenn in der gesunden Brust gemessen wird, kann eine individuelle Normierung der Durchblutung erfolgen. Dies ist jedoch mit derzeitigen Meßverfahren sehr aufwendig.

Gefäßmorphologie

Tumorgefäße können zentral, exzentrisch oder peripher lokalisiert sein. Sie können geradlinig im Tumor verlaufen, radiär einstrahlen oder um diesen herum verlaufen. Sie können auch geschlängelt sein und Verzweigungen aufweisen. Diese Parameter sind nur subjektiv zu erfassen. Klar definierte Merkmale zur Differenzierung sind schwierig zu erheben, zumal der Gefäßverlauf meist nur über kurze Strecken sichtbar ist. Bei Karzinomen brechen innerhalb des Tumors die Gefäße meist ab (s. Abb. 6.3 u. 6.4). Es zeigen sich eher radiär in den Tumor einstrahlende Gefäße, während diese bei benignen Tumoren oft bogig um diesen herum verlaufen (Abb. 6.5). In Fibroadenomen kann man auch im Tumor Gefäße finden. Da dies bei zellreichen soliden Karzinomen ähnlich vorkommt, ist eine sichere Unterscheidung schwierig.

Nachweis von Farbpixeln

Die subjektive Beurteilung ob Farbsignale vorhanden sind und ob mehr oder weniger Pixel sichtbar sind, ist anfällig für Fehlbeurteilungen. Verschiedene Schallartefakte und Gewebe- oder Schallkopfbewegungen verursachen Farbpixel, die fälschlicherweise als Durchblutungssignale interpretiert werden können. Besonders bei Mikroverkalkungen zeigt sich oft eine umschriebene bandförmige Anordnung von Farbpixeln (Abb. 6.6). Im Duplex-Mode läßt sich leicht nachweisen, daß kein Blutflußsignal vorliegt. Die Mikrokalkartefakte treten jedoch nicht immer auf, so daß diese Methode nicht zur Suche nach okkultem Mikrokalk geeignet ist. Außerdem läßt der alleinige Nachweis von Blutfluß keine Differenzierung zu, da bei sorgfältiger Untersuchung auch in den meisten benignen Befunden mehr oder weniger viel Durchblutung erkennbar ist.

Farbquantifizierung

Die Farbinformation zeigt qualitativ die Gefäße, aber auch semiquantitativ die Flußgeschwindigkeit in diesen Gefäßen. Die Fläche, die durch Farbsignale bedeckt ist, läßt sich computergestützt relativ leicht analysieren. Schwierig ist aber die automatisierte

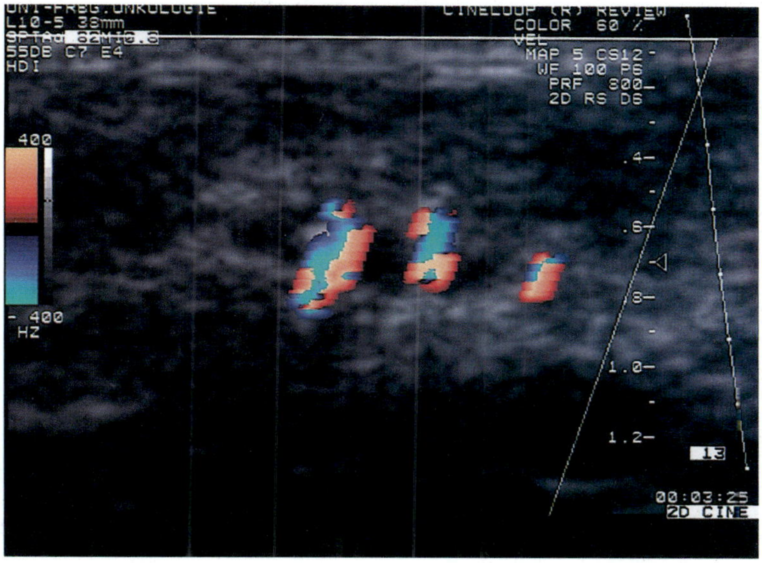

Abb. 6.6. Farbdopplerartefakt bei Mikroverkalkungen bei einer atypisch proliferierenden Mastopathie. Im Duplex-Mode ließ sich kein Blutfluß nachweisen

Auswertung der Geschwindigkeiten aus der Farbinformation, da das Signal von vielen Geräteparametern abhängt. Einige Untersucher haben versucht durch eigene Computerprogramme das Videosignal auszuwerten. Besser wäre die geräteinterne Analyse der digitalen Ultraschalldaten. Eine solche Meßtechnik ist derzeit jedoch noch nicht verfügbar, so daß noch technische Weiterentwicklungen abgewartet werden müssen.

Tumorgefäßanzahl

Die Tumorgefäßanzahl kann im Farbdoppler-Mode ausgezählt werden, während man den Schallkopf langsam über den Tumor hinweg bewegt. Der Vorteil liegt darin, daß besondere Meßtechniken nicht erforderlich sind und die Gefäßzahl eine Meßgröße ist, die relativ objektiv erhoben werden kann (Tabelle 6.1). Wichtig ist die Festlegung, was als Tumorgefäß gewertet wird. Hierdurch können sich unterschiedliche Interpretationen ergeben.

Maximale systolische Flußgeschwindigkeit

Malignome und benigne Tumoren weisen unterschiedlich hohe Durchblutungswerte auf. Am einfachsten kann dieser Unterschied erfaßt werden, wenn unter allen Tumorgefäßen das mit dem höchsten Wert bewertet wird (Tabelle 6.1). Diese selektive Messung nur eines Gefäßes berücksichtigt jedoch nicht die typische Variabilität der Gefäße in malignen Tumoren.

Mittlere systolische Flußgeschwindigkeit

Der Mittelwert aus der Messung aller systolischen Flußgeschwindigkeiten eines Tumors zeigt eine höhere Durchblutung in Karzinomen gegenüber benignen Tumoren. Die Schwierigkeit besteht darin, daß in Ma-

Tabelle 6.1. Farbdoppler und Duplexflußdaten bei 82 malignen und 176 benignen Befunden

	Karzinome (Mittelwert/SD)	Benigne (Mittelwert/SD)	Signifikanztest (p-Wert)
Gefäßzahl	12/11	2/2	$<0{,}0001$
Mittlerer Fluß	20/9	11/7	$<0{,}0001$
Maximaler Fluß	37/21	13/10	$<0{,}0001$
Flußsumme	285/361	29/39	$<0{,}0001$
Mittlerer RI	0,74/0,10	0,68/0,10	$<0{,}0001$
Maximaler RI	0,87/0,12	0,72/0,11	$<0{,}0001$
Minimaler RI	0,62/0,11	0,63/0,10	$>0{,}1$

lignomen zwar Gefäße mit hohem Fluß vorhanden sind, jedoch auch viele kleine Gefäße mit sehr niedrigem Fluß. Bei der Mittelung aller Flußwerte verringert sich daher der Unterschied zu benignen Befunden, die oft 1 oder 2 zentrale Gefäße haben (s. Tabelle 6.1).

Summe aller Flußgeschwindigkeiten

Die Summe aller Flußgeschwindigkeiten ergibt sich aus der Addition aller Flußgeschwindigkeitsmessungen im Tumor und gibt einen Anhalt über die Gesamtdurchblutung, da die Gefäßzahl und die Flußgeschwindigkeit aller Gefäße berücksichtigt wird (Tabelle 6.1). Genaue Messungen sind jedoch zeitaufwendig.

Duplexanalyse der Flußindizes

Über die Wertigkeit der Widerstandsindizes wurde in der Literatur unterschiedlich berichtet. Dabei spielt es keine große Rolle, ob der Resistance-Index (RI), die A/B-Ratio oder der Pulsatilitätsindex (PI) gemessen wird. Der RI ist am einfachsten meßbar und mit Werten zwischen 0–1 bzw. 0–100% gut auswertbar. Die A/B-Ratio ist zwar einfach zu messen, bei diastolischem Nullfluß ergeben sich aber unendlich große Werte, die statistisch schwierig zu handhaben sind. Die Erfassung des PI ist dagegen meßtechnisch viel aufwendiger. Da wir beim Vergleich aller Indizes eine hohe Korrelation gefunden haben, würden wir der Einfachheit halber den RI-Wert bevorzugen.

Karzinome haben aufgrund der Gefäßzahl eine große statistische Variabilität der Meßwerte. Minimal- oder Maximalwerte zeigen gegenüber benignen Tumoren, die weniger Gefäße und damit eine geringere Variabilität haben, deutliche Unterschiede. Um durch Vorselektion keinen systematischen Fehler zu verursachen, haben wir den Mittelwert aus allen Flußindizes pro Tumor gebildet und die Minimal- und Maximalwerte bestimmt (s. Tabelle 6.1).

Dopplersonographische Dignitätsbeurteilung

H. Madjar

Wir haben 82 Karzinome und 176 benigne Befunde analysiert (s. Tabelle 6.1). Bei allen Karzinomen und bei den meisten benignen Pathologien ließ sich ein mehr oder weniger hoher Blutfluß finden (Madjar et al. 1994). Daher ist der alleinige Nachweis von Gefäßen oder Farbpixeln ein unspezifischer Parameter.

Die verschiedenen Parameter zeigten keine Korrelation mit dem Alter der Patientin. Wenn man die einzelnen Parameter miteinander vergleicht, zeigt sich eine hohe Korrelation zwischen Gefäßzahl und Flußsumme (0,94), maximalem Fluß (0,81) und mittlerem Fluß (0,72). Keine Korrelation zeigt sich zwischen Widerstandsindizes und irgend einem anderen Parameter (< 0,4). Erwartungsgemäß war die Korrelation zwischen mittlerem und maximalem Fluß (0,97) und Flußsumme (0,89) hoch.

RI-Werte

Vereinzelt wurde früher berichtet, daß der Wert des Resistance-Index (RI) in Malignomen signifikant niedriger sei, als in benignen Tumoren (Sohn et al. 1992). Dies trifft zwar bei gynäkologischen Tumoren zu, konnte aber bei Mammakarzinomen nie bestätigt werden. Es zeigt sich hingegen in dieser prospektiven Flußdatenerhebung und in anderen Untersuchungen (Schelling et al. 1997), daß der Flußwiderstand in Mammakarzinomen höher ist, als in benignen Tumoren. Dies erklärt, warum im Farbdoppler selten intratumorale Gefäße zu sehen sind. Der Flußwiderstand ist nicht wegen der fehlenden Muskularis der Tumorgefäße erniedrigt, sondern erhöht, weil die Gefäße im Tumor komprimiert werden. Dies ist aber nicht bei allen Malignomen der Fall, so daß aufgrund der großen Überlappung keine sichere Differenzierung möglich ist. Jedoch kann ein erhöhter RI als Zusatzparameter zur Differenzierung hilfreich sein.

Gefäßzahl

Wenn Geräte mit hoher Empfindlichkeit eingesetzt werden, ist die Tumorgefäßzahl ein wichtiger diagnostischer Parameter. Für einen Cut-off-Wert von >3 Gefäßen ergab sich eine Sensitivität von 87% mit einer Spezifität von 92%.

Eine zusätzliche Quantifizierung ist durch die Messung der maximalen systolischen Flußgeschwindigkeit möglich. Dabei muß beachtet werden, daß durch Zufallsmessungen nicht selektioniert wird, da die Flußwerte in verschiedenen Gefäßen bei Malignomen Unterschiede aufweisen.

Mittlerer Fluß

Die mittlere Flußgeschwindigkeit zeigt die geringste Trennschärfe. Für einen Cut-off-Wert von >15 cm/s betrug die Sensitivität 66% und die Spezifität 76%. Eine Senkung des Cut-off-Werts auf > 10 cm/s erhöhte zwar die Sensitivität auf 90%, dafür reduzierte sich die Spezifität auf 43%, so daß eine zuverlässige Differenzierung nicht möglich ist.

Maximaler Fluß

Die selektive Messung des Gefäßes mit der höchsten Flußgeschwindigkeit ergibt eine bessere Trennschärfe. Für den optimierten Cut-off-Wert von >20 cm/s beträgt die Sensitivität 79% und die Spezifität 80%. Ein höherer Grenzwert von > 30 cm/s verbessert zwar die Spezifität auf 93%, dafür sinkt die Sensitivität auf 56%.

Flußsumme

Bei einer Flußsumme > 40 cm/s beträgt die Sensitivität 90% und die Spezifität 80%. Dies ist zur Routinediagnostik als Ergänzung der B-Bild-Morphologie gut geeignet, jedoch ist die Messung zeitaufwendig. Es besteht aber die Aussicht, daß in Kürze Meßtechniken zur Verfügung stehen werden, die geräteintern eine Quantifizierung der Flußinformation aufgrund der Information des Farbsignals erlauben. Das bedeutet, daß quantitative Flußdaten schnell gemessen werden können, was die Vorraussetzung dafür ist, daß die Methode in der klinischen Routinediagnostik eingesetzt werden kann.

Literatur

Madjar H (1994) Color Doppler flow criteria of breast lesions. Ultrasound Med Biol 20:849–858

Schelling M, Gnirs J, Braun M et al (1997) Optimized differential diagnosis of breast lesions by combined B-mode and color Doppler sonography. Ultrasound Obstet Gynecol 10:48–53

Sohn C, Grischke EM, Wallwiener E, Kaufmann M, Fournier, D, Bastert G (1992) Die sonographische Durchblutungsdiagnostik gut- und bösartiger Tumoren. Geburtshilfe Frauenheilkd 52:397–403

Kontrastmittel in der sonographischen Mammadiagnostik

H. Madjar

Einleitung

Wie durch verschiedene Studien gezeigt wurde, erlaubt die Dopplersonographie eine Verbesserung der Tumordifferenzierung gegenüber der alleinigen Sonographie und Mammographie. Allerdings geben gerätetechnische Unterschiede derzeit noch große Probleme in der Standardisierung. Seit einigen Jahren werden daher verschiedene Ultraschallkontrastmittel entwickelt, die den Signal-Rausch-Abstand erhöhen. Durch die höhere Reflektivität des Blutes können dadurch Gefäße dargestellt werden, die ohne Signalverstärker nicht sichtbar sind. Seit etwa 2 Jahren ist das intravenös anwendbare Ultraschallkontrastmittel Levovist (Fa. Schering) verfügbar. Die darin gelösten Mikropartikel führen dosisabhängig zu einer starken Erhöhung der Echogenität des Blutes.

In einer Phase-3-Studie konnte in verschiedenen Organregionen gezeigt werden, daß durch die Echokontrasterhöhung des Blutes nach i. v.-Injektion von Levovist die Gefäßdarstellung im Farbdoppler wesentlich verbessert wird (Schlief 1993); v. a. zeigte die Phase-2- und 3-Studie, daß die Anwendung keine Risiken für die Patienten birgt und lediglich in wenigen Fällen zu lokalen Reaktionen aufgrund der hohen Osmolarität führt (Madjar et al. 1997).

Methode

Unter den Tumorpatientinnen wurden diejenigen ausgewählt, bei denen aufgrund der bildgebenden Diagnostik und des Farbdopplers kein sicheres Untersuchungsergebnis erzielt werden konnte. Der Tumor wurde mit dem Farbdoppler nach Gefäßen abgesucht. Alle Gefäße wurden durch eine Duplexflußmessung verifiziert. Danach erfolgte die i. v.-Injektion von 8 ml Levovist in einer Konzentration von 400 mg/ml. Das Zeitintervall bis zum Eintritt der Signalverstärkung betrug 19–26 s.

Es wurden 16 Patientinnen mit niedrig durchbluteten Malignomen sowie 12 mit benignen Befunden untersucht. Unter den benignen Befunden waren 4 Narben nach brusterhaltender Operation, 1 Fibroadenom, 1 Gynäkomastie und 6 Mastopathien untersucht.

Ergebnisse

Alle Malignome zeigten einen deutlichen Signalanstieg und Gefäße, die ohne Kontrastmittel nicht sichtbar waren (Tabelle 6.2). Die sonographisch und mammographisch verdächtigen Narben zeigten keinen Anstieg. Unter den anderen benignen Befunden zeigte lediglich die Gynäkomastie einen leichten Signalanstieg. Die Ergebnisse müssen vorsichtig interpretiert werden, da es sich um eine kleine Fallzahl handelt. Man kann aber auf der Basis dieser Untersuchungen erwarten, daß die Differentialdiagnostik von anderweitig unklaren Herdbefunden durch Ultraschallkontrastmittel verbessert werden kann.

Ein Problem stellt aber die Meßtechnik dar. Der Farbdoppler gibt nur einen visuellen Eindruck von der Vaskularisation, die subjektiv als hoch oder niedrig beurteilt werden kann. Zur Quantifizierung kann lediglich die Gefäßzahl oder die Flußgeschwindigkeitsmessung in den Gefäßen herangezogen werden. Die Messung im Duplex-Mode ist jedoch zeitaufwendig und kann den raschen Effekt nach Kontrastmittelinjektion nicht erfassen. Hierzu ist eine automatisierte Farbquantifizierung notwendig, die im Realtime eine intensitätsgewichtete Berechnung der Farbpixel pro Bildfläche erlaubt. Dies würde eine semiquantitative Messung der Tumorvaskularisation erlauben. Da ein solcher Rechenprozeß im Gerät sehr schnell erfolgen kann, ist dies für die dynamische Er-

Tabelle 6.2. Gefäßzahl vor und nach Kontrastmittelinjektion (*n*)

Befunde	Gefäße vor Kontrastmittelgabe	Gefäße nach Kontrastmittelgabe
13 Karzinome	3,6	8,4
3 Lokalrezidive	1,7	6,3
4 Narben	0	0
8 andere benigne	1,1	1,6

fassung des Signalanstiegs nach Kontrastmittelapplikation eine wesentliche Verbesserung.

Literatur

Madjar H, Jellins J (1997) Role of echo enhanced ultrasound in breast mass investigations. Europ J Ultrasound 5:65–75

Schlief R (1993) Diagnostic potential of intravenous contrast enhancement in various areas of cardiovascular doppler ultrasound: efficiacy results of a multinational clinical trial with the galactose-based agent SH U 508 A. Echocardiography 10:665–682

Kombinierte sonographische und dopplersonographische Dignitätsbeurteilung von Mammatumoren, Sonographie der Axilla

M. Schelling

Einführung

Die Farbdopplersonographie ist eine nicht-invasive Methode, die in der Lage ist, die diagnostische Wertigkeit der Sonographie bei Brustbefunden zu steigern. Wenn auch die Aussage der Dopplersonographie auf funktionellen Aspekten beruht – anders als die B-Mode-Sonographie, die morphologische Charakteristika von Brusttumoren beurteilt –, sollten beide Untersuchungsverfahren gemeinsam und in Ergänzung zueinander beurteilt werden.

Hierfür können die Beurteilungsparameter beider Verfahren sowohl univariat als auch multivariat analysiert werden, um die Gewichtung der jeweiligen Faktoren für die sonographische Diagnosestellung zu ermitteln. Dies haben wir im Rahmen einer Studie zur Wertigkeit der Sonographie und Dopplersonographie bei der Dignitätseinschätzung von Mammatumoren durchgeführt (Schelling et al. 1997).

Methodik

Bei 89 Patientinnen mit tastbaren Brustbefunden wurde präoperativ die sonographische und dopplersonographische Untersuchung durchgeführt. Die anschließende histologische Aufarbeitung ergab bei 59 Patientinnen ein Mammakarzinom, bei 30 Patientinnen wurden gutartige Tumore gefunden.

Zusätzlich zu den gebräuchlichen ultrasonographischen Kriterien (Tabelle 6.3) wurden die dopplersonographischen Kriterien untersucht. Neben den qualitativen Parametern Vaskularisation (ja/nein), Gefäßanzahl und Gefäßverteilung wurden auch die quantitativen Parameter Resistance-Index (RI), Pulsatility-Index (PI), A/B-Ratio sowie die maximale systolische Geschwindigkeit (V_{max}) überprüft (Tabelle 6.3).

In der univariaten Analyse wurde bei beiden Methoden die statistisch signifikanten Parameter ermittelt. Die signifikanten sonographischen Kriterien sind aus Tabelle 6.3 zu ersehen. Bei der dopplersonographischen Untersuchung wiesen 58 von 59 malignen Prozessen eine Vaskularisation auf (98%), von den benignen Tumoren waren 21 von 30 vaskularisiert (70%). Die Anzahl der gefundenen Gefäße stellte in unserem Kollektiv kein ausreichendes Kriterium für die Dignitätsvoraussage dar. Die Beurteilung der Verteilung intratumoraler und peripherer Gefäße erwies sich ebenso als nicht signifikant für eine Unterscheidung in maligne und benigne Tumoren.

Für alle quantitativen Dopplerparameter wurden die Grenzwerte mittels ROC-Analyse optimiert. Die Blutflußindizes RI und PI zeigten sich durchwegs signifikant für eine Unterscheidung maligne/benigne, wobei eine Aufschlüsselung in zentrale, periphere oder gesamte untersuchte Gefäße keinen signifikanten Unterschied erbrachte. Bei der systolischen Maximalgeschwindigkeit erwiesen sich in der univariaten Analyse nur die Durchschnittsgeschwindigkeiten aller gemessenen Gefäße ($V_{max\ ges.}$) als signifikant.

Unter Verwendung der multiplen logistischen Regression wurden alle signifikanten Parameter beider Untersuchungsmethoden untersucht und die voneinander unabhängigen Kriterien ausgewählt. In Tabelle 6.4 sind die Sensitivitäten und Spezifitäten beider Methoden sowie deren Kombination miteinander verglichen. Die alleinige sonographische Untersuchung erzielte eine Treffsicherheit (Validität) von 91%, die alleinige dopplersonographische Bewertung der Befunde zeigte eine Validität von 83%. Die Kombination beider Methoden führte bei 84 von 87 Patientinnen zu einer richtigen Dignitätseinschätzung der untersuchten Brusttumoren, entsprechend einer Sensitivität von 97%, einer Spezifität von 96% und damit einer Validität von 97%. Die Parameter, Randstruktur, Schallschatten, Vaskularisation, PI sowie die systolische Maximalgeschwindigkeit waren dabei statistisch signifikante und voneinander unabhängige Faktoren.

Damit erwiesen sich die Sonographie und die Farbdopplersonographie bei tastbaren Brustbefunden als diagnostische Methoden mit hoher Validität. Durch Kombination und Gewichtung einzelner Parameter kann dabei die diagnostische Treffsicherheit beider Methoden noch verbessert werden.

Für die praktische Anwendung dieser Gewichtung wurde ein Flußmodell entworfen, das nach Beurteilung der relevanten Kriterien eine Wahrscheinlichkeit

Tabelle 6.3. Überprüfte sonographische und dopplersonographische Parameter mit den entsprechenden Malignitätskriterien bzw. Grenzwerten sowie den jeweiligen Sensitivitäten und Spezifitäten (*RI* Resistance-Index, *PI* Pulsatilitätsindex, V_{max} systolische Maximalgeschwindigkeit). Bei den quantitativen Dopplerparametern wurde der Mittelwert der peripheren Gefäße, der zentralen Gefäße und aller detektierten Gefäße untersucht (*n.s.* nicht signifikant)

Parameter	Signifikanz	Malignitätskriterium Grenzwerte	Sensitivität [%]	Spezifität [%]
Sonographie (n=87)				
Umgebungsreaktion	$p=0{,}0001$	Septenabbruch	75	100
Echodensität	n.s.	Hypodens	–	–
Orientierung	$p=0{,}0001$	Sagittale Ausrichtung	14	96
Laterale Schallauslöschung	n.s.	Einseitig vorhanden	–	–
Dorsale Schallverstärkung	n.s.	Nicht vorhanden	–	–
Dorsale Schallauslöschung	$p=0{,}0001$	Vorhanden	44	100
Randkontur	$p=0{,}0001$	Unregelmäßig	86	71
Infiltration (Haut, Muskel)	n.s.	Vorhanden	–	–
Homogenität	$p=0{,}0001$	Inhomogen	80	64
Begrenzung	$p=0{,}0001$	Unscharf	81	96
Echodichter Randsaum	n.s.	Nicht vorhanden	–	–
Hyperreflexive Ausläufer	n.s.	Vorhanden	–	–
Dopplersonographie (n=89)				
Vaskularisation	$p=0{,}0001$	Vorhanden	98	30
Gefäßanzahl	n.s.	>5	–	–
Gefäßverteilung	n.s.	Zentrales Gefäß	–	–
RI periphere Gefäße	$p=0{,}001$	>68	75	75
RI zentrale Gefäße	$p=0{,}001$	>0,69	78	75
RI gesamte Gefäße	$p=0{,}0001$	>68	79	81
PI periphere Gefäße	$p=0{,}0001$	>1,13	71	88
PI zentrale Gefäße	$p=0{,}001$	>1,21	73	75
PI gesamte Gefäße	$p=0{,}0001$	>1,07	84	70
V_{max} periphere Gefäße	n.s.	>0,16 m/s	–	–
V_{max} zentrale Gefäße	n.s.	>0,17 m/s	–	–
V_{max} gesamte Gefäße	$p=0{,}0001$	>0,15 m/s	71	60

für das Vorliegen von Malignität wiedergibt (Abb. 6.7). Es wird zunächst beurteilt, ob ein Befund vaskularisiert ist, um das Kollektiv zu trennen in Herdbefunde, bei denen nur die Sonographie beurteilbar ist und Herdbefunde, bei denen sowohl Sonographie als auch Dopplersonographie beurteilt werden können. Bei den Tumoren ohne nachgewiesene Vaskularisation konnte der Parameter Begrenzung keinen Zugewinn an Treffsicherheit durch ein anderes sonographisches Kriterium mehr erhalten. Unter den scharf begrenzten und nicht vaskularisierten Tumoren befanden sich ausschließlich gutartige Tumoren. Bei den Herdbefunden, die eine Vaskularisation aufweisen, wird in der Reihenfolge ihrer Gewichtung die Begrenzung, der PI, die dorsale Schallauflösung und zuletzt die systolische Maximalgeschwindigkeit zur Dignitätsbeurteilung herangezogen. Am Ende des Flußdiagramms resultiert die Wahrscheinlichkeit für das Vorliegen von Malignität im untersuchten Fall.

Dieses System wurde bereits an 94 Patientinnen positiv getestet. Dabei ergab sich eine Sensitivität von 99%, eine Spezifität von 74% und damit eine Treffsicherheit von 93% (Tabelle 6.5).

Tabelle 6.4. Vergleich der Sensitivität, Spezifität und Validität von Parametern der Sonographie, der Dopplersonographie sowie der Kombination beider Methoden nach Anwendung der multiplen logistischen Regression (*PI gesamt* Pulsatilitätsindex aller gemessenen Gefäße, *RI gesamt* Resistance-Index aller gemessenen Gefäße, V_{max} *gesamt* systolische Maximalgeschwindigkeit aller gemessenen Gefäße)

Kriterien	Sensitivität [%]	Spezifität [%]	Validität [%]
Sonographie			
Begrenzung	88	96	91
Randkontur			
Dorsale Auslöschung			
Dopplersonographie			
PI gesamt	85	79	83
RI gesamt			
Kombination Sonographie und Dopplersonographie			
Begrenzung	97	96	97
Dorsale Auslösung			
PI gesamt			
Vaskularisation			
V_{max} gesamt			

Tabelle 6.5. Vergleich der Sensitivität, Spezifität und Validität der retrospektiven und prospektiven Beurteilung von Brusttumoren mit der kombinierten Sonographie und Dopplersonographie entsprechend dem Diagnoseflußmodell (Abb. 6.7) (Kombination Sonographie und Dopplersonographie)

	Sensitivität [%]	Spezifität [%]	Validität [%]
Retrospektiv ($n=89$)	97	96	97
Prospektiv ($n=94$)	99	74	93

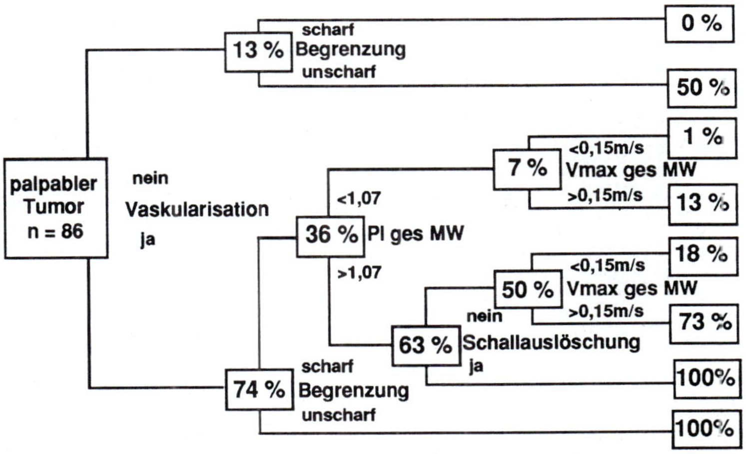

Abb. 6.7. Flußdiagramm für eine praktische Anwendung der in der multiplen logistischen Regression unterschiedlich gewichteten sonographischen und dopplersonographischen Parameter. Die Prozentzahlen geben die Wahrscheinlichkeit für das Vorliegen von Malignität bei Erfüllung der entsprechenden Kriterien an ($V_{max\ ges.}$ systolische Maximalgeschwindigkeit aller gemessenen Gefäße, $PI_{ges.}$ PI aller gemessenen Gefäße)

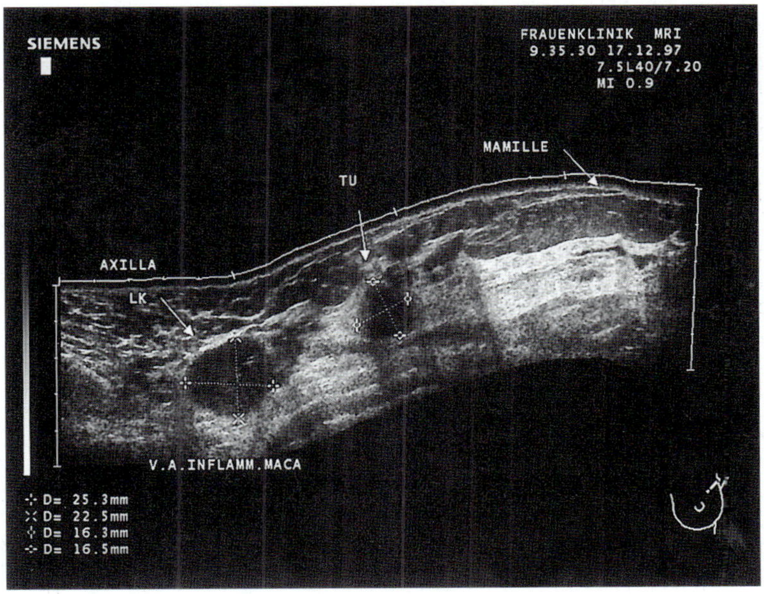

Abb. 6.8. Mammakarzinom: Simultane Darstellung von Primärtumor und metastatisch befallenem axillärem Lymphknoten (SieScape, Siemens). Der positive Lymphknoten ist vergrößert, hat seine typische Architektur verloren und weist eine rundliche Form mit echoarmem Zentrum auf

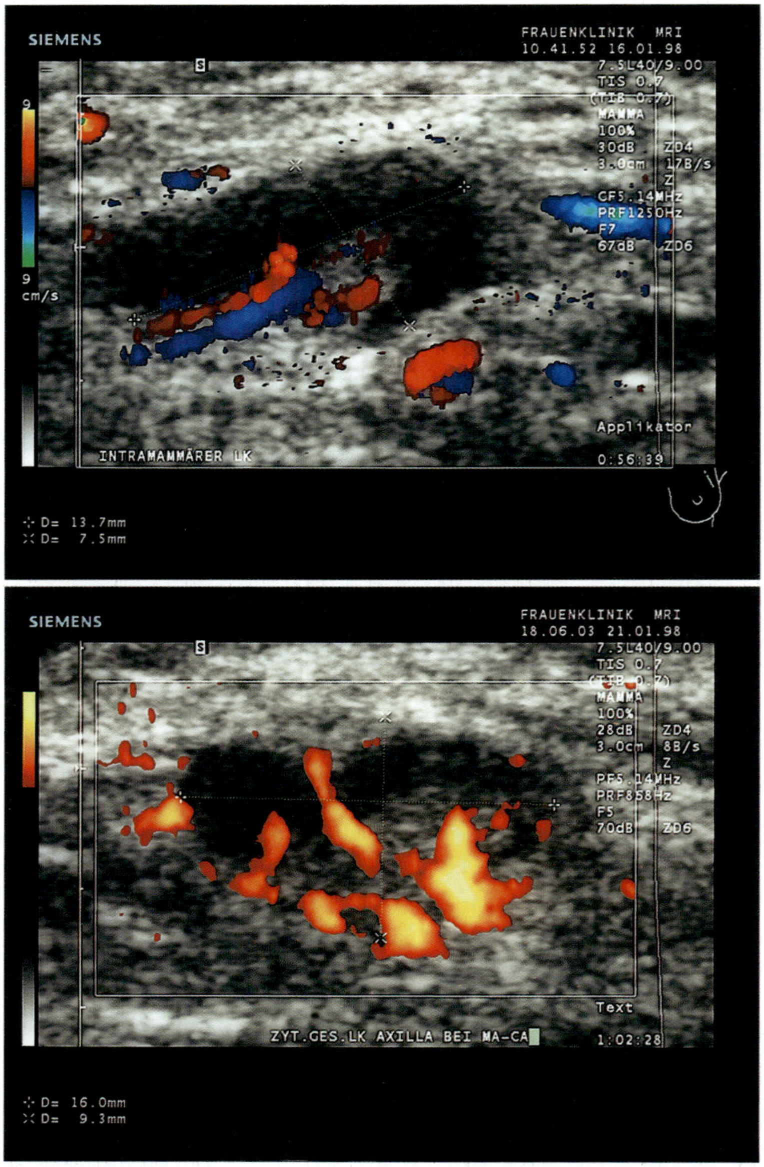

Abb. 6.9 a, b. Dopplersonographische Gefäßdarstellung bei negativem, jedoch reaktiv vergrößertem axillärem Lymphknoten (**a**) und bereits sonomorphologisch suspektem positivem Lymphknoten (**b**). Während bei dem negativem Lymphknoten die Gefäßversorgung über den Hilusbereich erfolgt, ziehen bei dem metastatisch befallenem Lymphknoten von verschiedenen Richtungen Gefäße ins Zentrum

Einschränkend ist natürlich bei diesen Kollektiven zu erwähnen, daß es sich ausschließlich um palpable Tumoren handelte, um die Übereinstimmung von untersuchtem und exzidiertem Gewebe zu gewährleisten. Hierdurch ergeben sich relativ hohe Sensitivitäten der Methode.

Ergebnisse

Insgesamt konnte gezeigt werden, daß die Dopplersonographie auch unter streng statistischen Gesichtspunkten tatsächlich eine Verbesserung der diagostischen Treffsicherheit der Sonographie erzielt. Die aussagekräftigsten Kriterien für die sonographische Beurteilung waren dabei die Tumorbegrenzung und das dorsale Schallverhalten für die Sonographie sowie der PI und die systolische Maximalgeschwindigkeit für die Dopplersonographie.

Vor allem bei prämenopausalen Patientinnen, bei denen die Beurteilung der Mammographie aufgrund des dichten Drüsengewebes oft deutlich erschwert ist, kann mit der kombinierten Sonographie und Dopplersonographie ein auffälliger Tastbefund zuverlässiger eingegrenzt werden. Da es sich bei beiden Methoden um nicht-invasive Verfahren ohne Strahlenbelastung handelt, können zweifelhafte Befunde, die zunächst nicht operativ entfernt werden, kurzfristig kontrolliert werden.

Weitere Untersuchungen werden jedoch notwendig sein, um an einem möglichst großen Kollektiv die optimalen diagnostischen Parameter zur Dignitätsbeurteilung von Brustbefunden ermitteln zu können.

Die Hauptindikation für die *Axillarsonographie* ist die Frage eines pathologischen Lymphknotenbefalls bei vorliegendem Mammakarzinom bzw. die Erkennung eines regionären Rezidivs. Bei der sonographischen Untersuchung der Axilla sollte, ähnlich wie bei der Mamma, ein systematischer Untersuchungsgang verfolgt werden, um eine lückenlose Erfassung des Abflußgebiets zu gewährleisten. Hierzu kann beispielsweise folgende Schallkopfführung gewählt werden:

- Bei über den Kopf geschlagenem Arm Beginn am oberen äußeren Drüsenausläufer entlang des Pectoralisrandes bis zur A. und V. axillaris, damit Erfassung der Lymphknoten entlang des Pectoralisrandes sowie unter dem M. pectoralis minor (Level II).
- Versatz des Schallkopfes um knapp eine Schallkopfbreite nach lateral und Führung nach kaudal
- überlappende Durchuntersuchung des Level I in angegebener Weise bis zur lateralen Begrenzung der Axilla (M. latissimus dorsi).
- Bei Auffälligkeiten oder entsprechendem Palpationsbefund Untersuchung medial des M. pectoralis minor/infraclaviculär und supraclaviculär.

Axilläre Lymphknoten sind physiologischerweise aufgrund ihrer geringen Größe und des Schallverhaltens, das sich nur unwesentlich vom umgebenden Fettgewebe unterscheidet, sonographisch oft schwer zu identifizieren. Normale Lymphknoten können mit 7,5 MHz im Level I in ca. 20%, im Level II in ca. 15% und im Level III sogar nur in ca. 10% dargestellt werden. Sie zeigen sonographisch typischerweise eine echoreiche Markstruktur und eine echoarme Rindenstruktur und weisen eine ovaläre Form auf. Metastatisch befallene Lymphknoten zeigen dagegen im Idealfall einen Verlust dieser Architektur, sind homogen hypoechogen, vergrößert, von rundlicher Form und ggf. fixiert (Abb. 6.8). Ein sicheres sonographisches Kriterium für Malignität existiert jedoch nicht. Insbesondere eine Mikrometastasierung entzieht sich aufgrund der fehlenden architektonischen Veränderungen der sonographischen Diagnose. Andererseits können Lymphknoten reaktiv vergrößert sein (z. B. nach Mamma-PE, bei entzündlichen oder Systemerkrankungen) und so Malignität vortäuschen.

Die Sensitivität für den sonographischen Nachweis von axillären Lymphknotenmetastasen beträgt insgesamt knapp 70%, bei T1-Stadien und der damit erhöhten Wahrscheinlichkeit für eine Mikrometastasierung lediglich ca. 50%. Bei Vorliegen eines Mammakarzinoms und dem sonographischen Nachweis morphologisch veränderter und vergrößerter Lymphknoten besteht ein Risiko für den histologischen Metastasennachweis von ca. 85–100% (Hergan et al. 1996).

Die (farb)dopplersonographische Untersuchung von sonographisch nachweisbaren Lymphknoten kann nur einen zusätzlichen Aspekt bezüglich der Dignitätseinschätzung liefern. Normale Lymphknoten weisen in der Regel eine Gefäßversorgung ausschließlich über den Lymphadenhilus auf. Hier sind oft venöse und gelegentlich auch arterielle Gefäße eng benachbart darstellbar. Maligne veränderte Lymphknoten dagegen zeigen häufig eine Gefäßversorgung auch über die Peripherie, irreguläre Gefäße ziehen dabei von allen Richtungen in das Lymphknotenzentrum (Abb. 6.9 a, b). Dieses Bild ist jedoch meist nur bei ausgedehntem Befall mit bereits erfolgter Kapselüberschreitung und Tumorinvasion ins benachbarte Fettgewebe anzutreffen. Über typische Veränderungen der quantitativen Flußparameter (Widerstand, Flußgeschwindigkeiten) existieren keine einheitlichen Angaben.

Literatur

Hergan K, Haid A, Zimmermann G, Oser W (1996) Präoperative Axillarsonographie beim Mammakarzinom: Wertigkeit der Methode im Routinebetrieb. Ultraschall Med 17:14–17

Schelling M, Gnirs J, Braun M et al (1997) Optimized differential diagnosis of breast lesions by combined B-mode and color Doppler sonography. Ultrasound Obstet Gynecol 10:48–53

Zukünftige Einsatzgebiete der Dopplersonographie bei Mammatumoren

M. Schelling

Prognostische Aussagekraft der Dopplersonographie

Das Einsprossen von Blutgefäßen in Tumore (Neoangiogenese) spielt für die lokale und systemische Ausbreitung des Mammakarzinoms eine bedeutende Rolle. Die Neubildung von Gefäßen wird dabei durch angiogenetische Faktoren des Tumors (z. B. EGF, epidermal growth factor), aber auch der Gefäßendothelien vermittelt (z. B. VEGF, vascular endothelial growth factor). In diesem Zusammenhang ist auch die Begünstigung der Neoangiogenese durch eine Unterversorgung des Gewebes mit Sauerstoff (lokale Hypoxie) zu sehen. Neovaskularisierung ermöglicht einerseits die lokale Proliferation und Invasion von Tumorzellen, andererseits ist durch den Anschluß des Tumors an das Gefäßsystem die Voraussetzung für eine hämatogene Metastasierung gegeben. Eine erhöhte Gefäßdichte deutet daher auf rasche Tumorausbreitung hin und bedeutet eine schlechte Prognose für die Patientin (Obermair et al. 1994).

Dieser prognostische Aspekt der Neovaskularisierung kann sowohl direkt mit dem mikromorphologischen Nachweis der Tumorgefäße als auch indirekt mit der quantitativen Bestimmung von Angiogenesefaktoren im Tumorgewebe belegt werden (Abb. 6.10). Dabei ist die Neovaskularisierung ein teilweise unabhängiger Faktor und korreliert nicht mir Prognosefaktoren wie Tumorgröße oder Rezeptorstatus, wohl aber mit dem Nodalstatus und Proliferationsmarkern wie dem c-erbB2 (Toi et al. 1996).

Die farbdopplersonographische Darstellung von Blutgefäßen gelingt mit hochauflösenden und sensitiven Systemen auch im Bereich kleiner Gefäßdurchmesser und niedriger Flußgeschwindigkeiten. Natürlich kann die an histologischen Präparaten untersuchte Gefäßdichte im kapillären Bereich nicht erfaßt werden. Möglicherweise besitzt jedoch auch der Nachweis und die Quantifizierung der den Kapillaren vorgeschalteten Gefäße eine Aussagekraft bezüglich der Prognose des untersuchten Tumors. Hierzu wurden bereits erste Untersuchungen durchgeführt (Lee et al. 1996). Dabei konnte zwar eine signifikante Korrelation der systolischen Maximalgeschwindigkeit (V_{max}) mit dem Nodalstatus beobachtet werden (höhere Geschwindigkeiten bei nodalpositiven Tumoren); kein Zusammenhang ergab sich dagegen zwischen der V_{max} und Microvesselcount, Tumorgröße oder Rezeptorstatus.

In einer eigenen Untersuchung an 95 Patientinnen mit Mammakarzinom konnten wir bei prognostisch ungünstigen Tumorkriterien (Tumorgröße über 2 cm, axillärer Lymphknotenbefall oder Grading 2–3) höhere Maximalgeschwindigkeiten und eine höhere Gefäßdichte nachweisen (Abb. 6.11). Dabei zeigen sich je-

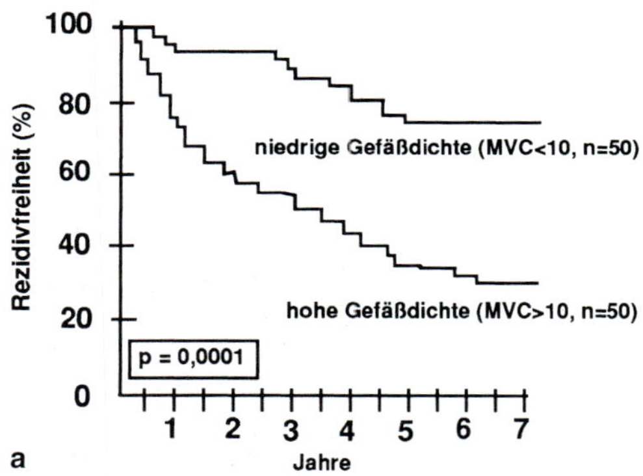

a

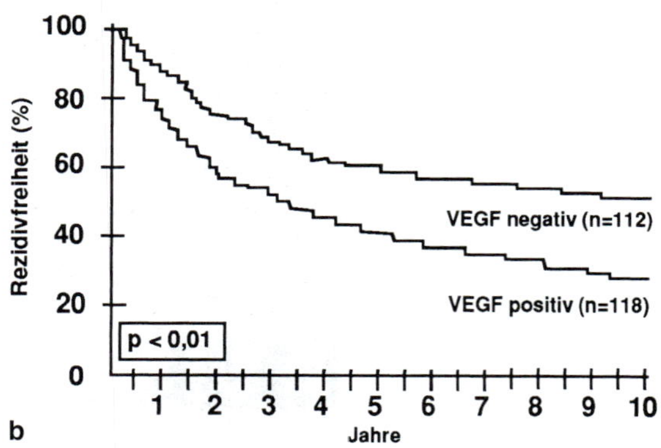

b

Abb. 6.10 a, b. Prognostische Bedeutung der Neoangiogenese. Die Zeitdauer der Rezidivfreiheit ist unter anderem abhängig sowohl von der mikromorphologisch bestimmten Gefäßdichte im Tumor (*MVC* micro vessel count) als auch von dem Nachweis des angiogenetisch wirksamen *VEGF* (vascular endothelial growth factor, Literatur s. Text)

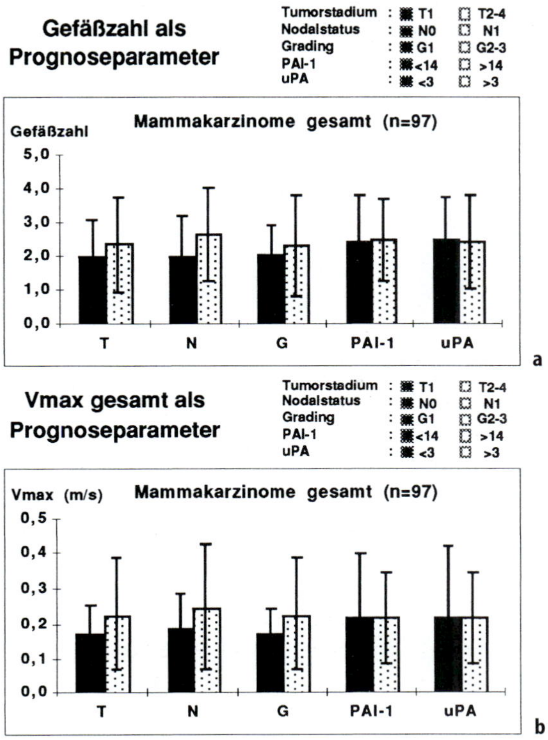

Abb. 6.11 a, b. Korrelation dopplersonographischer Kriterien (Gefäßzahl, V_{max}) mit etablierten Prognosefaktoren (Tumorgröße, Nodalstatus, Grading) beim Mammakarzinom (Erläuterung s. Text)

doch erhebliche Überlappungen der einzelnen Gruppen, so daß eine klare Diskriminierung anhand der untersuchten Parameter schwierig erscheint.

Das größte Problem der dopplersonographischen Beurteilung der Neovaskularisierung ist bis jetzt die fehlende Quantifizierbarkeit der Gefäßdichte. Das Ausmaß der Blutversorgung wird bislang entweder durch Gefäßzählungen oder Pixelzählungen bestimmt und ist damit einem erheblichen subjektiven Einfluß unterworfen. Zudem kann jeweils nur eine (mehr oder weniger) repräsentative Schicht im Standbild analysiert werden, womit die gesamte Gefäßversorgung eines Tumors nur unzureichend charakterisiert wird. Zukünftig könnte hier die quantitative Analyse eines 3D-Datensatzes zu reproduzierbareren Ergebnissen führen. Tumoren können im dynamischen Scan inklusive der farbdopplersonographischen Gefäßdetektion erfaßt und 3D-verarbeitet werden. Die Nachverarbeitung dieses Datensatzes erlaubt eine systematische Schnittbildanalyse in beliebig vorwählbarer Schichtdicke und räumlicher Ebene (Abb. 6.12).

Abb. 6.12. Sonographie und Dopplersonographie Mammakarzinom: Schnittbildanalyse eines 3D-Datensatzes mit vorgewählter Schichtdicke. Das Verhältnis von Farbfläche zu Tumorfläche (Vaskularisationsindex) kann in einer vorwählbaren „region of interest" standardisiert ermittelt werden und charakterisiert die Gesamtdurchblutung des Tumors

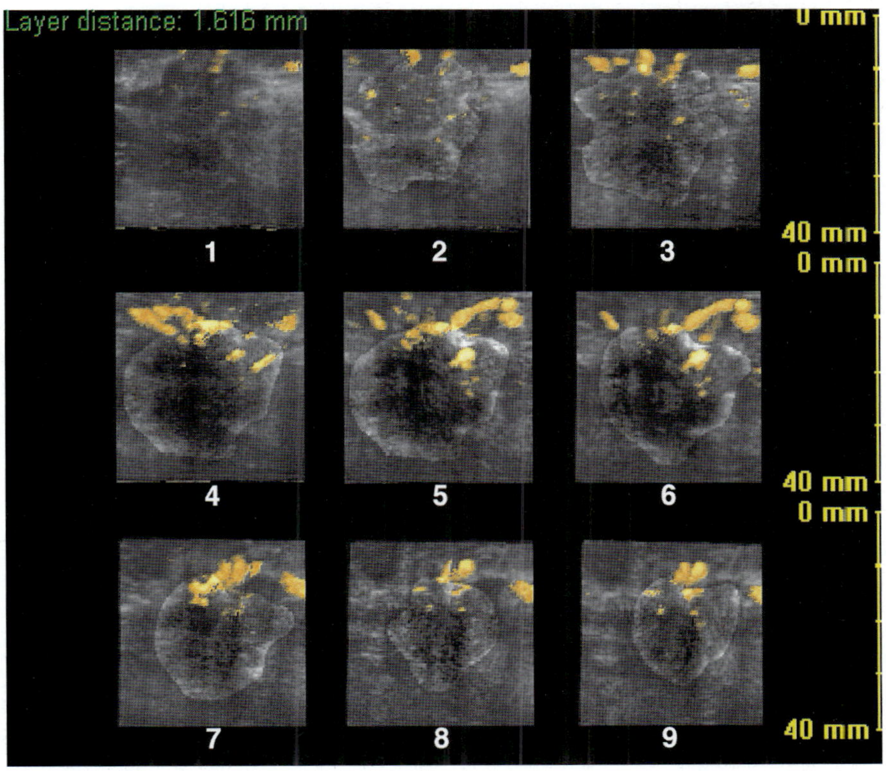

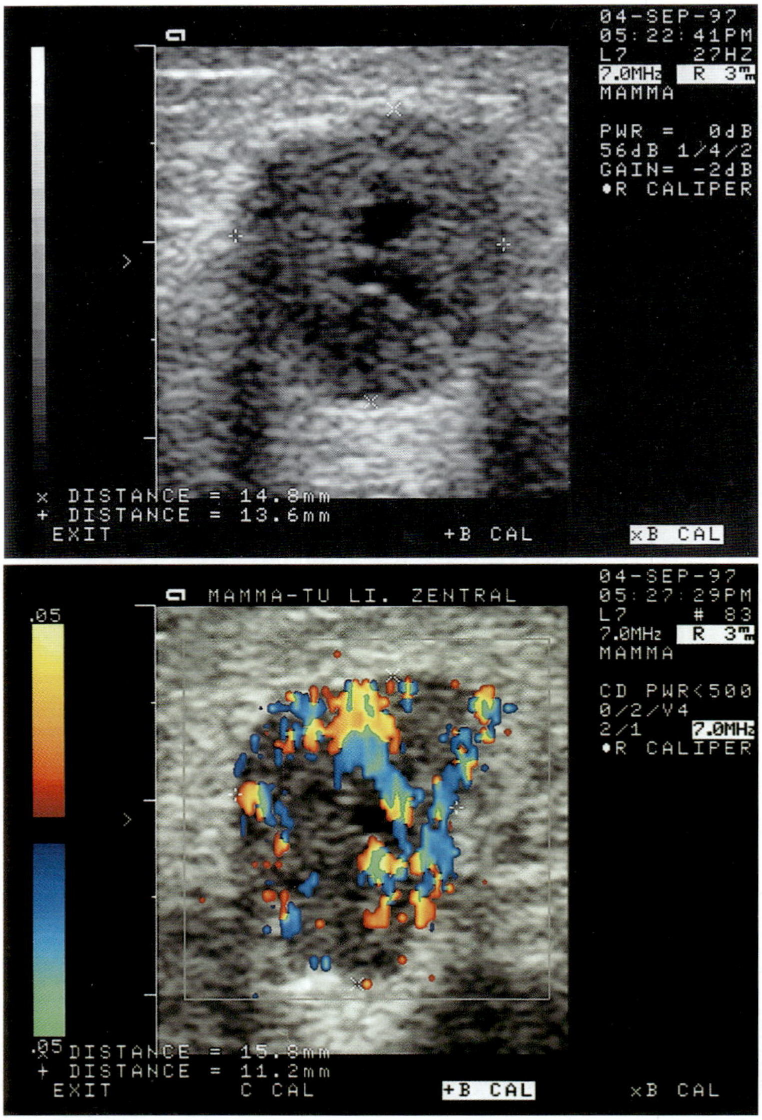

a

b

Abb. 6.13 a, b. Sonographische (**a**) und dopplersonographische (**b**) Darstellung eines invasiv-ductalen Mammakarzinom. Während die Sonographie kein malignomtypisches Bild ergibt und eher an eine eingeblutete Zyste denken läßt (regelmäßig und scharf begrenzter Herdbefund und retrotumoraler Schallverstärkung und lateraler Schallabschwächung), zeigt die farbdopplersonographische Gefäßdarstellung eine massive Durchblutung des Befundes, passend zu der anschließend operativ/histologisch gesicherten Diagnose

Durch die bildanalytische Ermittlung des Verhältnisses von Farbfläche zu Tumorfläche läßt sich ein mittlerer Vaskularisationsindex errechnen, der die Gesamtdurchblutung der ROI (region of interrest) beschreibt.

Ob eine solche Optimierung der dopplersonographischen Erfassung von Tumordurchblutung zu verläßlicheren Ergebnissen bezüglich der Prognose führt, ist durch zukünftige Studien zu klären. Falls sich dies bestätigt, könnte mit der sonographischen Bestimmung der Tumorgröße und der farbdopplersonographischen Durchblutungsdiagnostik bereits vor Therapiebeginn nicht-invasiv die Prognose abgeschätzt und die Therapie dementsprechend individualisiert werden.

Prädiktive Aussagekraft der Dopplersonographie

Neben der prognostischen Bedeutung der Dopplersonographie, die eine Aussage über den weiteren Krankheitsverlauf ermöglichen soll, ist eine prädiktive Funktion der dopplersonographisch nachweisbaren Neovaskularisierung denkbar. Damit könnte u. U. das

Ausmaß der Erkrankung zum Zeitpunkt der Diagnosestellung präziser definiert werden.

Wie bereits erwähnt, korreliert die mikromorphologisch bestimmte Gefäßdichte mit dem axillären Lymphknotenbefall. Damit ist zu erwarten, daß auch die farbdopplersonographische Erfassung der Tumordurchblutung eine Korrelation mit dem Nodalstatus aufweist. Zusammen mit anderen Parametern des Primärtumors sowie der klinischen und sonographischen Untersuchung der Axilla kann damit unter Umständen eine Wahrscheinlichkeit für eine axilläre Lymphknotenmetastasierung ermittelt werden.

In einer eigenen Untersuchung konnten wir die signifikanten Faktoren bezüglich der Vorhersage N0/N1 eingrenzen (Tabelle 6.6). Sowohl die Gefäßzahl als Funktion der Neoangiogenese als auch die systolische Maximalgeschwindigkeit der dopplersonographisch untersuchten Tumorgefäße zeigten sich als signifikante Diskriminatoren bezüglich des Nodalstatus. Die weiteren signifikanten Parameter sind ebenfalls aus Tabelle 6.6 zu entnehmen.

Zusammen mit dem klinischen Nodalstatus und der sonographisch ermittelten Tumorgröße stehen damit nicht-invasive Kriterien zur präoperativen Abschätzung des Nodalstatus zur Verfügung. Dies könnte ebenfalls zu einer Individualisierung der Therapie beitragen und außerdem die Sicherheit der Sentinel-Lymphonodektomie durch eine Vorselektion der Patientinnen, die dieser Methode zugeführt werden, erhöhen. An einem größeren Kollektiv und mittels multivariater Analyse bleibt allerdings noch die Unabhängigkeit und Gewichtung der einzelnen Faktoren zu prüfen.

Dopplersonographie als Therapiemonitoring

Die Rationale eines effektiven Therapiemonitoring bei der primären (neoadjuvanten) Chemotherapie des Mammakarzinoms ist die möglichst frühzeitige Erfassung eines Ansprechens oder Versagens der Therapie. Dadurch können unnötige toxische Therapien (Lebensqualität, Kosten etc.) vermieden werden. Bei gegebener Operabilität wird bei frühem Erfassen des Nichtansprechens eine unnötige Verschiebung der Operation und damit weitere Größenzunahme des Tumors oder sogar Metastasierung während der Therapie verhindert.

Bisher beruht das Therapiemonitoring bei neoadjuvanter Chemotherapie lediglich auf morphologischen Veränderungen (Größenveränderung bei Palpation, Mammographie, Sonographie, MR). Die Wirkung einer systemischen tumortoxischen Therapie spielt sich jedoch zunächst auf einer funktionellen Ebene ab. Zelltod und Nekrose bewirken eine Abnahme des Tumorstoffwechsels und konsekutiv der Durchblutung. Diese Vorgänge können auf Stoffwechselebene durch die Positronenemissionstomographie (PET) mit der Erfassung des Glocosestoffwechsels und auf Gefäßebene durch die Dopplersonographie mit der Erfassung der Tumordurchblutung aufgezeigt werden.

Sonographisch zeigt sich unter Chemotherapie häufig eine zunehmende Unschärfe im Bereich des Tumorrandes. Entsprechend der Wirkung der Chemotherapie ist im Verlauf die Bildung einzelstehender „Tumornester“ im Bereich des ehemaligen Herdbefundes zu beobachten. Gelegentlich ist auch die Einschmelzung des Tumors mit konsekutiver Größenabnahme des Herdbefunds nachzuweisen. Diesen Veränderungen geht in der Regel eine Abnahme der

Tabelle 6.6. Anamnestische, klinische, sonographische und dopplersonographische sowie histologische/tumorbiologische Faktoren des Primärtumors bei 115 Patientinnen mit (N1) und ohne (N0) axillären Lymphknotenbefall des Mammakarzinoms. Univariate Analyse (χ^2-Test, Mann-Whitney-U-Test) (*n. s.* nicht signifikant)

Parameter	N0	N1	Signifikanz
Alter [Jahre MED]	58	57	n. s.
Menopausenstatus [% PMP]	75	72	n. s.
Klinischer Nodalstatus [% N1]	23	47	$p=0{,}015$
Tumorgröße [ml MED]	1,59	3,96	$p=0{,}000$
Nachweis Vaskularisation [%]	96	100	n. s.
Gefäßzahl (MED)	4	5	$p=0{,}025$
Gefäßzahl (MW)	4,22	6,37	$p=0{,}025$
$V_{max\ ges}$ MW (MED)	0,16 m/s	0,21 m/s	$p=0{,}007$
Plges MW (MED)	1,40	1,61	n. s.
Grading [% G3/G4]	51	72	n. s.
Rezeptorstatus [% R-]	19	22	n. s.
MIB-1 [% MW]	18	19	n. s.
uPA [ng/mg MW]	3,32	3,66	n. s.
PAI-1 [ng/mg MW]	12,96	16,14	n. s.

dopplersonographisch darstellbaren Durchblutung des Tumors voraus. Dabei kommt es in erster Linie zu einer Reduktion der Anzahl v.a. der kleinen Gefäße, die durch die zunehmende Nekrose im Tumorbereich zu erklären ist (Seymour et al. 1997). Bei den quantitativen Dopplerparametern ist eine Abnahme der systolischen Maximalgeschwindigkeit sowie eine Zunahme der enddiastolischen Flußgeschwindigkeit und damit Widerstandsabnahme zu beobachten.

Ob die farbcodierte Dopplersonographie tatsächlich die frühzeitige Beurteilung eines Therapieansprechens ermöglicht, bleibt jedoch noch bis zum Vorliegen größerer Studien auch im Vergleich mit der PET noch offen.

Die farbcodierte Dopplersonographie bietet also ein relativ weites Feld potentieller Anwendungen bei der erweiterten Diagnostik von Mammatumoren. Trotz dieser Potentiale muß die gegenwärtige Bedeutung der Methode auch kritisch betrachtet werden. Zuverlässige Referenzwerte für die einzelnen Gebiete existieren bisher nicht, erschwerend hierfür ist auch die intra- und interindividuelle Abhängigkeit des (funktionellen) Durchblutungsverhaltens von Faktoren wie Alter, Zyklusphase, Blutdruck oder Arteriosklerose zu nennen. Bis auf einige Ausnahmen (z.B. Gefäßnachweis in „eingebluteter Zyste“, welcher diese Diagnose widerlegt, Abb. 6.13) liefert daher die Dopplersonographie von Mammabefunden weniger „harte“ Daten, sondern bietet vielmehr Anhaltspunkte, die in das Mosaik der Gesamtdiagnostik einzufügen sind.

Literatur

Lee WJ, Chu JS, Huang CS, Chang MF, Chang KJ, Chen KM (1996) Breast cancer vascularity: Color Doppler sonography and histopathology study. Breast Cancer Res Treat 37:291–298

Obermair A, Czerwenka K, Kurz C, Kaider A, Sevelda P (1994) Tumorale Gefäßdichte bei Mammatumoren und ihr Einfluß auf das rezidivfreie Überleben. Chirurg 65:611–615

Seymour MT, Moscovic EC, Walsh G, Trott P, Smith IE (1997) Ultrasound assessment of residual abnormalities following primary chemotherapy for breast cancer. Br J Cancer 76:371–376

Toi M, Tangiguchi T, Yamamoto Y, Kurisaki T, Suzuki H, Tominaga T (1996) Clinical significance of the determination of angiogenetic factors. Eur J Cancer A32:2513–2519

Anhang

A 1 Empfehlungen an die Kolloquien

A 2 Prüfungskatalog

A 3 Dokumentationsbogen

A 4 Referenzkurven

Empfehlungen zu den Inhalten der Kolloquien zur Dopplersonographie und zur fetalen Echokardiographie

Th. Schramm, 27. August 1995

Die Prüfungen bzw. Kolloquien bestehen aus einem praktischen und einem theoretischen Teil.

Duplexsonographie des fetomaternalen Gefäßsystems

1. Praktischer Teil

Einstellung, Untersuchung und Auswertung der fetalen Gefäße:
- A. umbilicalis,
- A. cerebri media,

sowie fakultativ der
- Aorta descendens, der
- V. umbilicalis und des
- Ductus venosus.

Einstellung, Untersuchung und Auswertung der:
- A. uterina oder einer
- A. arcuata.

Für eine bestandene praktische Prüfung sollten insgesamt 3 Gefäße mit guter Signalqualität eingestellt worden sein.

2. Theoretischer Teil

- Physiologie des uteroplazentaren Kreislaufs,
- technische Grundlagen der CW- und PW-Dopplersonographie,
- Beschreibung der Untersuchungsmethodik, Untersuchungsfehler (z. B. Winkeleinstellung, Wandfilter),
- Definition der Blutflußindizes (A/B-Quotient, RI, PI),
- Indikationen zur Doppleruntersuchung,
- Pathophysiologie des uteroplazentaren Kreislaufs,
- Interpretation vorgelegter pathologischer Flußmuster sowie Angabe der diagnostischen Validität, klinischen Konsequenzen bzw. diagnostischen und therapeutischen Vorgehensweisen,
- biologische Sicherheit und Untersuchungsdauer.

Duplexsonographie des weiblichen Genitalsystems

1. Praktischer Teil

Einstellung, Untersuchung und Auswertung der:
- beiden Aa. uterinae,
- einer A. ovarica,

sowie fakultativ
- eines endometrialen und/oder
- ovariellen Stromagefäßes.

Darstellung der Organvaskularisation des Uterus bzw. eines Ovars mittels Farbdopplersonographie.
Für eine bestandene praktische Prüfung sollten insgesamt 2 Gefäße jeweils des Uterus und eines Ovars mit guter Signalqualität eingestellt worden sein.

2. Theoretischer Teil

- Physiologie des uterinen und ovariellen Kreislaufs,
- zyklusabhängige Veränderungen,
- Beschreibung der Veränderungen im Klimakterium und der Postmenopause,
- Einflüsse der Hormonsubstitution,
- technische Grundlagen der CW- und PW-Dopplersonographie,
- Beschreibung der Untersuchungsmethodik, Untersuchungsfehler (z. B. Winkeleinstellung, Wandfilter),
- Definition der Blutflußindizes (A/B-Quotient, RI, PI),
- Indikationen zur Doppleruntersuchung,
- Pathophysiologie des uterinen und ovariellen Kreislaufs bei genignen und malignen Neubildungen,
- Interpretation vorgelegter pathologischer Flußmuster sowie Angabe der diagnostischen Validität, klinischen Konsequenzen bzw. Vorgehensweisen.

Fetale Echokardiographie

1. Praktischer Teil

B-Bild- und Farbdopplersonographische Darstellung einschließlich biometrischer Messungen von:
- Vier-Kammer-Blick mit AV-Klappen,
- linksventrikulärer Ausflußtrakt mit Aortenklappe,
- rechtsventrikulärer Ausflußtrakt mit Pulmonalklappe und Ductus arteriosus,
- Aortenbogen mit Arm-Kopf-Gefäßen,
- Einmündung der Vv. cavae, fakultativ,
- Einmündung der Lungenvenen.
- M-Mode-Darstellung der Vorhof- und Kammerebene.

Dopplersonographische Darstellung und Erläuterung der Blutflußspektren in:
- AV-Ebene,
- Klappenebene der beiden großen Arterien,
- Ductus arteriosus, fakultativ der
- großen Venen.

2. Theoretischer Teil

- Physiologie des fetalen Herzens und Kreislaufs,
- Methoden und technische/physikalische Grundlagen der fetalen Echokardiographie,
- Indikationen zur erweiterten fetalen Echokardiographie,
- Epidemiologie der Herzfehler,
- Definition und Erläuterung der klinischen Relevanz und Konsequenzen typischer Herzfehler (z. B. AV-Kanal, Hypoplastisches Linksherzsyndrom, singulärer Ventrikel, Ebstein-Anomalie, Fallot-Tetralogie, d-TGA),
- Interpretation vorgelegter pathologischer Befunde (Videoquiz),
- Differenzierung fetaler Arrhythmien sowie Angabe der klinischen Konsequenzen (z. B. fetale Tachyarrhythmien, kompletter AV-Block),
- Beschreibung der diagnostischen Validität der fetalen Echokardiographie,
- biologische Sicherheit und Untersuchungsdauer.

Häufige Prüfungsfragen bei der KV-Prüfung (fetomaternales Gefäßsystem)

- Welche Indikationen zur Doppleruntersuchung kennen Sie? (Mutterschaftsrichtlinien)
- Würden Sie weitere Indikationen für sinnvoll erachten?
- Welche Voraussetzungen für eine valide Messung müssen gegeben sein?
- Welche Bedeutung hat eine fetale Tachykardie/Bradykardie für die Messung des Gefäßwiderstandes?
- Welche Voraussetzung sollten gegeben sein, um ein optimales Dopplersignal zu erhalten?
- Welche Auswirkungen haben starke Kindsbewegungen auf die dopplersonographische Messung?
- Welche Rolle spielt die mütterliche Körperhaltung für das Ergebnis der dopplersonographischen Messung?
- Welche Bedeutung hat ein für den Gefäßquerschnitt zu schmal gewähltes sample-volume?
- Welche Bedeutung hat der Gefäßwandfilter bei der Messung?
- Welche Bedeutung hat der Dopplereinfallswinkel?
- Welche Bedeutung hat die Pulsrepetitionsfrequenz?
- Was bedeutet ein sog. „Aliasing"?
- Welcher Ultraschallmodus kann am ehesten Bioeffekte hervorrufen (Ultraschall-B-Mode, M-Mode, kontinuierlicher Doppler, Color-flow-mapping, gepulster Doppler)?
- Welche Bioeffekte kennen Sie?
- Was ist ein thermischer Index?
- Was ist ein mechanischer Index?
- Welche Maßnahmen ergreifen Sie um Bioeffekte gering zu halten?
- Bevorzugen Sie bei der Messung der Art. cerebri media die schallkopfnahe oder die schallkopfferne Hemisphäre?
- Gibt es thermische Effekte bei der Anwendung der Dopplersonographie im diagnostischen Bereich?
- Welche Rolle spielt die Dopplersonographie in der 1. Schwangerschaftshälfte?
- Welche Rolle spielt die Dopplersonographie am fetalen Herzen?
- Wo sind die idealen Meßorte für die Art. uterinae, A. umbilicalis, Aorta fetalis, Art. cerebri media?
- Welche Bedeutung hat ein uteriner Notch vor der 24. SSW?
- Welche Bedeutung haben erhöhte Gefäßwiderstände in den Uteringefäßen bzw. ein doppelseitiges Notching jenseits der 24. SSW?
- Welche Überwachungs- und klinische Konsequenzen ziehen Sie aus einem doppelseitigen Notch jenseits der 24. SSW?
- Welche Bedeutung hat ein diastolischer Null-Fluß in der A. umbilicalis vor der 20. SSW?
- Zu welcher Zusatzdiagnostik veranlaßt Sie die Feststellung eines diastolischen Null-Flusses im 3. Trimenon?
- Welche Flußveränderungen weisen auf eine drohende Rechtsherzinsuffizienz hin?
- Wie können pulsatile Flußveränderungen in der Vena umbilicalis von venösen Fluktuationen durch „Fetal breathing" unterschieden werden?
- Warum sind dopplersonographische Messungen in der Aorta fetalis in Terminnähe oft schlechter reproduzierbar als in der Art. umbilicalis?
- Skizzieren Sie eine Kaskade chronologisch sich verschlechternder Blutflußmuster!
- Welche Blutflußmuster sind im Regelfall persistierend und irreversibel?
- Welches Gefäß weist physiologischerweise ein Reverse flow-Muster auf?
- Wie könnte man einen rhythmischen Reverse-flow in der A. umbilicalis bei ansonsten überwiegend positivem enddiastolischen Fluß interpretieren?
- Was bezeichnet man als Brain-Sparing-Effekt?
- Wann tritt dieser relativ häufig auf?
- Welche Bedeutung hat ein Brain-Sparing-Effekt bei Terminüberschreitung?
- Könnten Sie aus Dopplersignalen auch im Bereich der Terminüberschreitung eine Rückversicherung über die kindliche Nichtgefährdung erhalten?
- Welche Bedeutung hat der Schallkopfdruck bei der Messung des Blutflußmusters in der A. cerebri media?
- Ab welchem Blutflußmuster halten Sie eine stationäre Einweisung für erforderlich?
- Bei welchen Fehlbildungen ist die Farbcodierung hilfreich?

- Wie interpretieren Sie die Anwesenheit eines Oligohydramnions bei gleichzeitigem Vorliegen eines ausgeprägten Brain-Sparing-Effektes?
- Welche Bedeutung spielt die Dopplersonographie in der Überwachung von Mehrlingsschwangerschaften?
- In welchen Intervallen würden Sie eine Patientin mit intrauteriner Wachstumsretardierung und Vorliegen eines Brain-Sparing-Effektes dopplersonographisch überwachen?
- Wie sehen Sie die Wertigkeit von CTG-Mustern und dopplersonographischen Befunden im Bereich der extremen Frühgeburtlichkeit?
- Welche Flußmuster bzw. zusätzlichen Parameter wären für Sie ausschlaggebend für eine Entbindung eines wachstumsretardierten Feten vor der 32. SSW?
- Welche Bedeutung haben Flußgeschwindigkeitsmessungen bei der fetalen Anämiediagnostik?
- Beschreiben Sie welche Untersuchungsverfahren im Regelfall am frühesten eine kindliche Gefährdung anzeigen (Ultraschall, Hormonuntersuchungen, CTG, Doppler)?
- Welchem Verfahren (CTG, Doppler) räumen Sie im Bereich der Frühgeburtlichkeit die höhere Prädiktivität in der Vorhersage der kindlichen Gefährdung ein?
- Können dopplersonographische Messungen Nabelschnurkomplikationen bzw. Plazentalösungen mit hoher Treffsicherheit vorhersagen bzw. ausschließen?

Dokumentation – Dopplersonographie

Datum ....

Patientendaten

Name, Vorname ....
Geburtsdatum ....
Parität ....
SSW ....

Indikation

- ☐ V. a. IUGR
- ☐ Anamn. IUGR
- ☐ V. auf SIH
- ☐ Anamn. SIH
- ☐ Susp. CTG
- ☐ Erstunters.
- ☐ V. auf Fehlbildg.
- ☐ Mehrlings-SS
- ☐ Gynäk. Tumor
- ☐ ....
- ☐ Path. Doppler
- ☐ Verlaufsunters.

Gefäße / Meßwerte

Gefäß	RI	Perz	A/B	Perz	PI	Perz	brain sp	zero flow	rev. flow	notch	Pulsat.
Art. ut. re.											
Art. ut. li.											
Art. umb.											
Vena umb.											
Duct. ven.											
Aorta fet.											
Art. cer. m.											

Bilddokumentation

Befundung / Procedere

- ☐ o.B.
- ☐ pathologisch
- ☐ Kontrolle in ....
- ☐ Stationäre Aufnahme
- ☐ Weitere Maßnahmen: ....

Normkurven (s. Rückseite)

Untersucher ....

KTM Schneider 1/2000

Doppler-Referenzkurven

von H.Schaffer
Landesfrauenklinik Salzburg
Vorstand: Prim.Univ.Prof.Dr.A.Staudach

Fetale Aorta

95% Konfidenzintervall n=427

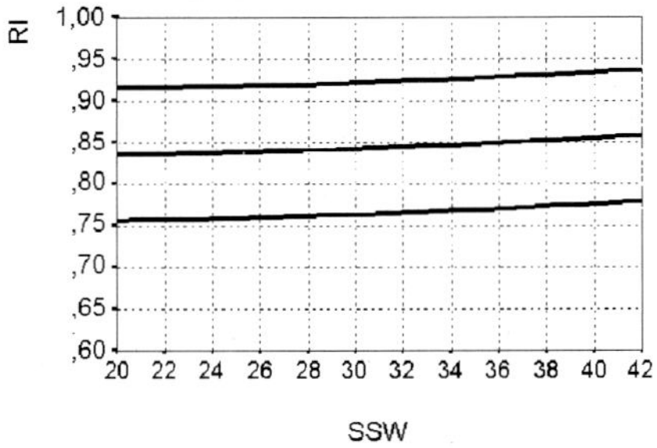

Fetale Aorta

95% Konfidenzintervall n=422

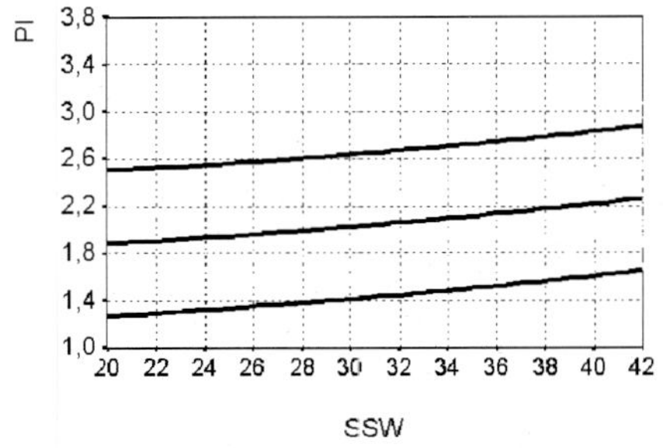

A. cerebri media

95% Konfidenzintervall n=470

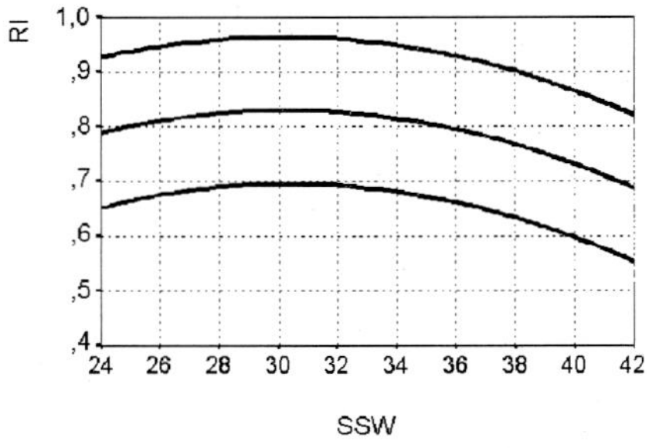

A. cerebri media

95% Konfidenzintervall n=470

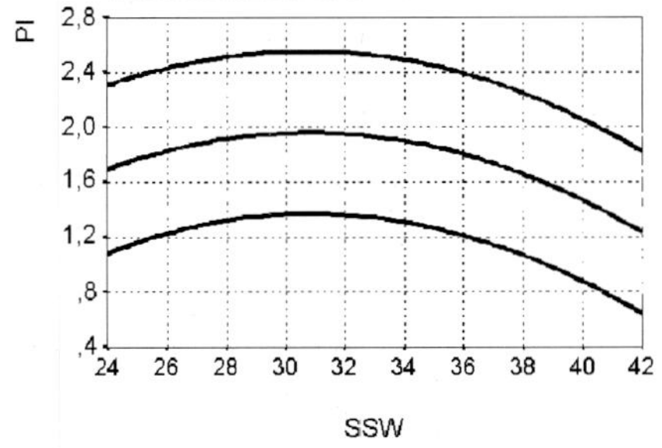

A. umbilicalis

95% Konfidenzintervall n=525

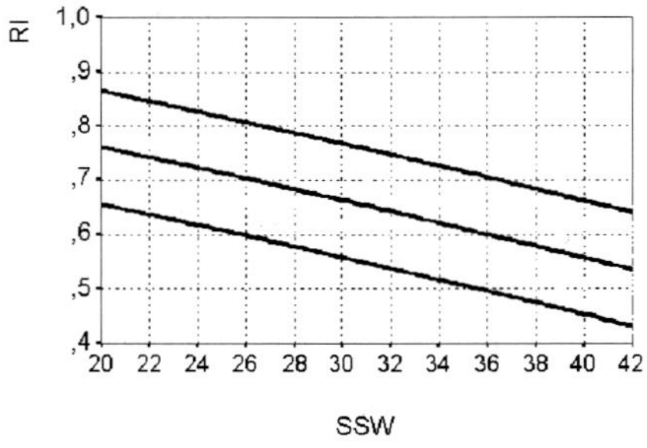

A. umbilicalis

95% Konfidenzintervall n=517

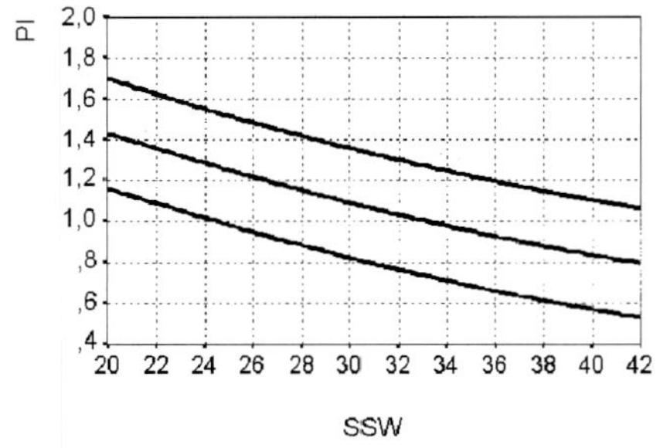

A. uterina

95% Konfidenzintervall n=237

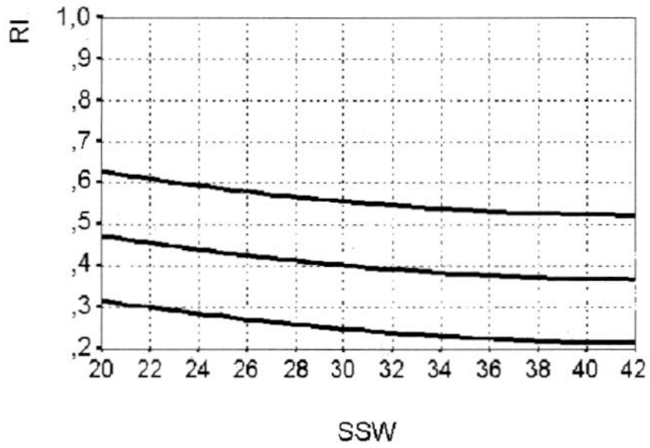

A. uterina

95% Konfidenzintervall n=233

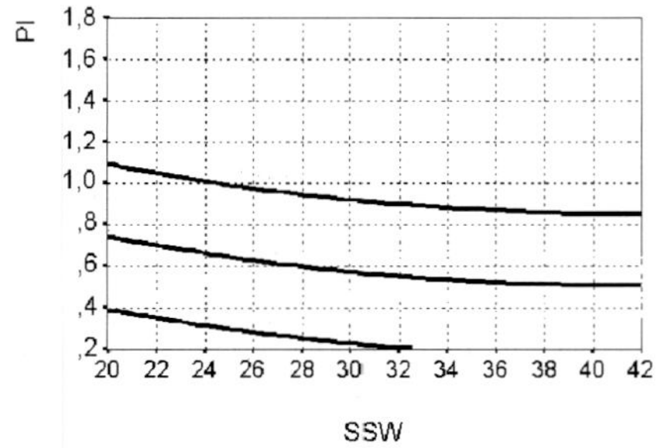

Doppler-Referenzkurven

von H.Schaffer
Landesfrauenklinik Salzburg
Vorstand: Prim.Univ.Prof.Dr.A.Staudach

Fetale Aorta Vmax sys

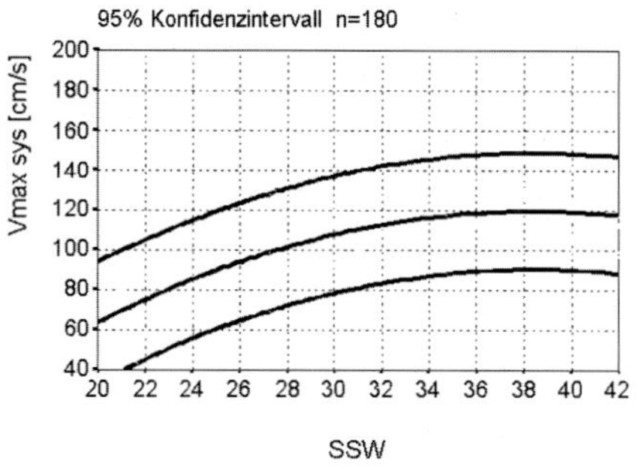

Fetale Aorta Vmean max (=TAMV)

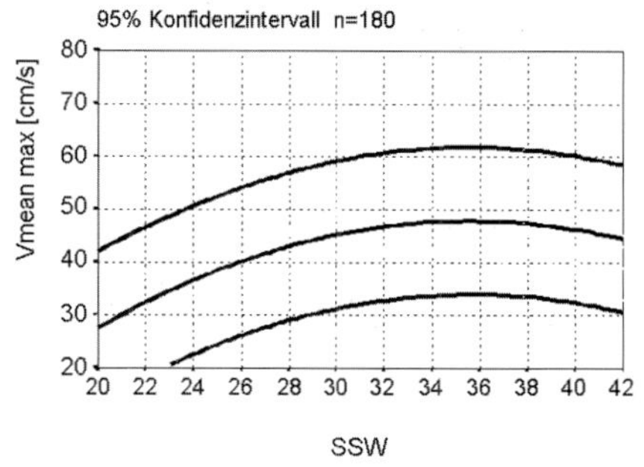

A. cerebri media Vmax sys

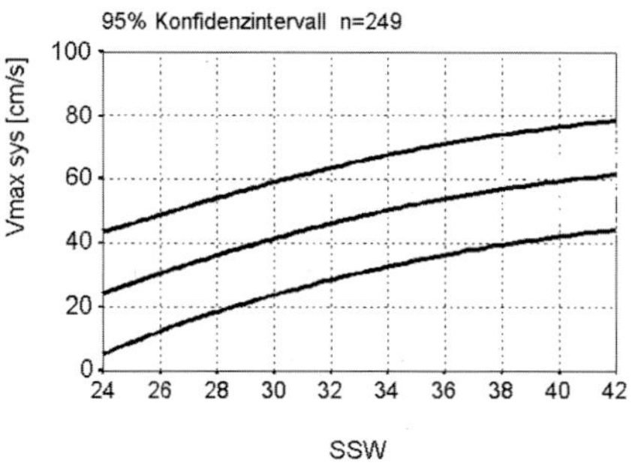

A. cerebri media Vmean max (=TAMV)

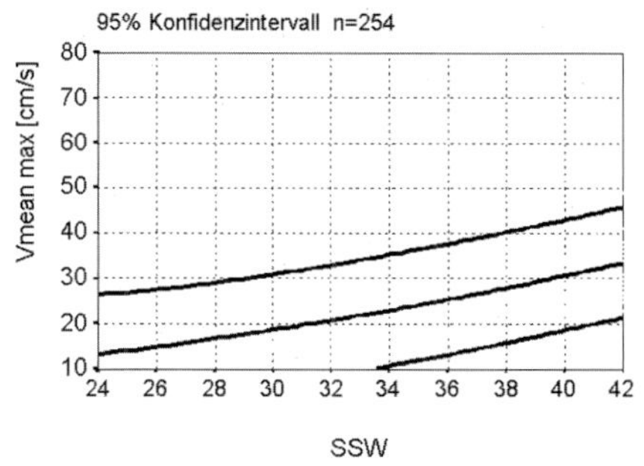

Blutflußklassen Doppler-Referenzkurven

von H.Schaffer Landesfrauenklinik Salzburg
Vorstand: Prim.Univ.Prof.Dr.A.Staudach

Fetale Aorta

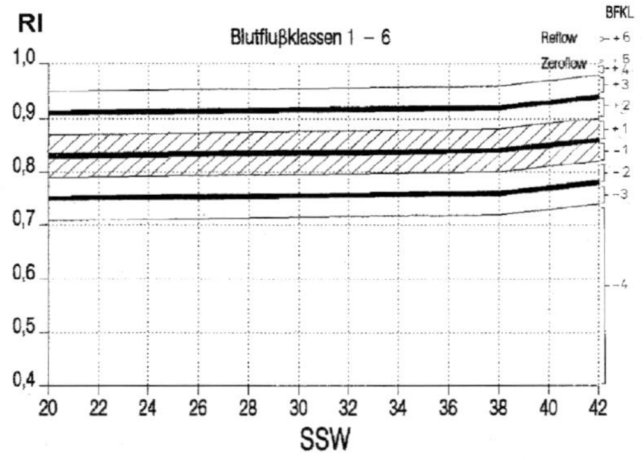

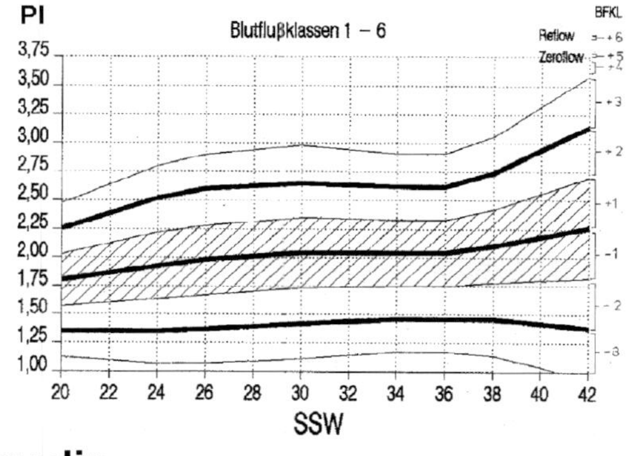

A. cerebri media

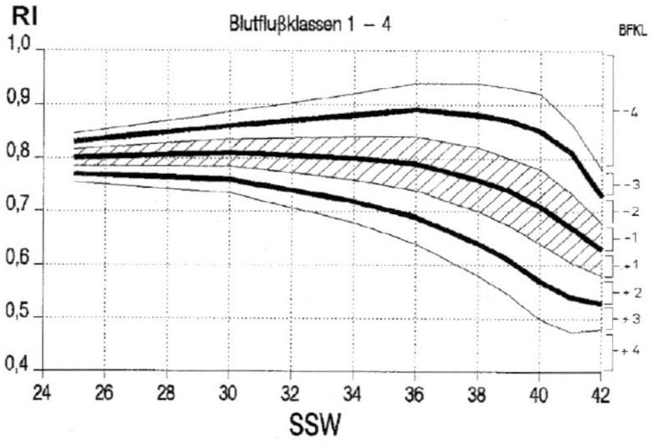

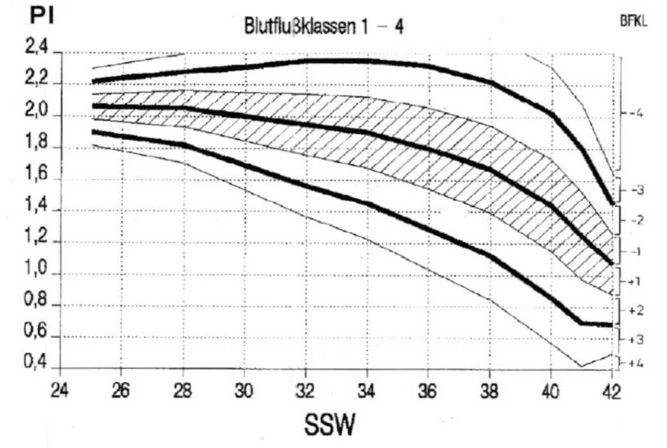

A. umbilicalis

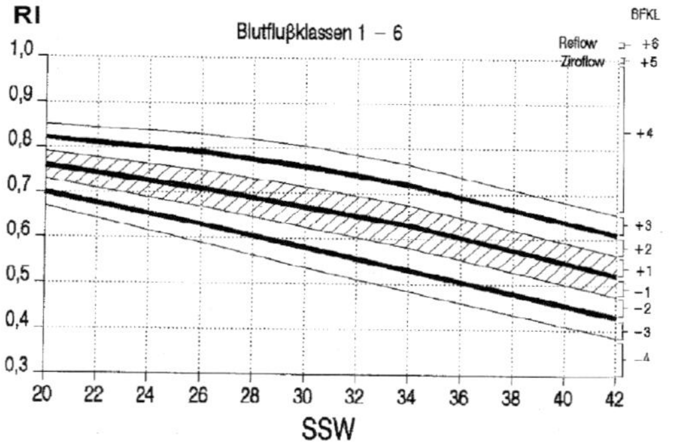

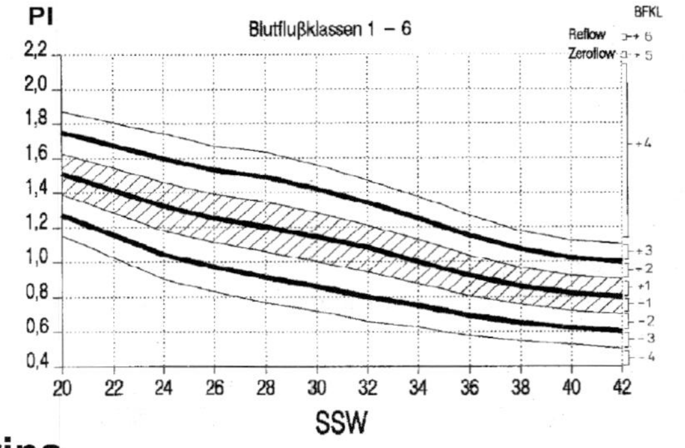

A. uterina

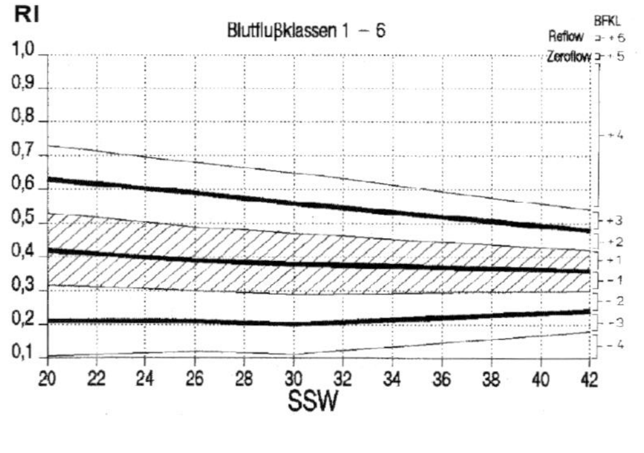

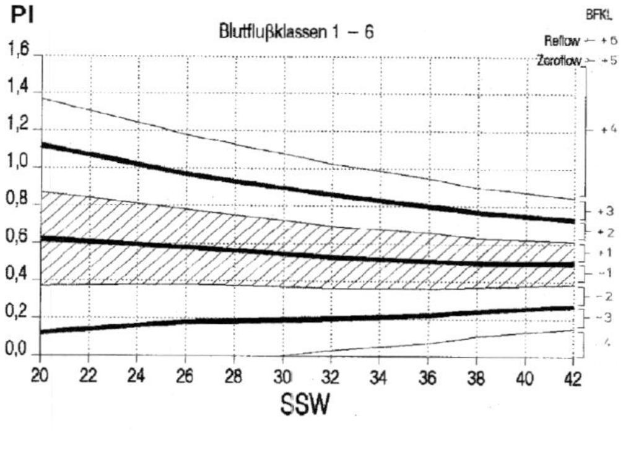

Sachverzeichnis